病院前救護学

その理論と実践

窪田　和弘著

近代消防社

● 初 め に ●

「理論なき実践は盲目、実践なき理論は空虚（クルト・レビン）」。救急救命士制度が発足して30年に達しようとするが、我々は、未だにこの真理にあまりにも無関心でありすぎたきらいがある。医学や看護学の歴史から伺えるように、学問体系は実践の蓄積、検証から構築されていくものであり、病院前救護領域でも機は熟しきっていると言っても過言ではない。

平成30年、帝京大学大学院医療技術学研究科救急救護学専攻（修士課程）が開設され、長年の念願であった"学"としての産声を上げた。これは救急救護学（病院前救護学）を中核に医学のみならず教育、行政、災害領域を体系付け、病院前救護の全体を包括するものである。本課程での教育指導の任を機に本書の上梓を思い立ったのは、執筆に対する力みとは裏腹に不安もあったが、これから学問領域として存続・発展していくために絶対に必要であると確信したからである。

科学的な視点による体系的な学問構築の方法論を拙著「病院前救護学の構築に向けた理論的基盤」で説いており、同じ医療職の医師等と比肩できるだけの学問作りに向け荒涼とした病院前救護領域に種をまいたばかりであった。具現化に向けた本書は、「序論」「地域社会と病院前救護」「救急隊（救急救命士）の責務」「病院前救護の実際」の4部で構成されている。病院前救護領域において、技術性を広め高めることには過剰とも言えるほどの熱意を示すが、病院前救護学とは何かを探究する上で傷病者、環境、社会性等を常に視野に入れて本領域を捉えなければ、真の実践にはなり得ない。理論に裏付けられた実践、いわゆる理論と実践の統合により"学"へと体系付けられていくことから、従来の実践偏重への警鐘を鳴らす意味合いを持たせたものである。

特に「序論」の中の「病院前救護過程」や「救急隊（救急救命士）の責務」の中の「病院前救護倫理」については、新たな概念の導入である。待ったなしの現場では、このような段階的な過程を取る暇がないなど叱責を受けかねない。しかし、多様性・複雑性をもつ現場にこそ、活動過程における適切な判断と論理的解決が求められるのである。実践における現象・事象を科学的に分析し、客観的に事実を明らかにしていく態度が大事であり、これを軽視している限りは"学"としての道を歩むのはもとより、病院前救護そのものの発展も望めないのである。

浅学菲才の小職には冒険でもあり、ある種の捨て身の処し方であるかもしれないが、本書が、今後、「病院前救護学」という学問として発展していく方向付けになればと願い、不完全を承知の上で諸賢の前に提示する意を決した次第である。

なお、"救急"が主に救急隊の活動内容等を表現する汎用語として地域社会に浸透しているにもかかわらず、この学問体系の名称を"病院前救護"に固執したのは、医療、看護分野との

差異を際立たせるべきだという強い思いからである。病院前救護が医療機関外を表す言葉として、そして病院前救護学が学術・学会用語として定着していくことを願ってやまない。

　株式会社近代消防社の代表取締役三井栄志氏には、著者の意を汲み、本書の発刊にご尽力くださった。深謝申し上げる。

令和元年5月

窪田　和弘

もくじ

初めに

I編　序論

第1章　病院前救護学構築への道

第1　病院前救護学とは …………………………………………………………………… 9
1　定義付け ……………………………………………………………………………… 9
2　病院前救護の理論 …………………………………………………………………… 10

第2　病院前救護学の成立 ………………………………………………………………… 13
1　病院前救護学を構成する関連科目 ………………………………………………… 13
2　教育体制 ……………………………………………………………………………… 14

第3　病院前救護学の発展に向けて ……………………………………………………… 15
1　自らの、自らによる、自らのための学問 ………………………………………… 15
2　理論に基づいた病院前救護 ………………………………………………………… 17
3　病院前救護の研究 …………………………………………………………………… 17

第2章　病院前救護概説

第1　救急業務 ……………………………………………………………………………… 21
1　救急業務の対象者要件 ……………………………………………………………… 21
2　緊急性の捉え方 ……………………………………………………………………… 22
3　救急業務の法的運用 ………………………………………………………………… 25

第2　応急処置 ……………………………………………………………………………… 31
1　応急処置を行う法的根拠 …………………………………………………………… 31
2　応急処置の法的な位置付け ………………………………………………………… 38
3　応急処置の基準化 …………………………………………………………………… 43

第3　病院前救護の技術 …………………………………………………………………… 48
1　技術の概念 …………………………………………………………………………… 48
2　人に適用する技術 …………………………………………………………………… 50
3　病院前救護における技術の適用 …………………………………………………… 53
4　技術の向上について ………………………………………………………………… 58

第4　救急活動 ……………………………………………………………………………… 62
1　救急活動の流れ ……………………………………………………………………… 62

もくじ

　　2　救急隊機能の独自性 …………………………………………………………………… 67
　　3　病院前救護体制の位置付け …………………………………………………………… 69
　　4　病院前救護体制における救急隊の役割 ……………………………………………… 69
第5　指令室員の役割 …………………………………………………………………………… 73
　　1　情報収集 ………………………………………………………………………………… 73
　　2　要請者へのアドバイス（口頭指導） ………………………………………………… 74
　　3　現場支援 ………………………………………………………………………………… 75
　　4　医師への情報伝達 ……………………………………………………………………… 75
　　5　エキスパートとしての教育内容 ……………………………………………………… 76
第6　救急救命士制度 …………………………………………………………………………… 77
　　1　救急救命士法制定の背景 ……………………………………………………………… 77
　　2　救急救命士制度の概要 ………………………………………………………………… 78
　　3　業務内容 ………………………………………………………………………………… 83
　　4　医師の指示形態 ………………………………………………………………………… 86
第7　傷病者情報の取り扱い・管理 …………………………………………………………… 90
　　1　活動記録 ………………………………………………………………………………… 90
　　2　記録の使用目的 ………………………………………………………………………… 92
　　3　記録の作成 ……………………………………………………………………………… 94
　　4　記載要領 ………………………………………………………………………………… 96
　　5　傷病者情報の取り扱い ………………………………………………………………… 98
第8　救急活動と医療事故 ……………………………………………………………………… 100
　　1　医療事故 ………………………………………………………………………………… 100
　　2　救急活動に伴う医療事故 ……………………………………………………………… 102
　　3　注意義務の意義 ………………………………………………………………………… 106
　　4　過失に対する考え方 …………………………………………………………………… 109
　　5　事故発生時の対応 ……………………………………………………………………… 112

第3章　病院前救護過程

第1　概要 ………………………………………………………………………………………… 115
　　1　定義・目的 ……………………………………………………………………………… 115
　　2　現場判断 ………………………………………………………………………………… 116
　　3　病院前救護過程の実際 ………………………………………………………………… 116
第2　クリティカルシンキング ………………………………………………………………… 118
　　1　クリティカルシンキングの概念 ……………………………………………………… 118
　　2　クリティカルシンキングスキル ……………………………………………………… 121
　　3　問題解決とクリティカルシンキング ………………………………………………… 124
　　4　クリティカルシンキング過程 ………………………………………………………… 128
　　5　傷病者管理の実際 ……………………………………………………………………… 134

Ⅱ編　地域社会と病院前救護

第4章　地域社会と病院前救護

第1　病院前救護を支える関連法規 …………………………………………… 145
1　はじめに ……………………………………………………………………… 145
2　憲法理念と救急業務 ………………………………………………………… 147
3　地方自治法と救急業務 ……………………………………………………… 147
4　福祉の概念と救急業務 ……………………………………………………… 149
5　公衆衛生の概念と救急業務 ………………………………………………… 152
6　医療法（医療計画）にみる病院前救護従事者（住民、救急救命士）の役割 ……… 153

第2　地域住民と救急業務 ……………………………………………………… 155
1　救急車利用 …………………………………………………………………… 155
2　地域包括ケアシステムにおける病院前救護 ……………………………… 157
3　高齢者福祉施設との連携 …………………………………………………… 160

第3　病院前救護における地域住民の役割 …………………………………… 164
1　住民指導 ……………………………………………………………………… 165
2　応急手当の実際 ……………………………………………………………… 167
3　予防救急 ……………………………………………………………………… 173
4　救急車の適正利用 …………………………………………………………… 177
5　病院前救護の課題 …………………………………………………………… 179

第5章　救急医療体制

第1　救急医療体制の変遷 ……………………………………………………… 181
1　救急業務の始まり …………………………………………………………… 181
2　救急医療体制の社会的問題 ………………………………………………… 182
3　救急医療体制の整備 ………………………………………………………… 183

第2　重度傷病者の受け入れに向けた体制作り ……………………………… 185
1　背景 …………………………………………………………………………… 185
2　傷病者の搬送及び受け入れの実施基準 …………………………………… 186
3　救急医療体制の課題 ………………………………………………………… 187

Ⅲ編　救急隊（救急救命士）の責務

第6章　救急隊（救急救命士）の役割と責任

第1　基本的事項 ……………………………………………………………… 191
1　役割と責任 …………………………………………………………… 191
2　活動時の役割 ………………………………………………………… 193
3　救急隊の要件 ………………………………………………………… 194

第2　プロフェッショナルとしての救急隊 ………………………………… 196
1　プロフェッショナルの定義付け ……………………………………… 196
2　プロフェッショナルの成立要件 ……………………………………… 197
3　プロフェッショナルの態度 …………………………………………… 197
4　プロフェッショナルの特性 …………………………………………… 198
5　現場統括者の責務 …………………………………………………… 200
6　継続教育とプロフェッショナルの発展 ……………………………… 202
7　その他の役割と責任 ………………………………………………… 202

第3　健康管理 ………………………………………………………………… 203
1　目的 …………………………………………………………………… 203
2　栄養 …………………………………………………………………… 203
3　身体的な健康 ………………………………………………………… 204
4　睡眠の重要性 ………………………………………………………… 205
5　腰痛の予防 …………………………………………………………… 205
6　コミュニケーションとチームワーク ………………………………… 208

第4　病院前救護におけるストレス ………………………………………… 209
1　ストレスの発生からみた現場の特性 ………………………………… 209
2　ストレスの症状 ……………………………………………………… 210
3　ストレス管理 ………………………………………………………… 210
4　ストレス発生時の対応 ……………………………………………… 214

第5　病院前救護倫理 ………………………………………………………… 217
第1部　基礎編
1　倫理と道徳と法 ……………………………………………………… 217
2　法的義務と倫理 ……………………………………………………… 219
3　倫理を学ぶ意義 ……………………………………………………… 221
4　倫理綱領（規程） …………………………………………………… 224
5　プロフェッショナルとしての法的責任 ……………………………… 226
6　倫理的問題（ジレンマ）への基本的な対処 ………………………… 230
7　倫理の4原則 ………………………………………………………… 232

第2部　実践編
- 1　病院前救護の現場で直面する倫理的問題（ジレンマ） ……………………………… 234
- 2　倫理的問題（ジレンマ）の発生 …………………………………………………………… 234
- 3　倫理的問題（ジレンマ）への迅速な対応 ……………………………………………… 241
- 4　倫理的問題（ジレンマ）の事例検討法 ………………………………………………… 242
- 5　アドバンスディレクティブ（事前指示）について …………………………………… 245
- 6　守秘性 …………………………………………………………………………………………… 248
- 7　同意 ……………………………………………………………………………………………… 251
- 8　限られた医療資源の適正配分 ……………………………………………………………… 253
- 9　傷病者に関するその他の倫理的な原則 ………………………………………………… 257
- 10　調査・研究 ……………………………………………………………………………………… 262
- 11　組織としての倫理的問題（ジレンマ）への取り組み ………………………………… 263

Ⅳ編　病院前救護の実際

第7章　傷病者管理

第1　傷病者管理の基本 …………………………………………………………………………… 269
- 1　傷病者の一般的反応 ………………………………………………………………………… 269
- 2　家族の反応 ……………………………………………………………………………………… 271
- 3　傷病者への対応 ……………………………………………………………………………… 272

第2　傷病者への適切な説明 ……………………………………………………………………… 276
- 1　同意 ……………………………………………………………………………………………… 276
- 2　適正な判断能力のない場合の同意 ……………………………………………………… 278
- 3　処置の拒否 ……………………………………………………………………………………… 278

第3　治療的コミュニケーション ………………………………………………………………… 284
- 1　コミュニケーションの基本 ………………………………………………………………… 284
- 2　治療的コミュニケーションの実際 ……………………………………………………… 289
- 3　コミュニケーション技法 …………………………………………………………………… 293
- 4　効果的な聴取とフィードバック ………………………………………………………… 299
- 5　傷病者への説明要領 ………………………………………………………………………… 301
- 6　具体的なコミュニケーション法 ………………………………………………………… 302
- 7　コミュニケーションに関する特別な問題 ……………………………………………… 303

第4　危機的状況にある傷病者反応と対応 …………………………………………………… 308
- 1　導入 ……………………………………………………………………………………………… 308
- 2　救急場面での危機 …………………………………………………………………………… 309
- 3　突然死への危機介入 ………………………………………………………………………… 312
- 4　終末期の状態にある傷病者への危機介入 ……………………………………………… 314

5　自殺企図への危機介入 ……………………………………………………………… 316
第5　社会死状態への対応 ……………………………………………………………… 319
　　　1　基本原則 …………………………………………………………………………… 319
　　　2　傷病者対応 ………………………………………………………………………… 320
　　　3　家族対応 …………………………………………………………………………… 321

第8章　現場行動

第1　基本的な行動要領 …………………………………………………………………… 323
　　　1　傷病者の移動 ……………………………………………………………………… 323
　　　2　救出・救助現場における救急隊の活動要領 ………………………………… 325
　　　3　搬送用資器材への移動、パッケージング …………………………………… 329
　　　4　現場から医療機関への搬送 …………………………………………………… 331
　　　5　救急車内の環境 ………………………………………………………………… 336
　　　6　医療機関への到着 ……………………………………………………………… 340
　　　7　医療機関引き上げ ……………………………………………………………… 344
　　　8　活動の終了 ……………………………………………………………………… 344

第2　状況評価 ……………………………………………………………………………… 346
　　　1　出動から傷病者に至るまでの行動要領 ……………………………………… 346
　　　2　傷病者に接してからの行動要領 ……………………………………………… 350
　　　3　傷病者情報 ……………………………………………………………………… 355

第3　病院前救護における観察 ………………………………………………………… 361
　　　1　観察とは ………………………………………………………………………… 361
　　　2　観察の基本 ……………………………………………………………………… 363
　　　3　評価に基づく傷病者管理 ……………………………………………………… 371
　　　4　外見等の観察 …………………………………………………………………… 373
　　　5　一次評価 ………………………………………………………………………… 374
　　　6　二次評価 ………………………………………………………………………… 378
　　　7　継続評価 ………………………………………………………………………… 379

索　引 ……………………………………………………………………………………… 381

I編

序論

第1章　病院前救護学構築への道

第2章　病院前救護概説

第3章　病院前救護過程

Prehospital care

第1章　病院前救護学構築への道

　救急業務が法制化されて半世紀余、また救急救命士制度が創設されて1/4世紀余が経過し、その間、多くの諸先輩たちが献身的な活動を提供し続け、救急という職業そのものが社会的に十分に認知・賞賛されるまでに進展してきた。

　しかし、このような限りない実績が組織内でしっかりと蓄積され、共通の財産として共有化が図られてきたのだろうか。いや、問いかけるまでもなく、その術さえも持ち合わせていないと言わざるを得ない。経験知を科学的に分析し系統立てて言語化・可視化することを理論と言うならば、これまでの見て覚える"技能"から伝える"技術"への転化を図り、共通の財産である実践を理論化し共有することが、「病院前救護学」構築への道となる。いわゆる実践と理論の架橋により「学」へと体系付けられていく。

　病院前救護は理論を背景にした高度な技術・知識を駆使する実践で事足りるものではなく、病院前救護そのものが学問的にどうあるべきかという理論も存在しなければならない。いわゆる病院前救護そのものを絶えず意識し向上させていくための研究である。このように実践の理論化と病院前救護の研究を含めたものが病院前救護学と言えよう。

　当然に、病院前救護学は医学との共通領域を有するが、自らの特殊性・独自性を主張し、固有の学問領域を作り上げない限りは、病院前救護に従事する者としてのアイデンティティも一向に確立されないのである。

第1　病院前救護学とは

1　定義付け

　病院前救護学を具体的にどのように定義付けるかを考えてみよう。筆者は病院前救護での諸現象や事象を科学的に分析し、帰納的手法を用いて病院前救護を、「医療処置に的確・迅速につなぐために身体機能の危機的な状況を改善方向に持っていく」と措定した。これは、対象となる傷病者、現場、医療機関搬送等の中心的な機能を構成要素として、病院前救護の特殊性、独自性を強く打ち出し定義付けを試みたものである（拙著「病院前救護学の構築に向けた理論的基盤」近代消防社を参照）。当然に、これは筆者の長年の病院前救護の実践から体系的に論理を導き出した自分なりの理論である。病院前救護学は実践を導く理論作りを志向するものであるが、これが本当に実践に役立つかどうかを、常に検証していかなければならない。

病院前救護の主たる目的は、傷病者の症状悪化の防止や生命機能の維持であり、不測の状況下で突然に発症した極めて特異な情緒的反応を呈する傷病者に真っ先に対処しなければならない。また、発症時間の不確実性はもちろんのこと、傷病者の発生する場は物理的、化学的、生物的な危険要因が存在し、二次的災害を受ける可能性のある過酷な条件下での活動を強いられるなかで、救急救命処置（医師の役割機能）と傷病者管理（看護師の役割機能）を維持しながら医療機関へ迅速に搬送する（救急隊の役割機能）役割を担う。

　これらを根幹に据えて、病院前救護学を「発生場所や時間が予測できないなかで、突然に病気やケガに陥った傷病者を理解し、身体機能の保全に寄与しながら、最適な状態で医師に引き渡すために、病院前救護のあり方に必要な知識、技術、態度を開発し、それを体系化する学問である」と、ひとまず仮定した上で、実際どのように構築していくかを検討してみる。

2　病院前救護の理論

　理論とは、一般的な法則でもあり、個々ばらばらの多様性・特殊性のある事柄を統一的に説明するために筋道をつけて組み立てたものである。理論化の前提は、事柄をどのようにきちんと説明するか、どのように見るか、考えるかを、まずは体系付けなければならない。理論が背景にあると、同一対象に同じ行動を取ると、だれもが同じ効果を得ることができるようになる。

　病院前救護の理論構成のキーワードに、「傷病者」「応急処置」「環境」「医療機関搬送」が上げられるが、まずは、これらをイメージできるように表現する。これらの抽象的な用語をどのように表現するかを概念といい、病院前救護の本質を捉える考え方や特徴を簡潔に、しかも的確に言い表すものとなる。理論作りは、実践の根拠となる知識、技術、態度を獲得するだけでなく、全体に共通する本質レベルを導き出し系統立てて発展させることで、学問としての体系化を図るものである。

　病院前救護に理論が必要な主な理由として、次のようなものが上げられる。
・病院前救護で生じた疑問点を解決するのに役立つ。例えば、すべての傷病者を救護の対象にすべきか、緊急の場面での病院前救護過程は是か非か、緊急度・重症度判断は必要かなど。
・専門技能、専門領域を確立する、専門職としてのアイデンティティを確立する。
・目的に対し予測性を持った視点で病院前救護を実践できる。

(1)　現場の体験

　病院前救護学は、病院前救護の実践を導く理論を作り上げるものであり、その理論は机上のものであってはならない。病院前救護学が実学として実践に役立ち、科学的に構築するためには、病院前救護の現象や事象をよく把握することが前提となる。科学的とは、ある現象や事象について問題の発生から解決までを客観的で妥当性のあるプロセスを用いて行ない、一般的な問題解決に向けて現象や事象に存在する本質・法則性（一般性・共通性）を見い出すことである。

　病院前救護での活動は、傷病者との相互作用により満足、落胆、苦悩等が表出される自己体験でもある。これを自らの課題として捉え、そこから法則性のある解決法を探究する。これを単に実施するだけでなく、その結果が評価され、さらに次回に向けて改善されることで実践そのものの意義がある。そこで得られた改善点は、病院前救護の事実を明らかにするものであり、これを概念化することが理論を構築する糸口となる。

　模式化したものを次図に示すが、病院前救護をより科学的に行うならば、実践と評価という関係

だけではなく、その実践と評価の結果をより一般化し、病院前救護の理論作りを目指さなければならない。

図1－1　実践と理論の架け橋

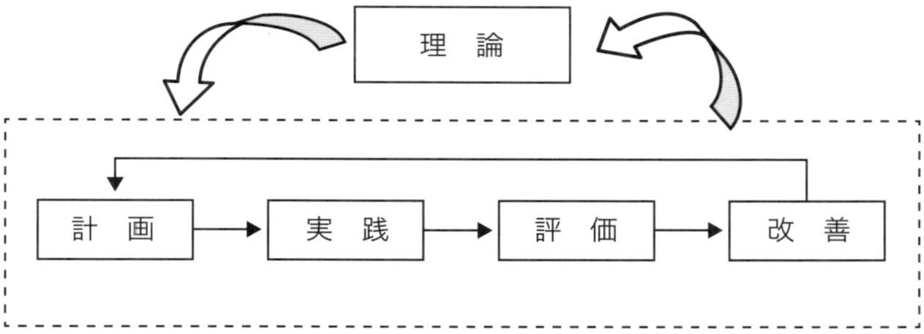

```
          理　論
    ↙             ↖
┌ ─ ─ ─ ─ ─ ─ ─ ─ ─ ─ ─ ─ ┐
│ 計画 → 実践 → 評価 → 改善 │
│   ↑_____|   │
└ ─ ─ ─ ─ ─ ─ ─ ─ ─ ─ ─ ─ ┘
```

　一旦、理論が作られたならば、それに基づいた計画、実践、評価が可能になり、さらに補強・改善等で理論の洗練化が行われ、極めて高い本質・法則性が確立される。これを知識として積み重ねて体系化していく螺旋的な学びの過程で法則性を言語化、可視化することで新たな理論が構成され、"学"への道が切り開かれる。この本質・法則性の探究は、多くの経験を基盤とするために、病院前救護の現場での実践をとおしてしかなし得ない。

(2)　病院前救護の立ち位置

　応急処置技術にしても医学ダイジェストの受け売りではなく、ある種過酷とも言える条件下での病院前救護の立ち位置を見据え、医師・看護師とは異なる独自の思考、視座を中軸に据えない限りは、学問体系の確立は覚束ない。

　病院前救護を学問として作り上げていくには、特に医師や看護師の近接職種との差異を強調する、すなわち医療現場と異なり病院前救護の独自性・特殊性を際立たせる現象や事象そのものをしっかりと認識しなければならない。これは傷病者の特性及び活動内容、医療機関搬送を前提にした傷病者対応等から捉えることができるだろう。

① 　医療現場と異なる傷病者の存在
　・救出・移動により処置を施すのに適した状態に傷病者を整える。
　・傷病の発生が場所や時間を選ばず突発的で不確定な要素が強い。
　・年齢、性別、軽重、傷病等、多様な特性を有する傷病者に対応する。
② 　応急処置の機能性
　・病院前救護はMC体制下にあるが、自律的・主体的に傷病者へ作用を及ぼすのは救急隊である。
　・医師の役割（救急救命処置の実施）、看護師の役割（療養上の世話）、救急隊独自の役割（医療機関搬送）が統合されたものである。
　・多くの制約条件の下で極めて限定された処置を実施する。
③ 　環境特性
　・トイレ、浴槽、事故車両等の非日常的な場に傷病者が置かれている。
　・危険要因の存在、二次的災害発生の危険性のある環境での活動が迫られる。
④ 　医療機関搬送を前提にした傷病者対応

- "つなぐ医療"として救急医療体制の中で病院前救護を担う。
- ストレッチャー、救急車等での移動を伴った継続的な傷病者対応である。医療機関における対応を定点的な活動過程とするならば、病院前救護は動線的な活動過程となる。
- 病院前における傷病者の代弁・擁護者となる。

図1-2　理論化に向けた病院前救護の全体像

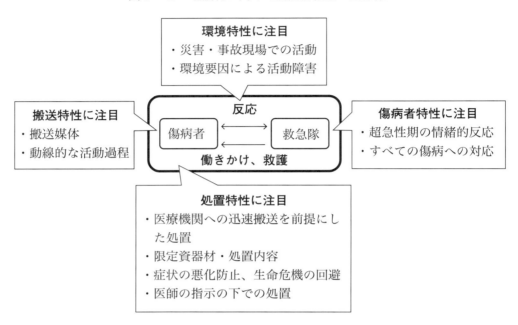

このように全体を個々の概念に区分したが、病院前救護を論理の体系として全体を構成するためには、これらの概念同士が相互に関係を持ち、統合されていなければならない。

(3) 本質化（一般性・共通性の見出し）

病院前救護の特性を踏まえた実践を行なうのは当然であるが、これが有効な本質・法則性の下に行われているかが問題となる。高度な知識に裏付けられた応急処置技術は、きちんとした理論の下に一定の教育や訓練によって修得でき、理論化された教育内容によって、初めて現場での実践が根拠に基づいて行えるようになる。

しかし、技術的なものだけでなく、病院前救護の現象や事象を科学的に構造化し、その具体的なものから一般性・共通性を見い出し、事実全体の本質を概念化する。さらにはその本質から、日々の具体例に照らしてみるという具合に、"行ったり（上る）来たり（下る）"することが重要である。病院前救護の学問体系の仕上がりに向けて、このような作業過程を繰り返すのである。

ここでは具体的な内容をあえて述べないが、詳細については、拙著「病院前救護学の構築に向けた理論的基盤　近代消防社」によって知っていただきたい。

図1-3　本質と具体例（行ったり来たり）

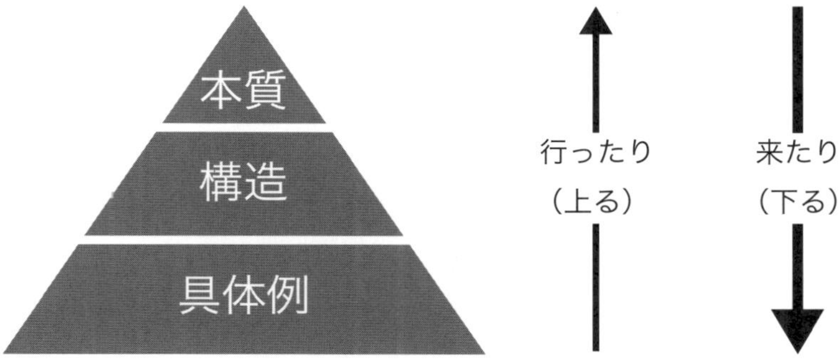

本質
構造
具体例

行ったり（上る）
来たり（下る）

（4）定義付け

　先に述べたように、病院前救護の概念として「傷病者」「応急処置」「環境」「医療機関搬送」があり、病院前救護の現象・事象を捉える上で4者は切り離すことができない。さらにこれらをどのように認識して病院前救護の本質を定義付けるかで、病院前救護の知識・技術適用の成否が決まってくる。

　この過程が病院前救護を"学"として発展させていく上で不可欠な実践の根拠となる知識、すなわちエビデンス作りの基盤となる。病院前救護を実践の科学となすための背景は理論であり、この理論と知識に基づき病院前救護が展開される。

第2　病院前救護学の成立

1　病院前救護学を構成する関連科目

　病院前救護学を定義付けたが、実際どのような学問であるかを考えてみよう。病院前救護学に理論的背景を与える関連科目には、傷病者の救護を目的にした医学をはじめ、看護学、社会学、心理学などがある。現象や事象をよく把握するためには、これらの関連科目を対象の理解に役立てるのである。

　「傷病者」「応急処置」「環境」「医療機関搬送」の主要概念を用いて、病院前救護全体を「発生場所や時間の不測事態の中で突然に病気やケガに陥った傷病者を理解し、身体機能の保全に寄与しながら最適な状態で医師に引き渡す」と概念化することで、本質・法則性が説明できる。この概念には、様々な現象・事象が含まれており、その背景となる傷病、人間理解、危険要因、生活環境や行動変化等を理論的に説明するには、それぞれの専門科目から学ばなければならない。

　例えば、危機的状況にある傷病者は、医学的には循環・呼吸等の身体機能が著しく低下する、社会学的には傷病者本人の生活環境や家族との強固な相互依存関係がある、心理学的には超急性期における傷病者・家族の情緒的反応があるなど、多くの科目を応用するものである。これらの関連科目を応用・統合し、傷病者対応に向けた実践的な知識、技術、態度のあり方を開発・発展させていく。

　当然に、これらの科目から得られた理論を網羅的に統合しただけで、病院前救護（学）の本質は捉

えられない。それぞれの科目からも理論を学ぶが、病院前救護の視座を失わないよう本質・法則性を探究し、体系化することで学問が出来上がる。

2　教育体制

（1）　病院前救護学の体系化（領域化）

　病院前救護で技術性だけを重視するならば、処置に関する単一科目で十分であると思うかもしれないが、前述したように現象・事象を捉える必要があり、関連科目の視座を借用しながら学問全体の体系化（病院前救護学の領域化）を図らなければならない。また、教育・研究を行うには、教育の実質化を図ることが何よりも重要で、明確な教育理念の下、それぞれが縦割り的な専門科目として突出しないよう全体を統合して構成する必要がある。

　そのためには、病院前救護を際立たせる現象や事象を構造化し、その具体的なものから本質を概念化、体系化した病院前救護学を中心に据え、理論と実践を架橋した実践的な教育が行えるようにする。

　病院前救護学には、次のような領域を含める。

① 病院前救護学

　病院前救護の特性としての個別性・特殊性を学問的に論じ探究するものである。これを中核に据え、各領域に関連性を持たせ、病院前救護学全体をシステムとして構成する。

② 病院前救護医学

　身体的、心理的、社会的に安楽にするために、多様性のある病院前救護の対象者を、いかに救護するかについての理論と実践である。すなわち、病院前救護医学は観察・判断・処置や搬送の対象となる傷病者の特性を病院前救護の観点から研究する。

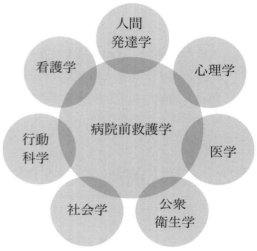

図1－4　病院前救護学の関連科目

③ 病院前救護政策・行政学

　現場で従事する者の技能管理、教育実践、危機管理など、傷病者対応が適切に行えるように業務全体を管理する、スムーズな実践を行うための体制作りに関する領域である。これは、実践的な科学とは言えないかもしれないが、主に病院前救護医学を周辺から支える。傷病者と現場で活動する者との相互関係を適切に支え、すなわち優れた病院前救護の活動を保障するものである。

④ 災害・防災危機管理学

　過去の災害事例の検証を踏まえ、今後の病院前救護体制のあり方や災害・防災に対する対応策を探究する分野で災害・防災危機管理能力を涵養する。

⑤ 病院前救護教育学

　講義や演習等の教育を実施する上で、それぞれの領域には、カリキュラムの作成、講義・演習法、教授計画、教育評価などの教育プログラム作りの共通事項が存在する。病院前救護を構成する前①から④の領域の教育のあり方を始め、効果的なシミュレーション、同乗実習、病院実習法を研究する。

(2) 学ぶ場の提供

　病院前救護学を中核にした病院前救護の領域が学問として成立することは明白である。大学は学問の府として深く真理を探究し、専門領域を教授研究する目的を持ち、教員には学術研究上の業績を重ねることと、その成果に裏付けされた質の高い教育を実践することの両面が求められている。その教育は、理論的背景を持った分析的・批判的な見地により実質化が図られるようになる。

　しかし、我が国の救急救命士養成関連の大学の現状をみると、資格取得のための教育であり、救急救命士を世に送り出すことで役目を果たすとの認識が強いのであろうか。教育そのものが単に知識・技術の伝承に終始しているならば、その領域の職業は、いつまでたっても発展は望めず、同一水準の維持に安穏としているだけにすぎない。

　病院前救護は、生命に関わる業務である。人々の地域社会との関わり、傷病者理解、医療機関搬送、倫理など、人々の健康・傷病に関する高度な学問が必須で、これらの学問の構築は大学で十分にこなすことはできず、社会的な要請に応えるためにも大学院での高度な探究が要求される。

　また、学問は理論の発展とともにあり、理論を絶えず作り変えていく、創造する場が大学院である。大学は経験的な事実を集積し、それを伝授する場であるが、技術と理論の関係を述べたように、専門的な知識・技術を教えている限りは、その実践に対応する理論をもきちんと教え、現場での問題解決に役立つ、より高度な教育がなければならない（図1-5）。

　大学教育を発展させる、理論作りをする、これを担う人材を育成するのが大学院である。一定の就業経験を積んだ者に対する研究の場として大学院課程を設置し、継続教育により病院前救護学の高度化についての学びを支援することが重要である。

第3　病院前救護学の発展に向けて

1　自らの、自らによる、自らのための学問

　冒頭に述べたように、学問とは意識的な積み重ねによる体系付けへの飽くなき過程であり、絶えず発展させていかなければならない。そのストラテジーは、病院前救護の独自性・特殊性を根幹に据え、病院前救護の根拠となるエビデンスを自らの手で蓄積し、それを体系化していくことである。

　病院前救護の実態を客観的にしか捉えられない者に従属するのではなく、実際に病院前救護に従事する者が実践をとおして、自らの手で探究し病院前救護学を作り上げていくより他はない。そのためには、関連科目の寄せ集めやその応用だけでなく、実践的仮説に基づいた研究や検証が必要となる。

　病院前救護の研究対象となる現象や事象は、おやっと目を凝らすまでもなく、日々の体験そのものを批判的に捉え疑問を持ち探究すると、研究に足り得る十分な題材が見つかるはずである。病院前救護には研究題材が埋蔵されているというよりは、むしろ散乱・放置された状態であると言えるかもしれない。何度も説明しているように、これをきちんと認識し、適切な手法でもって科学的に解明していく。

　病院前救護に従事する者がプロフェッショナルとして社会一般に認知される要件の一つは、職業の背景に学問的裏付けがあり、エビデンスに基づく高度な応急処置を行うことであるが、これは当然に

第1章 病院前救護学構築への道

図1-5 病院前救護学領域の全体構造

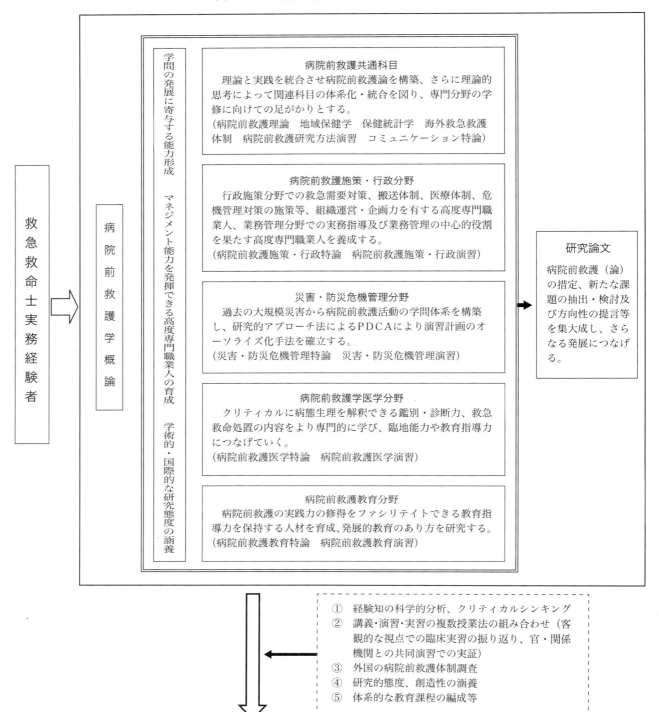

帝京大学大学院 医療技術学部研究科 救急救護学専攻カリキュラムを一部改変した。

専門職集団としての自律性を意味するもので、病院前救護学の存在に他ならない。

2 理論に基づいた病院前救護（Evidence Based Prehospital Care：EBP）

　病院前救護を実践の科学として理論に基づいた病院前救護（EBP）を自らが考え、自らの手で作っていかない限りは、本物の病院前救護学にはならない。この意味するところは、借り物の知識ではなく、傷病者対応から自らが学んだ満足、落胆、苦悩等を通して得た本物の知識で、傷病者に質の高い病院前救護の提供を行う方策を探究することである（「第2章病院前救護概説、第3病院前救護の技術性、5技術の質について」を参照）。

　EBPを行うには、現在当たり前に行われている医学ダイジェストの実践を見直し、病院前での対応に置き換えてみる。例えば、現場に到着して何の疑問も持たずに「症状・病態にかかわらず酸素を投与する」行為は、傷病者に無礼な表現かもしれないが"とりあえず"の感がしないでもない。

　私自身、適正な解を持ち合わせていないが、これに疑問を抱く人がどれだけいるだろうか。即座にパルスオキシメータでもって酸素飽和度を測定する、ある一定濃度の酸素を投与し傷病者の症状や測定値の改善度について、症状・病態、年齢、投与時間ごとにみる。このような体験によって蓄積されたデータを解析し、そこから適正な解を導き、さらに実践を展開していくなかで確証を得る。これがエビデンスに基づく病院前救護活動である。このような技術的な行為だけでなく、後述する研究課題を取り上げ、自らがエビデンスでもって真実を明かにしていくのである（「第2章病院前救護概説、第3病院前救護の技術性、5技術の質について」を参照）。

図1-6　現象・事象と救護従事者の相互作用

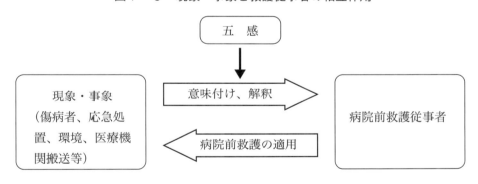

3 病院前救護の研究

(1) 研究による進化・深化

　研究とは科学的手法を用いて未知なる事実を明らかにする、活動の効率化に資するような新たな方法を見い出すものである。研究カテゴリーとその内容を次表に示すが、要するに病院前救護のあらゆる場において起こり得る現象・事象から、どうしてこうなるんだろうと疑問が湧く、それに対して科学的な裏付けを求めようとする、これが研究への出発点で、いわゆる研究的態度の形成である。

　就業当初は、教室で学んだ知識・技術を傷病者にいかに適用するか、現場行動に慣れるに精一杯で疑問を抱く心の余裕さえもない状況かもしれない。自分の姿を映し出し、客観的に振り返り、自

問自答する。歳月を重ね現場に慣れて安穏とするのではなく、この謙虚な態度、自律性による課題発見が研究へのターニングポイントとなる。

表1-1 研究課題

研究カテゴリー	主な研究課題
傷病者理解、傷病者救護	傷病者反応と対応要領等
処置手技、資器材活用法	各種処置に関するエビデンス確立、資器材考案等
効率的な活動・行動要領	現場特性、部隊運用、行動要領、車両運行要領、現場実務要領等
能力伸長	養成教育、実習、再教育、継続教育、指導者教育、学会発表、自己啓発等
危機管理	事故対応要領、事故防止、訴訟対応等
事務管理・行政施策	住民広報、救急需要対策、技能管理、MC（メディカルコントロール）体制、統計管理、資器材整備、諸施策の検討、関係機関や地域との連携要領、労務管理等
救急医療体制	医療体制の構築、医療機関との連携要領等
住民指導	応急手当指導要領、予防救急、講話、イベント参加等
諸外国の病院前救護体制	上記内容を含む
真理・本質追究	救急の役割・責任、倫理、学問のあり方等

図1-7 研究課題の見つけ方

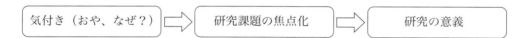

新たな知見の発見だけでなく、病院前救護の現象・事象に内包されている本質・法則性を探究すると、病院前救護活動の効率化あるいは傷病者対応の質の向上が図られ、ひいては病院前救護の発展へとつながる。常に病院前救護の視座から問題を捉え、それが現場にどのように反映され、傷病者のためになり、さらには社会的な評価を高められるかを念頭に置く。

このような研究的態度で実践と理論に基づく病院前救護の知識体系を豊かにし、さらに高度な理論化をめざしていく、このたゆまぬ研究によって病院前救護が段階的に発展する。

図1-8 研究的態度

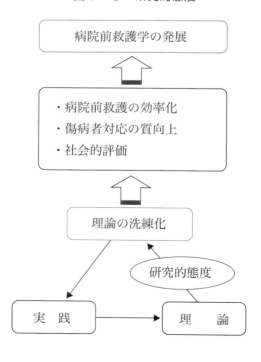

（2）研究対象の例示

研究対象を極めて限定し、救急隊と傷病者との相互作用を取り上げて検討してみよう。図1-9に示すように、同心円状に少なくとも2つの観点から問

題を捉えなければいけない。

　第一の段階として、傷病者と救急隊との関係を中心のAに示した。救急隊が独自の機能を持つが、医師の指示の下で救急救命処置を行うという救急救命士法上の観点や救急医療体制との同一目標を考慮すると、医師が傷病者との直接的な関わりを持たないにしても、その影響をないがしろにするわけにはいかない。病院前救護の研究対象に医師を入れ、Bのように一つのシステムとして捉える。

　救急隊は、医師の存在しない病院前救護で傷病者との関係を強く有するが、両者の関係だけを問題にするのではなく、この3者で構成するシステムの中で、それぞれが一定の機能を果たしていると考えるのである。次のような力学的な作用がある。

① 応急処置をメインとした作用を及ぼす。
② 応急処置を受ける。
③ 救護に関し医師に指示を求める。
④ 医療の質を担保する。

　このシステムの中で、病院前救護の対象となる傷病者のニーズを満たすために救急隊の対応が基本ベースにあり、この均衡を保つために医師の介在がある、このように3者で構成するシステムを科学的に追究していく。

　救急現場の各フェーズにおける救急隊と医師との相互作用が図1－9、③、④で、Aそのものに対する医師の介在であり、これを模式的に示したものが図1－10である。各フェーズで医師の介在度を違えてあるが、実際には、医師の作用如何によって救急隊の行動が大きく規定されることも少ない。そのために救急隊の働きかけに対する傷病者の反応、例えば、身体の機能や症状の変化との相関を検証し、一般性・共通性を見い出していく。

図1－9　研究対象としての傷病者との相互作用

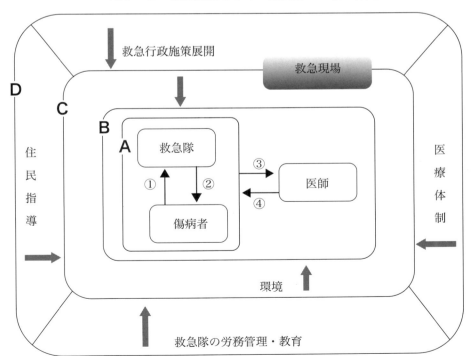

さらに病院前救護の特殊性・独自性を大きく特徴付ける環境との力学的な相互作用をトータル的に考慮に入れたものが、Cのシステムである。これには、現場の危険要因の及ぼす影響だけでなく、Aの効果的な実践を支援する消防隊との連携等についての一般性・法則性を明らかにしていく。

このように第一段階で、システムの根幹をなす「救急隊の行動対傷病者の反応」を捉える。病院前救護を実践の科学とするためには、極めて重要なことであるが、両者とも人としての特性的な行動の表出であり、これを変数として数値的に示すのは至難の技かもしれないが、"救急隊のある行動に対して、このような傷病者反応が一般的に現れる"というふうに、きちんと説明できるようになるまで実践を通した客観的事実を追い求め理論化していく。

これまでは、現場活動そのものにウエイトを置いた狭義の研究対象となるシステムであった。図1－9からもわかるように、根幹となる救急隊と傷病者との相互作用に影響を及ぼす外的なシステムDがある。このように概念的には多重構造をなし、病院前救護体制全体からは、システムそのものを広範囲に捉える。

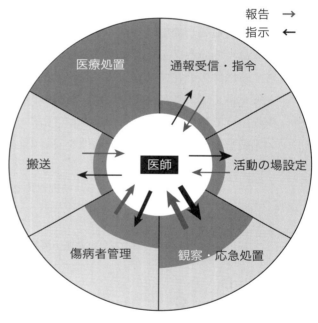

図1－10　病院前救護における救急隊と医師との相互作用

これには、救急医療体制、救急隊員の教育・技能管理、行政施策展開、住民の役割などがあり、質の高い実践を保障するためには不可欠である。また、それぞれの構成要素には、多様な方策があり、地域全体を対象に、しかも継続性を有するために、その効果についての因果関係を端的に表し得ない困難性が伴う。例えば、救急隊が傷病者の症状悪化の防止や生命危機の回避を目標に様々な救護活動を行っても、医療体制による治療の影響も大きく、救急隊単独の効果が明らかに捉えられないことが多い。

このように目標が大きいほど、その評価が一層、外的要素に影響されることになる。しかし、より良い傷病者救護を追究する際には、単に応急処置を中心にした救急隊と傷病者の関係だけから一般性・法則性を明らかにするのではなく、救急医療体制等、内的なシステムに大きな影響を及ぼす周辺条件をも重視しなければならない。

これまで述べてきたように病院前救護を実践の科学とするためには困難を極めるが、一定の法則性を探究し論理的に説明できるよう理論化への道を歩まざるを得ないのである。

（参考文献）
1）杉森みどり、舟島なをみ　看護教育学　医学書院
2）野島佐由美　看護学基礎テキスト　第1巻　看護の概念と理論的基盤　日本看護協会出版会
3）窪田和弘　病院前救護学の構築に向けた理論的基盤　近代消防社

第2章　病院前救護概説

第1　救急業務

1　救急業務の対象者要件

　救急業務が市町村の消防機関の所管事務として位置付けられたのは、昭和38年の消防法の一部改正による。そこには、救急業務の用語定義として対象、内容、態様が明記されている。

消防法

> （救急業務とは）
> **第2条第9項**　救急業務とは、災害により生じた事故若しくは屋外若しくは公衆の出入りする場所において生じた事故（以下この項において「災害による事故等」という。）又は政令で定める場合における災害による事故等に準ずる事故<u>その他の事由</u>で政令で定めるものによる傷病者のうち、医療機関その他の場所へ緊急に搬送する必要があるものを、救急隊によって、医療機関（厚生労働省令で定める医療機関をいう。）その他の場所に搬送すること（傷病者が医師の管理下に置かれるまでの間において、<u>緊急やむを得ないものとして、応急の手当を行うことを含む。</u>）をいう。（下線部分は61年の改正）

　この難解な条文を模式化してみる（図2-1）。

図2-1　救急業務の対象者

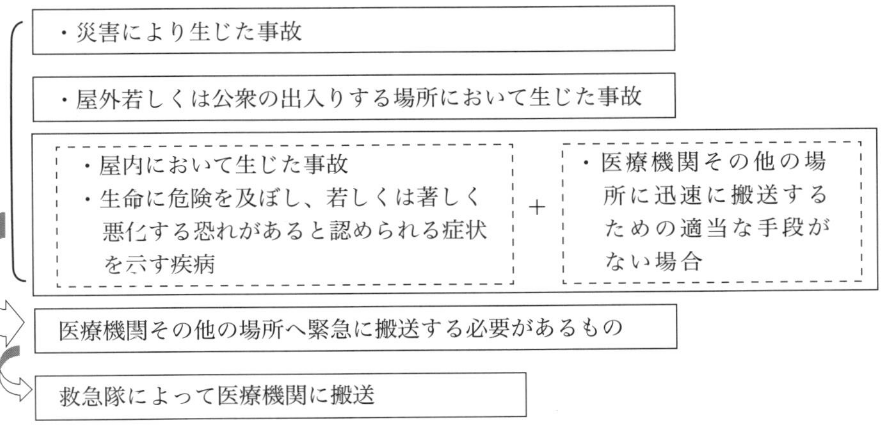

- ・災害により生じた事故
- ・屋外若しくは公衆の出入りする場所において生じた事故
- ・屋内において生じた事故
- ・生命に危険を及ぼし、若しくは著しく悪化する恐れがあると認められる症状を示す疾病
  ＋
- ・医療機関その他の場所に迅速に搬送するための適当な手段がない場合

→ 医療機関その他の場所へ緊急に搬送する必要があるもの
→ 救急隊によって医療機関に搬送

第2章 病院前救護概説

　このように対象を限定し、救護の実施に関する方法、態様を「救急隊によって医療機関その他の場所へ搬送すること、及び緊急やむを得ないものとして応急の手当を行うこと」と定められている。

　しかし、消防法や同施行令には救急業務に関する規定条文は数少なく、大都市の消防機関で既に行われていた救急業務の実施体制、教育、活動の内容を十分に網羅しきれないために、昭和39年には、救急業務の具体的な実施細目が救急業務実施基準として定められた。ちなみに、昭和11年から救急業務を開始した東京消防庁では、昭和27年に改正された条例（消防関係救急業務に関する条例）に救急業務という用語が用いられており、法の制定前から行われていた救急活動の実際が救急業務として表現されていた。なお、消防法では、「緊急に搬送する必要があるもの」で、さらに屋内において生じた事故と疾病については、「迅速に搬送するための適当な手段がない場合」を救急業務の対象としている。

2　緊急性の捉え方

(1)　緊急性の判断の主体

　救急隊が傷病者を医療機関へ搬送する根拠となるのが、消防法で規定する緊急性の要件である。すなわち緊急医療を要するような場合として、その生命が危険である、あるいは症状の著しく悪化する恐れのある傷病者に限定した合理的な理由を明確にした。

　しかし、このような前提要件があるものの、実際には搬送先の医療機関で症状・病態に応じてどのような緊急医療が提供されるか、最終的には医師の医学的な判断に待つべきもので、救急隊のみで判断できるものではないとされている。消防法は実体法で、救護の実施に関する方法、態様等、運用する側に視点を置いて定めるのが本来の法趣旨であるが、運用上は、生命の危機感を抱いている傷病者等から救急要請があった場合のすべてを救急業務の対象にしている。

　このように緊急性そのものの判断を、医学的な知識を十分に持ち合わせていない要請者側の主観に完全に委ねていることが問題であるとの意見もある。そもそも、医療上の緊急性は、医師の専門的知識や施設、設備の充実した院内検査データ等をもとにした結果であるとするならば、医師の存在しない現場で、この判断の主体が誰にあるかを問題にすること自体無益である。しかも、これは単に医師が救急車に搭乗し現場に赴いて傷病者を診断すれば、すんなりと解決するといったものでもなさそうだ。

　軽症と認められるような者が救急車を利用することは、有限資源利用の公平性から許容できないかもしれないが、住民の福祉を増進する、不安を解消するという観点からは、使用者側にその判断を委ねたほうがよいかもしれない。ただ安易に要請する身勝手な利用を防ぐためには、等しく利用者である住民の理解と協力を得ることが不可欠で、そのためには救急車の適正利用に関する住民の認識を高める取り組みが必要である。

図2－2　緊急性の判断者

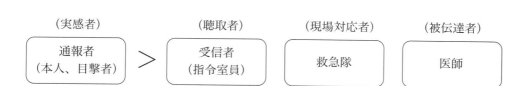

(2) 緊急度の類別と搬送区分

平成23年度、総務省消防庁の「社会全体で共有する緊急度判定（トリアージ）体系のあり方検討会」では、救急現場における緊急度判定（トリアージ）プロトコール等について検討している。そのなかで、緊急度の判定の基準を社会全体で共有することのメリットとして、次の点を上げている。

① 救急車を呼ぶべきかどうか判断に迷った場合、自身の緊急度を把握することで、自信を持って行動できる。
② 本来、社会全体で共有されている「急ぐべきは急ぎ、待つべきは待つ」という行動規範をサポートし、「救急医療は、緊急対応を要する傷病者のためにある」ということを再確認できる。
③ 緊急度判定の基準を共有するので、消防本部と医療機関等、関係各所での情報やノウハウを共有しやすくなることが期待される。

表2-1 救急現場における緊急度判定プロトコール

類型（緊急度）	定　義
赤（緊急）	◆すでに生理学的に生命危機に瀕している病態 ◆病態が増悪傾向にあり、急激に悪化、急変する可能性のある病態 ※痛み等の我慢できない訴え、症状についても考慮。バイタルサイン、異常、ひどい痛み、病態の増悪傾向、急変の可能性を総合的に考える。 ・主要血管系障害（出血、閉塞、虚血等）、絞扼性疾患 ・ABCDE＋Painの要素を含む ・病態の変化等が短時間で大きいもの ・急激に悪化、急変する可能性のある病態
黄（準緊急）	◆2時間を目安とした時間経過が生命予後・機能予後に影響を及ぼす病態 ※痛み等の我慢できない訴え、症状についても考慮 ・我慢できない症状 ・時間経過により機能予後、傷病等、美容予後に及ぼす影響が大きい病態 ・夜間であっても受診の必要あり （例）脛骨骨折→合併症のない単純骨折であれば生命予後的に緊急ではないが、痛みは強いために黄が相当であろう。
緑（低緊急）	◆上記には該当しないが、診察が必要な病態 （参考）「東京消防庁搬送トリアージ基準（一部抜粋）」 　1．15歳以上65歳未満である 　2．現在治療中の以下の疾患等を有していない（心疾患・呼吸器疾患・高血圧・透析・出血性疾患等） 　3．十分な意思疎通が可能である（著しい動揺や興奮状態・希死念慮がない） 　4．症状の悪化を予見させる不安要素がない 　5．自力受診のための移動が可能である 1から4に該当しないものは、より高い類型の対応を考慮 ・いずれ医学的治療が必要な病態 ・夜間休日であれば、翌平常受診時間帯の受診でも問題ないが、必ず医療機関の受診をしておくべきもの
白（非緊急）	上記に該当せず、医療を必要としない状態 ・健康相談レベル ・医療の必要なし

この検討会報告をもとに、丸山は法的に搬送義務を負うのは「緊急」と「準緊急」に該当する場合で、これがいわゆる消防法第2条第9項にいう「緊急に搬送する必要があるもの」であり、「低緊急」と「非緊急」については搬送義務がないとし、以下のように整理している。

表2－2　搬送義務と緊急度

消防法第2条9項の定義規定の適用	緊急度	救急業務の実際と法的性質
緊急に搬送する必要があるもの →法定救急なので搬送義務あり	緊急	搬送する （搬送義務のある行政サービス）
	準緊急	
緊急に搬送する必要がないもの →法定外救急なので搬送義務なし	低緊急	各消防の判断で対応する （搬送義務のないサービス）
	非緊急	不搬送とする

（3）適当な搬送手段

屋内における事故による傷病者については、一般的に傷病者の保護者等が身近にいることから、これが救急業務の対象になるためには、前記の緊急性と他に適当な搬送手段のないことの2つの要件を満たす必要がある。

他に適当な搬送手段のない場合の例示として、傷病者の症状からして救急車でなければ搬送できない場合、深夜や休日の事故でタクシー、バス等の利用ができない状況下で緊急に搬送する必要ある場合が考えられる。法定要件にもかかわらず、搬送手段のない場合については、救急車要請時や救急隊が現場に到着した時点で緊急性を判断できたとしても、搬送手段の有無を問うことは実際に行われておらず、完全に要請者側の判断に任せられている。

これも前述の緊急性の判断と同様に利用者側の恣意的な判断に完全に委ねられるのではなく、住民が客観的に納得できるものでなければならない。

図2－3　緊急性による搬送

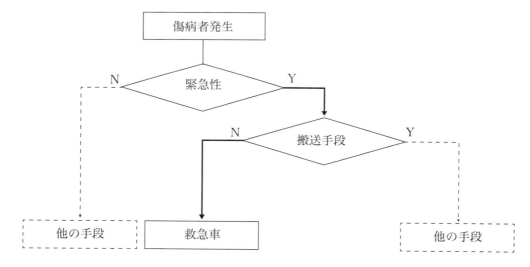

このように緊急性と適当な搬送手段の2つの要件から緊急搬送の妥当性を検討したが、例えば、重症傷病者であるにもかかわらず搬送体位として座位が適切な場合は、端的に言えば、救急車以外の搬送手段でも十分に対処できるかもしれない。

しかし、このような場合は、症状を悪化防止する、苦痛を軽減する観点から緊急に搬送する必要があるものに該当し、医療機関に搬送するまでの間の傷病者の保護・管理については、専門的な知識・技術をもって対処しなければならない。

これは、傷病者に作用を及ぼす者が知識・技術について一定要件を満たした救急隊であること、医師の管理下に置くことを前提として、搬送中においても高度な医療処置との連続性を有するものでなければならないこと、傷病を抱えた人を対象にすることから、根底には専門職としての倫理観、コミュニケーション技術、秘密を守るといった高度な保護管理に関する技能が求められるようになる。

なお、消防法第2条第9項、但し書きに応急の手当が明記されてはいるものの、救急業務の態様としての捉え方であり、本来は「緊急に搬送する必要があるもの」と同等の条件として応急の手当を位置付けるべきである。

3　救急業務の法的運用

(1)　搬送義務の根拠

消防法が制定されるまでの救急業務は、民法上の事務管理に該当すると解されていた。民法第697条の事務管理とは、「義務なくして他人のために事務の管理を始めたる者は、その事務の性質に従い最も本人の利益に適すべき方法によりてその管理をなすことを要す」とある。これは、法律上の義務のない者が他人のためにその事務を処理することで、例えば、頼まれたわけではないが、入院中の友人のために新聞代集金の立替え払いをしてやるなどがある。

何の規定を持たない救急業務を公法上の応召義務と捉えようもなく、これを私法上の義務とみるには、救急隊と傷病者等の間に契約関係が成立していなければならないが、このような事実行為に至ることは、当然に救急現場では実際的でない。

しかし、消防法によって法律の効果が定められたために、原則的には事務管理の規定を適用する余地がなくなり、法的義務であると解されるようになる。救急隊の要請と出動の関係が契約で（例えば、診療義務は、傷病者の診療を受けたいという申し込みに対する医師の同意による診療契約に基づいて成立する）、住民の救急車を要請するという意思表示を要件として、法律に根拠を置く出動の義務が生じてくる。この法律の根拠には、消防組織法の市町村の消防責任、救急業務実施基準の救急隊の出動が該当する。

また、従来の救急業務の定義には、緊急搬送の対象となる要件だけを示してあり、実際に搬送しなければならない（義務規定）との記載はなかったが、平成21年に消防組織法、消防法が改正になり「災害等による傷病者の搬送を適切に行うことを任務とする」旨が明記された。

消防組織法

> （消防の任務）
> 第1条　消防は、その施設及び人員を活用して、国民の生命、身体及び財産を火災から保護するとともに、水火災又は地震等の災害を防除し、及びこれらの災害による被害を軽減するほか、災害等による傷病者の搬送を適切に行うことを任務とする。
> （市町村の消防に関する責務）

> 第6条　市町村は、当該市町村の区域における消防を十分に果たすべき責任を有する。

消防法

> （消防の目的）
> 第1条　この法律は、火災を予防し、警戒し及び鎮圧し、国民の生命、身体及び財産を火災から保護するとともに、火災又は地震等の災害による被害を軽減するほか、<u>災害等による傷病者の搬送を適切に行い</u>、もつて安寧秩序を保持し、社会公共の福祉の増進に資することを目的とする。

（下線が平成21年の改正箇所）

　住民から救急隊の出動が要請されたとき、市町村としては、その施設及び人員を活用して、できる限りその要請に応え得るべき行政的な責務があるとともに、傷病者の信頼に応えるべく合理的に事務を処理しなければならない。
　消防法上、救急業務の実施責任の主体は市町村で、消防機関は市町村の内部組織として、その実施に当たるものである。したがって、消防長又は消防署長は消防機関の責任者として、自己の受け持ち区域内に救急事故が発生した場合は、直ちに所要の救急隊を出場させ、傷病者の救護を行わなければならないとされている（「救急業務実施基準の解説」救急救助業務研究会）。

救急業務実施基準

> （救急隊の出動）
> 第15条　消防長又は消防署長は、救急事故が発生した旨の通報を受けたとき、又は救急事故が発生したことを知ったときは、当該事故の発生場所、傷病者の数及び傷病の程度等を確かめ、直ちに所要の救急隊を出動させなければならない。

　国家賠償請求訴訟の判例においては、消防法に定める救急業務の定義に該当すると、搬送すべき作為義務を負うとしている。平成21年、奈良地裁は、意識もうろうの状態で保護された男性が、「緊急性がない」との判断で救急隊に救急搬送を断わられ、その後、意識不明になったとして、消防組合に損害賠償を求める判決を下している。
　その際、救急搬送義務が争点となり、消防機関が搬送を義務付けられる要件として、一定の傷病者について緊急に搬送する必要性について、消防機関がこれを認知し、かつ、当該救急業務を実施できる場合には、行政上の責務として、その実施義務を負うだけでなく、当該傷病者に対する関係でも実施する義務を負うというべきであるとし、その必要性の判断に当たっては、事柄の性質上、慎重な判断が求められるとしている。
　なお、平成21年の消防組織法及び消防法の改正（下線部分）により医療機関への搬送が明文化されたことにより、救急車による搬送業務が市町村の義務であることが確固たるものとなった。

ケース　119番通報に適切に対応しなかった事例

（概要）
　脳梗塞で倒れ、ほとんど言葉が話せない状態に陥った一人暮らしの男性の119番通報を、消防局がいたずら電話と判断して3日間、放置。男性は20回にわたり通報したが、すべていたずら電話と処理し、救急車を出さなかった。

（原告の訴え）
　被告職員において、救急隊を出動させるべき注意義務違反があると主張。119番通報を受ければ、直ちに現場に救急隊を出場する義務を負っている以上、119番通報の中には、一見するといたずら電話とおもわれるような不明瞭なものであっても、発語できない重症者からの電話であり得ることは、容易に想定されるところであり、殊に同じ発信地から何度も119番の電話が繰り返されるような場合には、現場に出向き、電話の真否や関係者の安否を確認すべきである

（裁判所の判断）
　消防組織法35条の5※が直接には行政上の責務を定めたものであるとしても、救急業務を実施すべき場合が生じたことを認知し、かつ、当該救急業務を実施することが可能な場合には、救急業務を実施するか否かについて、市の裁量を認める余地はなく、当該傷病者に対する関係でも、救急業務を実施すべき義務が生じると解することができる。

※政令で定める市町村に消防法に定める救急業務の実施を義務付けたものであるが、消防組織法第6条の市町村の消防に関する責務に読み替えて、現在は削除されている。

(2) 救護義務の実際

　では、消防機関の義務として、要請元に出動した後の傷病者の観察・応急処置等の救護対応については、どのように捉えたらよいだろうか。

　消防法第2条第9項には、応急の手当を救急業務として位置付けており、消防組織法第1条及び消防法第1条の目的規定から、火災又は地震等の災害による被害軽減を目的として、生命危機、症状悪化にある傷病者に救護の手を差し伸べることは、法の趣旨に包含される。ただ、そのことが義務として明記されていないために、不搬送事例のように救急現場で問題を醸し出すことにもなる。

救急業務実施基準

（不搬送）
第17条　隊員又は准隊員は、救急業務の実施に際し、傷病者又はその関係者が搬送を拒んだ場合は、これを搬送しないものとする。

　救急業務は、火災消火とは異なり、性格上、権力的作用でなく、サービス的行政作用である。搬送しなくとも社会公共に対する被害が拡大する恐れは少なく、傷病者等が搬送を拒んだ場合は、あくまでもその意思を尊重する趣旨のものである。

救急車要請が行われた傷病者を医療機関へ搬送することについては、一応、明示又は黙示の承諾があるものと推定される。したがって、明白に傷病者等が搬送を拒否若しくは辞退した場合は、搬送しなくてもよいことになる。

図2－4　現場で扱う傷病者

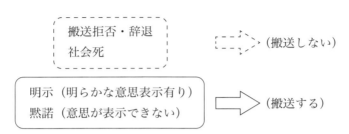

しかし、住民に救急車要請の意思表示がある場合には、このように捉えてもよいが、傷病者が意識不明の場合には、この意思を欠いており、ある行為を受けることについての承諾が行われず、義務のない対応となりかねない。この場合には、依頼がなくても最善を尽くして管理を行う民法上の事務管理としての性格を帯びてくる（「第4章地域社会と病院前救護、第3病院前救護における地域住民の役割、2応急手当の実際、(5)法的意義」を参照）。

社会秩序維持の理念から、このような場合にも応急処置を行うことは、人道上必要で公序良俗に合致し、公益上むしろ奨励されるべきである。公益上の立場から緊急性があるときは傷病者の意思に反しても、即ち法律上の義務がないにもかかわらず行っても違法性が却下されるものと解されている。

しかも、一旦、処置に着手したならば、必要なことのすべてを、適正にやりとおさなければならない。処置等に対する救急隊の管理責任は、医療施設へ移されるまで継続され、仮に処置を継続できない場合は不履行とみなされ、法的にも重大な違反行為であるばかりでなく、倫理的にも問題となる。

（3）　救急業務を消防機関の任務として捉えることについて

①　地方公共団体の事務

「第4章地域社会と病院前救護、第1病院前救護を支える関連法規」では、救急業務と社会との関わりをできるだけ多面的に捉えてみるが、ここでは救急業務を際立たせて消防行政での位置付けや重要性を説明する。

地方公共団体の事務には、固有事務、行政事務、委任事務がある。一般に固有事務は、団体の組織、自治立法、住民の福祉の増進を目的とする事務が主であり、その特色として権力的な要素を含まないサービス行政とされる。一方、行政事務とは、同じ地方公共団体が処理する事務の中でも火災予防、警戒等の行政作用は、住民との関係においても権利の制限、財産権の制約を伴うもので、公共の秩序を維持し、住民の安全及び福祉を保持するための権力行使である。

国民の生命と身体の安全確保を図るという目的を同じにする消防行政の中で、救急業務の性格は、特に傷病者との関係において非権力的な色彩の強いサービス行政であるところに特徴が認められるものの、その処理については、強い緊急性、公共性が要求されるという、やや両極端な側面を有する。

弱い者を助けることは倫理観、道徳観が強く現れ、法作用以前の問題として捉えられるだろう

が、社会の発展につれ人の善意だけに頼れなくなる。これを行政に代替させる場合には、社会性、公共的性格を有し、民意の統合としての規範、いわゆる法律に基づいて画一、平等に行なうことが求められる。

② 妥当性についての解釈

消防機関による救急業務が昭和8年に横浜市で開始されて以来、昭和38年の消防法に救急業務の規定が盛り込まれるまでの間、全国214市町村で救急業務を開始していたが、国家法上に救急業務についての直接の明文はなく、市町村ごとの自主的判断によりその実施が委ねられていた。

消防法に救急業務の定義を規定した当初は、具体的な実施要領が消防の任務、目的規定に該当するか、消防固有の業務に属するかどうかが取り沙汰された。例えば、消防の災害による被害軽減の目的が、救急業務でいう事故を含めているかどうかということである。これを消防機関の特殊な業務体制と機能により、また事故についての業務を担当し実績を上げてきた事実を認め、さらに国民の期待の変化等から災害の概念を流動的に捉えるべきであるなどの背景から、事故により発生した傷病者を医療機関へ搬送することは、消防組織法での災害による被害軽減に当たるものと解釈されてきた経緯がある。

救急業務の法制化に当たっては、救急業務の対象について、すべての事故を取り上げることが必ずしも適正ではないと考えられたので、重点的に扱わなければならない事故の範囲を法律で明示したものである。

一方、事務を行う市町村にとっては、救急業務の実施が義務化されていることや実施に必要な経費については、市町村の負担になっていることから救急業務の対象となる傷病の種類や範囲が限定されているとしている。これには災害による事故（豪雨、地震、津波などの自然現象又は大規模な火災、爆発による被害や放射性物質の大量放出、多数の者の遭難を伴う船舶の沈没などの事故）で、自然的災害、人為的災害が含まれ、交通事故や建設工事現場における事故、学校・百貨店・運動競技場等や屋外又は公衆の出入りする場所において生じた事故が救急業務の対象となる。

法制化当初は、これらの事故が消防の本来的な活動対象と考えられており、屋内における事故（屋内におけるガス中毒、熱傷等事故、異常分娩、腸捻転等の突発的災厄）は消防機関の活動の対象としては、二次的なものと考えられていた。しかも、事故以外の事由による急病人は、法的に救急業務の対象として位置付けられていなかった。

しかし、実態としては急病人の搬送が全体の半数以上を占めており、救急搬送の対象者の範囲（重症度・緊急度の判別が困難）、消防法の規定の適用可否（緊急通行権、協力要請権とそれに伴う補償）、外科系の傷病者受け入れに限られていた救急病院等を定める省令に定める救急病院の指定要件等にも問題が生じるようになった。

このため、昭和61年に法令等が改正され、生命に危険を及ぼし、又は著しく悪化する恐れがあると認められる症状を示す傷病者、いわゆる疾病で医療機関への搬送手段を有しない場合を救急業務の対象とすることが法制上、明確にされた。この改正は、実態面と法制面での矛盾を解消することで、国民の救急行政に対するニーズに的確に対応させ、かつ実態に即して救急車が適正に利用されることを目的としたものであった。（救急業務が行政サービスであるだけに、運用上、社会的な混乱を招くことはなかったのが、当時の救急隊であった小職の感じである。）

第2章　病院前救護概説

消防法

> （協力要請）
> **第35条の10**　救急隊員は、緊急の必要があるときは、第2条第9項に規定する傷病者の発生した現場付近にあるものに対し、救急業務に協力することを求めることができる。

③　救急隊員が救急救命士になる

　平成3年には、病院前救護（プレホスピタル・ケア）における新たな資格制度として救急救命士制度が創設された。我が国の現状として、救急車により搬送される傷病者が増加しているにもかかわらず、救急隊員の行う応急処置の内容が比較的簡単に行えるものに限られていたことから、傷病者の救命率が欧米諸国に比べて十分なものではないと指摘された。

　こうした状況を背景に、救急に対する国民のニーズの高まりに的確に対応するとともに、医療機器の進歩等も踏まえつつ病院前救護を充実させ、傷病者の救命率の向上を図ることを目的に、総務省消防庁及び厚生省（当時）で具体的な方策についての検討が行われた。検討結果は、新たな教育訓練の実施のもと応急処置等の範囲を拡大するとともに、特に心肺機能停止状態（CPA）に陥った傷病者に対する高度な応急処置については、国家資格を得た者が実施するというものである。

　その後、現在に至るまでの間、新たな処置として気管挿管、薬剤投与等が逐次、追加された。そのなかで最も画期的なのは、平成26年、ブドウ糖溶液の投与や乳酸リンゲル液による輸液等、高度な救急救命処置がCPA以外のショック等の症状を呈している重度傷病者へと適応が拡大されたことである。

　危機的状況に陥った傷病者には、CPAとそれ以外の重度傷病者がある。これまでは救急隊によって医療機関に搬送されたにしても、生存の可能性が限りなく"ゼロ"に近い状態からの起死回生を目指すための高度な応急処置であったものが、極めて対象者が限定されているとはいえ、必然的に生存可能性"ゼロ"へ向かうことを回避するための救急救命処置が病院前救護の領域に投入されたのである。MCコントロール体制の下で段階的に高度な処置が追加されており、救急医療体制下において医療処置に的確につなぐことで、救命率のより一層の向上が期待できるようになった。

　また、救急業務全体の重要性の高まりを踏まえ、平成21年には消防法及び消防組織法第1条の目的規定に救急業務に関する記述が加えられ（災害等による傷病者の搬送を適切に行うこと）、消防機関が行う救急業務が社会に如実に反映されるようになった。

　このように救急現場から医療機関到着までの間、傷病者の生命・身体を預かる救急業務は、これまでの間、大きな変貌を遂げてきた。病院前救護の機能・独自性については、拙書「病院前救護学の構築に向けた理論的基盤、近代消防社」で詳細に述べているが、病院前救護体制の質・量の充実を図ることで、その後の医療処置との間でシームレスの救急医療体制が構築され、生活・生産活動に伴って発生した傷病者の生命がより一層守られるようになる。

　しかし、救急業務の抱えている課題がないわけでもない。とりわけ救急需要の増加への対策は最重要である。抜本的な解決策である救急車配置数の増強が即行的に取れないだけに、受け入れ医療機関の整備等、背景となっている諸々要因を解決に向けて一つずつ検討していかなければならない。

前述したように救急業務は、人々の健康維持や公衆衛生、福祉を通して幅広く国民の生活や健康を支え、今や国民の安心・安全を図るために不可欠な行政サービスである。この最も信頼を得ている命綱を片時も細らせるようなことがあってはならず、住民の多様なニーズに応じられるよう諸施策を展開していかなければならない。

第2 応急処置

1 応急処置を行う法的根拠

救急隊が消防法に基づく応急の手当（応急処置）を行う前提条件は、傷病者が医師の管理下に置かれるまでの間において「緊急やむを得ないもの」としてであり、救急隊員及び准救急隊員の行う応急処置等の基準（昭和53年7月1日、消防庁告示第2号）には、観察と応急処置の内容が具体的に記載されている。

ここでの「緊急やむを得ないものとして」とは、いわゆる緊急避難にも該当するような場合を言うものであり、具体的にに救急隊員が、救急隊員及び准救急隊員の行う応急処置等の基準第3条に定めるような場合に、第4条に定められた原則に従って、第5条、第6条に定められた観察、応急処置を同条に示された方法で行う場合には、緊急やむを得ないものとして行ったものと解することができるとしている（逐条解説消防法、消防基本法制研究会編著、東京法令）。

救急隊員及び准救急隊員の行う応急処置等の基準

> （応急処置を行う場合）
> 第3条　隊員は、傷病者を医療機関その他の場所に収容し、又は救急現場に医師が到着し、傷病者が医師の管理下に置かれるまでの間において、傷病者の状態その他の条件から応急処置を施さなければその生命が危険であり、又はその症状が悪化する恐れがあると認められる場合に応急処置を行うものとする。
> （応急処置の原則）
> 第4条　応急処置は、次の各号に掲げる原則に従って行うものとする。
> 1　短時間に行うことができ、かつ効果をもたらすことが客観的に認められている処置であること。
> 2　複雑な検査を必要とすることなく、消防長官が別に定める装備資器材を用いて行う処置であること。
> （観察等）
> 第5条　救急隊員は、応急処置を行う前に、傷病者の症状に応じて、次の表の上欄に掲げる事項について下欄に掲げるところに従い傷病者の観察等を行うものとする。
>
> | 区　分 | 方　　法 |
> |---|---|
> | (1) 顔貌 | 表情や顔色を見る。 |

(2) 意識の状態	ア	傷病者の言動を観察する。
	イ	呼びかけや皮膚の刺激に対する反応を調べる。
	ウ	瞳孔の大きさ、左右差、変形の有無を調べる。
	エ	懐中電灯等光に対する瞳孔反応を調べる。

（以下、略）

（応急処置の方法）

第6条 救急隊員は、前条第1項及び第3項の観察等の結果に基づき、傷病者の症状に応じて、次の表の上欄に掲げる事項について下欄に掲げるところに従い応急処置を行うものとする。

区　　分	方　　法	
(1) 意識、呼吸、循環の障害に対する処置	ア　気道確保	(ｱ) 口腔内の清拭 　　直接手指又は手指にガーゼを巻き、異物を口角部からかき出す。 (ｲ) 口腔内の吸引 　　口腔内にある血液や粘液等を吸引器を用いて吸引し除去する。 (ｳ) 咽頭異物の除去 　　背部叩打又はハイムリック法により咽頭異物を除去する。 （以下、略）
	イ　人工呼吸 　（以下、略）	

（1） 応急処置の捉え方

　制定当初の消防法第2条第9項には、傷病者を医療機関に搬送する業務だけが明文化されており、運用解釈上、それには救急隊員の行う応急の手当が当然に含まれるものと解されていた。しかし、実際には、昭和61年の消防法改正により、救急業務の条文の中に傷病処置に関する内容が「応急の手当」として初めて明記された。その内容として、観察、医療行為に該当するような応急処置と、それに至らない介護的な行為等を含む概念であるとしている（逐条解説　消防法、自治省消防庁監修、消防基本法制研究会編著）。

　しかし、介護的な内容は具体的に明示されていないが、あえて応急の手当を応急処置と介護的な行為等に区分する法的な実利があるのだろうか。この観察や応急処置の実施に伴い発生する行為、つまり介護的な行為等をつらつら考えてみると、嘔吐物を介助する、発熱時に冷却をする、汗を拭く、毛布をかける、背中をさする、救急車内のカーテンの開閉などが該当するであろう。

　あえてこれらの行為等を緊急やむを得ないものとして、前提条件に置く必要性はまったくない。保健師助産師看護師法第5条に規定する看護師の業務には、大きく傷病者若しくはじょく婦に対する「療養上の世話」と「診療の補助」がある。診療の補助は医師法の枠組みの中で捉えるが、「療養上の世話」については、看護師独自の業務とされている。

　救急隊の行う介護的な行為等は、看護師の業務である傷病者等の生活の補助に該当するような内容で"業"として捉えられており、介護的な内容までを医師法の法制上の観点から同等に捉える必

然性は見当たらない。法文解釈上、応急処置と介護的な行為等を明確に区分して、救急業務実施中に傷病者と多くの関わりを持つ救急隊の行う業務の重要性を際立たせようとする感が強いが、介護的な行為は応急の手当に当然に付随、派生するもので、含意しているとの捉え方が妥当であろう。

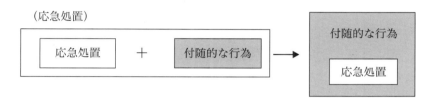

図2-5 応急処置の概念

救急業務の定義では、緊急やむを得ないものとしてとは、緊急避難にも該当するような場合を指している。これは、応急処置が医師法第17条に定める医業（人が少なくとも生活活動の一部として継続反復する目的を持って医行為を行うこと）の違法性に触れないことの正当性を説明するために用いられるが、これでは、介護的な行為等までを、あえて医業の定義の枠組みの中で考えることになりかねず、一般的に無意味である。

そもそも、救急業務は法律上の根拠を明文する規定よりも前に、一部の大都市で業務が行われており、また、消防法に規定する「応急の手当」（昭和61年制定）より救急隊員の行う応急処置等の基準の「応急処置」（昭和53年制定）の用語の使用が先行している。

一方、保健師助産師看護師法第37条但し書きに、「臨時応急の手当をなし、……」との用語がある。看護師等に禁止している診療機械の使用や医薬品の授与・指示を、「臨時応急の手当」として除外しており、看護師等は、原則的に医師の指示の下に診療補助業務を行うが、医師不在の状況下での傷病者の容体急変時には、例外的に看護師等の独自の判断に基づく診療行為を一時的に認めるというものである。

保健師助産師看護師法

> （保健師助産師看護師の業務）
> 第37条　保健師、助産師、看護師又は准看護師は、主治の医師又は歯科医師の指示があった場合を除くほか、診療機械を使用し、医薬品を授与し、医薬品についての指示をし、その他医師又は歯科医師が行うのでなければ衛生上危害を生ずるおそれのある行為をしてはならない。ただし、臨時応急の手当をし、又は助産師がへその緒を切り、浣腸を施しその他助産師の業務に当然に付随する行為をする場合は、この限りではない。

一時的に認めるといっても診療行為としてであり、これを看護師等だけに認めていることから、当然に適切な処置をなし得るだけの医学的知識と技術の修得を前提にしたものである。

このように傷病者が医師の管理下にない場合に、応急的な措置を施す医師以外の主体の持つ知識、技術が異なるのである。消防法に定める救急業務の応急の手当も「緊急やむを得ないものとして」としての条件付与であり、同様なものとみなすことができるであろう。

第2章 病院前救護概説

コラム 「救急隊員の行う応急処置等の基準」の制定

昭和52年に、消防庁に「救急業務研究会（消防庁長官の私的諮問機関）」が発足、そこでの報告を受けて、昭和53年に救急隊員による応急処置等の基準が告示された。

当時すでに、東京や大阪などの特定の市町村で、自主的な判断に基づいて救急隊員によって応急処置が行われていたが、我が国で初めて救急隊員に求められる具体的な観察、応急処置項目が定められたことは、極めて画期的な出来事である。

応急手当、応急処置との用語に使い分けも問題になり、応急処置の用語に統一されている。また、これを基準とするか、指針とするかの意見も出ている。基準とすれば救急隊員に遂行義務が生じ、もしそれを怠れば不作為で法違反にならないかという懸念があったが、結果的には「基準」として承認された。また、患者は、傷病者という呼び方で統一されることになった。

（2） 対象の捉え方

救急隊の活動は、傷病者に必要な処置を行ない症状の悪化防止や苦痛の軽減を図る、あるいは救命を行なうもので、その過程をあえて段階的に捉えて小難しく解釈し、処置本来の意義を考えてみる。

医療全体における傷病者を救護する究極の目的は、傷病発生前と同じように社会生活、家庭生活を自立できる状態に戻すことである。このなかで救急隊員の行う応急処置は、健康を阻害する要因を除去する、症状として表出された苦痛を緩和する、さらには救命のように生命の回復に向けた能動的な作用の一過程を担う。

これを病気やケガにより身体機能の一部に障害を負い、これまでと同じように身体の動きのできなくなった状態を応急的に手当する、表現としては適切でないかもしれないが、例えば、骨折等で連続性の途切れた組織を修復する、圧迫止血等でもって出血部位に栓をする、呼吸・脈拍の運動が途絶したので空気を送る、心臓の代替的な機能として外部から圧迫を加える類いの行為を、単に外見的に切った貼ったの対応として捉えると、まさに対象を"物質"に見立てた働きかけと変わりないことになる。

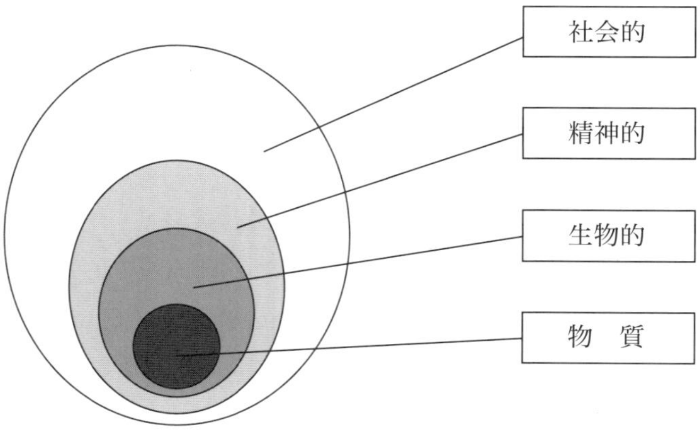

しかし、これらの形を整えるという行為には生命を維持する、絶やさないという目的が厳然としてあり、生きている物、すなわち"生物"として対象を捉えなければならない。拙著「病院前救護学の構築に向けた理論的基盤」で救急業務の本質を目的、対象、方法で分析したように、救急業務には傷病者の生命を維持し、絶やさないよう身体機能の危機的状況を改善方向に持っていく行為がある。

上述の骨折処置の場合、解剖・生理学的な運動機能の保存、維持、回復を念頭

図2－6 社会的存在としての人

（社会的／精神的／生物的／物質）

に置き、2以上の遠近の関節を含めた固定を行ない、また、心肺蘇生の際には生物学的な生存を目的として、呼気量、心圧迫力、リズム等の手技をできるだけ正常時と同じ機能に近付けている。脳細胞への酸素供給が6分以上途絶えると、脳細胞の永久的な死が始まり臨床的には回復の可能性があるが、生物学的な死は不可逆的な過程を経る。傷病者を生物全体として捉えなければならない所以でもある。生体が不可逆的な過程へ辿ることを防御するためには、このような適切な処置のほかに時間的な要素が極めて重要である。

また、傷病者は身体障害の発生に伴って、精神的な反応としての苦痛、悲しみ、不安等を表出しており、これらを取り除いて安楽を保てるようにする。さらには、精神的な作用によって身体への苦痛等が増長され、人を精神と身体の融合体（心身結合体）として捉えなければならない。当然のことながら、救急活動における傷病者と救急隊の相互作用においては、人対人の関わりであることを常に念頭に置く。

(3) 応急処置を行う場合の条件

医療機関へ到着し医師に傷病者を引き渡すまでの間、救急隊の観察結果に基づく症状・病態にあった処置として、気道確保、人工呼吸、胸骨圧迫心マッサージ、酸素投与、止血、骨折固定などが救急隊員及び准救急隊員の行う応急処置等の基準、第5条観察等、第6条応急処置の方法に明記されている。

これには、応急処置を行う場合の制限条件として、次のことが上げられる。

① 傷病者が医師の管理下に置かれるまでの間であること
② 生命が危険であり、又は症状が悪化する恐れがあると認められる場合であること

この医師不在の事実と一定条件として緊急性の存在を満たしているときにのみ、応急処置を行うことができると定められている。これは医師不在の状況下で傷病者の容体が急変し、直ちに応急処置を施さなければ生命に影響を及ぼし兼ねず、その安全性を確保するためである。

さらにその目的を深化させて考察するならば、医療処置に的確につなげるために傷病者の生命ポテンシャルを高めることと言えよう。当然に緊急性の判断、応急処置内容は、これらをなし得るだけの医学的な知識、技術の修得を前提とした者によるものでなければならない。

(4) 医師法との整合性

救急救命士の資格を有しない救急隊員の行う応急処置と医師法第17条の関係をみてみる。本条には、公衆衛生の観点から「医師でなければ、医業をなしてはならない」と規定し、医業を国家の免許を得た医師に独占させ、一般人がこれを行うことを禁止している。

医業とは「医行為」を「業とする」ことで、「医行為」とは、「当該行為を行うに当たり、医師の医学的判断及び技術をもってするのでなければ、人体に危害を及ぼし、又は危害を及ぼす恐れのある一切の行為」をさす。また、「業とする」とは、「人が少なくともその活動の一部として反復継続する目的を持って、ある行為を行う」ものと解されている

なお、医療行為は、次のように定義されている。

・人の疾病の診断、治療に向けられた行為であること
・それが現代の医学の原理にかなうものであること
・医師が行うのでなければ、保健衛生上危害を生ずる恐れのある行為であること

医師法

> （医業）
> 第17条　医師でなければ、医業をなしてはならない。

　まずは、救急隊員の行う「応急の手当」であるが、消防法第2条第9項の救急業務の条文に規定されていることから、これが法律的な根拠となる。制定順序の矛盾は否めないものの、具体的な基準が救急隊員及び准救急隊員の行う応急処置等の基準に定められていることで一応の整合性が図られる。

　この応急の処置のほとんどが「医行為」に該当するものであり、医師法第17条に触れないためには、それなりに明確に説明できるものがなければならない。そもそも医行為についても

① 救急救命士の資格を持たない救急隊員が「医業」を行うことは医師法に抵触するものであり、できるだけ医師が行うべきであるとして、制限的にこれを理解する説（医行為に該当する応急処置であっても継続反復して行うのでなく、緊急避難的にこれを行う場合には許容されるものとする）

② 救急業務の目的は単なる搬送につきるものでなく、救命又は症状悪化の防止のために効果のある応急処置については、積極的にこれを認めていこうとする説（無制限に応急処置を認めるものではなく、あくまでも一定の専門的な教育訓練に基づく知識、技術を前提にし、かつ一定の要件が満たされる場合に限ってこれを認める）がある。

　この①、②いずれも医行為である応急処置を救急救命士の資格を持たない救急隊員が行うことを完全に禁止しているのではなく、緊急避難的又は限定的を前提にするかの差異にすぎない。

　ここで緊急性の概念から応急処置を考えてみる。応急処置は傷病者が医師の管理下に置かれるまでの間において、緊急やむを得ないものとして行うものである。法律にこのような規定が設けられているのは、救急救命士の資格を持たない救急隊員の行う応急処置には、医療行為が含まれているために一定の制約を課したものにほかならないと解され、応急処置が医療行為に該当していても、それが消防法に規定する「応急の手当（応急処置）」として適正なものであれば、正当業務による行為として医師法の問題はないとされる。

　また、救急救命士の資格を持たない救急隊員の行う応急処置は、医師法第17条（医師でなければ医業をなしてはならない）の特例として医業を行う特別な身分を創設したものではない。緊急避難にも該当するような場合に一定の範囲内の応急処置を行うものであって、そのなかに医療行為に該当するものがあったとしても緊急避難として違法性が阻却されるとの考え方で、その限りにおいては、正当業務行為として同条違反にならないことをあらかじめ法文上明確にしたものであるとの見解が一般的である。

—医師法の観点から応急処置を再考する—

　応急処置を医師法の解釈に照らし、その妥当性を検討してみる。医師法第17条は、「医師でなければ医業をなしてはならない」と規定しており、これを医業の定義を踏まえて解釈すると、医師という有資格者としての医学的判断、技術をもってするのでなければ、継続反復の目的で生活活動の一部として人体に危害を及ぼす一切の行為を行ってはいけないということである。

　救急業務の法制定当初の意味合いは、少なくとも継続反復する目的を持って、すなわち主体とな

る業として傷病者搬送を前提にし、応急の手当は運用解釈上含まれるものとした。昭和61年4月の消防法改正においては、応急の手当を「傷病者が医師の管理下に置かれるまでの間において緊急やむをえないものとして行う」一定の要件の下での制限的条文となって明記されているが、この文面からも応急の手当は、継続反復して行うのではなく、あくまでも緊急避難的に行うものだから医師法に照らし合わせても、その違法性が阻却されるものだという保守的、消極的な捉え方が窺えないでもない。

一般人の場合には、教育や資器材の面からも救急隊とは異なり、緊急避難として行っていると考えられようが、これを救急隊に適用する場合には、解釈が大きく異なってくる。傷病者が救急隊を要請し、現有する能力の範囲内で適正に対応できるとする救急隊の受諾により、ある種の合意、契約が成立するものと考えられる。

しかも、救急業務の中での応急処置は、資器材の用意周到のもとに正当性と適正に実施できるという妥当性を有し、傷病者搬送と併行して行われ、また補完し合い、その両面を区分して考える合理性は存在せず、常に一体となったものである。現実に業務形態として反復継続して繰り返されるという否定しがたい事実がある。

応急処置の内容は実施主体こそ異なれ、行為を適用する際の傷病者の状況は、医療行為を適用する際と何ら変ることにない。医師の管理下に置かれるまでの間を大前提とし、ただ傷病者を前にして提供できる処置内容とその程度が制限されているのみである。

では、救急隊員及び准救急隊員の行う応急処置等の基準で救急隊員の行える応急処置の内容を具体的に示してある理由は何であろうか。一般人との差異は何処にあるのだろうか。医療行為であっても基準を設けて、そのなかに含まれる行為を例示しても何ら差支えなく、業を行うに足る知識、技術を修得するなどの指針を示さなければならないからである。

したがって、応急処置は医療行為の一部を限定し、それを一定の専門教育・訓練により知識、技術を身に付けた医師でない救急隊員が行うことを認めたもので、現場から医師に引き継ぐまでの間、搬送と応急処置を二本柱とする救急業務の活動の中で、継続反復した目的をもって傷病者に対し医療行為の内容、手技を適用していると言えるのではなかろうか。

(5) 救急救命士の行う処置

反対に救急救命士は、医師の指示の下に医療行為の一部である救急救命処置を行うことを業とするもので、看護師等の行う診療の補助としての位置付けである。この場合、医師の診療責任のもとで、医師の"手足"となって行動し、その結果は常に医師の責任に集約される（図2-7）。なお、詳細については、「本章、第6救急救命士制度」に譲る。

(6) 実施上の原則

応急処置は、一定の条件下で救急隊に認めたもので、その処置内容、範囲が厳しく限定されている。救急隊員及び准救急隊員の行う応急処置等の基準に定められている応急処置の原則は、簡単で、短時間で行え、効果のある処置であるとされ、その処置内容については前述したとおりで、救急業務実施基準には応急処置等に用いる資器材品名が列記されている。

① 時間的な制約の中で絶対性が求められる

救急隊には傷病者を医療機関へ迅速に搬送する目的があり、医療機関到着までの時間的な制約の中で行う応急処置に大きな特徴がある。傷病者にとって最も望ましい場が医療機関であること

図2-7 救急救命処置と応急処置

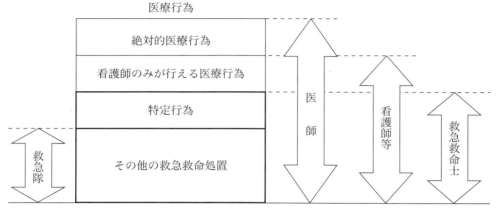

※救急救命士の資格を持たない救急隊員の行う応急処置が緊急避難的であることを正当化するための要件
・救急隊員は非医療従事者である、特別な資格付けではない
・医師の管理下に置かれるまでの間、緊急やむを得ないものとしての対応
・事故又は生命に危険を及ぼし、もしくは著しく悪化する恐れがあると認められる症状を示す疾病による傷病者
・短時間に行うことができ、かつ効果をもたらすことが客観的に認められている処置
・複雑な検査を必要とすることなく、消防庁長官が定める装備資器材を用いて行う処置

は言うまでもなく、救急隊のように資器材、装備、人的な能力が極めて限られている条件の下で、医療機関到着までに時間を費やすことは傷病者にとって有益でない。

一般に医療機関では、種々の検査を行ない、診断、治療を確定した上で医療処置が展開されるが、救急隊員の応急処置は時間的な制約の下、簡単で、しかもその効果が明らかなものに限定される。医療処置に比較して救急隊員の行為には、より絶対性が求められる。

② 極めて強い緊急性が求められる

救急業務は、突発、急激に身体異常をきたし、そのまま何の手を加えずにいると症状がさらに悪化し、生命の危機的状況が訪れる傷病者を一刻も早く医療機関へ緊急に搬送し、適切な医療処置につなぐことである。

心肺機能停止状態は、死に至る過程であり、それを阻止するためには、現場での迅速なCPR、除細動、薬剤投与等を行い、迅速に医療機関へ搬送し、高度な二次救命処置の過程につなげる。このように適切な処置と迅速な搬送によって、できるだけ現場から医療機関到着までの時間を最小にすることが求められる。

2 応急処置の法的な位置付け

(1) 応急処置の医療的側面

応急処置に関する技術は医療技術に則したものである。医療行為とは、問診、打診、聴診、疾病の診察・検査、注射、投薬、外科的手術で、そのうち診療上、人体に一定の危険を生じさせる医療行為を医療侵襲という。侵襲によってもたらされる有効性と有害性（不利益）を比較し、有効性が

有害性を上回るときにのみ、その行為が正当化される。

静脈路確保を例に取ると、穿刺という行為は人体皮膚の侵襲で（一種の創傷をきたす）、生体にとっては不利益をもたらす反面、薬剤投与によって不全、低下をきたした循環機能を回復させるという具合に傷病者に有効性をもたらす。この両者を生体維持の観点から比較すると、傷病者にとっては当然に有効性のほうが上回るので、行為そのものに正当性が認められる。

図2－8　医療行為

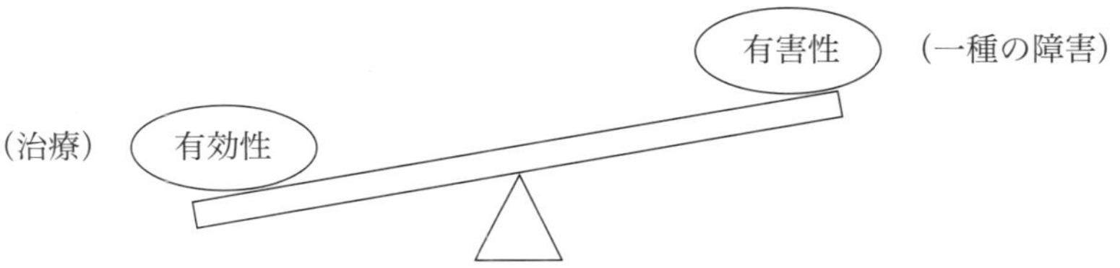

（治療）有効性　　　　有害性（一種の障害）

(2)　応急処置と医師法の枠組み

　医師や看護師と違って救急隊や救急救命士の処置内容は、救急隊員及び准救急隊員の行う応急処置等の基準（消防庁）や救急救命処置の範囲等について（厚生省）に個別具体的に列記されている。現場の特性や病院前救護における役割からすると当然であり、これがあまりも硬直化しすぎる感は否めない。

　医師法第17条の医業の定義付けが医学の進歩につれて医業の内容は変化するものであるから、その定義を明文化するのは困難であるとし、個々の具体的行為の該当性は一般社会通念に照らし合わせて判断されるべきであるとされている。救急業務の処置内容や使用する資器材も固定的なものでなく、科学技術や医学の進歩に伴ってある程度、流動性を持つと考えるのが、時勢にマッチした現実的な捉え方ではないだろうか。

　一例を上げる。血圧を測定すると、その誤差が甚だしく大きくなり、ひいては傷病者の疾病に大きな影響を及ぼすので医行為とみなされ、医師でないものが血圧測定を業とする場合は、医師法第17条の取り締まり対象になるのが、かっての当局の見解である。

　また、保健婦助産婦看護婦法第37条では、医師の指示の範囲下でなければ、これらの者が診療機器を使用したり、衛生上危害を生ずる恐れのある行為を禁止しているが、同条但し書きでは助産婦が業務上、当然に付随する行為をすることは差支えないとし、妊産婦の保健指導上、必要な範囲においての血圧測定は但し書きに該当し、許されるとしている。

　平成3年に救急隊の行う応急処置が拡大され、新たに血圧測定、酸素飽和度の測定等の処置が加えられたが、それまでは血圧測定も現行法上では当然に医行為に該当するとして、救急隊には認められてなかった。救急隊が傷病者の症状把握や症状の進行状態を予測する上で、血行動態の把握は必須要件で、血圧計は最も効果的な業務上の観察用資器材である。

　法運用上、その解釈に実質的利益を優先させようとする素人的な考えを持ち込んでみると、上述したような頑なな捉え方ではなく、自動血圧計のように簡便で、しかも正確な観察用資器材が市販され、一般家庭に広く普及している現状を鑑みても、救急業務を適正に執行していく上で、適宜、検討し、その導入を図ってしかるべきである。

　実際には自動血圧計による血圧測定が医療行為に当たらない事由は、高齢者や障害者の介護の現場で医療行為の範囲が不必要に拡大解釈されていることを踏まえて、平成17年7月に明確にされ

ている。

コラム　医療行為の分類

従来までは、一般在宅のような医療施設以外は医師の指示下にあっても、医師以外の医療従事者が診療の補助を行うことは、原則としてできないというように厳しく解していたものを、在宅医療の普及とともに具体的な問題が顕在してくると考えられるので新しく検討すべきであることを提言している―厚生科学研究「医療行為及び医療関係職種に関する法医学的研究」報告より

(1) 絶対的医療行為：在宅医療の開始、継続、中止の判断は、医療チームのメンバーの情報、提言を踏まえて最終的に医師が行う胃チューブ交換、静脈注射、静脈採血、医学的検査などの判断など
(2) 相対的医療行為：医療従事者が医師の指示下に行う
　ア　医師の包括的指示のもとに補助行為として行うもの
　　安静度（入浴、排便など）、食事指導、理学療法、浣腸、腸管栄養管理、バルーンカテーテル交換、膀胱洗浄、導尿、人工肛門管理、吸引、ネブライザー、包帯交換、褥瘡管理
　イ　医師の具体的指示のもとに補助行為として行うもの
　　静脈採血、心電図、与薬（経口、経鼻、経皮、膀胱内）、注射（皮下、筋肉）、点滴の交換、生命維持管理装置の操作（在宅酸素、人工呼吸、CAPD）

また、平成16年には、これまで救急救命士が医師の指示の下に行うことのできる自動体外式除細動（AED）の使用が一般人に認められるようになった。そもそも医行為でありながら、心肺停止傷病者に遭遇する機会が極めて低いために反復継続の意思をもって使用するものではなく、以下の4条件を満たせば医師法第17条に違反しないとの、当局見解である。

・医師を探す努力をしても見つからないなど、医師等による速やかな対応を得ることが困難であること
・使用者が、対象者の意識、呼吸がないことを確認していること
・使用者が、AEDの使用に必要な講習を受けていること
・使用されるAEDが、医療用具として薬事法上の承認を得ていること

トピクス　救急隊の行う注射の違法論争

昭和32年10月5日、午前0時6分、丸の内警察署内で26歳の留置人が意識不明の状態で倒れ、医療機関へ搬送したが死亡した。遺族から「警察署内で警官に暴行を加えられたのではないかと」と告訴、捜査の過程で救急隊の処置についても調べがあり、カンフル注射（強心剤）をしていた事実が明らかになった。

このように事件とは無関係であるにもかかわらず、地検から東京消防庁に対して「救急隊の行う注射は、法的根拠が明確でなく厳正な解釈では医師法に抵触するものと解されるので、今後問題を惹起しない前に中止してはどうか」との注意勧告がされた。東京消防庁で

は、いたずらに物議をかもすよりは、はっきり結論が出るまでは、カンフル注射を行わないほうが得策と判断し、全救急隊から注射器と注射液を引き上げた。

　昭和33年3月、本件の論議が国会でも行われ、厚生省当局との間で次のような問答があった。

（問）
　救急隊に乗り込んでいる救急隊員が災害によって負傷し、または疾病にかかったものを最寄の指定病院等に搬送するにあたって、患者の病状が重篤で生命に危険ありと認定した際に、カンフル皮下注射等の救急処置を行うのは医師法違反であるか？
（答）
　当該負傷者等の生命、身体に対する現在の危険を避けるためにやむを得ないと認められる事情のもとに行うものである限りは、一般的に医師法第17条にいう医業を行うものと解されない。したがってこのような場合には医師法違反にならないと考える。
（理由）
　医師法第17条にいう「医業」とは、医行為を業とすることをいうのであるが、この場合の業とは、反復継続する意思をもって医行為を行うことを意味するものと解釈すべきである。ところが救急車のように緊急状態の場合における業務は、社会通念上反復継続して行う意思を持って行われたとは認められない。

　したがって本件のような緊急状態における「カンフル注射」等の救急処置は、個々の行為自体を単独にみれば医行為であるとしても、全体的にみれば医師法でいう医業に該当するものとは考えられない。（以下略）

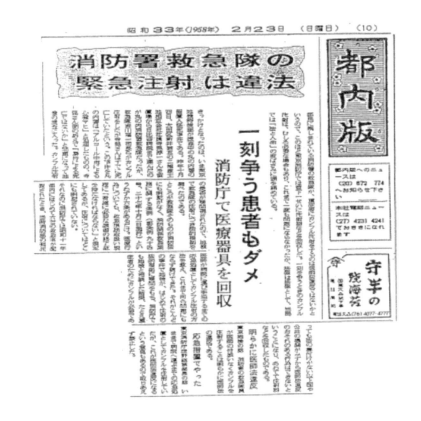

第２章　病院前救護概説

　　さらに昭和33年6月には、厚生省医務局長から各都市府県知事に対して、「消防職員が患者に対して行う救急処置について」と題した通知文が発出されるまでに至った。
　　しかし、現在の当局は、「救急隊が注射をすることは、医師法違反にあたる。たとえ1回限りということで行おうと、緊急避難という状況であろうと、救急隊である限り反復継続する行為とみなされることは避けられない」との解釈である。
　　当時は人工蘇生器、外傷薬（消毒用エタノール、オキシドール他）、消炎剤（ローテル、チンク油）等も整備されていたが、国会での言及はみられない。

コラム　医業の解釈

医政発第0726005号
平成１７年７月２６日

各都道府県知事 殿
厚生労働省医政局長（公印省略）

　　医師法第17条、歯科医師法第17条及び保健師助産師看護師法第31条の
　　解釈について（通知）

　　医師、歯科医師、看護師等の免許を有さない者による医業（歯科医業を含む。以下 同じ。）は、医師法第17条、歯科医師法第17条及び保健師助産師看護師法第31条その他の関係法規によって禁止されている。ここにいう「医業」とは、当該行為を行うに当たり、医師の医学的判断及び技術をもってするのでなければ人体に危害を及ぼし、又は危害を及ぼすおそれのある行為（医行為）を、反復継続する意思をもって行うことであると解している。
　　ある行為が医行為であるか否かについては、個々の行為の態様に応じ個別具体的に判断する必要がある。しかし、近年の疾病構造の変化、国民の間の医療に関する知識の向上、医学・医療機器の進歩、医療・介護サービスの提供の在り方の変化などを背景に、高齢者介護や障害者介護の現場等において、医師、看護師等の免許を有さない者が業として行うことを禁止されている「医行為」の範囲が不必要に拡大解釈されているとの声も聞かれるところである。
　　このため、医療機関以外の高齢者介護・障害者介護の現場等において判断に疑義が生じることの多い行為であって原則として医行為ではないと考えられるものを別紙の通り列挙したので、医師、看護師等の医療に関する免許を有しない者が行うことが適切か否か判断する際の参考とされたい。
　　なお、当然のこととして、これらの行為についても、高齢者介護や障害者介護の現場等において安全に行われるべきものであることを申し添える。

（別紙）
1　水銀体温計・電子体温計により腋下で体温を計測すること、及び耳式電子体温計により外耳道で体温を測定すること

2　自動血圧測定器により血圧を測定すること
3　新生児以外の者であって入院治療の必要がないものに対して、動脈血酸素飽和度を測定するため、パルスオキシメータを装着すること
4　軽微な切り傷、擦り傷、やけど等について、専門的な判断や技術を必要としない処置をすること（汚物で汚れたガーゼの交換を含む。）
5　傷病者の状態が以下の3条件を満たしていることを医師、歯科医師又は看護職員が確認し、これらの免許を有しない者による医薬品の使用の介助ができることを本人又は家族に伝えている場合に、事前の本人又は家族の具体的な依頼に基づき、医師の処方を受け、あらかじめ薬袋等により傷病者ごとに区分し授与された医薬品について、医師又は歯科医師の処方及び薬剤師の服薬指導の上、看護職員の保健指導・助言を遵守した医薬品の使用を介助すること。

　具体的には、皮膚への軟膏の塗布（褥瘡の処置を除く。）、皮膚への湿布の貼付、点眼薬の点眼、一包化された内用薬の内服（舌下錠の使用も含む）、肛門からの坐薬挿入又は鼻腔粘膜への薬剤噴霧を介助すること

①　傷病者が入院・入所して治療する必要がなく容態が安定していること
②　副作用の危険性や投薬量の調整等のため、医師又は看護職員による連続的な容態の経過観察が必要である場合ではないこと
③　内用薬については誤嚥の可能性、坐薬については肛門からの出血の可能性など、当該医薬品の使用の方法そのものについて専門的な配慮が必要な場合ではないこと

（以下、略）

3　応急処置の基準化

(1)　基準化の目的

　法は行政が住民に作用を及ぼしたり、法趣旨に照らして住民自らが行動する内容を定義付けたものである。救急業務は与えられた状況の中で救急隊が、ある行為をする（しなければならない）のか、あるいはしない（してはいけない）のか、いずれかの義務を負う。医学的水準に照らして著しく客観性を欠いた未熟な観察や応急処置により、傷病者の状態をさらに悪化させた場合には、応急処置が法的義務であるとされていることから、その責任を問われる可能性が生じる。

　さらには、傷病者等が救急隊の行った処置の内容に満足しないとき、不適切な処置を行ったとか、あるいは処置基準以上のことを行ったときはもちろんのこと、反対に処置を行うべきときに行わなかった場合にも問題発生の可能性がある（「本章、第8救急活動と医療事故」を参照）。

　この種の問題を未然に防止するには、社会的に容認され、かつ救急隊が等しく到達し得るレベルの範囲内で基準を定め、住民に等しく提供できる処置内容を予め提示しておくことである。救急隊の作用、行動に関するルールが処置基準であり、法令、行政規則等で構成され、いわゆる法根拠に基づき標準化されており、救急隊はそれに熟知していなければならない。この基準化された必要最小限の応急処置を行うことで、住民から不平不満が生じたときに救急隊員自らが守られる。

　このためには、
・法律、規則、条例等により容認される必要最小限の処置、これは経験や教育訓練をもとにして

基準化された処置内容でもあり、これを明記しておく。
・処置内容に付随する技術、資器材を明確にしておく。
などの対外的な提示が必要である。

ケース　酸素バルブの開け忘れ

> 消防局は、火災現場から心肺停止状態の男性を救急搬送する際、人工呼吸の酸素ボンベのバルブを開け忘れるミスがあったと発表。男性は搬送先の病院で間もなく死亡。死因は一酸化炭素中毒で、ミスとの関連を調べている。
> 消防署の救急隊が男性を救急車に収容し、手動式の人工呼吸器を使用する際、隊長が酸素ボンベの元栓は開けたものの、酸素量を調整する装置のバルブを開け忘れたという。19分後に合流した病院の医師が気付き、酸素投与を開始した。隊長は「切迫した状況で確認を怠った」と話しているという。

(2) 基準化に向けた検討

　基準化された処置内容は、救急隊の行う行為が適切であることを示すものである。具体的な行為を決めるために、厚生労働省や総務省消防庁では、学識経験者等を構成委員とする審議の場を設け、その結果を救急隊等の実務に反映させている。ここでは社会的動向、住民のニーズを踏まえた最も相応しいサービス提供はどうあるべきか、救急業務を時勢にどのように適応させていくべきかなどの観点から検討が行われる。

　また、救急救命士の制度創設により地区ごとにメディカルコントロール（MC）協議会が発足し、救急現場から救急医療機関に搬送されるまでの間、救急救命士の活動等について医師が指示・指導・助言及び事後検証することで病院前救護の質を保障する体制が構築された。MC医師、消防機関、医師会、福祉保健行政等を交えた合議機関の検討、提言、答申等に基づき救急救命士の処置基準、指針が作成され、それに基づく教育、訓練を踏まえて実際的なものになる。

　傷病者の症状・病態に応じて最適な処置を行うことが救急隊の目標で、提供する側からは住民へのサービス提供の公平性を考慮に入れ、ミニマムな内容を基準となすのが一般的な考え方である。標準処置は、「合理的に、等しく、適正に訓練された救急隊は、同様な条件下では同一再現性でもって実施できる普遍性を担保したものでなければならない」とされる。

　任意の協議会等により標準化されたＪＰＴＥＣ(Japan Prehospital Trauma Evaluation and Care)、ＡＣＬＳ(Advanced Cardiovascular Life Support) 等の教育プログラムは、救急隊員の行為の適正さを求めるために独自に作成されたもので、自らの処置基準を持たない消防本部に対して、あまねく広めるべく大きな影響力を持っている。

　救急隊に不合理な重圧を課さないようにするために、地域MC協議会との連携関係のもとに地域の特性を反映させて活動基準、プロトコール等を作成し、両者が一体となって活動する標準化された媒体を、合理的かつ現実的なものとする。最適な応急処置を行なうことがすべての救急隊の目標であり、行政の活動体制や救急医療体制を十分に反映させずに、単に最適な処置を要求する傾向の強い任意の協議会等で定めたものを地区の活動基準にする際は余程、慎重でなければならない。

(3) プロトコール
① プロトコールの目的

プロトコールは傷病者に対する一連の処置手順のガイドラインで、現場での検証を踏まえ、一応その有効性が示されたものである。複雑な操作手順を要する気管挿管や薬剤投与などは重要な傷病者管理技術で、確実な手順を修得するためには、積極的な訓練を要する。

目標達成に向けた訓練は、手順を機械的に修得するのに固執するのではなく、プロトコールの背景にある論理的方法に焦点を合わせることで知識の正確な理解にもつながる。また、初心者の技術を一斉に一定レベルまでに到達させるためには、極めて効果的な媒体でもある。

気管挿管を例えると、喉頭展開により咽頭・喉頭の解剖、声門の位置・構造を理解し、スタイレットの挿入で舌根、喉頭蓋谷の構造、位置を、さらには気管内チューブの挿入で気管の構造等を知ることになる（「第3章病院前救護過程、第1概要」を参照）。

② プロトコールの改善

プロトコールは活動の標準となる。救急隊の処置内容は医療処置と連続性を有するもので、救急医療体制のそれぞれの役割分野での処置範囲や手技と矛盾を生じないようにしなければならない。

そのためプロトコールの作成に際しては、医師や救急隊を交えて検討し、標準化されたものとして両者に受け入れられるものにする（オフラインMC）。さらには、この机上で作成されたプロトコールは、オンラインMC医師の指示・指導・助言の下、救急隊により現場で実証、活性化され、より確かなものとして洗練されていく。

また、救急隊が行った処置がプロトコールに基づいて、適切に行われたかを評価する実際的な媒体としての役割を果たすことにもなる。プロトコールを用いて多くの重症傷病者について、前向き[※]の標準データを集積できる利点も多い。反対に特異な傷病者に標準プロトコールを適用した際に、何らかの不都合が生じないとも限らない。

このように諸々の結果を集積し、PDCAサイクルに乗せることで既存のプロトコールの改善が図られ、病院前救護体制の中で救急隊の処置の評価が高まる。何が行われるのか、何が行われないのかを事前に明確にすると、プロトコールは救急隊のみならずMC医師にとっても医学的、法医学的な観点からの安全策ともなる。

プロトコールの使用に関し懸念すべき点は、特にMC医師がプロトコールの内容を十分に把握しているかどうかである。現場で使用するプロトコールが医療処置と異なる点を十分に認識した上で、MC医師の指示が出されるのか疑問が生じる。このようなことからプロトコール作成の中心的機関であるMC協議会は、地域内の救急救命処置等の統一性を保障するために、特にオンラインMC医師に対してプロトコール学習の場を提供しなければならない。

※　前向き研究（prospective study）と後ろ向き研究（retrospective study）

研究を立案、開始してから新たに生じる事象について調査する研究を前向き研究、過去の事象について調査する研究を後ろ向き研究と呼ぶ。

無作為化比較対照試験は前向き研究の代表的なもので、症例対照研究は、後ろ向き研究の代表的なものである。検診の有効性評価の場合、前向き研究では、研究開始後に行われた検診を評価し、後ろ向き研究はすでに行われた検診を評価する。

平成26年4月に「血糖測定と低血糖発作症例へのブドウ糖溶液の投与」と「心肺機能停止前

の静脈路確保と輸液処置」が新たな処置として追加された。これは平成22年、新たな処置についてMC体制の下での実証研究プロトコールの作成、教育体制整備、倫理的な検討や実証研究を行い、その成果を踏まえて実施に至った。なお、本研究では「重症喘息患者に対するβ吸入刺激剤の使用」についても検討されたが、当初の想定に比べ処置の適応を満たした傷病者が少なく、有効性・安全性の評価はできないことから救急救命処置への追加を見送っている。

（4）救急隊の裁量、臨機応変について

① 行為の裁量

倫理的に問題がある場合を除き、医師の行う治療行為自体は原則として制約されず、一定の裁量の余地が与えられている。医療の裁量性に立脚し医学的知識、技能に基づいて医術が適用されている以上、他により有効な診療法があったとしても適法な医療行為になると言われる。

ある判断に対して選択肢が2以上ある場合に、そのいずれを相当と判断するかが裁量の問題である。この裁量が認められるのは、傷病者の生体に未知の部分が多いことや生体に個別性ないし特殊性が認められること、医学上の準則に選択肢があること、効果の不確実性等を根拠とするが、いずれにせよ裁量は、傷病者の治療に最も適する限りにおいて認められる。しかし、裁量の範囲の行為であっても、悪い結果が生じた場合には、注意義務違反が生じてる。

② 救急隊の裁量

救急隊の行う応急処置の内容は、医療行為の一部の該当項目について、教育を終えた者に行わせることができるとしたものであり、行為全体に裁量が与えられている医師の行う医療行為とは異なり厳しい制限が設けられている。しかし、このような制限下にある応急処置の中にも、効果が同一視され選択の余地のある処置については、医療行為とある程度同様に考えることができる。例えば、気道確保の場合、用手法よりも器具使用による方法が有効であったとしても、用手が適正な応急処置と認められるのは、裁量性に立脚しているからである。

活動基準は、活動上、行為そのものから重大な危険を生じないよう、それを防止するために特に必要があると認め、一般に知らしめるための行動規範で、選択の余地のある個々の活動については、傷病者の状況や現場の特性等を判断要件として実施者の裁量に委ねる立場を取る。

人工呼吸の場合、バッグバルブマスク単独よりも気管挿管を用いたほうが換気効率や酸素化だけでなく、実施者の労力の面からも優れているかもしれない。仮に人工呼吸の際に気管挿管を絶対的な適応条件とした場合、気管挿管の実施に要する時間と医療機関到着までの時間、あるいは傷病者の状態（猪の首、喉頭浮腫、極めて狭隘な場所等）等、現場の特性が考慮されないことになる。

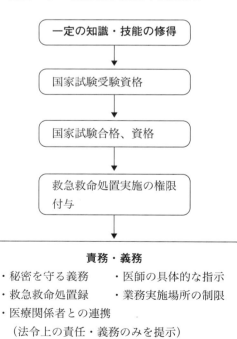

図2-9　救急救命処置の根拠付け

このように応急処置技術の適応が傷病者の個体差によって異なり、医学上承認されている医療技術であっても個別化されざるを得なく、画一化された手技の適応は、かえって有効性をもたらさず、実施者を硬直化させかねない。

　治療行為が傷病者の利益となるためには、学識、技量、経験が自由に駆使される必要があることは言うまでもない。例えば、気道確保用資器材にはそれぞれ適応を示しているが、最低限の範囲を示すのであり絶対的な適応を示すのではない。なお、禁忌事項は器具の特性等から制限を設けたもので、処置の個別化とは意味合いを異にする。応急処置はその内容が限定されているものの、できる範囲内において実施者の知識、経験が自由に駆使されなければならない。

(5) 教育訓練の必要性

　医学知識及び技能に対する絶対的な信頼があって初めて、医療の裁量性が認められる。言い換えると、一定の能力が備わっている保障の下、その裁量は傷病者の利益になるのである。それゆえに信頼を得るためには、能力の確保やそれを担保する免許、資格が必要となる。一定の知識・技術の修得が要求される免許、資格には、当然に重い責任、義務が課せられる傾向にならざるを得ず、それには系統だった教育訓練が不可欠である。

　救急救命士になる絶対的な要件として、国家試験に合格し厚生労働大臣の免許を受けなければならず、その受験資格とは、学校、養成所等で救急救命士として必要な知識及び技能を修得することである。これにより法令に定められた救急救命処置を行なうことが救急救命士の権限として与えられるが、反面、業務に関して数多くの重大な責任・義務（名称の使用、医師の指示、医療関係者との連携、救急救命処置録、秘密を守る義務等）が課せられてくる。このように、ある一定の権限付与の下に、相当の責任、義務が表裏一体になって派生するのが資格の特徴と言える（「本章、第6　救急救命士制度」を参照）。

第3 病院前救護の技術

1 技術の概念

(1) 技術の分類

　病院前救護は、傷病者救護のために救急隊の持てる能力を積極的・能動的に適用し、症状の悪化防止及び生命の危機回避という望ましい方向に改善をもたらす行為である。傷病者の状態から問題点を捉え、それを解決するために適切な判断を行い、さらには適正な手法を用いて目的を達するための行為をなす。そのためには、病院前救護の過程において、状況に押し流されずに救急隊の能力の限りを尽くす、しかも漠然としてではなく、積極的に対象に働きかける能動的な活動でなければならない。

図2－10　技術の概念

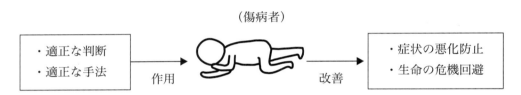

　病院前救護における技術は、応急処置技術、救急車運転操作技術、コミュニケーション技術、問題解決技術など様々あり、概念的には物に適用する技術と人に適用する技術の2つに分けられる。

図2－11　技術の分類

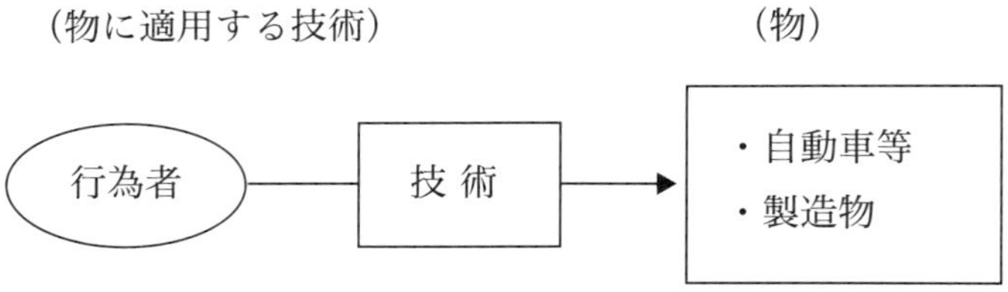

（物に適用する技術）　　　　　　　　　（物）

行為者 → 技術 → ・自動車等
　　　　　　　　　・製造物

・対象（物）は心を持たない。
・一定の手順、画一性を機械的に繰り返すことで事足りる。
・非生産的なものの切り捨てで人間性の喪失につながる。
・状況の変化がなく意図するものが出来上がるのみである。
・部分の組み合わせ、部分の操作性を向上させる。

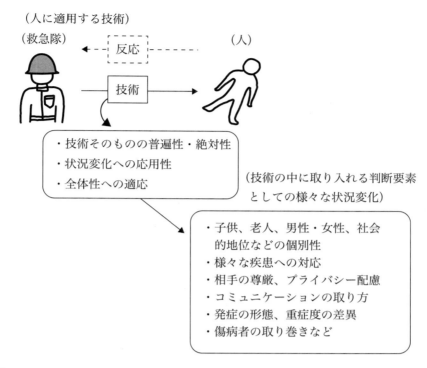

- 対象者一人一人がまったく違う世界観を持つ。
- 個性的、人格である。
- 行為者と傷病者との相互関係を構築する。
- 全人的な関わりである。

(2) 技術性

　病院前救護の目的を、「医療処置に的確・迅速つなぐために、身体の危機的状況を改善方向に持っていく」と措定すると、そこで用いる技術とは、その過程に置かれた傷病者のニーズを満たすために、救急隊の知識と手法を用いてより良い状態を作り出すことである。具体的には、後述するように多様な技術があり、これらを実施、遂行するために必要なのは専門的な能力や知識である。

　実践の手段として器具や言葉は重要な媒体であるが、これらの効用を知識としてわかっていても、対象に対して何らかの変化をもたらす作用がなければ、単なる物として存在しているにすぎない。一定の目的を達成するために、技術を媒体として実際の行為をなす実践がなければならない。実践的とは、自らが認識した対象に応じて適用する技術を判断、選択し、合目的、意図的、積極的であることをいう。その意味でも、救急隊が技巧者としての単なるテクニシャンではなく、実践者と呼ばれるためには、技術を用いる者として技術の意味合いを十分に心得て、それを完全に受け入れることである。

　そもそも病院前救護に関する技術は、現場において試行錯誤を繰り返し、経験的な積み重ねによって出来上がったものが多い。例えば、ストレッチャーによる傷病者搬送の場合、走行中の足部先行、ストレッチャーの高さ・スピード、隊員の配置位置などは、傷病者の不安解消、安全管理、容態急変時の対処等を踏まえ、より望ましい救護に向けて体験的に作り上げられたものである。

　専門的な能力の修得は経験でもって専門足り得る側面も有するが、しかし、技術を適用する対象者は、多様な個別性を持つ人間であり、同じ技術を適用しても必ず同じ効果が得られる保障はないものの、常に最善の結果を出さなければならない。それは救急救命士の知識・技術や判断、価値観

第2章 病院前救護概説

など個人的な能力や資質に寄ることが大きく、単なる経験ではない普遍性や客観性に裏付けされた理論を併せ持つ、いわゆる科学的見地で捉えることで、行為そのものが共通性、再現性を有するようになる。

(3) 技術の保有要件

技術の共通性・再現性は科学的に裏付けられたものである。これは客観性、的確性、理論性、概念性の諸要素を包含するので、同一条件下では、実施者如何にかかわらず適用技術を用いることで、誰もが認める一定の効果が得られるようになる。

この共通性・再現性とは、特に病院前救護における応急処置は医療技術の適用でもあり、科学的根拠（EBM；Evidence Based Medicine）に支えられたものでなければならない。

図2－12　再現性とは同一性

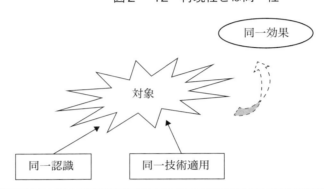

客観性：特定の立場にとらわれず、物事を見たり考えたりするさま
共通性：複数の項目において共通している要素
的確性：間違いなく確実なさま
理論性：推論の仕方に筋道が通っていて、少しもあいまいなところがない状態
概念性：事象を個別的にではなく、抽象化、普遍化して捉えること

また、対象の存在、捉え方も、ある程度、客観的、共通的でなければならない。しかし、傷病者そのものや現場の環境に着目すると極めて多様で、未経験な場面では技術の最大の保有要件である再現性が必ずしも期待できるとは限らず、これまでの経験による知見を試行錯誤しながら、最適な方法、手順で対処しなければならないことのほうが多い。

2　人に適用する技術

（1）　対象に応じた個別的適用を行う

技術そのものは理論にしっかりと裏付けされたものでなければならないが、適用の際には、臨機応用性、個別性を重視するとともに、緊急度のスペクトラムによって捉え方が異なってくる（「第3章病院前救護過程、第2クリティカルシンキング」を参照）。その技術の提供に際しては、適用の有無の判断はもちろん、個々の特性を踏まえて応用性を持たせるのが本来であるが、病院前救護においては用いる資器材や処置の選択が極めて限定された、普遍的・一般的な方法とならざるを得ない。

しかし、対象となる傷病者の状況に応じた対応をないがしろにするわけにはいかない。それには傷病者の置かれた状況や医師への処置引き継ぎを前提に、超急性期にある傷病者の心情等へ十分に配慮し、どのような実践的行為が適切かを判断する。例えば、CPAの傷病者に対して、救急救命士に許された特定行為を等しく適用すればよいのではなく、適応となる対象者の範囲、医療機関までの搬送時間との兼ね合い、あるいは傷病者・家族等への説明結果や医師指示の遵守等により、その対応が異なってくる。

症状・病態に応じたプロトコールは、あくまでも基本的な対応要領であり、傷病者の状態が急変する、症状・病態が複合するなど、非日常的な状況の場合には、標準的な一連の流れが当てはまるとは限らない。意識状態の悪い傷病者に対しては、病態等から身体内に起きている変化と、それに応じた発現症状を推察し、何時不測の事態に陥っても臨機に対応できるようでなければならない。

(2) 全人的な対応をする

「患者の病気をみるのではなく、病気をもった人みる」。これは医療の現場では、さんざん言い尽くされた言葉であり、傷病者を全体的に捉えることの重要性は、病院前救護においても何ら変わるものではない。人の心身は不可分で、処置内容の傷病者に与える身体的影響だけでなく、精神的な影響にも十分思いを馳せる必要がある。静脈路確保を形式的に捉えてみると、腕の血管に注射針を刺すという極めて単純、無機質な行為である。

しかし、前述したように技術の対象を心身不可分な人として捉えると、屋外で行う救急隊の行為を目の当たりにし不安を抱く、衆人環視の目にさらされ羞恥心を持つ、さらには痛みを感じるなどの傷病者の反応がある。同時に傷病者に語りかけながら、しっかりと腕を保持し、相手の不安を少しでも和らげ、的確な処置のもと医療機関へつなぐ救急隊の気遣い、プロ意識が存在する。このように傷病者と救急隊の間には、一定の行為をもとに相互の人間関係が構築されている。

(3) 傷病者の権利を守る

憲法には、国民の最も基本とされる自由権の侵害を脅かしてはならないとされている。自由権は傷病者の自己決定権の保障が大前提となることは言うまでもない。現在の状態が時間経過とともに身体に悪影響を及ぼすかどうか、拒否した場合に予測される症状の変化等、相手が納得し得るだけの十分な情報でもって説明をしなければならない。仮にも安易に傷病者を安心させる、あるいは誘導的に納得させて、意に反した自己決定を迫るようなことを絶対にしてはならない。

病院前救護の役割に傷病者の擁護が上げられるが、端的に言うと「傷病者が自身の権利を守るための自己決定をできるように支援すること」である。「リスボン宣言」には、患者の権利として「良質の医療を受ける権利」「選択の自由の権利」「情報に対する権利」「守秘義務に対する権利」がうたわれている。

表2-3　リスボン宣言

良質の医療を受ける権利
・すべての人は、差別なしに適切な医療を受ける権利を有する。
・患者は、常にその最善の利益に即して治療を受けるものとする。
・患者は、医療を継続して受ける権利を有する。

> **選択の自由の権利**
> - 患者は、民間、公的部門を問わず、担当の医師、病院、あるいは保健サービス機関を自由に選択し、また変更する権利を有する。
> - 患者は、いかなる治療段階においても、他の医師の意見を求める権利を有する。
>
> **自己決定の権利**
> - 患者は、自分自身に関わる自由な決定を行うための自己決定の権利を有する。
> - 患者は、自分自身の決定を行う上で必要とされる情報を得る権利を有する。
>
> **情報に対する権利**
> - 患者は、いかなる医療上の記録であろうと、そこに記載されている自己の情報を受ける権利を有し、また症状についての医学的事実を含む健康状態に関して十分な説明を受ける権利を有する。しかしながら、患者の記録に含まれる第三者についての機密情報は、その者の同意なくしては患者に与えてはならない。
> - 情報は、その患者の文化に適した方法で、かつ患者が理解できる方法で与えられなければならない。

　屋外、衆人環視下などの救急現場ほど、傷病者のプライバシーが明け透けになる場は他になく、病院前救護が極めて特異性を有する要件の一つでもある。事案発生直後の傷病によって身体の一部を露出したままでいる、あるいは救急隊の前にだけでなく、時には大衆の目に曝け出されるなど、傷病者のプライバシーは容易に侵害されかねない。

　このような身体的なプライバシーだけでなく、傷病者の症状観察、現病把握に欠かせない既往症や普段の生活状況等の情報にも、傷病者のプライバシーを守る観点から十分な配慮が必要である。救急隊が自分のプライバシーを他人から侵害されないように守ってくれる、また、救急隊自らも傷病者の権利を守っているという積極的な態度を取ることで、医療機関到着までの極めて短い時間の中で強い信頼関係が構築され、そこで初めて傷病者は救急隊に自らの身を完全に委ねるようになる。このような意味において、救急救命士法の守秘義務の規定は、医療機関内における医師、看護師以上に強い意味合いが込められている。

救急救命士法

> （秘密を守る義務）
> **第47条** 救急救命士は、正当な理由がなく、その業務上知り得た人の秘密を漏らしてはならない。救急救命士でなくなった後においても、同様とする。

（4）多様な配慮をする

　病院前で救護を求める人は、社会的な背景、置かれた状況により様々な反応を示す。小児が発熱したケースで救急隊の「発熱ですね、たいしたことでなくてよかったですね」との言葉一つとってみても、慰めの言葉として救急隊から優しく声をかけられたと汲み取る人もいれば、反対に「たいしたことでないとはどういうこと？　どれほど悲しんでいるか全然わかっていない」と感じる人もいる。このように技術の適用による効果は、受け手によって変わることがあり、対象者を見極め適

用する技術が適切であるかどうかの判断や工夫が必要となる。

また、救急現場で救急隊が最善と思う判断を傷病者等が納得しない場合、どのように対処したらよいか悩む、いわゆる倫理的ジレンマを抱える機会も多い。倫理的問題（ジレンマ）については、別に述べる（「第6章救急隊（救急救命士）の役割と責任、第5病院前救護の倫理」を参照）。

3 病院前救護における技術の適用

（1） 病院前救護における基本技術

病院前救護における技術は、傷病者の症状や病態管理へ対応するものが中核をなす。傷病者や環境の状況に合わせた臨機応変な行動が求められ、それには、技術の基本的な知識と標準的な実施方法の修得が前提となる。

救急隊が現場に到着してから医療機関に到着するまでの活動過程の各場面での技術は、大まかに「傷病者を取り巻く環境に対する技術」「対人関係に関する技術」「病院前救護の展開における技術（観察・処置、感染予防、安全管理、体位管理）」「搬送過程における技術（ストレッチャー搬送、運転要領）」「情報管理技術」に類別できる。詳細は各項に譲り、ここでは簡記するに留める。

表2-4 修得すべき病院前救護における基本技術

「看護基本技術」を支える態度や行為の構成要素、平成14年文部科学省；看護学教育の在り方に関する検討会報告書「大学における看護実践能力の育成の充実に向けて」を一部改編

学習項目		知識・技術
傷病者を取り巻く環境に対する技術	環境を整える技術	群衆整理、二次的災害発生防止（破壊物破片、毒性物質等） 傷病者環境（換気、排気、寒冷・灼熱、雨天等）、安楽の場
	救出技術	車外救出要領、簡易救出要領等
病院前救護の展開における技術	救急救命処置技術	観察；バイタルサイン、症状・病態観察、血圧測定、各種モニター等 呼吸・循環管理；酸素投与、吸引、体位等 救急救命処置；気道確保、除細動、人工呼吸・心臓マッサージ、静脈路確保・輸液、薬剤投与、血糖測定等 創傷処置；包帯法、止血処置等 症状・病態管理技術；症状・病態観察、在宅療養者管理等
	感染予防技術	標準予防策、消毒・滅菌、医療廃棄物管理等
	安全管理技術	転倒・転落、医療事故予防、リスクマネジメント等
対人関係における技術	コミュニケーション技術	通信要領、口頭指導要領、指示要請、傷病者情報伝達要領等
	傷病者管理技術	相互信頼の確立、情報聴取要領、治療的コミュニケーション
搬送過程における技術	車両運行技術	安全運転要領、停止位置の選定要領等
	搬送技術	傷病者パッケージ法、担架搬送（スクープ、布担架、メインストレッチャー）要領、用手法、持ち上げ、抱き上げ、歩行介助等
情報管理等に関する技術	情報管理、保存技術	救急救命処置録の記載、保存管理、情報開示、個人情報の守秘義務

第2章　病院前救護概説

図2-13　病院前救護における技術

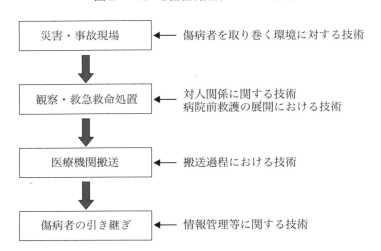

① 傷病者を取り巻く環境に対する技術

　現場に到着するや否や傷病者へのアクセス障害となる環境要因の排除を最優先することが、病院前救護の大きな特徴ともなる。この技術の適用は安全な活動の場を整えることで、対応如何によっては、救急隊や傷病者のみならず、周囲の取り巻きに対しても二次的な損傷を及ぼしかねない。

　技術の再現性は、対象を客観的、普遍的に捉え、その適用を科学的に理論付けたもので、先に述べたように特異的な現場では、このような前提を踏まえた活動を行えないことのほうが多い。

　しかし、周囲状況に流されたままに対応するのでなく、活動過程を段階的に捉え科学的根拠に基づく最適な技術提供がどうあるべきかを、切迫した状況の中で判断していかなければならない（「第3章病院前救護過程」を参照）。このような過程を繰り返し積み重ねることで、病院前救護の実践がより強固な科学的根拠に基づくものに仕上がる。

② 傷病者等との対人関係に関する技術

　病院前救護は予告なしの対人関係の展開であり、言語的コミュニケーションだけでなく非言語的なコミュニケーションを併用する技術は、いちはやく相互の信頼関係を確立し、医療機関内での医療処置への導入につなげていくためにも重要であり、傷病者の状況に合わせた高度な実践力である（「第7章傷病者管理、第3治療的コミュニケーション」を参照）。

③ 病院前救護の展開における技術

　観察、救急救命処置、感染防止、安全管理（転倒、外傷、医療事故）、体位管理等は、病院前救護において最も重要な技術であるが、あくまでも迅速な医療機関への搬送を念頭に置いたものである。時間、場所、使用資器材及び処置内容に制約や限界があるものの、技術の要件としての安全性、正確性、迅速性が重要で、前述したように、その効果は明らかな再現性を有する。

④ 搬送過程における技術

　これは、病院前救護において、救急隊として極めて独自性、専門性を有する。ストレッチャー搬送、救急車への搬入・搬出、救急車運行などの活動は極めてダイナミックで（救急隊の移動や制限による安定性の確保困難、移動による傷病者不安等）、さらには環境的要因（寒冷、降雨、群衆等）によってリスクの発生頻度が加速される。このように病院前救護に伴う予測不能な危険性が潜在しており、ある種、病院前救護はリスクとの戦いとも言える（「第8章現場行動、第1

基本的な行動要領」を参照)。

⑤ 情報管理等に関する技術

傷病者引き継ぎ時における医師への情報の提供要領、その後の救急救命処置録への記載要領等に関するものである(「本章、第7傷病者情報の取り扱い・管理」を参照)。

(2) 適用に際して配慮すべき点

① 適用技術を判断する

まずは、観察、情報収集等を行い、収集されたデータを適切に判断した上で、傷病者の症状改善、救命効果を得るために、最も適用となる技術は何かを最優先に判断しなければならない(傷病者判断による適用技術)。

また、病院前救護の特殊性を踏まえ、迅速に医療機関へ搬送し医療処置につなぐことを目的に、その技術の必要性や適用の判断に際しては、傷病者が医療機関の外に置かれているがゆえに、環境や状況も重要な要素となる(環境、状況判断による適用技術)。

図2-14 判断に基づく適用技術

(傷病者判断に基づく適用技術)
- 特定行為の適応年齢あるいは対象傷病者の特性
- バイタルサイン
- 症状、病態
- 重症度、緊急度等

(環境・状況判断に基づく適用技術)
- 屋外あるいは高所か
- 医療機関への距離は
- 家族等の判断は
- MC医師の指示は
- 天候
- 事故の発生機序等

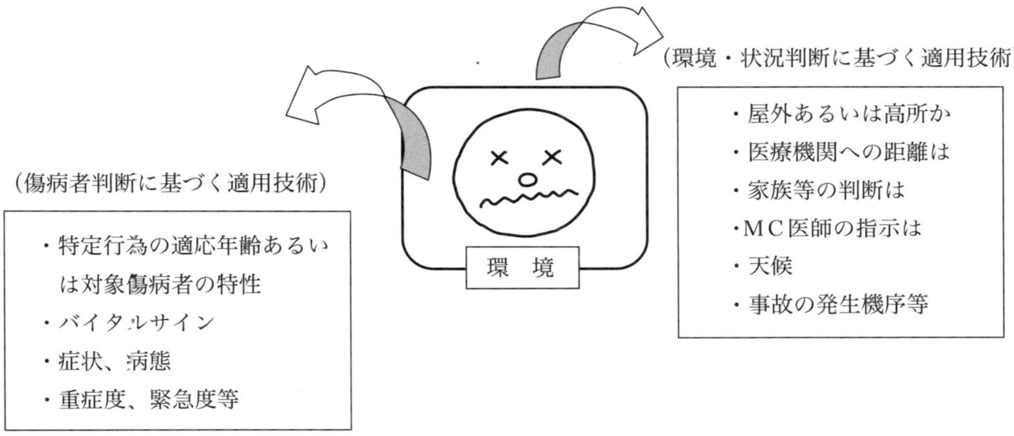

例えば、屋外の外傷傷病者に対して、迅速搬送を主眼に呼吸・循環管理を最優先した後のバイタルサインの実測、心電図モニター、全身観察等は、搬送中の救急車内で行う。また、気管挿管の適応対象者を15歳以上の心肺機能停止かつ呼吸機能停止状態で、ラリンゲアルマスク等で気道確保ができない窒息傷病者とするなどの判断要素がある。医療機関と異なり、前述した傷病者判断、環境や状況判断等に加えて、幾重もの判断が求められる。

② 技術適用の目的を知る

実践的な行為を行う際にどのような効果を期待して、この技術を用いるかがわかっていなければならない。例えば、安楽確保の技術の一つである体位保持で、喘息の傷病者に半坐位を促す行為は、身体内で最も危機的な変化をきたしている呼吸苦を、病態生理の理論に基づき優先して解放するという根本的な解決法である。さらには「そのまま死んでしまうかもしれない」という傷病者の不安をも解消でき、また「これですぐに病院へ連れて行ってもらえる」などの安心感を与えるなどの効果がある。

外出血時には小動脈の収縮により血流抵抗を増し、毛細血管の入り口の血圧を下げ、出血量を減少させる生体防御がある。応急処置の内容のRICE [Rest(安静)、Icing(冷やす)、

Compression（圧迫）、Elevation（挙上）]は、安静により損傷周辺部位の活動組織への血液供給を減少させ、冷却により小動脈が収縮して毛細血管の血液量が減少する。圧迫は止血部位に出血圧以上の外力を加えて栓の役目を果たし、さらに心臓より高い位置で保持し、駆血圧を弱めて出血の勢いを抑える。このように行為そのものが理論に裏打ちされ、シミュレーションによる既習の技術となり、現場で用いる技術になる。

③ 正確な方法で行う

　救急救命士が行う特定行為のすべてが侵襲的で、人体への損傷を及ぼす恐れが大きいことから細心の注意を払って慎重に、かつ正確に実施しなければならない。気管挿管、静脈路確保及び輸液等の行為は、身体内部への意図的・積極的な介入であり、不正な方法は傷病者の予後を著しく悪化させる事態を招きかねない。中核になる処置そのものについては、手順の省略などはあり得ず、定型的な決まり切った方法で行うことで確実性が担保される。

　例えば、静脈路確保プロトコール手順「指示要請→末梢静脈の駆血→うっ血確認→穿刺部位の選定→（指示要請）→実施→救急救命士報告」での穿刺の実施は、定型的な次の要領で行う。

・穿刺予定部位より約5～10cm中枢側を駆血する。
・静脈の太さに応じた針を選択する。
・針を取り出し、カット面を上にして保持する。
・穿刺部位を消毒し、皮膚を末梢側に引き緊張させる。
・皮膚面に対して15度くらいの角度で穿刺する。
・血液の逆流を確認する。
・注射針を寝かせて、さらに1～2mm進める。
・外筒のみを挿入する。
・駆血帯を外す。

　この一連の手技の流れは、初めて静脈路確保にトライする者であろうと、百戦錬磨のベテランであろうと同じ手順で、省略や迂回は生じない。これは静脈路確保という行為での穿刺の成功は必須の条件で、迅速性、正確性、絶対性を期するためにはストレートな手順を事前に決めておき、これを訓練の積み重ねで愚直なまでに自分の技術（身体化）にしていくのである。

④ 細心の注意を払う

　例えば、気管挿管による歯芽損傷、気管損傷等、処置技術の実施によって、どのような身体的な損傷をきたすのかを予め予見し（予見義務）、実施中は損傷を起こさないようにする義務が生じ（注意義務）、仮に予見された損傷が起きたならば、その処置を中止する判断が求められる（「第2章病院前救護概説、第8医療事故」を参照）。

　また、損傷の可能性を示す症状・徴候は時間の経過とともに出現するもので、単に行為の結果だけを捉えて安堵感を抱かぬよう、医療機関到着までの間は、五感を研ぎ澄まし知識の限りを尽くして評価する。

⑤ 医師の指示・助言を正しく求める

　救急救命士法には、医師の指示の下で救急救命処置を行うことを前提にし、そのなかでも特定行為については、医師の具体的指示によるものとされており、医師との緊密な連携の下での業務遂行が規定されている。

　また、救急救命士の行う医療の質を担保するために、地域メディカルコントロール（MC）協議会が設けられ、現場にある救急救命士が救命救急センター等の医師と交信を取りながら処置に

当たる（オンラインメディカルコントロール）。救急救命士は特定行為の具体的な指示を得るだけでなく、プロトコールからの逸脱や自らの判断が困難な場面では、積極的に医師の関与を求めるなど、効果的な病院前救護のあり方を平素から意識付けておく。

　フェイス・トゥ・フェイスで医師との直接的なやり取りが行える医療機関内でのチーム医療とは異なる病院前救護においては、傷病者の対処について救急救命士の主体性が強く求められるが、プロトコール等の絶対視を避け、クリティカルシンキング（「第3章病院前救護過程」を参照）の考え方をもとに医師から積極的に助言を得て、常に最善の救急救命処置を施す。

　また、時間が限られる緊急の場面や下命・受命者間でフェイス・トゥ・フェイスにない状況では、一般的に話の内容を十分に吟味せず鵜呑みにする傾向が強くなる。病院前救護でのコミュニケーションは、遠隔での音声交信が中心となるので、聴き違いや早合点をしない、不明な点を納得できるまで確認するなど、起こり得るトラブルの回避を念頭に置いた行動を取る。

⑥　インフォームド・コンセント；きちんと説明し、同意を求める

　救急現場では、傷病の発生が突発的であるだけに、傷病者等に技術適用の目的、その効果を説明する際には十分な配慮を要する。というのは、傷病の発生に伴い身体的な苦痛に情緒的な変化が加わると、平時と異なり他人の説明を十分に理解するだけの心身の状態にないのが一般的である。また、比較的、静的な状況にある医療機関では、理解するまで何回も説明したり、理解の乏しい者に対しては図解するなど、相手が納得するまで複数の方法が選択できる。

　救急現場では時間的な余裕も限られているため、きちんと説明し理解できる方法を予め考えておかなければならない。初めて聞いたり、見たりする処置について理解を求める際には、なおさらである。初めて見る得体の知れない気管挿管で、実際に気管内チューブが喉元に入ることや、「空気の通り道を作る」という難解な表現を、一般の人はそう簡単に理解できるものではない。

　しかし、実物を見せてどのように操作して挿入するのか、どこに留置するのか、その後どのような処置をするのか、それによってどのような利益がもたらされるのか、段階的に説明すると案外理解されやすい。いずれにしても、その処置を受けるかどうかの選択について、傷病者や家族等が自らの意思で判断できるよう十分に説明してやらなければならない（「第7章傷病者管理、第2傷病者への適切な説明」を参照）。

⑦　傷病者等の示す反応を知る

　実施に際して傷病者等に処置の目的を事前に説明するが、それで傷病者等の不安が完全に解消するわけではない。身体に直接モニターを当てられる、またはブドウ糖測定時に血液採集を行うなど、これを口頭で説明を受けて納得はするものの、実際に目の当たりにするのは初めてかもしれない。

　「ここに針を刺すのは初めてですね？」－「少しチクッとしますよ」－「大丈夫でしたか？」、訓練の場面で目にするのは、行為の事前説明を十分に行うが、傷病者反応を確認する、安心をさせるなどのフォローアップの声かけが疎かになっている光景である。

　「第3章病院前救護過程、第1概要」で述べる病院前救護過程の原則である処置効果の評価だけでなく、先の「2人に適用する技術、(2) 全人的な対応をする」で述べたように、傷病者が処置をどのように受け止めているかを聞き取るのはもちろん、顔の表情等から実際の反応を把握し、その都度の声かけが大切である。

⑧　継続的に評価する

　傷病者に対して一定の望ましい効果を生み出す処置技術は、実施本来の目的だけでなく不正な

第2章 病院前救護概説

行為でも生体反応を伴う。例えば、静脈路確保の場合、合目的に皮膚、血管損傷や痛みが生じるが、過誤、過失によって穿刺部位の神経損傷、出血、腫脹等が生じる。

それゆえに、実施中だけでなく実施後も継続して傷病者の反応を確認し、処置そのものを評価する。評価については、実施部位の症状・徴候の出現、意識状態、呼吸、脈拍、取り付けたモニターによる循環動態等の客観的評価と、傷病者の表情、さらには直接本人に事後の変化状態を聞き取る主観的評価の両方で行う。

傷病者を最良の状態にして医療処置に的確・迅速につなぐことが病院前救護の目的であり、その間、適用した技術の成果・影響の経時的な推移は、医療処置に向けた極めて重要な情報となる。当然に自己の判断でなした行為は、最後まで責任を負うことになる。

⑨ 過信、盲信を避ける

病院前救護の領域では、常に迅速な搬送を主眼にしており、応急処置の範囲、内容が限定的にならざるを得ないが、当然に人の生死に関わる重要な技術を確実に実施することは、必須の要件である。しかし、できることで技術に心を奪われないようにする。技術者の陥りやすい弊害は、失敗は絶対に許されないものであるとの強い思い込みで、1回失敗すると成功するまで、"挑戦"してみようという気に駆られかねない。

そこには「やらない」、あるいは「中止する」ことの理性的な分別・判断もなく、傷病者がまったく見えず、盲目的に同じことを繰り返しているだけの姿が映るのみである。傷病者に処置を必ずやらなければならないというのではなく、迅速に搬送する目的のもと現場の状況、時間管理、傷病者の状態等を考慮に入れて、あくまでも救護の一側面である技術がどうあるべきかを念頭に置いて活動する。病院前救護での本領は、"技術者のみにあらず"ということを弁えなければならない。

ポイント　技術の適用に際して配慮すべき点

- 適用する技術を判断する。
- 技術適用の目的を知る。
- 正確な方法で行う。
- 細心の注意を払う。
- 医師の指示・助言を正しく求める。
- インフォームドコンセント；きちんと説明し、同意を求める。
- 傷病者の示す反応を知る。
- 技術適用後は継続的に評価する。
- 過信、盲信を避ける。

4　技術の向上について

（1）　根拠に基づいた技術

技術を適用する際には、盲目的に手順通り実施するのではなく、「なぜこのようにするか」を常に習慣付ける姿勢が重要である。このような思考を経ることが研究的な取り組み、態度であり、科

学的で客観的な根拠を育む背景となる。

　病院前救護における基本技術等は、これまでは経験的に受け継がれてきた。病院前救護は、多様性、個別性を有する人を対象とするもので、科学的根拠に基づくものでなければ普遍的に最良の技術を提供できない。しかし、多種多様な扱い事例を科学的に分析し、普遍性、共通性を見い出し、理論的な基盤を確立することが病院前救護領域では行われていないのが実情である。

　病院前救護を専門分野として独り立ちさせる極めて重要な要素である、"学問"として位置付けるために、これまでの経験的な知識・技術を研究等のデータでもって理論的に構築するのである。まさに病院前救護においても、EBMの一環として独自のEBP (Evidence-Based Prehospital Care、科学的根拠に基づく病院前救護を意味し、病院前救護の独自領域の問題を抽出する。経験則に基づく業務を改め、諸事象からの経験知を科学的に分析し、理論付けられたエビデンスを業務の根幹に据えることで、傷病者にとって利益がもたらされるようになる）を確立すべきである。

　現在、一般財団法人救急振興財団救急救命九州研修所で実施している指導者救命士養成講習では、経験知によるこれまでの病院前救護の諸活動を反省し、科学的な分析法でもってデータ裏付けの知見を得て、これを実務に反映させるような取り組みが2014年12月から行われている。EBPは病院前救護の技術レベルを高めるとともに不可欠な理念でもあり、病院前救護の学問と実践の一体化を目指していかなければならない。（拙書「病院前救護学の構築に向けた理論的基盤　近代消防社」を参照）

表2-5　九研の目「研究テーマ」

	研究テーマ	研究概要
1	病院前救護における課題の抽出と救急隊訓練への還元—消防統計のポートフォリオ解析を用いて	消防統計を解析することで、救急隊活動を改善できる部分とその方法を見い出す。
2	救急救命士の生涯学習—私たちの取り組み—	指導救命士養成研修を修了した救急救命士の研修終了後の消防本部での取り組みを開始した内容を報告する。
3	指導救命士の動機継続因子における一考察	指導救命士がその役割を果たすための動機継続と、それに影響を与えた因子について考察する。
4	救急救命士の経験を基盤とした生涯学習の取り組み	指導救命士課程の講義内容をもとに、症例経験を調査し、効率的に学習していくための取り組みを開始したものを報告する。
5	生駒市の救急搬送の将来像とそれを見据えた体制構築の一案	地域の人口流出と高齢化率から、病院前救護需要の将来予測を行うとともに、現在の病院前救護の課題を整理して、来るべき将来へ備えるための方針を考える。
6	病院前救護に医療機関データはどのように関与するのか—脳卒中を例としたパイロットスタディ—	「病院選定」の際に必要となる臨床推論を病院前救護データと医療機関データを突合させて解析し、全体として精緻化する可能性について言及する。
7	尾張北部地区メディカルコントロール協議会で開催したリスクマネージメント講習会について—指導的立場の救命士として—	新たな処置拡大の運用開始前に医療安全一般を学ぶことが不可欠であると考え、指導的立場の救命士として、リスクマネージメント講習会開催、取り組みの概要及び参加者の感想アンケート結果を交えて報告する。
8	救急救命士の病院実習の実行性と効率性	実際の病院実習でどの程度の経験ができるかについて、実習内容（13病態、48観察項目）を使用して調べる。

9	現場活動時間の地域格差に最も影響を与えているのは何か―仮説形成のための比較―	消防本部の現場活動時間を比較、その違いを生む要因にはどのようなものがあり、どの要因が最も大きく関与しているかについて、仮設を立てる。
10	ブドウ糖投与後の搬送拒否傷病者とその課題―自己決定権はいつ生じるのか、傷病者と搬送医療機関との意思調整を図るのは誰であるべきか―	低血糖発作により意識障害をきたし、ブドウ糖溶液投与後に傷病者が搬送拒否を主張した事例を紹介し、その問題点を検討する。
11	渋川広域消防本部における救急活動の取り組みとその効果	様々な訓練を実施しているが、めったに経験しない事例についての訓練の評価がしにくいことから、成果の指標を決めるなどし、今後の方向性を見い出す。
12	社会復帰したCPA事例における先着消防隊の役割―BVM状況からの検討を含めて―	消防本部における社会復帰した心肺停止事例のバッグバルブマスク状況との関係を調べる。
13	救急救命士の病院実習―病院実習13病態・48観察項目から得られた知見―	No8の課題について新たなデータを集積し、一定の結論が得られたのを報告する。
14	地域の異職種間連携によって推進する予防救急	高齢者施設等のアンケート調査と施設からの救急搬送事例を検討し、「予防救急」に資すると考える課題を見出したことを報告する。
15	熊本地震によって南阿蘇地域の救急搬送はどのように影響を受けているか―現状と対応―	熊本地震による被害によって、南阿蘇村の病院前救護はどのように影響を受けたのか、搬送状況からの解析を下に、その工夫を報告する。
17	救急車体への反射材貼付の必要性―病院前救護活動の高速道路・自動車専用道路上での危険を踏まえて―	救急車安全確保のハード改善を提案することを目的に、高速道路上の交通事故の現状と救急隊員の危険な事態に遭遇した経験を調査する。
18	なぜ、救急隊の現場到着時間は延長していくのか？	救急隊現場到着時間の延長には、道路交通速度の低下、管轄隊以外の近隣隊出動増の2つの要因が考えられ、A都市を対象にこれらの状況を調査する。

(「Prehospital Care 東京法令出版」を参考にして作成。現在も継続掲載中)

　このなかから、No.12の事例を紹介をしてみる。調査対象の消防本部における心肺蘇生事例の社会復帰と接触時のバッグバルブマスク状況調査によると、232事例の社会復帰数は「BVM換気良好群153症例中26件」「BVM換気不良群79症例中0件」と、BVMによる呼吸管理が十分に行えた事例では、社会復帰率が明らかに高いとの結果である。

　住民が心肺蘇生法を実施する際には、エビデンスをもとに人工呼吸を実施せずに、胸骨圧迫を開始するアルゴリズムが用いられているが、この研究調査は体内酸素化の重要性を裏付けている。PA連携が一般的な活動体制となりつつあることから、すべての消防職員に基本的なBVM操作訓練の重要性を力説した内容である。

　それぞれの消防本部での救急実務、実態から課題を見つけ、解決に向けた取り組みを行なっている。「第1章病院前救護学構築への道、第3病院前救護学の発展に向けて」で述べたように、自らの問題を自らの手で解決してEBPを蓄積し、これを地域に還元することで、病院前救護体制の飛躍的な発展が望めるようになる。

第3 病院前救護の技術

(2) 救急隊の技術修得に対する取り組み

平成3年に救急救命士制度が創設され、病院前救護を担う救急隊も救急救命士資格者として多様・高度な処置が可能となった。さらには数回に渡り新たな処置が追加され、気管挿管認定や薬剤認定など、特定の処置が行える認定制度が創設された。このように救急救命士の行う処置が拡大するのは社会の要請でもあり、これに応えるためにも病院前救護体制下で傷病者の生命を委ねられている者として、常に高い技術の質を維持しておかなければならない。

ポイント　技術と技能

> 混同して使用されている「技術」と「技能」の文言の差異について、若干述べる。
>
> 一般的に名工の匠の技（ワザ）を技能と表現しているが、まさに技術の質を極めたものであるといってもよいだろう。技能は主観的・心理的・個人的なもので熟練によって獲得されるが、技術は客観的で知識の形で人から人へと伝承され、与えられる行為が多くなるに従って、その技術の量も多くなってくる。
>
> しかし、両者を完全に切り離して捉えるのではなく、知識の背景をもとに技術修得に向けた訓練を行い、系統立てて昇華させることで、より技能の域に達すると考えられる。すなわち、技術の段階的、系統的、科学的（学問的背景）な連続的な発展過程にあるものが技能である。技術をさまざまな状況下でも使えるよう熟達化させ、さらには肉・血となり身体化させることで技能へと昇華する。
>
> 技能は経験的に修得したコツとか勘で、そのノウハウは言葉では言い表せないものであるとされていた。このような段階的修得、科学的根拠を背景にすることで、知識に裏付けられた確かな病院前救護技術、すなわち科学的根拠に基づくEBPへと発展し、等しく伝承可能な知識としての技術的側面を有するようになる。
>
> 図2-15　技術と技能
>
> （画一的、機械的／基本手技の習得／裏付けとなる知識の習得）　　反復練習、身体との一体化（昇華）　　（人間性／臨機応用性／創造性）
>
> 技術 → 技術⇔技能 → 技能
>
> 〔言語化、社会的共有化〕　（技術化）　〔EBPによる伝承〕

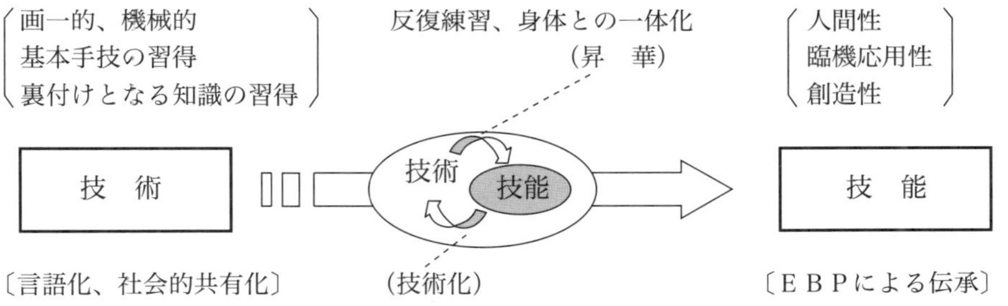

医師からの遠隔的な指示による病院前救護の活動は、医療機関への傷病者搬送を大前提にしたもので、「病院前救護の展開における技術」の適用に際して、処置内容や使用資器材等の制約はあるものの、医療機関で従事する看護師に比べて、より高度な技術的側面を有すべきである。これは、MC体制下での活動とはいえ、医師に引き継ぐまでの間、症状の悪化防止、生命危機の回避を目的とする傷病者は、病院前で活動する救急隊の手に完全に委ねられており、救急隊員は、当然に全責任を持たなければならないからである。

「第1章病院前救護学構築への道、第1病院前救護学とは、2病院前救護の理論」で述べたように、対象者の見極め、適用技術の種別選択、実施時期の判断等、病院前救護体制下での傷病者管理

第2章 病院前救護概説

の主体は、救急隊であることを強く認識せざるを得ない。

(3) 適用の意義を判断する能力

傷病発生は外的要因の影響が強いだけに、現場の状況を的確に捉えた上で、自分の考えを一呼吸置いて客観的に吟味し、それから判断するという論理的な思考過程が極めて重要である。これまでの経験や慣習にとらわれ、さらには思い込みによる問題解決から脱却する、これまでの概念を振り返る、目の前の現象・事象を問い直す、注意深く観察・熟考する、いわゆる批判的思考（Critical thinking）を経ると病院前救護で新たに提起された問題に対し、これまで以上に適切な対応が取れるようになる。

病院前救護は目の前に現れた現象・事象の本質へどれだけ適切に対応できるかであるが、一見し外観だけに注目していると、傷病者の身体内に起きつつある重大な変化を見逃し、対応そのものが後手になりかねない。

例えば、交通事故で腹部を強打し、強い痛みを訴えている傷病者、これを単に痛みの主訴だけで傷病者全体を捉えるかもしれない。しかし、受傷機転の観点から持続的な痛みがある、その痛みを感じるのは、腹膜に何らかの強い刺激が加わっている、腹腔内の刺激物として血液や腸管内容物が考えられる、ならば血液貯蔵組織や管腔臓器の損傷を疑う。さらには、痛み以外にどのような発現症状が予測できるだろうかなどなど、具体的な推測が頭の中に湧いてくるようでなければならない。

傷病者に技術を適用する際には、この技術が本当に必要か、適用することの意味は何か、それによってどのような効果が期待されるかを判断する。そのためには、判断に必要なデータを収集・分析し、論理的に思考する過程（病院前救護過程）をしっかりと病院前救護分野に位置付けるべきである（「第3章病院前救護過程」を参照）。

第4　救急活動

1　救急活動の流れ

救急医療全体の目的は、地域社会の中で突発的にケガや病気をした人を救護し、できるだけ早期に社会復帰へ至らしめることである。これを救急医療体制の概念で体系的に捉えると、病院前の救護（救急活動）と病院内の救護とに大別され、傷病者を救護するために、それぞれの領域で専門的な技術を持ったスタッフと装備、資器材が有機的につながり、トータル的な救護過程が出来上がっていく。

救急医療体制における人的、物的資源のつながりを理解するために、救急隊の活動例を呈示する。

救急事案の発生

① 日曜日、皐月賞のレース開催日。いつもより人が溢れている競馬場外馬券売り場内で、今度こそはと張り切って来場した山田氏が、か細い声で胸が苦しいと言いながら、その場にうずくまってしまった。

第4 救急活動

```
┌─────────────────┐
│ バイスタンダーの対応 │
│ １１９番通報、ＡＥＤ持参 │
└─────────────────┘
          │
          ▼
┌─────────────────┐
│ 指令センターによる状況聴 │
│ 取、出動指令       │
└─────────────────┘
          │
          ▼
┌─────────────────┐
│ バイスタンダーへの対応 │
│ 心肺蘇生、ＡＥＤ処置 │
└─────────────────┘
          │
          ▼
┌─────────────────┐
│ 救急隊によるバイスタンダ │
│ ーから状況聴取      │
└─────────────────┘
          │
          ▼
```

② 警備員の田中と伊藤は、すぐさま人だかりの中に山田氏が倒れているのを発見した。応急手当の講習を終了した田中は近寄り、容態が思わしくないと判断、伊藤に119番通報と１階の警備室員に設置してあるＡＥＤ（心臓の止まる直前の心室細動の状態を自動的に判読し、音声指示に従ってショックボタンの操作を行なうことによって元の状態に戻せる仕掛けの器械で、一般の人でも使える）を持ってくるよう依頼した。

③ 通報を受けた指令センター（119番通報を受け、部隊を出動させるなど、消防活動の中枢機能を有する消防本部の部署）では、伊藤から場所と傷病者の状況を手早く聞き取り、消防署で待機中の救急隊にＣＰＡ（呼吸、脈拍が十分に機能していない状態で心肺蘇生の対象となる傷病者）の事例である旨の出動指令を出した。

　群集の多い場所での統制や上階で発生した場合には、搬送にマンパワーを必要とするとの判断からポンプ隊も同時に出動[※1]させた。

④ 田中は呼びかけに対し傷病者の山田氏が何の反応も示さず、用手による気道確保後（意識が消失すると肉塊になっている舌根が肺への空気の通り路である咽・喉頭部を閉塞する。人工的に体外から空気を送る際には、舌根を上方に持ち上げる方法により気道を開放しなければならない）、呼吸も確認できないので、すぐさま心肺蘇生を開始した。

　伊藤がＡＥＤを持って戻ってきた。傷病者のシャツを頭側に捲り挙げ、ＡＥＤのパッドを装着し、電源スイッチを入れると「ショックが必要です」のメッセージが出た。傷病者に誰も触れていないことを確認し、ショックボタンを押したが「心肺蘇生が必要です」のメッセージにより、2人で心肺蘇生（心臓、呼吸の動きを再開させるために、リズミカルに胸骨圧迫と人工呼吸を繰り返して行う処置、ＣＰＲともいう）を始めた。

⑤ 出動指令を受けた救急隊員が、途上、携帯電話で馬券売り場から現場の様子を聞いたところ、心肺蘇生と備え付けのＡＥＤで処置中との内容だった。2、3分後に到着するので、そのまま処置を継続し、さらに入り口での救急隊の誘導を行うよう依頼した。

第2章　病院前救護概説

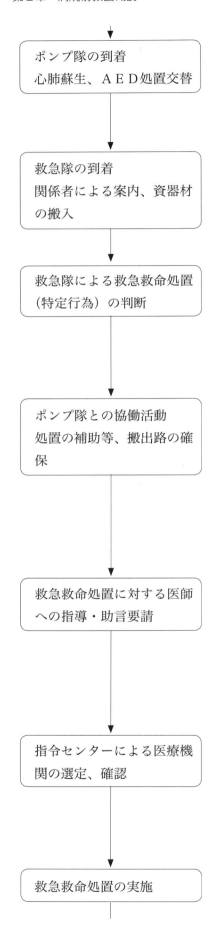

⑥　ポンプ隊が救急隊より先に到着し、警備員の案内で傷病者のいる場所へ向かった。田中らと入れ替わり、隊員が人工呼吸、胸骨圧迫の応急処置を実施、同時に傷病者が倒れた時の様子やこれまでの処置内容の聞き取りをした。

⑦　救急隊がストレッチャーと救急用資器材を持って建物の中に入ってきた。入り口の警備員から傷病者の発生した場所は3階であることを告げられ、待機中のエレベーターで上階に上がった。

⑧　救急隊の到着をポンプ隊の隊長に伝え、応急処置を引き継いだ。田中らによってAEDにより除細動1回と心肺蘇生が行なわれた旨の報告を受け、救急隊専用のモニター付きAEDと交換した。救急隊長は、静脈路確保、気管挿管と薬剤投与の実施を判断し、他の隊員に救急用資器材の準備を指示した。

⑨　ポンプ隊長は、傷病者を待機中の救急車までスムーズに搬入できる態勢作りに取りかかる。エレベーターを3階で停止させ、トランクルームを開けてストレッチャーが搬入できるようにしておくこと、傷病者の周りの人をさらに遠ざけ、エレベーターまでスムーズにストレッチャーが曳行できるよう搬出路の確保を警備員に依頼するとともに、隊員にはストレッチャーの準備や応急処置の介助を行うよう指示した。

⑩　救急救命士（医師の指示によって一般の救急隊に許されていない気管挿管や薬剤投与の処置が行なえる国家資格者、この処置に限っては医師の指示を得て行う）である隊長は、指令センターに勤務する医師に傷病者の状況を報告するとともに、気管挿管と薬剤投与の実施についての指示を得た（「本章、第6救急救命士制度」を参照）。

⑪　救急隊から連絡を受けた指令センターでは、救命救急センター（主に重篤な傷病者に対応する高度な装備、スタッフを備えた医療機関）への搬送を判断、医療機関検索モニターで付近の医療機関の動態（ベッドの空き、診察・手術の可否など）を調べ、近くの千代田救命救急センターに受け入れの確認をした。

⑫　医師の了解を得た救急隊員は、最初に気管挿管の実施を判断。傷病者の体格に合った大きさの気管内チューブを選定、さらに不具合がないかをチェックした後、隊員の協力のもと、丁

第4 救急活動

寧に気管にチューブを入れる。

　ここは慎重にやらないと、歯を折ったり、口の中を傷付けたり、重大な事故につながりかねない。また、チューブを入れる箇所を確実に確認しないと食道に入ってしまい、肺へ空気を送り込むことができず、致命的となる。

　さらに静脈路を確保するための輸液の処置に移る。心肺停止中の傷病者は、なかなか点滴の針が入りづらいので気を使うところだ。2つの処置を無事終え、医師にその旨を報告する。

[回復の兆し、医師への状況報告]

⑬　ポンプ隊と協力しながらストレッチャーに傷病者を移動した直後、心電図モニターで心室細動（動きが完全に停止する直前の心臓は、電気的に小刻みに動いているだけで全身への血液の拍出が行われないため、電気ショックで正常な状態に戻す除細動を行う）を確認し、除細動を実施、心肺蘇生を継続した。

　脈拍を確認したところ、橈骨動脈で130回／分と十分に触れることができ、血圧は、120／70mmHgであったが、呼吸の回復は確認できないために、人工呼吸のみを継続、その旨を無線で医師に報告した。同時に搬送先医療機関が千代田救命救急センターに決定した旨の連絡を受けた。

[救急車への搬入、現場出発、処置の継続]

⑭　人工呼吸器、AED等の救急用資器材の携行とストレッチャー移動の任務をそれぞれが分担しながら、建物入り口に停止してある救急車へ搬入し、伊藤を同乗させ医療機関へ向かう。ポンプ隊は消防署に向かって引き上げた。

[医療機関での受け入れ準備]

⑮　救命救急センターでは、院内スタッフを召集、救命に必要な医療用資器材や薬剤の準備を行い、CPA傷病者の受け入れに備える。

[医療機関への到着]

⑯　救急隊員はモニター変化の有無を捉えながら人工呼吸を継続。救命救急センターに到着し、ストレッチャーごと処置室に搬入する。

[医師への傷病者引き継ぎ]

⑰　医師に傷病者のバイタルサイン等（傷病者の身体的な特徴を端的に表す、呼吸、脈拍、体温、意識の状態をバイタルサインといい、事故の概要、応急処置の内容等が医師への報告事項である）を報告する。

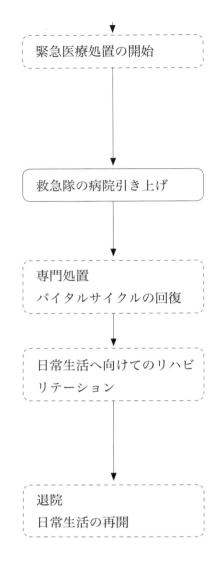

⑱　処置室では、機械的人工呼吸、心電図モニター、尿道カテーテル等を装着、救急隊員の確保した静脈ラインから薬剤投与が行なわれた。また、血液検査、胸部のX線撮影、心電図検査等の結果から、急性心筋梗塞が疑われ、利尿剤、昇圧剤、抗不整脈等の薬剤が投与、数時間後に呼吸が回復した。

⑲　傷病者の引き継ぎを無事に終えた救急隊は、使用した救急用資器材や毛布を整理し、途中での出場にも対応できるよう準備を終え、消防署へ引き上げた。

⑳　冠動脈造影による精密検査により血栓性の閉塞がみられ、閉塞した血管をバルーンで膨らませる経皮経管的冠状動脈形成術[※2]が施行された。

㉑　絶対安静の状態で処置、検査が継続して行なわれ、数日後には意識も戻り、一般病棟に移る。
　　日々の検査結果も良好で、また看護師の指導の下に食事、排泄も自立でき、退院に向けての生活リズムを取り戻しつつある。

㉒　病院のスタッフに見送られ、出迎えの妻と一緒に退院する。「生きて、自分で歩いてーー」。妻に悟られないよう、次のレースでは必ず勝ってやるぞと、ほくそ笑みながら。
（実線枠は救急隊の活動、点線枠は医療機関の活動）

※1　ポンプ隊と救急隊の同時出場
　救急現場にポンプ隊等を同時に出場させる体制は、我が国に先んじてアメリカで確立されたものである。当初、救急業務を保健医療行政部門で所管していたが、救急隊に比べてポンプ隊の配置署所数が多いことなどから、ポンプ車や梯子車に救急用資器材や救急隊員を配置し、いち早く出場させる戦略的体制を構築した。
　我が国でも、救急出場件数が増加し救命率の観点から救急隊の現場到着の遅延が問題視されているために、現在ではかなりの消防本部で同様な体制が導入されている。手薄になった救急隊配備をカバーするだけでなく、救急隊より先に到着し、心肺蘇生などを実施したり、階段などの狭隘個所での搬出等、救急隊のマンパワーの不足面をカバーし、迅速な活動を行なうことも念頭に置かれている。

※2　経皮経管的冠状動脈形成術（PTCA）
　心筋梗塞で閉塞した冠動脈へバルーンカテーテルを挿入、閉塞部でバルーンを膨らませて血管を拡張させたあとに引き抜くと、再度血液が流れるようになり心筋の壊死を最小限に抑えることができる。他の手法として血栓溶解薬を静脈から注入して血液を再開通させる処置（血栓溶解療法、

t-PA治療）もある。

本事例からもわかるように、救急医療体制全体をサービス提供の形態から捉えると、一般住民による応急手当や119番通報、救急隊員による応急処置、緊急搬送、医療機関内での医師による治療、リハビリテーションで構成される。それぞれは個々に独立したサービス機能でありながら、連続性にそごをきたさないようにするために、各構成員がそれぞれの領域での技術を一定水準に保持し、専門性を発揮する有機的な結合、いわゆるシステムをなす。

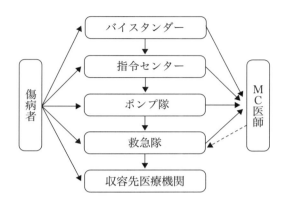

図2－16 人的・物的資源と情報の連携

このように救急事案の発生から社会復帰までの間には、傷病に陥った者を再度、健全な形で社会生活に組み入れるために広範な活動が包括的に展開される。これは従来の狭義的な治療偏重の医療概念を脱却して、傷病者の発生を人間生活の過程で捉え、しかも各構成要素は極めて密接な連続性を有して展開されなければならない緊急時における傷病者の医療需要構造に対して、どのようなサービスを提供するか、その仕組みが救急医療体制である。

救急医療がシステムとして機能するためには、構成要素の連続性、専門性を特性とし、特に病院前救護の領域において、最たる構成要素である救急隊の活動が適正に推進されるかどうかで、傷病者の救命に大きな影響を及ぼしかねない。

ＣＰＡに対する救護の概念に、"chain of survival"があるが、救急医療体制は図2－16のように、人的、物的資源及び情報が次の段階へうまく引き継がれていく"chain of resource and information"の概念でも捉えられる。

2　救急隊機能の独自性

救急車を利用する者に施す医療だけが救急医療ではないが、救急医療の概念で救急業務を特徴付けてみる。人々の社会生活、活動によって起こる病気やケガは、場所や時間を選ばず突発的で不確定な要素が強く、医療的な側面からみた一番の特徴は傷病の多様性にある。また、新生児、小児、高齢者などの年齢や性別に関係なく対応していることも大きな特徴である。

このように、救急隊の扱う傷病の全体像をみると、多岐に渡る診療科目、重症度、年齢・性別等の要素が複雑に交錯する多次元的な集合体をなし、あたかも傷病の総合デパートに例えられるかもしれない。広範囲に渡る傷病に救急隊が適切に対応できるのも医療のように細分化、専門化されずに、疾患別ではなく、あくまでも傷病者の示している症状への対応を原則にしているからである。

「本章、第3病院前救護の技術性、4病院前救護過程における技術の適用」では病院前救護の技術を類別したが、機能面から次の表2－6のように分類できる。

表2－6　病院前救護の独自性・機能面からの分類

区　分	処　置　の　内　容
医療的な要素 （救急救命処置）	・意識、呼吸、循環等に対する処置 　（気管挿管、薬剤投与等） ・外出血の止血に関する処置等 ・小児科領域に対する処置、産婦人科領域の処置など
看護的な要素 （傷病者管理・保護）	・体位管理、保温、嘔吐物・失禁処理、簡単な清拭 ・家族対応 ・コミュニケーションなど
救急隊独自の要素	・活動の場の選定 ・救出、救助 ・搬送 ・医療機関選定など

　これから、救急隊が現場に到着し医療機関で傷病者を医師に引き継ぐまでの間、医療的、看護的、救急隊独自の機能が統合的に発揮され、傷病者との相互作用が成り立っていることが読み取れる。このように救急隊の果たす機能的役割は、緊急搬送等の救急隊独自の機能と救急救命処置、傷病者管理・保護等の医師・看護師の機能が合わさったものである。

図2－17　病院前救護を医療処置へつなぐ

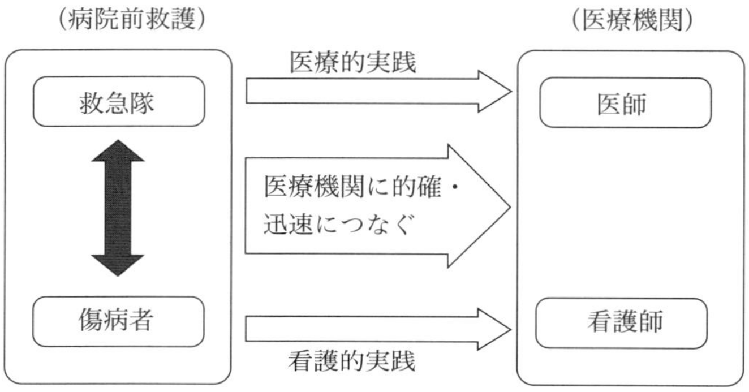

　ここで見逃してはならない救急隊の最も重要な役割がある。傷病者は医療機関への搬入後、数ケ月あるいは何年もの間、医療体制の中に置かれるようになるかもしれない。これに比べて、救急隊は傷病発生の現場から医療機関到着までの極めて短い時間だけしか傷病者と関わり合いを持たない。ましてや傷病者は救急車に乗せられて、初めて医療機関へ搬送されるので、恐怖や不安等は最高度に達しているはずである。医療機関への搬送を身体的な作用と物理的な時間の両面からだけでなく、心身が不可分の関係にあるように、身体的な障害発生に伴ない傷病の程度や本人特性等に応じて、現れてくる恐怖や不安等の情緒的反応をしっかりと捉えなければならない。

　傷病者がスムーズに医療過程へ入って医師に引き継がれるためには、処置の連続性のみならず、極めて短い時間の中で、傷病者の恐怖や不安等を少しでも解消するようサポートしていく。これを現場で解消できるのは、傷病者と直に接している救急隊だけである。この情緒的な反応が事前に幾分か解消されるだけで、医師の治療がスムーズに行われ、傷病者の精神的な負担も大いに軽減される。まさに医療処置への水先案内として極めて重要な任務を負っている。

3　病院前救護体制の位置付け

　救急医療体制の中で、119番を受けて現場に救急隊を向けてから、医師に傷病者を引き渡すまでの間の一連の活動を担う分野を病院前救護体制として位置付ける。傷病者を発見して119番通を行う者、応急処置を行う一般人、救急隊による応急処置（救急救命処置）、これらに対するフォロー活動を行う者など、一人の傷病者に対し多くの介入があり、これらすべてを含める。

　成書によれば、「応急処置とは、突発的な傷病に対して本格的な医療行為が行われるまでの間に、その傷病者の状態が現在よりも悪化しないようにするために行う応急的な処置」とある。本格的な医療行為は、医療機関において医師が医療用機器や医薬品を用いて行うもので、そこに至るまでの間、応急処置の実施主体となるのは救急隊である。「第1章病院前救護学構築への道、第1病院前救護学とは」で若干触れたが、「医療処置に的確・迅速につなぐために身体機能の危機的な状況を改善方向に持っていく」と措定した病院前救護、すなわち救急隊員の行う応急処置は、医師の行う医療行為へ有効に結び付けるための状況設定（俗っぽく言うと「お膳立て」であり、傷病者の身体把握や傷病者に関する体系的な情報蓄積、機能回復処置など）を専門的な知識、技術を用いて行うことである。

図2－18　病院前救護体制

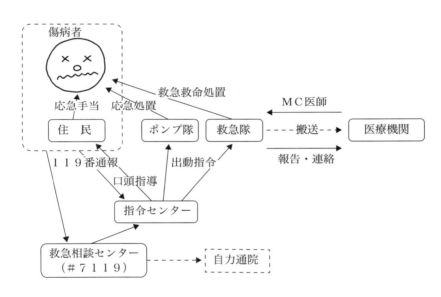

4　病院前救護体制における救急隊の役割

（1）傷病者に対するシステム的な対応

　早期かつ継続的な応急処置と現場での安定化を図ることで、致死的な状況が避けられるようになる。死亡時間は病態の程度、種別によって異なるが、危機的状況に対して処置が行われない場合と死亡時間との相関は極めて高く、しかも制限時間内に高度な処置が行われないと死亡率が高くなる。バイスタンダーや消防隊・救助隊などの第一の対応者が介入している場合には、一次応急処置等による致死的な状況に至るまでの時間延伸が死亡率の低下につながる。

　図2－19のように現場対応から高度な医療処置まで、多くの作用がシステムとして構成されており、それぞれの介入で危機的状況の解消が図られるようになる。

第2章 病院前救護概説

(2) 救急隊の役割

危機的状況にある傷病者の場合、発症直後における処置の着手時期、処置内容の良否は、不可逆的な過程、死への帰結を辿るか、反対に現状への回復過程を辿るかを左右する大きな要因である。医療機関到着までの限定された間は、専門的な教育を受けた救急隊による応急処置が病院前救護の要となる。外力が身体に加わると、その侵襲力の大きさ、持続時間、受傷部位等に相応して生命機能の低下が始まる。それと反対方向の生命機能回復力をサポートする力が、病院前救護の作用である。生命機能の回復は、外力と病院前救護の両者の相互作用によって影響される。

すなわち、外力によって侵襲された生命変化は、有効な介入がないと時間の経過とともに不可逆的な進行を辿る。その進行速度を減じたり、機能回復へと方向修正を行うのが病院前救護であり、それが適正に行われ、その着手時期が早いほど生命回復のポテンシャルは高位に保持できる。

救急隊の業務は大きく搬送と応急処置からなるが、この2つを包含した病院前救護を「医療処置に的確・迅速につなぐために身体機能の危機的状況を改善方向に持っていく」と言い表わせる。病院前救護で救急隊と同様に大きな役割を果たす住民の行う処置は、資器材の事前準備がないのはもちろん、持ち合わせの知識、技術面にも万全を期することはできず、その行為に対する注意義務等、少々の手落ちは許される、いわゆる純然たる緊急避難的な行為である。

なお、自治省消防庁では応急処置(救急隊員及び准救急隊員の行う応急処置等の基準、昭和53年7月1日、消防庁告示)、応急の手当(消防法)を用いており、応急処置、応急の手当の2者間には厳密な定義はなく、あえて区別する実質的な利益は少ないかもしれないが、救急隊の行う処置を応急処置、住民の行う処置を応急手当として、本文では使い分ける。医療機関到着までの間に介入する救急隊と住民の処置の背景には、技術、知識の専門性、処置に見合った資器材の用意周到性、業務の特性等に当然、差異が生じており、それぞれの機能、役割を理解しやすくするために両者を区別する。

そこで傷病者の存在する現場と専門的な医療処置を行う医療機関との関係をみてみよう。我が国

図2-19 病院前救護における応急処置の介入と死亡率

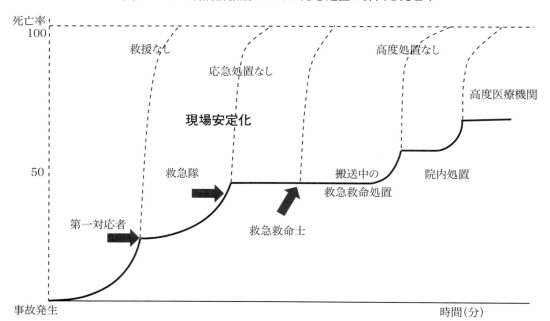

の病院前における現場での処置は、比較的簡単で短時間に行うことができ、かつ効果をもたらすことが客観的に認められ、複雑な検査や器具の操作を必要としないものであると、その処置内容、範囲が厳しく限定されている。これは人的、物的にも劣悪な現場の"医療的な環境"から早期に傷病者を離脱させ、専門処置に委ねるために迅速に医療機関へ搬送することを大前提にしているからである（搬送概念）。

一方、現場でできる限り薬剤投与、緊急処置を行い、傷病者をより安定させてから搬送する体制を取る欧州は、現場に医療を持っていく概念である（mobile intensive care unit）。両者の評価は別にして、これは国民性（物事を合理的に捉えようとする）、医療体制（医療機関の配置状況、到達距離）、救急隊員の教育レベル、MC医師の関与度、体制作りの社会的背景（hospital based ambulance、戦争から得られた外傷者の救護思想、高速道路での事故対応体制）等の条件が複合的に作用していると考えられる。

図2－20　病院前救護体制

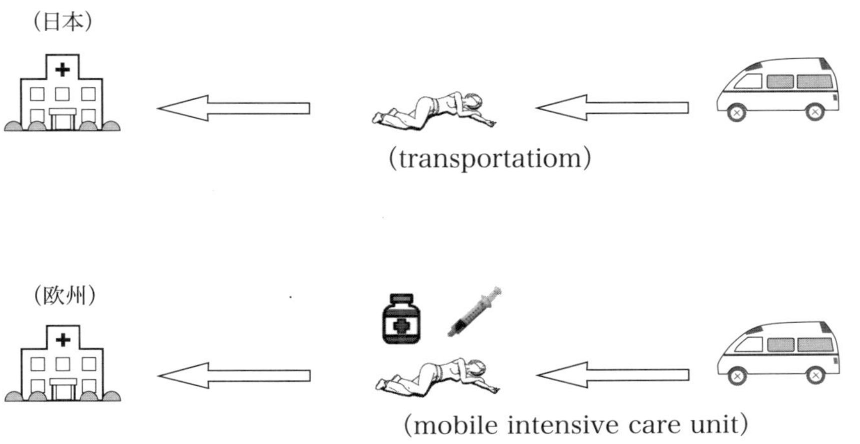

（日本）
(transportatiom)

（欧州）
(mobile intensive care unit)

表2－7　米国のパラメディックカリキュラムにみる主な処置、薬剤

処　　置	緊急薬剤と静脈注射液
皮下注射、筋肉注射、大静脈注射、検眼鏡、耳鏡、骨髄穿刺、気管内挿管チューブ経由の薬剤投与、採血、経鼻気管挿管、胃チューブ挿入、喉頭カニューレ人工呼吸、輪状甲状靭帯切開、胸腔穿刺、ドプラープロブ（胎児心音聴診）、導尿カテーテル	活性炭素、アデノシン、アルバテロル、アミノダロン、亜硝酸アルミ、アスピリン、アトロピン、デキストラーゼ、ジアゼパム、ジルチアゼム、ジフェンヒドラミン、ドパミン、エピネフィリン、フェンタニール、グルカゴン、グルコース、静脈注射液（デキストラーゼ5％、生理食塩水、乳酸リンゲル）、イプラトロピウム、リドカイン、ロザゼパン、マグネシウム、ミダゾラム、モルフィネ、ニトログリセリン（ペースト、スプレー、錠剤）、笑気、酸素、オキシトシン、プロメタジン、チアミン、ナロキソン（麻薬拮抗薬）

―参考―

① "stay and stabilize" か "load and go"
－システム的な傷病者管理法－

病院前救護の目的は、傷病者の管理が医師に引き継がれるまでの間、最適な処置と医療機関への搬送を行うことである。病院前救護の戦略的概念の捉え方は、現場で行える処置の内容や救急医療体制によって、"stay and stabilize" か""load and go" に大別できる。

"stay and stabilize"は、現場で傷病者をできるだけ安定させるために（field stabilization）、ALS処置（気管挿管による気道確保、胸腔内穿刺による脱気、IV確保、低血圧傷病者に対するIV輸液など）を行うことである。時間管理は、現場で必要なだけ処置を行い傷病者を安定させ、処置が終わってから医療機関へ搬送するまでの間である。

これと反対の概念は、現場で最小限の処置を行い、速やかに現場を出発する"load and go"である。その理念は、行うべき処置を一定の範囲内に留める、あるいは高度な治療を受けるために医療機関に到着するまでの間、搬送途上の車内で傷病者の生命危機に対処するものである。一般的に欧州では、"stay and stabilize"の傾向がみられ、米国では""load and go"システムにより近い。

しかし、現在では多くのEMSが、"blended approach"を取る。医療機関に出発する前に、二次的処置以外の限られた処置を現場で行う。生命危機に対処するためには、屋外で安定化を図るべきであり、そのためには現場で処置を実施したほうがよいとの意見が当初はあった。"load and go"を採用すべきだとする意見は、受傷から医療機関到着までの時間が大きな要因となるので、傷病者をできるだけ迅速に搬送し、現場よりも搬送途上の車内でのALS処置を推奨する。

車の振動やスペース制限の支障もあるが、この両極端の提唱が、すべての傷病者に正しい方法であるとは言えない。臨床研究の結果に影響を及ぼす要因は、国によっても病理生理学的な面で多様性がある。穿通性外傷のプレホスピタルケア傷病者に対しては、極めて特異な部位の損傷と出血を修復するために迅速に医療機関へ搬送する、"load and go"の管理法がよいと結論付ける傾向にある。一方、鈍的外傷の場合は、現場での安定化がよいとするものである。

"load and go"と"stay and stabilize"は、地域、搬送範囲、病院前救護資源、損傷メカニズム（鋭的か鈍的外傷か）、病院前救護の死亡原因の調査や搬送時間、傷病者数などによって決めるべきで、病院前救護の最適な戦略を説くためには、エビデンスに基づくアプローチが必要であるとしている。

(Trauma; Emergency Resuscitation Perioperative Anesthesis, Surgical C.Wilson)

② 病院前外傷救護

病院前外傷の救護に当たるパラメディックは、解剖や生理学はもちろんのこと、外傷に関する病態、ABCDE（A:airway,B:breathing,C:circulation,D:dysfunction of CNS,E:exposure & environmental contol）による外傷の評価・処置に習熟していなければならない。外傷で特に危機的な状況とは、大出血と呼吸機能の低下であり、短時間のうちに状況が重篤、致死に至る。パラメディックに最も必要とされるのは、このような危機的状況に陥った傷病者の生存力を低下させないことだけでなく、できるだけ増幅させる方向へ持っていき、いかなる状況でも素晴らしい処置を行えるよう適切な処置技術を有することである。

特に外傷では発生現場だけでなく、発生機序も非常に特異的であり、一つのプロトコールがすべてに適用できるのでもなく、ましてや知識だけでは全然通用しない。外傷処置の実践とクリティカルシンキングに熟知していなければならない。

また、外傷の場合は、他の傷病者よりも救護の機会が大きい。病院前救護や院内において適正な処置を受ける外傷者の生存機会は、他の危機的状況の傷病者に比べてかなり大きい。パラメディックや医師の行う処置は、傷病者の生命維持、生産年齢や社会的利益の増大をもたらすものである。

外傷に対し効果的な管理を行うパラメディックは、社会に多大な影響を及ぼす。病院前の外傷

処置の原理を学習、理解、実践することは、他の教育プログラムを実施するよりも傷病者に多くの有益性をもたらすだろうと、ほぼ断定的な表現をしている。
(PHTLS:prehospital trauma life support, Military eighth edition,American College of Surgeons)

第5　指令室員の役割

　救急医療体制の構成要素の一つである指令センターに勤務する職員（指令室員）の任務は、住民からの救急要請等の受け付け、救急車動態管理に基づく出動隊の決定、出動隊の全般統括が一般的である。傷病者等が救急車を要請した時点が救急活動のスタートとなり、住民との最初の接点となる指令室員は、要請者から傷病者を中心にした情報を短時間のうちに聞き出し、最も早く到着する救急隊を現場に向わす。救急隊が現場に到着するまでの間、ある意味では現場の管理についての責任者でもある。

　救急隊が現場に到着するまでの間、指令室員は要請者への電話質問によって現場の状況、傷病者情報（重症度・緊急度、傷病者数等）、現場の安全性等、救急隊の活動に役立つ重要な情報を多く集め、この情報は直ちに出動途上にある救急隊にフィードバックされる。

　また、口頭指導のように要請者が指令室員の指示に従って対応すると、傷病者に迫っている生命の危機的状況を少しでも解消でき、傷病者管理を到着する救急隊につなげることができる。

1　情報収集

　緊急の場面での情報収集は、救急隊が要請者のもとに正確に到着する、傷病者の概要や事故の様相を把握するなど、到着する救急隊の初動対応に最も重要な項目を聞き出すことである。一般的に要請者は必要な情報を自発的に話してくれるが、的確に答えてくれるよう、できるだけ簡単な要領で誘導的に連続して質問を発する方法を用いる。

　収集すべき具体的な情報として、次のようなものがある。

① 道路名や地番などを含めた傷病者のいる正確な場所

　隣接した街区は、同じような名を持つことが多いので、指令室員は適正な地理と所在（例えば、隣接街区で「○区本町なのか、×区本町なのか」「同じ町名の飛び地」「高速道路の下りなのか、上りなのか」）をしっかりと聞き出す。

② 要請者の電話番号

　救急隊を現場に向かわせた後に救急隊が場所に辿り着けなく、方向、目印の案内を必要とするような場合、追加の情報を得るために要請者とコンタクトを取る必要がある。

③ 傷病者の名前（わかっている場合）　現場に着いたときに傷病者を特定するのに役立つ。

④ 傷病者の状態に関する特別な情報（意識、呼吸、大出血、激痛等）を聞く。

⑤ 救急車出動を指令した後、さらに重要な情報を求め、これを出動隊にフィードバックする。

　・事故車両の種類（自動車、トラック、オートバイ、バスなど）

　・事故者の人数と損傷の範囲

　　例え要請者が推測したものであっても、問題の大きさについて多少の情報を得ることができ

第2章 病院前救護概説

る。

ケース　救急車の出場

救急車出動せず45歳死亡

消防本部が同市に住む男性の家族からの119番通報に、「男性の病歴」などを理由に救急車を出動させなかった。男性は、その後、意識不明となり約4ヶ月後に死亡。消防本部は、不適切な対応があったとして遺族に謝罪するとともに、男性の母親に賠償金として2000万円を支払った。

家族は男性の体調不良を訴えて119番通報。家族が市内のかかりつけの病院に搬送を希望したが、病院側から一般外来での診察を求められた。救急隊員が勧める病院も家族に受け入れられずに、家族の同意を得て引き上げた。3時間後、家族から再度、通報があったが「男性が心的治療を受けている」ことなどを理由に救急車の出動を拒否。男性はその後、容態が急変し、家族は3度目の通報をした。救急隊到着時には、すでに昏睡状態であった。

2　要請者へのアドバイス（口頭指導）

現場へ救急隊を指令した後、必要な情報をさらに集めるとともに、傷病者が生命の危機的な状況である場合には、要請者に対して応急手当を実施するよう指示を与える（心肺蘇生法、気道異物除去、熱傷手当、指趾切断手当、止血法）。

要請者は非常に興奮した状態であるかもしれないし、ましてや余り訓練を受けていないかもしれない。指示は明瞭で簡単に行い、救急隊の到着を待ちわびている要請者の不安を軽減するために到着予測時間を知らせるとともに、遅延が予測されることも説明する。

心肺機能停止状態を早期に認識し、救急医療体制に取り込むことの重要性を模式化した救命の輪が示すように（「第4章地域社会と病院前救護、第3病院前救護における地域住民の役割」を参照）、119番通報をしてから救急隊が到着するまでの間、居合わせた住民が応急手当を行った場合は、なにもしなかった場合に比べて救命の可能性が大幅に高くなる。このことから119番通報を受ける指令室員が、傷病者の最も身近にいる要請者に対して、CPR処置等の実施を仕向けることが極めて重要である。

ちなみに「平成29年版救急・救助の現況（消防庁）」によれば、平成28年中、一般市民が目撃した心原性心肺機能停止傷病者のうち、一般市民による心肺蘇生を実施した傷病者の1ヶ月後の生存率は、16.4％、心肺蘇生を実施しなかった場合は9.3％で、両者を比較すると前者が約1.8倍高くなっている。そのなかで、AEDを使用して除細動を実施した場合の1ヶ月後生存率は53.3％で、実に6倍も高くなっている。

通報者に対し電話での遠隔指導により必要な応急手当を適正に行わせるためには、緊迫した通報者の状況を見極め、彼らが的確かつスムーズに指示を受け入れるためには、どのように誘導していくか、その判断力、コミュニケーション能力が求められる。

総務省消防庁で制定された口頭指導に関する実施基準（平成11年7月6日消防救第176号）では、口頭指導を実施するためには、「心停止を見抜く聴取能力」「口頭指導におけるCPR指導要領の

実効性」「口頭指導の迅速さ」が求められるとし、救急要請受信時における心肺蘇生法等に関する標準口頭指導プロトコールと119番通報から、これら各指導プロトコールの導入につながる「聴取要領」が示されている。

表2-8　119番通報からの導入要領アルゴリズム（心停止の識別）簡略化

質問の目的	応答選択肢
導　入	「火事ですか？救急ですか？」
出動先確認	（住所）
概要の把握	「どなたが、どうされましたか？」
反応の確認	「大きな声で呼びかけて反応はありますか？」
呼吸の確認	「胸や腹部が上下する普段通りの（正常な）呼吸ですか？」
年齢、性別の確認	「年齢はいくつくらいですか？」「傷病者は男性ですか？女性ですか？」
詳細な概況の確認	「救急車は既に出動していますので、詳しい状況を教えてください」

3　現場支援

　指令室員は、救急隊のコミュニケーションをモニターするとともに、現場で起きている事実を把握しなければならない。警察機関等の関係機関や医療機関との調整に当たり、活動を組織的にサポートする役割を担い、出動時間、到着時間、現場出発時間、医療機関到着、引き上げ時間について出動救急隊の報告に基づき動態管理を行う。

4　医師への情報伝達

　医師への情報伝達は、現場救急隊とのやり取りが主であるが、時に指令室員が受け入れ施設と交信することがあり、医師とのコミュニケーションは簡明にかつ正確に行う。
　一般に予め決められた報告用の標準フォーマットに基づき、重要な情報が一定のルールで漏れがないように伝達する。
　・性別と年齢
　・主訴
　・簡単な現疾患の病歴
　・意識状態と障害の程度
　・バイタルサイン
　・身体所見
　・処置の内容と処置の効果
　・到着時間

　　ケース　うっ血性心不全の傷病者に関する送信例

　　男性、呼吸苦を訴える。高血圧の既往あり、近医での処方以外に身体所見、特になし。脈拍は130で整、血圧は190／120、呼吸数は36回、両肺野にラ音と喘鳴が聴取。受け入

れをお願いします。

この標準的な報告要領により、傷病者が重度の心疾患者であることを医師は認識する。傷病者の全体像をつまびらかに報告するのではなく、できるだけ短時間で傷病者の重症度・緊急度を伝えられるかが重要である。ましてや、一般的に聴取すべき情報を医師側から催促されることがないよう、系統立てた観察結果をまとめてから報告に臨む。

次のダイヤログを考えてみよう。

ケース　報告要領

救急隊：70歳の男性です。傷病者の脈拍は130、血圧は190／120、呼吸数は30、意識状態はJCS3です。
医　師：傷病者の主訴はなんですか。
救急隊；呼吸が苦しいと訴えています。
医　師；どれくらい続いていますか。
救急隊；ちょっと待ってください。（傷病者に聞く）1時間前に苦しくて目が覚めたといっています。
医　師；了解。ところで既往症として何かありますか。
救急隊；現在、高血圧の薬を服用しています。
医　師；肺音の聴診は。
救急隊；全肺野にラ音と喘鳴が聴診できます。
医　師；他に身体所見はありますか。
救急隊；（ちょっと待ってください）ありません。

このような一問一答型の医師とのやり取りは、冗長的で緊急の場面では避けなければならない。予め要領よくまとめたものを相手に伝える場合と、一つ一つ聞きながら受け手のほうで傷病者の全体像をまとめ上げていく場合とでは、受け手側に生じる困惑とフラストレーションに大きな差異が生じる。受け手がこれから搬送されてくる傷病者の全体像を即座に想像できるように伝える、これはコミュニケーションに関する基本的技法である。

5　エキスパートとしての教育内容

指令室員も傷病者の緊急度・重症度判断を的確に行えるエキスパートでなければならない。そのためには、正規の教育カリキュラムで教育を行うことが重要である。平成24年度救急業務のあり方に関する検討会報告書では、指令室員に必要な救急に関する教育項目が示されている。

表2-9　通信指令室員教育内容

区分	具体的項目	到達目標（具体的内容）
	救急業務における指令員室の役割	通報から救急隊到着までの対象の重要性（救命の連鎖）

救急指令管制実務教育	救急業務の現状	救急搬送件数の推移と将来推計、ウツタイン統計
	救急現場活動	指令から医療機関到着までの救急現場活動 救急救命士が行う処置の範囲（特定行為） 救急隊員が行う処置の範囲
	メディカルコントロール体制	オンラインMCとオフラインMC
	救急医療体制	救命救急センター、その他の医療機関 改正消防法（搬送と受入れの実施基準）に係る地域での運用状況
	緊急度・重症度識別	ドクターカー、ドクターヘリの要請、PA連携の早期要請のための識別
	救急隊への情報伝達	救急隊への適切な情報伝達要領
	口頭指導要領	模擬トレーニング（実例を基にしたシミュレーション訓練） ※慌てている通報者への対応要領を含む
	救急車同乗実習	（任意）
医学基礎教育	解剖・生理	生命維持のメカニズム
	心停止に至る病態（心停止に移行しやすい病態）	心筋梗塞、脳血管障害、呼吸器疾患、高エネルギー外傷、アレルギー、窒息、（死戦期呼吸、心停止直後のけいれん）
	心肺蘇生法	胸骨圧迫の重要性、人工呼吸の意義など
	AED	電気ショック適応・不適応の心電図（心室細動／無脈性心室頻拍、その他） ※AEDの性能、電気ショック後の対応要領を含む
	その他の指導対象病態	気道異物、出血、熱傷、指趾切断など

　このように指令室員は、旧来のように単なる電話オペレーターとして、指令台の操作要領だけに熟知すれば務まるものではなく、現場で活動する救急隊のパートナーとしての役割があり、そのためには基本的な医学的知識、技能を持ち合わせていることが重要である。

　通報者の情報内容から、特に症状・病態等を中心にした傷病者の状態を推測し、救急隊が傷病者像を理解できるように伝える。このように、指令室員が医療に関する基本的事項を理解することは、救急医療体制の一構成員として当然なことである。

第6　救急救命士制度

1　救急救命士法制定の背景

　救急隊により救急医療機関に搬送される傷病者の数は、年々増加している。特に、人口の高齢化や疾病構造の変化を背景に、虚血性心疾患などによる呼吸・循環不全に陥った傷病者数の増加が著しい。また、消防機関の救急車が現場に到着し、傷病者を医療機関に搬送するまでの時間が延伸している。このため医療機関への搬送途上において、少しでも早く救急救命処置を開始することが、傷病者の救命率の向上を図るためには重要である。ところが、我が国においては、搬送途上での救急隊の実施する応急処置の範囲も限られていることから、搬送途上の医療の確保は十分であるとは言えず、そ

の充実が緊急の課題であった。

　厚生省（現厚生労働省）では、平成元年に「救急医療体制検討会」を設置、特に搬送途上における医療のあり方を検討し、新たな国家資格として医師の指示の下に高度の応急処置を行う救急救命士制度の創設、救急隊員の業務範囲の拡大等について取りまとめた。

　一方、自治省（現総務省）消防庁でも平成2年に「救急業務研究会」を設け、救急業務の充実の観点からプレホスピタル・ケアについての基本報告書を取りまとめた。この報告では、プレホスピタル・ケア充実のためには、①医師・看護師による救急現場への出動（ドクターカー方式）、②救急隊員の行う応急処置の範囲の拡大が考えられるとしている。

　しかし、前者は救命率の向上のために望ましいが、現実には医師の確保等の問題があり、救急隊の行う応急処置の範囲を拡大することが、現実的かつ効果的であるとしている。両者の報告書提出により、法案上程の機運が一気に高まり、平成3年4月に「救急救命士法」が成立した。

2　救急救命士制度の概要

　救急救命士法は、医師や他の医療従事者のように救急救命士のみに適用される単独の職務及び資格に関する法で、搬送途上における医療の充実を図るため、救急救命処置を医師の指示の下に行うことができる資格を新たに定めるとともに、その業務が適正に運用されるように規律するものである。

救急救命士法

> （救急救命処置）
> 第2条　この法律で「救急救命処置」とは、その症状が著しく悪化するおそれがあり、又はその生命が危険な状態にある傷病者（重度傷病者）が病院又は診療所に搬送されるまでの間に、当該重度傷病者に対して行われる気道の確保、心拍の再開その他の処置であって、当該重度傷病者の症状の著しい悪化を防止し、又はその生命の危険を回避するために緊急に必要なものをいう。
> （救急救命士）
> 2　この法律で「救急救命士」とは、厚生労働大臣の免許を受けて、救急救命士の名称を用いて、医師の指示のもとに、救急救命処置を行うことを業とする者をいう。

（1）救急救命処置の基本的な考え方

　前述してきたように、傷病者は医療機関で高度な処置を受けることが大前提にあり、その過程で迅速に搬送し、かつ適切な処置を行い医療処置につなぐことで、傷病者の救命率の向上や予後の改善が期待できるようになる。救急救命制度は、搬送途上における医療の充実を図るために創設されたもので、医療機関内での傷病者処置については、救急救命士の業務に含めず、あくまでの病院前での業務に限定される。

（2）救急救命処置の定義

　救急救命処置とは、重度傷病者に対する緊急処置としての気道の確保、心拍の回復その他の処置

図2−21　病院前救護体制

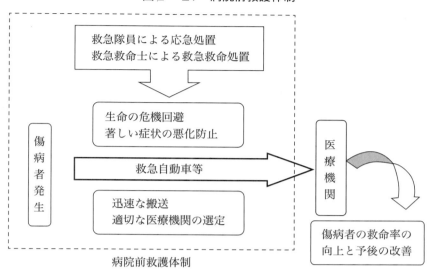

で、具体例として「表2−10　救急救命処置の範囲」が上げられる。緊急救命に必要な医療処置には、薬剤投与、輪状甲状膜穿刺、胸腔ドレナージ等、様々あるが、医療機関への迅速搬送が大前提であるから、高度な資器材・技術を要する、あるいは処置に時間がかかるものについては、救急救命士が行う救急救命処置に含めないとしている。

この救急救命処置のすべては、医師の指示の下に行ない、特定行為のように医師の具体的な指示を要件とするものと、救急救命士の資格を有しない救急隊員が行う応急処置を含めた医師の包括的な指示の下に行うものとに二分される。

図2−22　救急救命処置の対象者

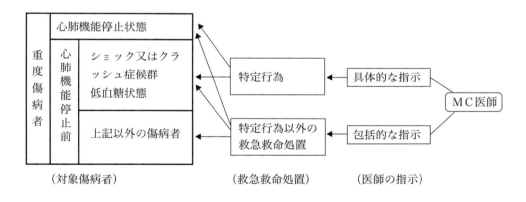

表2−10　救急救命処置の範囲

（医師の具体的指示を要するもの；特定行為）
　(1)　乳酸リンゲル液を用いた静脈路確保のための輸液
　(2)　食道閉鎖式エアウエイ、ラリンゲアルマスク及び気管内チューブによる気道確保
　(3)　エピネフリンの投与
　(4)　乳酸リンゲル液を用いた静脈路確保及び輸液
　(5)　ブドウ糖溶液の投与
（医師の包括的指示を要するもの）

(6) 精神科領域の処置
(7) 小児科領域の処置
(8) 産婦人科領域の処置
(9) 自動体外式除細動器による除細動
(10) 自己注射が可能なエピネフリン製剤によるエピネフリン投与 *
(11) 血糖測定器（自己検査用グルコース測定器）を用いた血糖測定

（応急処置）
(12) 聴診器の使用による心音・呼吸音の聴取
(13) 血圧計の使用による血圧の測定
(14) 心電計の使用による心拍動の観察及び心電図伝送
(15) 鉗子・吸引器による咽頭・声門上部の異物の除去
(16) 経鼻エアウエイによる気道確保
(17) パルスオキシメータによる血中酸素飽和度の測定
(18) ショックパンツの使用による血圧の保持及び下肢の固定
(19) 自動式心マッサージ器の使用による体外式胸骨圧迫心マッサージの施行
(20) 特定在宅療法継続中の傷病者の処置の維持
(21) 口腔内の吸引
(22) 経口エアウエイによる気道確保
(23) バッグマスクによる人工呼吸
(24) 酸素吸入器による酸素投与
(25) 気管内チューブを通じた気管吸引

（一般の人が可能な処置）
(26) 自動体外式除細動器による除細動
(27) 用手法による気道確保
(28) 胸骨圧迫心マッサージ
(29) 呼気吹き込み法による人工呼吸
(30) 圧迫止血
(31) 骨折の固定
(32) ハイムリック法及び背部叩打法による異物の除去
(33) 体温・脈拍・呼吸数・意識状態・顔色の観察
(34) 必要な体位の維持、安静の維持、保温

表2-11 医師の具体的指示を必要とする救急救命処置

項　　　目	処置の具体的内容	医師の具体的指示の例
(1) 乳酸リンゲル液を用いた静脈路確保のための輸液	・留置針を利用して、上肢においては①手背静脈、②橈側皮静脈、③尺側皮静脈、④肘正中皮静脈、下肢においては①大伏在静脈、②足背静脈を穿刺し、乳酸リンゲル液を用い、静脈路を確保するために輸液を行う。	・静脈路確保の適否、静脈路確保の方法、輸液速度等

（2） 食道閉鎖式エアウエイ、ラリンゲアルマスク又は気管内チューブによる気道確保	・食道閉鎖式エアウエイ、ラリンゲアルマスク又は気管内チューブを用い、気道確保を行う。	・気道確保の方法の選定、（酸素投与を含む）呼吸管理の方法等
（3） エピネフリンの投与（「自己注射が可能なエピネフリン製剤によるエピネフリン投与を除く」※）	・エピネフリンの投与（※）を行う。	・薬剤の投与量、回数等
（4） 乳酸リンゲル液を用いた静脈路確保及び輸液	・留置針を利用して、上肢においては①手背静脈、②橈側皮静脈、③尺側皮静脈、④肘正中皮静脈、下肢においては①大伏在静脈、②足背静脈を穿刺し、乳酸リンゲル液を用い、静脈路を確保し、輸液を行う。	・静脈路確保の適否、静脈路確保の方法、輸液速度等
（5） ブドウ糖溶液の投与	・低血糖発作が疑われる患者に対し血糖測定を行い、低血糖が確認された場合、静脈路を確保し、ブドウ糖溶液の投与を行う。	・薬剤の投与の適否、薬剤の投与量等

〔留意事項〕

① 処置の対象の状態については下記の表に示す。（○が対象となるもの）

項　目		心臓機能停止及び呼吸機能停止の状態	心臓機能停止又は呼吸機能停止の状態	心肺機能停止前
（1）	乳酸リンゲル液を用いた静脈路確保のための輸液	○	○	
（2）	食道閉鎖式エアウエイ、ラリンゲアルマスクによる気道確保	○	○	
	気管内チューブによる気道確保	○		
（3）	エピネフリンの投与（※）	○	心臓機能停止の場合のみ　○	
（4）	乳酸リンゲル液を用いた静脈路確保及び輸液			○
（5）	ブドウ糖溶液の投与			○

② 医師が具体的指示を救急救命士に与えるためには、指示を与えるために必要な医療情報が医師に伝わっていること、及び医師と救急救命士が常に連携を保っていることが必要である。なお、医師が必要とする医療情報としては、全身状態（血圧、体温を含む。）、心電図、聴診器による呼吸の状況などが考えられる。

③ 心肺機能停止状態の判定は、原則として、医師が心臓機能停止又は呼吸機能停止の状態を踏まえて行わなければならない。

・心臓機能停止の状態とは、心電図において、心室細動、心静止、無脈性電気活動、無脈性心室頻拍の場合又は臨床上、意識がなく、頸動脈、大腿動脈（乳児の場合は上腕動脈）の拍動が触れない場合である。

・呼吸機能停止の状態とは、観察、聴診器等により、自発呼吸をしていないことが確認された場合である。

(3) 救急救命処置の実施

救急救命士法、同規則

（特定行為）
第44条 救急救命士は、医師の具体的な指示を受けなければ、厚生労働省令で定める救急救命処置を行ってはならない。

（同規則　厚生労働省令で定める救急救命処置）
第21条 法第44条第1項 の厚生労働省令で定める救急救命処置は、重度傷病者（その症状が著しく悪化するおそれがあり、又はその生命が危険な状態にある傷病者をいう。次条において同じ。）のうち、心肺機能停止状態の傷病者に対するものにあっては第1号（静脈路確保のためのものに限る。）から第3号までに掲げるものとし、心肺機能停止状態でない傷病者に対するものにあっては第1号及び第3号に掲げるものとする。
1　厚生労働大臣の指定する薬剤を用いた輸液
2　厚生労働大臣の指定する器具による気道確保
3　厚生労働大臣の指定する薬剤の投与

　救急救命士は、診療の補助として医師の指示の下に救急救命処置を行うもので、その具体的な処置内容が通知等で明確に示されていることが、看護師等と大きく異なる点である。救急救命処置は、「医師の具体的な指示を要するもの」と「包括的な指示を要するもの」とに大別される。

　「医師の具体的な指示を要するもの」とは、同規則21条に規定されているように、行為の対象者が明確にされており（心肺機能停止状態、ショックもしくはクラッシュ症候群、あるいは低血糖の疑われる意識障害者で心肺機能停止前の状態）、主に人体侵襲の危険性を伴う医療行為で（高度な技術性を要すること）、その実施に向けて病院実習での一定症例数の修了や養成課程での教育等、所定の講習及び実習を修了する諸条件を満たした者で、さらにMC協議会での認定を受けて（知識・技術を修得したことが認められること）、初めて行えるものである。

　そのためには、医師が指示を与えるに際し必要な情報、例えば、全身状態（バイタルサイン等）、心電図の判読結果等が伝えられており、常に連携が取れていなければならない（病態の急変時、実施時機の指示・結果報告等のやり取りがタイムリーに行えること）。

　一方、「包括的な指示を要するもの」とは、傷病者に危害を与える恐れのない、あるいは少ない行為で、かつ、きわめて定型化されたものである。ただし、法第2条第2項で規定されているように救急救命処置は、あくまでも医師の指示の下での行為であり、その質が医学的に保障されなければならない。

　この場合の指示の捉え方であるが、例え医師の指示が直接なくても、傷病者の状態・病態等を踏まえて、救急救命士が医師の期待通りにきちんと対応できるよう予め定められた指示であり（written protocol）、したがって、医師からの特段の指示がない限りは、継続して指示が出され、それに基づいて行為が行われていると解釈される。これを担保するのが医師を交えたMC協議会で作成されたプロトコールであり、観察要領、重症度・緊急度判断要領、処置要領、搬送医療機関、

留意事項の項目からなる。いずれにしろ、両者とも診療の補助であることには変わりない。

図2-23　医療行為分類における救急救命士が行う診療の補助の範囲について

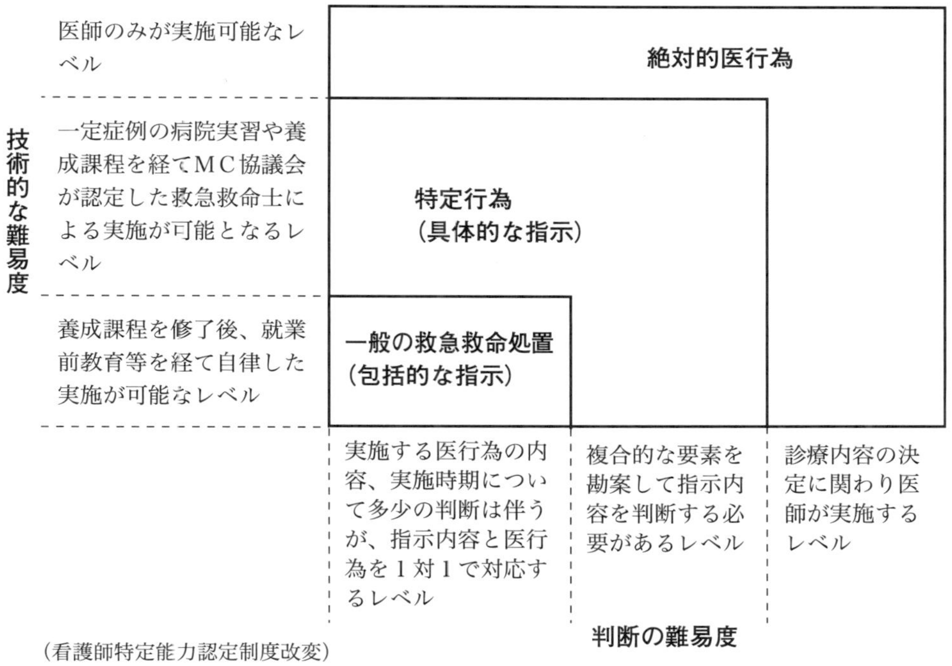

技術的な難易度
- 医師のみが実施可能なレベル → 絶対的医行為
- 一定症例の病院実習や養成課程を経てMC協議会が認定した救急救命士による実施が可能となるレベル → 特定行為（具体的な指示）
- 養成課程を修了後、就業前教育等を経て自律した実施が可能なレベル → 一般の救急救命処置（包括的な指示）

判断の難易度
- 実施する医行為の内容、実施時期について多少の判断は伴うが、指示内容と医行為を1対1で対応するレベル
- 複合的な要素を勘案して指示内容を判断する必要があるレベル
- 診療内容の決定に関わり医師が実施するレベル

（看護師特定能力認定制度改変）

ケース　救急救命士が違法点滴（本件は2011年の案件で、当時、救急救命士は心肺機能停止前のショック傷病者に対する輸液処置を認められていなかった）

> 救急救命士が交通事故の負傷者に対して、法で認められていない輸液を実施。傷病者のバイタルサインは、意識レベルが低く、呼吸が早く、脈拍が弱い状態、血圧も低くショック状態。多量の出血をした男性の血流を確保するために、搬送先の医師と連絡を取りながら救急救命士が車内で輸液を実施。救急救命士は、「施行規則のことは知っていたが、生命の危険があると思ったので輸液を行った」と話している。

（4）救急救命士の定義

　医学の発展と専門分化により、医師の独占業務とされている医業の一部を国家資格を有する者が分業する業務形態が浸透してきた。いわゆるチーム医療の概念であり、救急医療体制の場合は、従来のように医療機関内だけでなく、地域社会全体の中でも医療関連職種による分業が行われるようになり、その一翼を担うのが救急救命士である。病院前救護では従来の救急隊員も同様な役割を担うが、救急救命処置に関する専門的な知識・技術を有し、国家試験に合格した者を救急救命士と称する。

3　業務内容

　救急救命士は、医師の指示の下に診療の補助として救急救命処置を行うことを業とする。これは、従来、看護師等の独占業務である診療の補助業務を、救急救命士の業務の範囲内で一部の補助業務を

行うことが認められたものである。また、救急救命士は、医師の具体的な指示を受けなければ、厚生労働省令で定める救急救命処置を行ってはならないとされている。

（1） 診療の補助

　　診療は医師本来の業務であるが、医療の高度化、複雑化に伴い医療関係職種（看護師、診療放射線技師、臨床検査技師、理学療法士など）が、それぞれの専門領域の業務を分担する、いわゆる診療の補助が行われるようになった。個々の補助行為は、すべて医師の義務から発生し、補助者の行う行為の結果は医師の責任に集約されるので、責任者である医師の指示に従うことが不可欠となる。医療の役割分担をみると、まず頂点に医療全体を統括する医師が存在し、他の医療関連職種は、医師の指示に従い、それぞれの専門分野を補助行為として行なう。

　　診療の補助とは、医師の業務を補助することで保健師助産師看護師法の規定に基づき、診療の補助を独占業務（公衆衛生上の理由、つまり一般の国民の生命、身体の安全を確保する上から、国家試験に合格した者のみに免許を与えて業務を独占させ、無資格者には禁止するために設けられた制度、医師法第17条の医業がよく知られている）として、医療全般に対応しているのが看護師等である。

　　看護師等以外の医療従事者がその業務に関わる場合には、「保健師助産師看護師法第31条第1項及び第32条の規定にかかわらず」と、業務独占の規定を適用しない旨、それぞれの法律にて法的な措置を行うことで制限的に行えるようになる。

　　このように医師法で「医師の医業独占」を規定し、それを保健師助産師看護師法で「診療の補助を看護師等の独占業務」とし、さらに救急救命士法で「診療の補助を業として」行えるようにする。救急救命士の場合、補助業務の内容は、前(2)救急救命処置の定義で掲げた救急救命処置のすべてである。

救急救命士法

> （業務）
> 第43条　救急救命士は、保健師助産師看護師法第31条第1項及び第32条の規定にかかわらず、診療の補助として救急救命処置を行うことを業とすることができる。

保健師助産師看護師法

> （看護師の定義）
> 第5条　看護師とは、厚生労働大臣の免許を受けて、傷病者若しくはじよく婦に対する療養上の世話又は診療の補助を行うことを業とする者をいう。
> （業務独占）
> 第31条　看護師でない者は、第5条に規定する業をしてはならない。ただし、医師法又は歯科医師法の規定に基づいて行う場合は、この限りでない。

図2-24 医療処置の枠組み

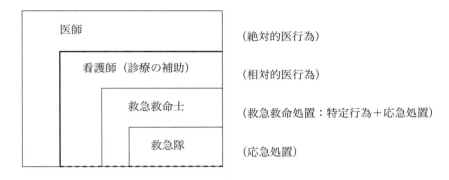

(2) 業務を行う場所

　救急救命士は、医師の指示の下で、その業務を行うこととされているにもかかわらず、他の医療関係職種と異なり病院外の救急用自動車等で、その業務を行うこととされている。この理由は、「前1救急救命士法制定の背景」で述べたが、医師との連携を図りながら適切な救急救命処置を行うためには、傷病者のいる医療的環境を、居住性、活動性、療養性の観点から医療機関と同様な形態、機能に整えたほうが望ましいからである（「第8章現場行動、第1基本的な行動要領」）を参照）。

　救急救命士法施行規則第22条に規定するように、傷病者を搬送するために使用する救急自動車等は、自動車電話や専用無線等の通信設備を有し、構造設備的には、①救急救命処置を行う際に必要な資器材（除細動、人工呼吸器等）を搭載していること、②救急救命処置を行うために必要な広さを有すること、③消毒を定期的に行っているなど、機能及び衛生上の安全性が認められるものでなければならない。

救急救命士法、同規則

> （業務を行う場所の制限）
> **第44条2**　救急救命士は、救急用自動車その他の重度傷病者を搬送するためのものであって厚生労働省令で定めるもの（以下「救急用自動車等」という。）以外の場所においてその業務を行ってはならない。ただし、病院又は診療所への搬送のため重度傷病者を救急用自動車等に乗せるまでの間において救急救命処置を行うことが必要と認められる場合は、この限りでない。
>
> （救急自動車等との要件）
> **規則第22条**　救急自動車等とは、重度傷病者の搬送のために使用する救急用自動車、船舶及び航空機であって、医師の指示を受けるために必要な通信設備その他の救急救命処置を適切に行うために必要な構造設備を有するものである。

4　医師の指示形態

(1)　医師法との整合性

　医師が医療関連職種の面前で直接、指揮監督して診療行為を行わせる、これはもっとも厳格な指示の形態である。反対に、病院前救護のように医療機関と離れた救急現場との間で専用無線等の通信設備を用いて、距離・空間的なギャップを埋め、常に適切な指示・報告が行える状態を維持しながら、医療関連職種に診療補助行為を行わせる指示の形態が考えられる。

　救急救命士法には、医師の指示下で救急救命処置の実施や他の医療関係者との連携が規定されており、また、医師法第20条は、医師の無診察による治療を禁止しているが、救急現場にある救急救命士は、実際には医師のいない場所で医療行為を行うことになる。

医師法

> （無診察治療の禁止）
> 第20条　医師は、自ら診察しないで治療をし、若しくは診断書若しくは処方せんを交付し、自ら出産に立ち会わないで出生証明書若しくは死産証書を交付し、又は自ら検案をしないで検案書を交付してはならない。

情報通信機器を用いた診療（いわゆる「遠隔診療」について　厚生省健康政策局長　一部改正　平成23年3月31日）

> 1　基本的な考え方
> 　診療は、医師又は歯科医師と傷病者が直接対面して行われることが基本であり、遠隔診療はあくまでも直接の対面診療を補完するものとして行うべきものである。医師法第20条等における「診察」とは、問診、視診、触診、聴診その他手段の如何を問わないが、現代医学からみて、疾病に対して一応の診断を下し得る程度のものをいう。
> 　したがって、直接の対面診療による場合と同等でないにしてもこれに代替し得る程度の傷病者の心身の状況に関する有用な情報が得られる場合には、遠隔診療を行うことは直ちに医師法第20条等に抵触するものではない。
> 2　留意事項
> （8）　遠隔診療においても直接の対面診療と同様、診療の実施の際には当然に診療を実施した医師又は歯科医師が負うものであること。

　上欄は、遠隔診療が医師法第20条に抵触しない旨を述べているが、救急救命士の行う行為が確固と正当化され、医師が診療・治療をした形を取るための理論付けについて、橋本は、チーム医療の形態から医師と救急救命士とで頭と手足を構成し、それがPHSや無線等の神経細胞でつながる有機的に一体のもの（一人の人間）と捉えて、医師法第20条の無診察治療の禁止の正当性を説明している（図2−25）。

図2-25 報告から指示を得て行為を実施するまでの経路（一つの有機体として）

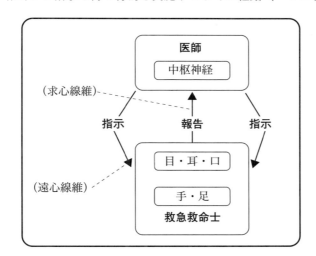

(2) 医師等との連携

前述したように、医療技術の進歩により医療関係職種による業務分化が進んでいるなかで、傷病者サービスを向上させるためには、それぞれが綿密に協働して傷病者対応に当たる必要がある。病院前救護における救急救命士には、傷病者を適切な医療処置につなげ、現場や途上における指示・報告を中心にした、医師との連携や収容時の医師に対する傷病者状態の報告や処置内容の情報提供など緊密な連携が求められる。

チーム医療の専門職者として医師と協働で傷病者に対応し、よりよい医療を提供するためには、傷病者の情報を共有し活用することが重要となり、重要な情報を得た者は、それを適切な時に、適切な方法で、適切に連絡をしなければならない。

救急救命士は医師の指示を確実に行うこと、その指示に対しては、適宜報告をする義務があるとされる。その指示、報告は遠隔診療の場合は、無線等の通信設備を介して行われる。医療機関での医師や他の医療関係職種との対面による連絡形態を取らない救急救命士の場合は、指示を求める時期、報告をする時期、報告内容等を適切に判断しなければならない。

救急救命士法

> （医師等との連携）
> **第45条** 救急救命士は、その業務を行うに当たっては、医師その他の医療関係者との緊密な連携を図り、適正な医療の確保に努めなければならない。

病院前救護に従事する救急救命士と指示を与える医師とは、遠隔関係にあるのが一般的で実際の現場に医師が臨場する機会はそう多くない。このような両者の位置関係から連携のあり方を述べてみる。医師の指示及び指導・助言は、消防機関や指導医等を交えたMC協議会でオーソライズされたプロトコールに基づき行われる。救急救命士の行う救急救命処置は、あくまでの診療の補助としての位置付けで、医師の指示下での行為であり、指導医は医学的目的を達成するためにインストラクターとしての役割を果たす。

さらには、実際の傷病者に対する観察や処置技術要領を示し、実践に向けて具体的な訓練や教育

内容に対する指導を行う。このように医師がオンライン、オフラインで直接的、間接的に救急隊に関わると、共通言語として医学専門用語を何不自由なく使えるようになるし、症状・徴候、病態を専門的な立場から理解できるようになり、傷病者の管理要領、手技の発展が期待できる。

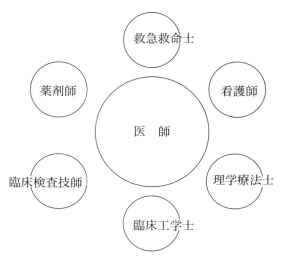

図2-26　チーム医療

医師が救急救命士に指示及び指導・助言を与えるためには、救急救命士の能力を把握していることが前提であり、手技に対する高い信頼がなければならない。このような両者の緊密な信頼関係により、仮に現場で不手際が生じた場合には、修正がスムーズに行えるようになり、位置的に遠隔な状況にあっても、コミュニケーションの基本形であるフェイス・トゥ・フェイスのコミュニケーションのように、阿吽の呼吸による両者の関係が構築される。

　救急救命士が医療従事者として新たな仲間入りをする、これは救急医療体制をさらに発展させるために、お互いにとって望ましい。救急医療への先導役として病院前救護が適切に行われると、それを引き継ぐ医師等がどれほど助かるか、彼らも病院前救護体制下で活躍する救急救命士の役割、機能の重要性を認識せざるを得ない。

　このように共存・共栄で救急医療体制を支えていくために、救急部門のスタッフは養成期間中だけでなく、就業前、再教育等、キャリア形成を通して救急救命士の手技や能力を高めるために、積極的に指導に関わる必要がある。

　救急医療を行う者同士が平素の活動、教育等を通して緊密な信頼関係を築き、維持すると、救急医療体制の最大の目的である傷病者の利益を保障するだけでなく、問題の共通認識や解決に向けた協力関係の構築、お互いの業務から生じる問題や利益を議論する機会が増してくる。このような協力・協働関係の下で、救急医療処置チームの一員として病院前救護で活躍する者の役割を果たさなければならない。

① 病院前救護における救急救命士の役割

　救急医療体制の中での病院前救護の位置付けは、十分な資源の整った医療処置への先導役（leading role）でもある。身体機能の完全な回復を図る、永久的な身体不具を減少するための役割を理解する最もよい方法は、救急医療の現場で処置の連続性の重要性や緊急医療処置全体の流れの中で、パートナーとして病院前救護の機能・役割を認識することである。

　また、この認識をさらに発展させ、自分の知識、技術をさらに高めようとする自律的な学びや自分達より高度な知識・技術を有する者からの建設的・批判的なフィードバックやアドバイスを積極的に受け入れるなど、誠実な態度を持ち合わせていなければならない。

　このような望ましい学びの場は、一定の知識・技術修得後に行う臨床実習であり、派遣先の実習プログラムに観察、救急救命処置の内容がきちんと組み込まれることで、実習指導医との親密な関係作りができる。

② MC医師の役割

救急医療体制下でMC指導医は、特に病院前救護での救急救命士の行う救急救命処置の質を確保する非常に重要な役割を果たす。救急救命処置のすべてが医師の指示の下に行われ、その権限を持つ。これは、救急救命士制度の創設に伴い、病院前救護における救急救命処置の拡大、高度化に伴い、適正な処置の実施及びその評価が重要で、救急救命士の活動内容を指示及び指導・助言の形で補完した医療処置全体の統括が不可欠になってきた。いわゆるメディカルコントロール（MC）で、それにはオンラインメディカルコントロール（on-line MC）とオフラインメディカルコントロール（off-line MC）がある。

on-line MCは、現場活動の流れの中で救急救命士が特定行為を行う際に、処置適用の可否、処置の内容についての具体的な指示を得るなどの直接的な介入である。反対に処置手順が明文化され、すでにプロトコールとして存在するものは、医師を交えてオーソライズ化され、下命・受命の関係にある両者が共通に理解している標準的な手技として提供されるため、救急救命士は医師による直接の指示（具体的指示）がなくても、プロトコールに従って活動を行うことになる。これを off-line MCという。

これらに関わる医師はMC医師と呼ばれ、救急救命士等の教育や訓練にも関わりを持つ。救急救命士は医療従事者の一員として医師が本来行うべき診療を補助しており、医師は救急救命士のよき理解者、協働者ともなる。医療機関内と救急活動現場のように、お互いが直接顔を合わさずに遠隔のやり取りでもって医療行為をなすのも、医療に関する医師の絶対的な権限の下に救急救命士が受命・報告を適切に行うチーム医療としての構成をなし、十分に機能するからである。

(3) 自分の経験・能力を越える診療の補助は拒否できる

医師の具体的指示による特定行為は、本来、医師の行うべき業務を救急救命士とお互いに分担し合い、分担を任された者が指示の下に適切な行動を取るとの確証があって初めて、下命・指示と受命・実施の関係が確立する。これは救急救命士が国家資格者として高度な判断能力、処置能力を有しており、予め決められたプロトコールどおりに、正しく実施できるという信頼の原則に基づいている。

しかし、救急救命士と医師とのように両者が遠隔関係にある下命・受命では、実施の推移を見ながら指示、修正を出す、あるいは少々不安な時に、その都度問い正すことが一般的に難しい。医師から指示された診療行為をいまだ経験したことがなく、自分の全能力をフルに発揮しても自信がなく、事故発生の恐れがあると判断したときは、その診療補助行為の実施を断るべきである。

もし、自分の経験能力からして無理だと承知しつつ、実施して事故が発生したときは、過失責任を追及されることになりかねない。例えば、上顎が突出した傷病者への気管挿管、十分に事前訓練していない小児CPAに対するLM挿入などの処置は、数例経験した者でさえ困難を極めるだろう。

診療補助の名の下に自分の経験・能力の範囲を越えた行為を指示されたときに、「私は指示に従っただけ」という抗弁は、プロフェッショナルとしての責任逃れのそしりを受けかねない。診療補助業務の範囲を逸脱したもの、つまり補助業務の限界を越えるものは、傷病者の安全を守るため、むしろ積極的に断り事故の発生を未然に防止すべき注意義務があるといえる。なお、このようなケースのように、医師の指示に服従すべきか、拒否すべきかのジレンマについては「第6章救急隊（救急救命士）の役割と責任、第5病院前救護の倫理」で取り上げる。

第7　傷病者情報の取り扱い・管理

1　活動記録

　傷病者等からの聴取内容や観察・処置内容、さらには現場到着や現場出発等の管理的要素である時間に至るまで、活動時に収集した数多くの情報は重要な機能を有する。これらの情報を一定の様式に基づき事案ごとにまとめたのが、救急救命士法に定める救急救命処置録及び救急業務実施基準に定める救急活動記録票であり、一定期間の保存が義務付けられている。
　この文書は救急隊の活動内容を公的に証明するもので、活動内容の検証、奏功・不適切事例の教養資料、救急活動統計の作成、司法機関から問い合わせに対する証拠文書、さらには救急活動体制の整備計画、行政管理・施策展開に向けた貴重な資料になる。傷病者を扱ったすべての出来事について完全で正確な記録として作成することが重要である。

（1）　記録の意義

　救急隊の活動内容を明らかにし、一定期間、公文書※として存在するもので、完全な記録の作成が求められる。活動そのものが扱った傷病者等の権利との関わりが深いだけに、両者の関係を明確にしておくことが社会的に求められる。また、医療関係者や消防組織に有益な資料としてだけでなく、第三者の調査研究によって新たな知見を得ることで活動の内実が明らかになり、病院前救護体制の発展がもたらされる。
実際に文書で残す次のような利点が上げられる。
　・活動を正確に記録できる。
　・法的な記録としての意味合いを持つ。
　・医学的な機能を有し、事後検証用として用いる。
　・調査研究用としての貴重、かつ莫大な情報資源となる。
　・管理情報としての機能を有する。
　記録内容は、各消防本部の活動基準に基づく救急隊自らの傷病者処置、救急隊活動の正当性を客観的に証明するものである。このように事実を明らかにするだけでなく、資器材、設備・装備の整備計画の財政的な裏付け資料として、客観性・説得性を有する。
　また、データ収集・保存は病院前救護体制の整備や処置技術の改善等にも有効である。例えば、重症傷病者を扱った際の現場到着時間、現場滞在時間、医療機関到着時間、住民処置、特定行為、診断名等の収集記録をもとに活動内容を検証することで、新たな処置の追加、資器材の導入、医療体制の改善等、病院前救護体制の戦略的展開法を見い出せる。
　特に重要な点は、傷病者が救急医療体制下に置かれている事実を認識すると、その対応が病院前救護の中だけで完結するのではなく、医療処置につなぎ、さらには社会復帰等に到る本人の病歴ドキュメンタリーの一部にもなることである。

※公文書とは、行政機関の職員が職務上作成し、又は取得した文書（図画及び電磁的記録を含む。）

であって、当該行政機関の職員が組織的に用いるものとして、当該行政機関が保有しているものをいう。

(2) 作成の根拠

救急救命士法では、救急救命士に救急救命処置録への記載及び保存義務を課している。その理由として、次の点が上げられる。

・医療機関に搬送されるまでの間に行われた処置について、搬送先の医療機関の医師に正確な情報を迅速に提供し、医師が直ちに的確な診療を行えるようにする必要がある（診療の補助行為の証明）。
・万が一、処置に過誤があった場合、責任の所在を明確にする必要があり、そのための証拠書類として存在する（訴訟における事実の証明資料）。
・記録作成義務を課すことで、救急救命士の業務に対する自覚を高める効果も期待できる（行政上の監督・指導用の資料）。

救急救命士法

> （救急救命処置録）
> 第46条　救急救命士は、救急救命処置を行ったときは、遅滞なく厚生労働省令で定める事項を救急救命処置録に記載しなければならない。
> 2　前項の救急救命処置録であって、厚生労働省令で定める機関に勤務する救急救命士のした救急救命処置に関するものはその機関につき厚生労働大臣が指定する者において、その他の救急救命処置に関するものはその救急救命士において、その記載の日から5年間、これを保存しなければならない。

また、施行規則には、救急救命処置録の義務的記載事項が明記されており、同時に救急救命処置録の記載義務及び保存義務違反に対する罰則が科せられている。

救急救命士法施行規則

> （救急救命処置録の記載事項）
> 第23条　法第46条第1項の厚生労働省令で定める救急救命処置録の記載事項は、次のとおりとする。
> 1．救急救命処置録を受けた者の住所、氏名、性別及び年齢
> 2．救急救命処置を行った者の氏名
> 3．救急救命処置を行った年月日
> 4．救急救命処置を受けた者の状況
> 5．救急救命処置の内容
> 6．指示を受けた医師の氏名及びその指示内容

記録の意義を消防の観点から捉えてみる。消防関係では救急活動記録票（救急救命処置録を兼ね

る）と称し、消防組織法第29条に基づいて市町村長が行う消防統計及び消防情報の報告のうち、救急に関する統計及び消防の報告の基礎資料となる。すなわち、救急業務に関する施策の企画、立案の基礎資料であり、活動の実態を把握する上で必要な事項が正確に記載されていなければならない。また、市町村における救急業務の円滑かつ適切な遂行にも役立てられるべきものである。

救急業務実施基準

> （活動の記録）
> 第24条　隊員は、救急活動を行った場合は、救急活動記録票等に次の各号に掲げる事項並びに活動概要等所要の事項を記録しておくものとする。
> 　一　救急事故発生年月日
> 　二　覚知時刻
> 　三　発生場所
> 　四　発生原因
> 　五　傷病者の住所・氏名・年齢・性別
> 　六　傷病の部位・程度
> 　七　傷病者を搬送した医療機関名・医師等
> 2　隊員又は准隊員は、傷病者を搬送し、医療機関に引渡した場合は、当該事実を確認する医師の署名又は押印を受けるとともに、傷病名、傷病程度等について、当該医師の所見を聴し、救急活動記録票等に記録しておくものとする。
> 3　隊員又は准隊員は、応急処置等を行うに際し、医師の指示があった場合には、当該医師の氏名及びその指示内容を救急活動記録票等に記録しておくものとする。

2　記録の使用目的

(1)　医学的な観点からの使用

　質の高い記録内容であるためには、質の高い処置が正確に行われていなければならず、これを満たして初めて内外への証明に足り得るものとなる。傷病者接触中に得た数々のデータを客観的に、しかも完全に記録することは、傷病者のニーズに的確に呼応して適切な処置が継続して行われていることを保障するものである。救急隊からの病院前での傷病者評価、処置内容等の情報が、その後の院内処置の有効性を評価する際の基礎データとして用いられる。

　また、救急隊の活動に対する事後検証の際には、救急隊が実施した内容をチェックし、どのような判断のもとに実際の行為に至ったかを医師の立場から評価するための資料となる。このように組織内での活用資料としてだけでなく、医学的な観点からの医師のチェックは、救急隊の活動が担保され病院前救護の質の改善・向上につながる。

(2)　EBP（Evidence Based Prehospital Care）構築に向けた活用

　病院前救護における応急処置は、科学的根拠に基づいた医療処置技術の適用である。このことは、処置の技術性（ある処置が症状・病態に対して効果があると裏付けされたもの）だけを言い表

すもので、傷病者特性、現場環境の特異性等、病院内と大きく異なる病院前救護の独自性・特殊性を前提にしたものとは、厳格に言えないかもしれない。

「科学的根拠」「臨床現場の状況・環境」「傷病者の意向・行動（価値観）」を踏まえ、より良いケアに向けた意思決定を行うための行動指針を「科学的根拠に基づいた医療（EBM）」という（クリニカル・エビデンスの作成経緯　大阪大学大学院医学系研究科統合医療学寄附講座　大野智）。これを病院前救護に置き換えてみると、特に「臨床現場の状況・環境」として医療機関への搬送を前提にした処置、使用する資器材、行える処置が極めて限定されていることや自然環境、物理的・化学的環境の特異性等への適切な対処法がある。

また、「傷病者の意向・行動（価値観）」として、不測の事案発生時の傷病者の情緒的反応が引き渡し後の医療機関内とでは大きく異なっており、一刻も早い医療機関への搬送前提等を総合的に包含した上で、より良い救護に向けた意思決定を行うための行動指針が必要となる（図2-27）。

このように病院前救護の特殊性を捉えた、独自のEBPを開拓するためにデータを活用する。特にウツタイン様式を用いた心肺機能停止傷病者の全国規模での分析では、一般市民による心肺蘇生等や除細動実施の有無による生存率・社会復帰率の差異が端的に表れており、住民への応急手当実施を啓蒙・促進するための指針として、十分な客観性・説得性・科学性を持つまでに洗練されてきている。

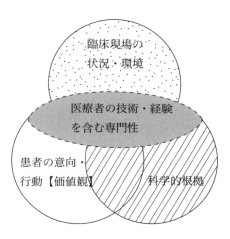

図2-27　科学的根拠に基づく医療

（3）管理的な使用

救急救命士が作成した記録は、傷病者カルテの一部でもあり、管理責任者は、5年間の保存が義務付けられている。その活用については、行政管理、年報・統計用、MC検証用としてのデータ収集等がある。

① 行政管理
  ・医療対策
  ・予算根拠、樹立
  ・救急車の配置・増強
  ・救急隊員の労務管理、技能管理
② 住民広報
  ・活動内容の公表等による病院前救護活動に対する住民の理解・協力
③ 年報・統計用
  ・記録保存（歴史的な価値）
④ 処置効果の検証
  ・ウツタイン様式による救命効果の検証、住民の応急手当の効果等

（4）法律的な観点からの使用

記録は法律的な観点からも重要視される。「救急要請に基づく出動」「応急処置の実施」「医療機関への搬送」「医師の指示に基づく救急救命処置」を救急隊と傷病者等、さらには医師等との権利義務として捉えると、事案発生を端緒にした権利義務の発生や不搬送・辞退等による権利義務の消滅があり、まさにこれらの事実を証明するものが記録で、極めて重要な意義を持つ。

救急隊が関与した事案には、犯罪に関することや傷病者側から訴訟に持ち込まれるものがある。

第 2 章　病院前救護概説

　数年経過して訴訟が起きた場合、記録は自己の扱った事案を正確に呼び戻すための唯一の手段となるので、記録の内容をできるだけ詳細に埋めておく。自分で作った内容に言及する場合、読みやすい正確な記録は大きな援護となり、自分を守ってくれる安全策となる。

　記録がない、あるいは、実質的に不完全な記録の場合は、当該事案に関わる行為のすべてを記憶だけに頼って証明しなければならない。記憶に頼ることは、激しい反対尋問に直面した際に、まったく不十分なもので、いとも簡単に矛盾点を指摘されかねない。

(5)　教育研究用としての使用

　記録をもとに諸問題を研究する者に対してデータを提供できる。また、記録のレビューは、処置、活動内容の質改善の過程において重要な要素であり、極めて説得力を持つ。
・MC 検証用
・事例検証
・活動基準へのフィードバック

3　記録の作成

　取り扱い事案ごとに、あらかじめ定まった様式のもとで具体的な項目を活動記録票として作成する。

(1)　記録様式

　最も一般的なものは記述式であるが、チェックボックスとの組み合わせ方式が多い。記述内容を事故現場の様相や供述内容を冗長的ではなく、手短かにまとめる。

(2)　記録票のデータ

　前述したように活動記録票の使用目的は多くあり、記録として価値を有するのは、そこに記載された情報が正確であるからである。これは情報を受ける側が記載内容によって、現場での活動や傷病者と接触した当時の様子が再現劇のようにわかることでもある。

　記載の際に絶対に守らなければならない事項が2つある。一つ目は、「書かれていないことはやられていない」のと同然であり、これは後で事実の確認が取り沙汰された場合には、記録の内容が絶対性を持つだけに書かれてない内容を誰も証明できないからである。

　例えば、バイタルサイン観察の結果、すべてが正常範囲にあるとの理由でチェックや記載を抜かした場合、これは観察を怠ったとみなされてしまう。やったならやった事実として「異常なし」と記載すると、適正な行動が証明される。

　もう一つは「事実の認識と反することを記載しない」、すなわち虚偽の記載をしないことである。例えば、客観的事実として「脈拍が速い」状態を「脈拍が遅い」と記載すると虚偽の記載になる。しかし、適正能力の保有の評価は別にして、自分は「脈拍が遅い」と判断して、そのとおりに記載したとなると虚偽の記載には当たらない。

　救急救命士法第46条には、救急救命士が救急救命処置を行った際の救急救命処置録への記載義務が規定され、さらには救急救命処置録に記載せず、又は救急救命処置録に虚偽の記載をした者には、法第55条第2号の罰則規定が適用される。消防組織に勤務する救急救命士が職務権限に基づき作成するもので公文書にも当たり、社会の信用力が大きく、仮に偽造作成した場合には大きな被

害をもたらし、重い処罰が科せられる。

これらの行為は、傷病者の生命を守る医療人として、嘘をつかない、誠実である、傷病者を裏切らないなど、倫理に則るプロフェッショナルとして当然な職責とも言える。

記載の虚偽は絶対にやってはならない。仮に作為、不作為の過ちがあったとしても、これを取り繕おうとしてはいけない。過ちによって生じた状況を修正・改善するために、どのような手段を講じたかを正確に書くほうが、プロフェッショナルとしての態度である。

例えば、肺線維症を増悪させるとして酸素投与を避けるパラコート除草剤の経口摂取の事例で、意識障害及び呼吸抑制を呈した傷病者に10ℓの大量酸素投与を実施。傷病者を詳細に観察したところ、衣類に薬剤付着の痕跡や周囲の薬瓶を確認し、すぐさま酸素投与を中止した。特に危機的状況の傷病者に対して、状況不明の中、その対応を即断しなければならないことが往々にしてあるが、虚偽ではなく事実を正確に記載する。

記録で特に偽造に手を付けやすい項目の一つとして、バイタルサイン、時間等がある。バイタルサインを取らない、作為・不作為の過ちを正当化するために数値を変えようとする。例えば、胸痛を訴える傷病者に、事実に反して酸素投与の実施や適正な酸素投与量に修正するかもしれない。前述したように救急救命処置録の虚偽の記載は、罰則規定が適用されるだけでなく、倫理にもとる行為である。

（3）　用語の定義

記録票にある用語を定義付けることで、応急処置、活動がより高いレベルへと進化していく。用語をお互いが同じ認識で用いると、分析結果を真摯に受け止め、問題点等へ対処する姿勢も格段に異なってくる。

また、消防本部間のデータ比較・分析も信頼でき、それにより良い救急活動の実践が促進される。いくつかを例示する。

- 現着（現場到着時間）：救急隊が指令先住所（又は住所付近）へ到着し、車両を停止した時分
- 病着（収容医療機関到着時分）：傷病者を引き継いだ医療機関に到着し、車両を停止した時分
- 医師引継（収容医療機関引継時分）：収容先医療機関の医師と傷病者が接触した時分
  「接触」とは、問診・指針・触診等のほか、処置ベッド上の傷病者が確認した場合等、医師の管理下に入ったことを示す。

（4） 情報の種類

活動中の主な収集データとして、次のようなものがある。

（傷病者情報）
- 主訴
- バイタルサイン
- 氏名、性別、年齢
- 傷病者の状況
- 救急隊が到着する前に行われた処置
- 口頭指導内容

（管理的情報）
- 救急隊の出場した場所
- 通報時間、覚知時間
- 救急隊が傷病者のもとに到着した時間
- 救急隊が現場を出発した時間
- 目的とする医療機関に到着した時間
- 処置（CPR、除細動、特定行為等）時間
- 処置を医師に引き継いだ時間

　管理的な情報には、各行動の開始・終了時間が含まれるが、正確な情報を収集し、記録する意味合いだけでなく、法的な観点から使用する際にも極めて重要な意義を持つ。特に時間的な管理要素の強いCPRや除細動処置の効果判断、行動の開始・終了時間、現場到着までの遅延時間、現場出発までの時間延伸等の妥当性の判断は、法的な疑問が起きた場合には非常に重要である。

4　記載要領

（1）　基本的な原則

　これまで述べてきたように、記載内容は信頼性のあるものでなければならない。次の点を念頭に置いて記載する。

① 正確に、完璧に

　記録用紙のすべてのチェック箇所、記載箇所を埋めることが、正確さ、完璧さを担保する。また、正確な医学用語、略語を用いて、誤字、脱字のないようにする。

② 読みやすく

　すべての記述、特に記載箇所については、できるだけ平易な文にして読み手の視点で読みやすいように書く。チェック箇所もはっきりと「レ」点を入れる。

③ タイムリーに

　活動を終え配置場所に戻ったならば、できるだけ速やかに記録票を作成する。記録を遅らせると、記憶の薄れや忘れなどで重大な過ちを犯す原因となる。また、数日も書くのを溜め込むと、傷病者処置を適正にしてないと見做されかねない。

④ 間違いがないように

　いくら注意を払って記載しようとしてもミスは起こり得るが、ミスの修正に疑いを持たれない

ようにする。誤りがあった場合に、修正箇所に横線を引いて修正する。消そうとしたり、修正液での塗りつぶしをする行為は、自分の不正を隠蔽し、意図的に虚偽の報告をしたとして、あらぬ疑いをかけられかねない。

(2) 記載の実際

チェック欄以外に主訴等を記載し、傷病者の状況をより詳細にしておく。主訴とは傷病者自身が述べた内容で、本人に意識がない場合には、家族等が供述した内容である。簡潔な記載にもかかわらず、傷病者像や問題点をより明らかにしてくれる。そのためには、傷病者に対して適切な質問を行い、注意深く観察し、客観的、主観的情報を端的に捉えるようにする。

① 客観的情報と主観的情報

客観的情報とは、対象を捉えるものが何らかの方法でチェックでき、等しく証明できるものである。例えば、脈拍測定時の回数、リズム、強弱、不整等、モニターの観察結果、傷病者の外観等の情報が該当する。

主観的情報は、個人的な受け止め方、個人的な解釈に基づく情報で、傷病者が「刺すように下腹が痛い」と訴えているなどがある。

② ポイント情報の記載

疾患に特有な発現症状を傷病者が特に訴えない場合がある。自動車事故でフロントガラスに網状亀裂があるにもかかわらず頸部の痛みを否定する、また、高齢者の心筋梗塞で胸部の痛みを訴えていない場合など、傷病者の否定的な訴えに注意する。

事案発生と直接関連のある現場の状況に関する情報も重要である。例えば、薬剤使用による自殺企図の事例では、「部屋の中」との表現ではなく、「くず入れや周囲に薬剤包装がなかった」と、ポイントとなる箇所の検索結果を記載する。または「ガス中毒では異臭が感じられなかった」など、現場の観察結果を正確に記載する。

これらの情報は、医師に対し救急現場における適切な傷病者像を提供するものである。また、事案発生の機序、経過等を十分に把握した上で、救急隊によって特異な身体部位が適切に評価されたことを証明するもので、きちんと記録しておく。

③ 適切な表現法

記載内容として不適切な一例として、「酩酊していた」がある。酩酊状態も人によって様々で、呂律が回らない、あたりを弁えずに一人で喋りまくる、意識状態が朦朧としている、などが一般に言われる酩酊状態であるが、現場では普段の状態と比べようがない。これらの状態は、救急隊の主観的な情報であり、人によって捉え方が異なってくるかもしれない。それに比べて「呼気にアルコール臭がする」は、より客観的な表現となる。

また、心筋梗塞のように観察結果、心電図モニター等から典型的な徴候が捉えられたとしても、決して断定的な診断名を記載すべきでない。傷病者の訴える症状と救急隊の把握した徴候等で、医師に提供する十分な情報となり得る。用語を適切に使用し、誤字を避けるのは、当然である。例えば、心電図波形の判読で「ＶＴ様波形」の表現がみられるが、医学的な解釈ではないので避けるべきである。

(3) 各欄の記載要領

① 観察、救急救命処置の記載については、バイタルサインのチェック欄に基づく処置内容や処置

に対する傷病者の反応を実施順に手短に記載する。これは実施者側の主観的な記述で、これを現場に居合わせない医師が読んで、現場での救急隊の行動を思い浮かべられるような記載でなければ、その意味はなきに等しい。

しかし、記述欄のスペースは非常に限られており、冗長的でなく端的に書くという技術を要する。一般的に時系列の記載形式となっているが、バイタルサインの変化に対する対処内容が明瞭に書かれていると、読み手側の医師も傷病者像（処置によって改善したのか、悪化したのか）を把握できる。

② 病院選定経過欄には、家族の希望を聞き入れて選定した理由や受け入れを拒否された理由等を記載する。

③ 傷病者が処置を拒否した事例については事案発生直後でなく、ある程度、日数が経過した後に問題の起こる場合が多い。正常な判断能力を有する成人は、処置を拒否する権利を持つが、本当に確証を持って正常であることを判断できたかどうかが問題となる。

処置の拒否、搬送拒否等を示す傷病者に関する記録は、それを決定付けるまでの経緯、救急隊が説明・説得に努力した内容、拒否過程を詳細に記載することが重要である。事後に問題が提起された場合には、これらの内容によって救急隊が守られる。

ケース　不搬送事案（頭部に約5cmの挫創、意識状態は清明）の記載例

救急隊；頭から血が出ています。一度、病院で診てもらったほうがよいです。
傷病者；ちょっと転んだだけでたいしたことない。
救急隊；強く頭を打ったと思われますが。
傷病者；こんなことは、しょっちゅうある、大丈夫。
救急隊；いまは、なんでもなさそうですが、しばらくしてから意識がなくなることもあり得ますよ。
傷病者；病院へは絶対、行かないよ。血も止まっているし。
救急隊；外見はよくても、頭の中に障害が起きているかもしれない。病院で検査しないとわからないですよ
傷病者；自分の体は自分が一番よく知っているから、大丈夫だよ。

5　傷病者情報の取り扱い

(1)　救急救命士法の規定

救急救命士は他の医療職種と同様、傷病者の健康に関する情報だけでなく、家族関係、社会状況等、他人が知り得ない個人的な情報を容易に得る。これは、病院前救護における観察、救急救命処置、医療機関選定等を適切に行うための正確な情報収集によるものである。

情報を提供する傷病者側も自分の健康を守るために救急隊に聴取されていると認識・納得しており、また、知り得た情報を他人に漏らさないと信頼しているから初めて自分の秘密を話してくれる。仮に、このような信頼が裏切られ他人に漏れたとすると、傷病者にとって不利益となるばかりでなく、傷病者との信頼関係が崩れ、適正な病院前救護の活動に影響が出てくる。

救急救命士法には守秘義務が設けられており、これに違反した場合には、6ヶ月以下の懲役又は50万円以下の罰金に科せられる。

救急救命士法

> （秘密を守る義務）
> 第47条　救急救命士は、正当な理由がなく、その業務上知り得た人の秘密をもらしてはならない。救急救命士でなくなった後においても、同様とする

　救急救命士法で処罰の対象となるのは、「正当な理由がなく」秘密を漏らした場合である。「正当な理由」があると守秘義務の違反を問われないが、これは、本人の同意のある場合や法令上届出義務がある場合（高齢者の養護者に対する支援等に関する法律〈高齢者虐待の防止〉、児童虐待の防止等に関する法律〈児童虐待防止法〉）である。本条は、傷病者の利益を保護するために設けられたもので、救急隊に提供した自分の情報を第三者に提供することを承諾したのであれば違法にならない。

　また、秘密を守ることが公共の福祉に反したり、公の秩序を乱す場合には、秘密を漏らしたとしても、正当な行為になり犯罪は成立しない。例えば、救急現場で傷病者からAIDS罹患者であると告げられた場合、止血処置を実施したバイスタンダーにその事実を知らせることは正当な理由といえる。仮にこれを隠しておいた場合にバイスタンダーは、汚染部位の水洗浄や医療機関での検査などの適切、有効な措置が取れずに、感染によって大きな被害をひき起こすことが当然に予測される。秘密を保護する傷病者の利益とバイスタンダーへの感染の危険とを比較し、バイスタンダーの健康の利益がより大きいので、傷病者の秘密が侵されるのもやむを得ず正当な理由があると言われる。（「第6章救急隊（救急救命士）の役割と責任、第5病院前救護倫理、第2部実践編、6秘密性」を参照）。

（2）　活動中における配意

　病院前救護の特殊性から、個人情報を取り扱う際に注意すべき点を上げてみる。まずは、第三者が介入したり、傷病者本人と直接関わりのない他人が存在しているなかで、傷病者の秘密に関する情報を聞き取らなければならない場合がある。

　また、聴取した結果を収容依頼の際に屋外から無線・電話の肉声でもって傷病者情報を医師に報告する際、周囲にいる者は容易に知り得て、傷病者の秘密が漏洩し保護されなくなる。医療機関側にとっては収容可否を判断する決定的な情報であるには違いないが、「既往症等の詳細は車内収容後に」と一報するなど、救急救命士法を遵守する姿勢を崩さないようにする。

ケース　救急隊が医師への連絡する際に、「自分の病気が近所の者に知れた」との苦情

> 　妻の具合が悪くなり、一緒にいた義母が119番通報し、ポンプ車と救急車が出場してきた。その際、義母が消防職員に対し以前にガンセンターで手術したことを話すと、その職員は廊下でガンセンターにかかっていることを病院名とともに大きな声で話をした。妻の病気は周囲に伏せていたのに、「ガンセンター」の一言で、周囲に妻が癌であることを知られて

しまった。

　また、夜にポンプ車と救急車が出場してきたので、多くの野次馬がいる状態であった。その声は倒れている妻にも聞こえてしまったので、現在入院している妻も傷付いている。妻を搬送してくれたことには感謝するが、その言動だけは納得できない。出場した消防署から説明をいただきたい。

（3）　個人情報の保護

　個人情報保護法の対象には、文書、電子記録媒体、写真等、特定の個人が識別できるすべての情報が含まれる。このように記録媒体には、傷病者の個人情報が満載されており、情報の取り扱い・管理は慎重でなければならない。

　その機密性は傷病者の絶対的な権利でもあり、本人の同意を得ない、または法令に基づかない利用を厳しく制限している。扱う個人データの漏洩、紛失を防止するために、組織としては平素から安全管理対策を講じておく。

　また、あらかじめ本人の同意を得ないで個人データを第三者に提供してはならないとされており、民間保険会社、職場の上司、学校の教職員等から傷病者の事故状況や容態等の照会には、傷病者の同意を得ずして回答してはならない。「Aさんの知り合いだが、見舞いに行きたい。病院の名前を教えて欲しい」など、救急隊に直接電話での問い合わせがくる場合もある。

（4）　対象となる文書等

　救急活動に伴い収集した情報、これには出場指令書、不搬送同意書、傷病者搬送通知書、転院搬送依頼書、救急搬送トリアージシート、PHS等の着発信履歴等、救急隊用携帯型端末、救急資器材に付属する電子記録媒体、出力した傷病者に関する心電図モニター記録紙、救急業務及び救急活動記録の作成に使用するメモ等、文書だけでなく音声等が含まれる。

（5）　管理要領

　まずは文書等の紛失、漏洩等を防止する。特に傷病者の観察、状況聴取内容については、メモ用紙等に事前に記載した後に活動記録票に正規にまとめる傾向があるが、傷病者に関する情報は多様で、常に公文書であるとの認識を持つ。そのためには、聴取内容の記載もあらかじめ様式を定めておくと、散逸したり、ポケット等にしまい込むのを防止できる。

　また、記録票作成後には、出場指令書や前述した聴取内容記録用紙の廃棄、電子記録媒体データの消去を速やかに行う。

第8　救急活動と医療事故

1　医療事故

（1）　医療事故とは

　医療事故とは、医療行為を原因として患者の生命・身体に有害な結果が生じた場合の総称であ

る。医療行為に過失があったかどうかを問わず、したがって医療機関に法的な責任が生じないケースもある。この医療事故のうち、事故の原因として医療機関側に何らかの過失があるとみられる場合を医療過誤という。

表2-12　医療事故

> 医療事故
> ・医療従事者の過誤、過失の有無を問わず、医療に関わる場所で、医療の過程において発生する、すべての人身事故
>
> 具体的内容
> ・死亡、生命の危険、病状の悪化等の身体的被害及び苦痛、不安等の精神的被害が生じた場合
> ・傷病者だけでなく、針刺し事故のように医療従事者に被害が生じた場合
>
> 具体的事例
> ・静脈路確保；針刺し事故、動脈穿刺、不適切な薬剤使用（使用期限切れ、異物混入）等
> ・気管内チューブ；食道挿管、歯芽損傷等
> ・ＷＢチューブ；気管挿管、食道破裂等
> ・転倒、転落；ストレッチャー転倒等
> ・外傷；傷病者の身体への資器材等の落下による受傷等

(2) 事故の発生背景

事故発生の背景には、過失と不可抗力によるものがある。過失とは、有害な結果を発生させないように意識を集中させる義務を怠る、いわゆる注意義務違反である。特に民事責任や刑事責任の成立要件は、違法な結果を認識・予見できたにもかかわらず、注意を怠って認識・予見しなかった心理状態にある、あるいは結果の回避が可能だったにもかかわらず、回避するための行為を怠った場合である。

これは「するべきことをしなかった」、または「してはならないことをした」であり、CPR処置時の事故に例えると、前者は手の位置が胸骨上にない、極端に圧迫が深いために肋骨骨折をきたす場合であり、後者は脈拍が触れるにもかかわらず適応判断を誤りCPRを実施し、その結果、心肺停止状態に至らしめ被害を発生させた場合である。

また、不可抗力の事故とは、例えば高齢者へのCPRの際に正しい手の位置、適正な圧迫、リズムで、過ちがないように実施したとしても、そもそも傷病者の要因で肋骨に骨折をきたす事故が生じたものである。

図2-28　事故の発生背景

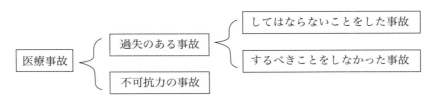

(3) 医療過誤(過ち、過失)

医療過誤とは、医療事故の中で医療従事者が医療の実施中に、当然払うべき業務上の注意義務を怠り、患者の生命・身体を侵害し、死傷等の被害を発生させたものである。事故に対する責任・処分として、刑事責任、民事責任、行政処分がある。

図2-29 医療過誤

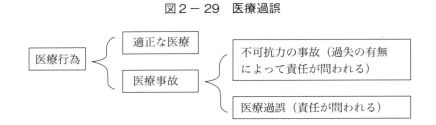

例えば、活動の際に入手した傷病者の個人情報を他人に漏らしたとしよう。この場合、救急救命士法の第47条の「正当な理由がなく、その業務上知り得た人の秘密を洩らした」として、救急救命士法第54条違反になり、50万円以下の罰金に処せられる(刑事責任)。また、民法第709条の「故意又は過失によって他人の権利又は法律上保護される利益を侵害した者は、これによって生じた損害を賠償する責任を負うとして損害賠償責任(民事責任)を追及され、さらには救急救命士法第9条第1項により「罰金以上の刑に処せられた者、あるいは救急救命士の業務に関し犯罪又は不正の行為があった者」のいずれかに該当し、厚生労働大臣による免許取り消し(行政法上の処分)といった行政処分を受ける可能性がある。

ポイント 事故に対する責任・処分

- 刑事責任(犯罪);法を破る行為に対する刑罰(刑法)
- 民事責任(賠償);他人に与えた損害を補うこと(民法)
- 行政処分(免許);与えられた免許の取り消しや停止などの処分(救急救命士法)

2 救急活動に伴う医療事故

(1) 事故の起きやすい病院前救護の特性

不安定な状況の中での活動では、事故発生の危険性が高まってくる。次に簡記するような現場特性の中で活動するのが救急隊に課せられた任務であり、ある面ではリスクとの闘いとも言える。

① 実施者
  a.実施の主体は救急救命士である。
    ・遠隔位置にある医師の指示の下に実施する(他人が介在することの良否、指示の方法)。
    ・医師の責任の及ばない範囲の行為も含まれる。
  b.医療機関の医師に引き渡すまで継続して侵襲性の救急救命処置を管理する。
    ・自ら行った危険な医療行為を継続して観察・管理する(第三者のチェックなし)。

・他者の行った行為（在宅療養継続中の傷病者）を管理する。
c．数少ない隊員で対応する。
・一人で資器材の準備から実施までを担当しなければならない。注射器、薬剤の準備・確認、ラインの設定、穿刺、ラインの接続、滴下速度の調整、医師への指示、報告、モニターの確認等、正しく実施できるためにはプロトコールの習熟をもとに、その手順をしっかりとマスターする知識、技術が必要である。
d．動きの中での活動である（救急車内、ストレッチャー、階段搬送中）。

② 状況（環境）場所
・活動環境が特異的である（屋外、救急車内、衆人環視、トイレ・事故車両等の狭隘箇所、傷病者アクセス困難）。
・天候、時間帯

③ 傷病者
・傷病発生の直後の情緒的反応がある。
・重症傷病者へ対応する。

(2) 事故発生の危険要因

事故発生に直結する現場特性を、医療要因、状況（環境）要因、傷病者要因に分け、それぞれの要因を具体的に上げるが、一般的には、このような危険要因の複合により事故が発生する。

表2－13 病院前救護における事故発生の危険要因

種　類	要　因	具　体　的　内　容
医療要因	医療従事者	・人間のエラー特性 ・知識・技術・経験の不足 ・医療従事者間のコミュニケーションの悪さ
	医療機器、器具などのハードウェア	・操作設計上の問題 ・メンテナンスの不良 ・個人装備の配置
	環境	・屋外活動環境（物理的・化学的・生物的な危険要因）、救急車内環境 ・気象状況・照明
	管理・組織	・労務管理（勤務体制） ・職場教育・研修制度の問題 ・組織風土・文化の問題
状況要因（状況要因とは、医療と傷病者の双方の危険要因を増幅するもの）	病院前救護の状況	・複数の傷病者への対応、容態急変への対応 ・深夜の救急業務、連続した活動 ・救助活動と並行した救急活動 ・搬送（時間的切迫、持ち上げ、車両搬入）を前提にした現場活動 ・移送中・走行中の処置 ・救急車運行
	傷病者の状況	・発症の特異性（突発的、発症場所の不定）

傷病者要因	傷病者特性	・身体・精神的要因（年齢、傷病、社会的地位） ・傷病者の体動 ・コミュニケーション能力、性格

(3) 事故防止

① 「してはならないこと」をしない

　まずは、救急救命士に許された行為（法令等をきちんと守り）を、適正な手続きでもって（医師の指示の下で）、適正な方法で（手順通りに）実施することが基本となる。実際の行為に際しては、傷病者に障害を及ぼす可能性のある間違いがどこにあるかを常に意識し、防止するための手段としては、必要な知識・技術の修得が事故防止につながる。

　a．間違いを起こさない。

　　「言うは易く行うは難し」であるが、様々な応急処置の中で全神経を集中して実施しなければならない人体侵襲を伴う行為が、どれほど危険か、それに伴ってどのような重大な結果をもたらすかを強く認識する。

　b．行為の危険性とその要因を知る。

　　（医師の具体的な指示を必ず得る）
　　・静脈路確保
　　・器具を用いた気道確保
　　・薬剤投与
　　（行為の危険性　例；静脈路確保）
　　・適応患者、適正な器具使用法、性能
　　・穿刺部位、ゲージ、穿刺法・手順、点滴速度
　　・危険性；腫れ、動脈損傷、神経損傷
　　・透析シャント　静脈瘤、血管極細、血管確認（一）
　　・傷病者の体動

　c．常に正しい行動が取れるように訓練する。

　　・手順は条件反射的に行動できるまでに訓練を行い、身体化を図る。
　　・緊張、緊急状況等、間違いを誘発しやすい危険状況を知る。
　　・プレッシャーの状況でも正しく行動が取れるように訓練する。

　d．過ちがわかり、未然に防止する。

　　・確認呼称をする。
　　・絶えず振り返る。

　e．過ちに正しく、迅速に対処できる。

② 「すべきこと」をする

　定義にもあるように、医療行為は治療目的のために人体に危害を加えるものであり、実施に伴う様々な危険要因が内在する。しかし、危険な行為に伴ない起こる事故との間には、相当な因果関係があり細心の注意でもって予見、回避できることから、徹底した事前の事故防止策を講じる。

　a．事故を誘引する明らかに誤った行為とは？　どのような事故が起こるのか？

　　（気管挿管）

- 喉頭鏡梃子；歯牙損傷
- 食道挿管；無換気
- チューブの深入れ；片肺挿管
- 無理な挿入；口腔内、気管損傷
  （静脈路確保）
- 接続部の外れ
- 穿刺時の不潔操作（穿刺部位、針等）；感染
- 静脈路確保；点滴液漏れ
- 神経損傷
- 動脈誤穿刺による損傷

b．行為に伴ってどのような事故が起こる可能性があるかを予測する。
- 電話等による指示受け、医師であることの確認、「特定行為の指示要請です」を明確に伝える。
- 傷病者移動等によりラインの抜け、気道確保用器具の抜け、モニターアタッチメントの外れがある。
- 輸液ラインの接続部の外れ、閉塞、抜けなどがある。
- 皮下液漏れを生じるが、意識障害者等は、痛みを訴えない。
- 針刺し部位が足背、手背の静脈の場合、静脈炎や静脈血栓を生じやすく、液漏れのリスクが高い。
- 傷病者の体動に伴って、滴下速度の遅れや停止をきたす。

c．自らの行為に責任を持って継続評価する

表2－14　気管挿管の合併症と管理

合　　併　　症	原　　因	処　　置
挿管中に起こる合併症		
歯牙損傷	粗暴な操作、脆弱	高い意識水準
口唇損傷	粗暴な操作、頻回操作	高い意識水準
舌損傷	粗暴な操作、頻回操作	高い意識水準
口腔・咽頭損傷	粗暴な操作、頻回操作	高い意識水準
喉頭損傷・浮腫	粗暴な操作、頻回操作	高い意識水準
気管・食道損傷	粗暴な操作、頻回操作	高い意識水準
低酸素血症	操作時間延長	素早い操作、BMV換気
高二酸化炭素血症	操作時間延長	素早い操作、BMV換気
誤嚥	胃充満、妊娠	輪状軟骨圧迫、気管内吸引
頸髄損傷	不注意な操作	頭頸部の固定
挿管直後に起こる合併症		
食道挿管	不注意な操作	聴診、カプノメーター、EDD、再挿管
気管支内挿管	不注意な操作	
気管チューブの閉塞	不注意な操作	聴診、若干のチューブの戻し、気管内吸引
気管内チューブ留置中に起こる合併症（人工呼吸中）		
カフ圧による気管粘膜虚血・壊死	カフの過膨張	圧調整

第2章 病院前救護概説

圧外傷（気胸）	肺コンプライアンスの低下	適正圧換気
気管内チューブの閉塞	分泌物、喀痰、チューブ曲がり	気管内吸引
抜管時の合併症		
上気道閉塞	分泌物	口腔・咽頭内吸引
嘔吐・誤嚥	操作	気管内吸引

3 注意義務の意義

特に特定行為については、実際の適用の際に入念かつ細心の努力でもって意識を集中させないと、人体へ新たな危害を生じさせる。注意義務とは有害な結果を発生させないように意識を集中させる義務であり、「結果の発生を予見すべき義務（予見義務）」と「結果の発生を回避する義務（結果回避義務）」の2つの要素からなる。

この義務は、第一に通常の人ならば意識を緊張させることによって、いかなる結果が発生するかをあらかじめ知ることができる範囲で課される。これを「予見義務」という。第二に予見可能であり、その結果を回避することが可能な時に注意義務が課される。これを「結果回避義務」という。

例えば、救急救命士の行う気管挿管の場合、喉頭展開の実施に伴う口腔内の損傷、歯芽損傷、気管内チューブ挿入に伴う食道損傷、気管損傷等の発生する可能性がある。救急救命士は、それぞれの手技の段階でこれらの危害を認識しており、危害を生じさせないためには、どのような注意を払うべきか（例えば、喉頭展開では上歯を梃の支点にしない、触れない、気管内チューブ挿入時には目視で声門を確実に捉え、スタイレットを抜いた後にチューブ挿入を2cmとするなど）、食道挿管という最悪の危害発生の有無を確認するためには、胸部の上下運動の視認や聴診器での送気音を聴診する（一次確認）、さらにはカプノメータ等、器具による客観的な確認を行う（二次確認）など、実習等を通して熟知している。

また、仮に危害が発生した場合には、気管内チューブを迅速、適正な方法で抜くという、一連の万全な行為が訓練等により、実施者の知識・技術がちゃんと医療水準に達していることを前提にする。

表2-15 救急救命処置の注意義務（例示）

行　為 人体の生命に危害を及ぼす恐れのある行為	予見義務 行為によってどのような危害が及ぶかを認識、予測する義務	結果回避義務 認識、予測した結果が発生した際に回避する義務
気管挿管の侵襲行為	口腔内損傷、歯牙損傷、食道挿管、気管損傷	・手技への修練、注意事項の順守 ・聴診器による送気音の確認、胸の十分な挙上の視認 ・カプノメータ等、器具による客観的な評価 ・継続観察 ・MC医師への助言要請
静脈路確保等の侵襲行為	腫れ、漏れ、神経損傷	・穿刺部位の継続観察 ・痛みに対する傷病者反応の観察 ・ルートのつまり・滴下確認

ストレッチャー等搬送	転落	・固定バンド実施、外枠処理
一般人への活動協力依頼	身体損傷、感染	・手順及び注意事項説明 ・手袋・マスク装着
禁忌事項（未熟児への酸素投与）	網膜剥離	・症状・病態把握 ・ＭＣ医師への助言要請
禁忌事項（パラコート中毒への酸素投与）	肺線維症	・状況聴取症状・病態把握
禁忌事項（ＣＯＰＤへの酸素投与）等	高濃度酸素投与による症状増悪	・症状・病態把握 ・ＭＣ医師への助言要請
救急車への同乗者	身体損傷	・固定ベルトの装着指示 ・乗下車時の介添え等

図2－30　注意義務

法律上の義務：診療契約関係なしに診療に当たる事務管理の場合にも「その事務の性質に従い、最も本人の利益に適すべき方法によりその管理をなす」義務がある。

注意義務：有害な結果を発生させないように意識を集中させる義務

- **予見義務**：意識を緊張させることによって、いかなる結果が発生させるかをあらかじめ知ることができる範囲で課せられる。
- **結果回避義務**：予見が可能であり、その結果を回避することが可能な時に注意義務が課せられる。

回避義務の内容：予見可能ならば、その危険を予知し処置の実施を思いとどまるべき。万一危険を感じた場合には、ただちに交替するだけの謙虚な態度を取り、「処置を中止すべき義務」がある。

ポイント　注意義務

---

① 傷病者搬送

（予見義務）

・生命危険のある傷病者を医療機関へ搬送しない。搬送しなければ、生命身体に危険な結果が発生する恐れがあることを、救急隊員であれば誰でも認識できる。

（結果回避義務）

・生命への危険な結果の発生を防止するために、救急救命処置を行い、医療機関へ搬送する。

（注意義務）

・救急救命士としての一定レベルの知識・技術の保持で足りる内容で注意義務を果せばよい。

② 気管挿管

(予見義務違反)
- 救急救命士レベルとして、気管挿管に伴い歯芽損傷、食道挿管、皮下気腫等の起きることを知らない。

(結果回避義務違反)
- 不十分の喉頭展開で食道挿管をきたす。
- 食道挿管という結果を回避するために、心窩部・胸部聴診、イージーキャップやCO_2モニターの使用を怠る。

(注意義務)
- 救急救命士として知っていなければならないこと、できなければいけないことの範囲で注意義務が課せられる。

① 予見義務

医療行為上の過誤で多いのは、「無知」によるものである。実施者が不勉強で実施する行為に対する知識不足のために悪い結果が予見できなかったとしても、注意義務違反となる。

② 結果回避義務

予見可能であれば、その危険を予知し医療の実施を思いとどまるべきだとするのが大切で、その危険は適切な防止措置を講ずることで解消されるのが通常である。言い換えると予見可能な危険な行為に出るときには、それを回避する手段を講ずべき義務、すなわち結果回避(防止)義務が課され、この義務を尽くして初めて性質上、危険な行為を行うことが法的に許される。

もし最善の防止措置を講じてもなお危険の発生を防止できない場合には、直ちに交替するだけの謙虚な態度を取り、「実施を中止すべき義務」があることになる。

ケース　誤挿管

消防本部は、消防署の救急救命士が心肺停止状態の男性傷病者に気管挿管をする際に誤って食道に挿入した疑いがあると発表した。男性は搬送先の病院で死亡したが、因果関係は不明という。

同消防本部によると、男性の家族からの119番を受けて5分後に救急隊が到着。男性は心肺停止状態だったため救急救命士が気管挿管をしたが、正常に挿入されたかを確認する「呼気二酸化炭素検出器」などでも異常はなかったという。病院に搬送した際、当直医が「蘇生用強制換気用具」で確認したところ、肺ではなく胃に反応があったとして誤挿入と判断した。口頭鏡や聴診器での確認はしていない。男性は死亡。

ケース　ストレッチヤーからの転落

病院救急入口前通路付近において、意識のある傷病者を救急車後部から搬出するにあたり、転落防止ベルトで固定されないまま、メインストレッチャー上に乗せた底部が丸いアルミニウム製のスクープストレッチャー上に横臥(地上高が約60センチメートル)。隊員3名でメインストレッチャーの左右を支えることなく、単独で同メインストレッチャー後部のキャリアハンドル部分をつかんで救急車から引き出す。

救急隊長は、隊員の右後方に位置し、隊員が上記メインストレッチャーの搬出を単独で開始したのを認めながら、これを制止して隊員3名で同メインストレッチャーの左右を支えるなど傷病者の転落防止措置を指揮しないまま漫然と傍観した。

メインストレッチャーを左に傾けて傷病者を地上に転落させ、顔面を強打。加療約2週間を要する見込みの前歯2本の損傷及び口腔内出血等の損害を負わせた。

4 過失に対する考え方

(1) 過失の捉え方

救急隊は傷病者の生命、身体に対する危害の発生を未然に防止する注意義務を負っている。業務上、必要な注意を怠ることが過失である。行為に対する過失を検討する場合には、正当な義務があるのか、責任の範囲内でその義務をきちんと行わなかったのか、さらには行為と過失の間に因果関係があるのかをきちんと見極めなければならない。

ケース　不搬送により過失を問われた事例

(事故の概要)

男性。警察署内で発見、警察官に住所、氏名等を告げる。顔面、頭髪、衣服に血液付着、救急要請。消防側からの依頼で外科当番医へ連絡、手術中のため拒否。

救急隊到着時、署内の長いすに横たわっていた。嘔吐跡あり。JCS 10、左目周囲の腫れあり。身体付着血は鼻出血で、緊急性はないと判断。到着した家族に、飲酒のため受け入れ先病院がない、軽症で緊急性がない旨を説明。家族から搬送の要望があったが、かかりつけでないと診てくれないなどの理由で救急隊は搬送を断る。様子がおかしくなったら救急車を要請する旨を伝え、不搬送承諾書に署名。

帰宅後、救急要請。脳挫傷、急性硬膜下血腫

(原告)

救急隊は、原告の病態を的確に把握せず、搬送する義務があるにもかかわらず搬送しなかったために植物状態になった。

(判決)

意識障害、嘔吐を伴う何らかの重症疾患を負っている疑いあり、医療機関に搬送する緊急の必要性があった。飲酒しているために搬送先がない、軽症で緊急性がないなどの説明により、不搬送同意書に署名しているが、これはやむを得ずになされた対応で「反対の意思表示」をしたものと評価することはできない。搬送義務を免れることはない。不搬送と植物状態になったことの因果関係を是認。

(教訓)

基本的には病院への搬送に同意するように勧めることが、消防機関の救急責任を回避する最善の方法である。

119番の救急要請を受け、一旦、現場へ赴くと傷病者を救護する義務が救急隊側に生じる。これを怠たる、あるいは同じ程度に教育、訓練を受けた救急隊員と同等の救護レベル（一般的にはオーソライズされた活動基準の範囲内）で傷病者に対応できない場合には、義務を適正に果たせなかったことになる（「本章、第1救急業務、3救急業務の法的運用」を参照）。

また、救急隊の行為に注意力を欠き、きちんと義務を果たせず、それによって傷病者の症状が悪化した場合、これには相当に明らかな因果関係がはっきりと示されなければならないが、発生させた障害に対する責任を有することになりかねない。

過失に対する考え方を適用する場合には、このような義務、その義務の不履行、不履行と損害発生の因果関係の3つの要素を必要条件としてしっかりと捉えておく。

図2－31　過失構成の3要素

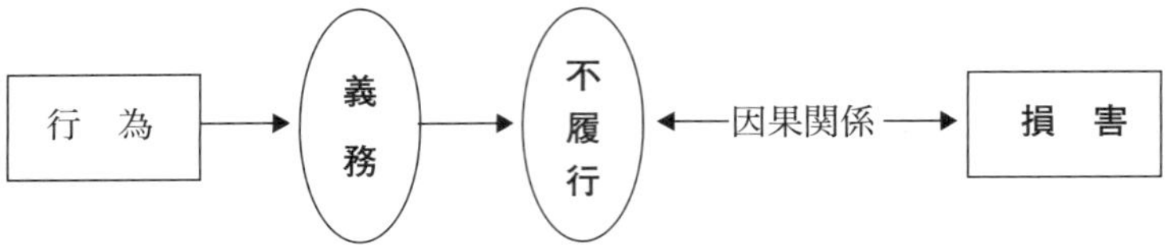

行　為 → 義務 → 不履行 ←因果関係→ 損　害

（2）過失の認定

① 過失ある行為

過失を引き起こす可能性のある行為として、①傷病者に対する処置そのものの誤り（例えば、心肺蘇生の必要な傷病者に対しCPAの判断を誤り実施しない、医療機関へ搬送すべき傷病者を搬送しないなど）。②必要な手技の誤り（例えば、気管内挿管チューブを食道に挿入する、CPRの実施位置が極端に悪く身体に大きな危害を加えた）。③同様に教育・訓練を受けた救急隊なら、ある一定のレベルの手技が期待できるにもかかわらず同程度の手技を実施できない。また、レベル以下の手技しか行えなかった場合（例えば、墜落等で胸部を強打し外見からの胸部損傷の可能性が判断されるにもかかわらず損傷を見逃し、適応する医療施設への搬送を判断できなかった）がある。

② 過失と活動基準

不適切な行為があった、またはその疑いが持たれたときは、まずは救急隊の扱った事例について事実が明らかにされ、活動の拠り所となる標準処置に照らし合わせて、先程述べたように処置そのものの誤りか、必要な手技の誤りか、標準処置以下のレベルの手技なのかを照らし合わせて検討しなければならない。その結果によって初めて救急隊員の責任が問われるのである。

事実関係を明らかにする際に、特に注意しなければならないは、救急隊の活動現場は千差万別であり、傷病者がどのような状況に置かれているか、事実をしっかりと確認することである。これを標準的な活動指針であるプロトコールに当てはめて愚直に判断すると、種々の条件が交錯する救急活動の実態を反映していないことになりかねない。

例えば、建築現場のように集積、散乱した建築機材の下敷きになり、傷病者へのアクセスが非常に困難を極めるような事故では、救急隊の持てる技量を十分に発揮したとしても危機的状況の症状、徴候を十分に捉えることができないかもしれない。これに訓練のような平面における一般的な活動手順を適用すると、当然に救急隊の活動が不十分と判断されかねない。

状況からみて救急隊の処置や活動そのものに妥当性があり、同様な状況下では適正に訓練され

た他の救急隊にも同じ内容の活動が期待されるならば、その救急隊の活動は不適切と見做されず、それゆえ責められることもないだろう。反対に救急隊の行為や活動が無謀で注意力に欠け、手技等に手落ちがあるならば、標準処置に違反し過失が問われることになる。

ケース　高所から落下して死亡した者に対する救急隊員の病態把握義務違反、人工呼吸による陽圧回避義務及び搬送義務違反を理由とする国家賠償請求が棄却された事例

>（事故概要）
>　女性がビルから転落し、両膝下開放骨折等の重傷を負った。消防署から救急隊が出動、当初女性は一定程度の意識があったため、酸素マスクによる酸素吸入処置を施し、膝下骨折について応急処置を施した。その後、容態が悪化したため、人工呼吸器で酸素吸入を行い、救命救急センターに搬送したが、その時点で女性は緊張性気胸を発症して衰弱しており、医師が開胸手術を行っている途中で死亡した。
>（遺族の訴訟事由）
>救急隊員らには
>- 女性に対する緊張性気胸ないし出血性ショックについての病態把握義務違反
>- 緊張性気胸を発症した傷病者に対する人工呼吸による陽圧回避義務違反
>- 適切な医療機関への搬送義務違反
>
>の過失がある。
>（判決）
>- 救急隊員が女性に対して応急処置を行った時点では、女性に緊張性気胸ないし出血性ショックを伺わせる症状が現れていなかったから、病態把握義務違反は存しない。
>- 人工呼吸実施時点では、女性には生命に対する切迫した危険が生じていたため、救急隊員が女性に対して人工呼吸による陽圧をかけたこともやむを得ず、陽圧回避義務違反には該当しない。
>- 適切な医療機関に迅速に搬送しており、搬送の点についても注意義務違反はない。
>
>と判断し、原告の請求はいずれも棄却された。

（3）責任

　救急隊は病気やケガを負っている人を救護するために要請される。救急隊が現場に到着する前には、すでに傷病が発生しているので、救急隊は事前の傷病の状態に対する責任を負わないのは当然であるが、一旦、救急隊の管理下に置き標準処置の違反によって、その後の状態が憎悪したならば、責任を負わなければならない。

　そもそも過失は、標準処置を基準にして個人の行為を評価するためのものである。人が活動する分野で他人に危害を及ぼす行為の発生は、ある意味では避けられないかもしれないが、すべての個人は不適切な害を受けないような権利を持つ。個人が不適切な行為を受け新たに損傷が生じた場合のみならず、今まで以上に憎悪した場合、その原因をもたらす者は損傷を蒙った人を代償するよう求められる。

5　事故発生時の対応

①　まず、上司や医師に連絡して指示に従う

　　事故対応は組織で対応する。これは組織における危機管理の鉄則である。救急業務は組織活動の一環であり、責任の有無、事故の軽重にかかわらず、事故発生の事実を速やかに上司に報告しなければならない。

　　事故発生後に取るべき基本的態度は、救命のため、被害拡大防止のために医療従事者として誠意ある最善の措置を取ることである。事故を起こした場合、事の重大性に驚く余り事故そのものやミスを隠蔽したり、自己処理でもって解決しようとするような行動は絶対に避けなければならない。後日、そのことが露見して事故の解決が一層困難になり、自分自身を苦境に追い込んでしまうばかりでなく、組織の事故処理に費やす労力・時間は、事故発生直後に比べて格段と多くなる。

②　事故発生前後の傷病者の症状経過を正確に記録する

　　事故対応及び処理をした際の記録は不可欠である。訴訟の場で行動経過や傷病者の症状等を客観的に反映するものとして取り扱われるのが記録である。人の記憶は時間の経過とともに薄れていき、記憶が鮮明なうちに客観的事実をしっかりと記録する。

　　裁判では、いわゆる「物言わぬ証人」として、証明力の高い記録が最も評価される。事故発生後の傷病者の症状経過等の記録についても同じであり、事故発生後、時間的余裕のある比較的早い時期に事故状況を整理し、正確に残しておく。

(参考文献)

1) 深井喜代子 新体系　看護学全書　基礎看護学②　基礎看護技術 メヂカルフレンド社
2) 茂野香おる 系統看護学講座　専門分野Ⅰ　基礎看護学②　基礎看護技術Ⅰ 医学書院
3) 水澤晴代 特集　形・型・可で技術教育の「安楽」を考えよう！　技術教育に今足りないもの　ロールモデルとしての姿勢から 看護教育　2016 JAN.Vol.57 No.1
4) 大磯義郎他　医療法学入門　医学書院
5) 救急救命士教育研究会　詳解　救急救命士法　第一法規
6) 小堺堅吾　ナースの知っておきたい「看護事故の法律常識」　学研
7) 大谷實　医療行為と法　弘文堂
8) Emil F. Pascarelli, HOSPITAL-BASED AMBULATORY CARE , APPLETON-CENTURY-CROFTS
9) Trauma; Emergency Resuscitation Perioperative Anesthesis ,Surgical C.Wilson
10) PHTLS:prehospital trauma life support ,Military eighth edition,American College of Surgeons
11) 橋本雄太郎　病院前救護をめぐる法律問題　東京法令出版
12) 丸山富夫　救急現場活動における法的判断　～救急事例から紛争防止を考える～　近代消防社
13) 東京消防庁救急部　救急活動基準
14) 救急問題研究会　新　救急接遇要領　東京法令出版株式会社
15) 救急救助業務研究会 救急業務実施基準の解説　東京法令
16) 桂田菊嗣　巻頭言　救急隊員の応急処置はどのように始まったか　プレホスピタル・ケア　第24巻第4号（通巻104号）東京法令
17) 川村治子　系統看護学講座　総合分野　看護の統合と実践 [2]　医療安全　医学書院
18) 自治省消防庁監修　消防基本法制研究会編著　逐条解説　消防法　東京法令
18) 高橋正春　医療行為と法律　医学書院
20) 窪田和弘　病院前救護学の構築に向けた理論的基盤　近代消防社

第3章　病院前救護過程

―クリティカルシンキングを用いた現場での意思決定法―

第1　概　要

1　定義・目的

　病院前救護の特徴の一つに、活動環境の多様性・不確実性が上げられ、これは、医療現場では存在しない様々な条件によって影響を受ける。それゆえに、活動に際しては、最初に傷病者の置かれた環境に注目しなければならない。交通事故現場等の屋外はもちろん、傷病者が日常平穏に生活していた家屋内、例えば風呂場やトイレであるとか、極めて特異な環境での活動を強いられることになる。

　このように医療機関にはない不確実で多様な環境要因が、傷病者救護の成否に大きな影響を及ぼすだけに、これらの情報を素早く集め、情報の持つ意味を分析・解釈し、適切に判断できなければならない。それをもとに適切な行動計画を立案し、実施に移し、その成果を評価する。

　この「情報収集」「解釈・判断」「計画」「実施」「評価」「改善」の一連の流れを「病院前救護過程」として、傷病者救護の内容を系統立てて整理していく。実際に現場で論理的に考え、ダイナミックに救護過程を進め、傷病者に配慮した効果の高い救護を提供し、さらには循環型の過程を経ることで創意工夫、向上が図れるようになる。

　現場で実施できる処置内容は、医療機関に比べるまでもなく非常に限定されてはいるものの、状況によってはいくつかの選択肢が出てくる。また、受傷形態から病態を把握するなど、場合によっては傷病者の生命が救急隊の判断にかかってくる。自らの立場・責任を認識し、病院前救護という限られた一定の処置、従事者数、使用資器材や特異な活動環境及び医療機関への搬送等、これらの制約条件を大前提に病院前救護過程を展開していかなければならない。しかも様々のプレッシャーを抱えながら、たった一人で考え展開していくのである。

　この過程を病院前救護の現場で実際に行うことが、効果的な実践の基礎となる。医療機関搬送を前提にした活動の時間的な制約の中、このように系統立てた過程を一つひとつ意識して実践に移すことはないにしても、この論理的な思考過程の意義・必要性を普段から認識する、あるいは習慣付けておくと、より望ましい傷病者管理につながる。

※病院前救護過程

　　活動の質を管理する手法として、一般的にPDCAサイクル（Plan-Do-Check-Act）が用いられ

る。しかし、このサイクルは事業活動における生産管理や品質管理などの管理業務を円滑に進める手法であり、これを病院前救護の活動に置き換えた場合、新たな問題解決に向けて実践的な行為を起こすための前提となる目前の対象者をどのように捉えて、解決すべき問題は何かという肝心なステップが欠落することになる。

　ここで、望ましい傷病者管理を具体的に実践するための方法として、新たに病院前救護過程を提唱する。これは、病院前救護における対象（傷病者、環境、使用資器材、搬送行為等）が様々であるがゆえに、その傷病者に最も適した活動を提供するために、「情報収集」「解釈（分析）・判断」「計画」「実施」「評価」「改善」の6ステップの連続した流れで構成するが、これらは、はっきりと区別できずに相互に重なり合うものである。しかし、病院前救護を科学的に展開することやEBPの確立を目指していくならば、必然的に病院前救護過程による実践方法が生まれてくる。

　人間の行動を振り返ってみても、意識せずとも次のような過程を経ていることがわかる。例えば、赤ちゃんが食事中に熱い汁物に触れようとするのを見る（情報収集）、そのままにしておいたら、こぼしてやけどをする危険がある（解釈・判断）、やけどを防止するためには（計画）、とっさに汁物を除けることで（実施）、大事に至らず事なきを得た（評価）。これからは、赤ちゃんの座る位置を変えようという（改善、フィードバック）、新たな考えを持つようになった。

図3－1　病院前救護過程

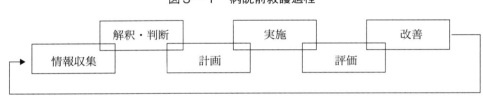

2　現場判断

　多様性・不確実性の活動環境の中で、救急隊が予め決められたプロトコールに従って手技を展開するだけの単なるテクニシャンとして存在しているならば、病院前救護の目的を十分に果たせるものではない。ある一定の理論や理念に従って、意図的、自律的に行動する実践者でなければならない。

　病院前救護過程の中で実践者としての役割が果たせるようになるためには、自分のしていることを疑って考えるクリティカルな意思決定（「なぜ？」「どうして？」を考える）に関する技術を修得する必要がある。ここでの疑うとは、一つの事実をそのまま受け入れるのではなく、その事実は果たして正しいのか、あるいはその事実がなぜ起きたのかなど、いろいろと考えるのである。

　教科書は、典型的・普遍的な事実を記載したものであるが、現場にある傷病者は必ずしも教科書どおりというわけにはならない。これまで体験したことない新たな状況において、傷病者ニーズ（個別性・特殊性）に合った管理計画の樹立や健全な現場判断力が求められる。

3　病院前救護過程の実際

　病院前救護の現場での救急隊は、病歴聴取や身体観察時の五感を駆使し、短時間で多くの情報を収集、分析、評価しなければならない。これを事例に基づき説明する。

第1 概要

① 情報収集；傷病者状態のデータを継続的に収集し、生命危機や症状の悪化に影響を及ぼすと考えられる要因をモニタリングする。

(初期情報)

真夏の日中。一人暮らしの老人の室内に入ると、熱気と滞留した異臭あり。傷病者は救急隊が入ってきたのも気付かずに横たわったままで周囲には一升瓶がある。世間一般的な生活をしている様子は見当たらない。

近づいて意識状態を確認すると呼びかけに反応しない。体温は高いが、四肢の麻痺等もなく循環・呼吸状態も正常である。

(詳細情報)

呼気にアセトン臭があり、体温は40度で、足の変形、壊疽あり。

② 解釈（分析）、現場判断；データを分析して、実際に起きている問題や起きる可能性のある問題に焦点を合わせて、明確に特定する。

初期情報の解釈（分析）
- 真夏の日中の室内の熱気→室内の異常高温
- 一人暮らし、異臭、一升瓶→不規則な食生活
- 呼びかけ反応なし→意識状態の低下
- 四肢麻痺なし
- 循環・呼吸状態は正常

初期情報による現場判断
- この時点で傷病者問題について考えられる原因を予備的にリストアップする。低血糖昏睡、CO_2ナルコーシス、脳梗塞、アダムス・ストークス症候群、急性中毒、腎不全、肝不全、熱中症と多くの原因疾患が上げられ、病歴と身体観察を行なって現場判断を行い、ひとまず2、3の疾患を頭に思い浮かべる。

詳細情報の解釈（分析）
- アセトン臭、足の変形、壊疽→糖尿病
- 体温40度→熱中症

詳細情報による現場判断
- さらに呼気にアセトン臭があり、体温は40度で、足の変形、壊疽があるが、いずれの問題がこのエピソードを引き起こしているのかわからない。

③ 計画；期待される成果（処置によって傷病者に起こる変化）を達成するための傷病者介入計画を設定する。

室内の換気を行う、水道水に浸した冷タオルで冷却する、近くにある屑入れの中を探す。意識障害の鑑別として、まずは血糖測定を行い、測定値50mg／dℓが得られる。すぐに低

第3章　病院前救護過程

血糖昏睡、熱中症を念頭に置いて対処する「意思決定」を行う。

④　実施；計画を実行に移し、最初の反応を観察する。
　初期情報に基づきABCは実施済みであり、傷病者観察に基づく優先順位として、静脈路確保を行い、50％ブドウ糖溶液20mℓの投与を判断する。熱中症に対する乳酸リンゲル液の輸液と併せて医師の指示を仰ぐ。

⑤　評価；成果が十分に達成されたか、変更が必要かどうかを判断する。傷病者の状態をよりよくするための方策を探す。
　意識の回復がみられる。それはブドウ糖溶液投与後か、または乳酸リンゲル液の輸液後か。そのまま改善に向かうのか。

⑥　改善；病院前救護過程の修正、アウトカムを蓄積し、これからの傷病者管理に活かす。

　生命を脅かす危機的な状態に陥った傷病者管理については、相当なプレッシャーの下できちんと考え、効果的に対処しなければならない。救急隊は、まさに生と死の間をさまよっている傷病者以上に多くのプレッシャーを抱えることになる。
　病院前救護では、傷病者を評価し、バイタルサインを取り、気道管理をし、静脈路確保を開始するなど、侵襲的な処置を伴うケースもある。特異な点は、予測不可能な環境で統制が極めて難しく、しかも医療機関のように正確な診断が下せない状況において、短時間で限定された資器材を用い、このような高度な処置を実施することである。
　静かな病室で明るい照明のもと、しかもしっかりと伸びた腕で静脈路確保をするのは、さほど困難を伴わないかもしれない。一方、走行中の狭い救急車の傷病者室でバランスを取りながら全神経を集中し細心の注意力で、時には失敗を恐れずに果敢に挑まなければならない病院前救護過程は、大いなる挑戦の過程でもある。

第2　クリティカルシンキング（Critical thinking）

1　クリティカルシンキングの概念

（1）目的
　クリティカルシンキングは批判的思考と訳され、目的を達成するために基準や根拠に基づき、論理的で偏りを持たずに物事を解釈し、問題を追究する考え方をいう。自分の考えを振り返り、先入観や偏見がないかを絶えず自問自答し、自分の考えをより客観的なものにしていく。
　傷病者や周囲の状況を把握し、適切に評価し、ＥＢＰ[※1]を根拠に、傷病者に最も適切な病院前救

護とは何かを考えていかなければならない。このように現場で活動する者に求められる考え方がクリティカルシンキングで、傷病者にとって最適な救護を提供するために、これを病院前救護過程で用いる。

病院前救護の特異性として固定メンバーで構成された救急隊の単隊行動が上げられるが、現場で他者の見解と比較・検討する機会がないために、病院前救護過程においては先入観や偏見に陥りやすい。そのために、自らの思考回路をクリティカルシンキングで組み立てると、物事に対する思考の妥当性が高まり、より適切な行動につながる。

図3－2　クリティカルシンキングの学習目的

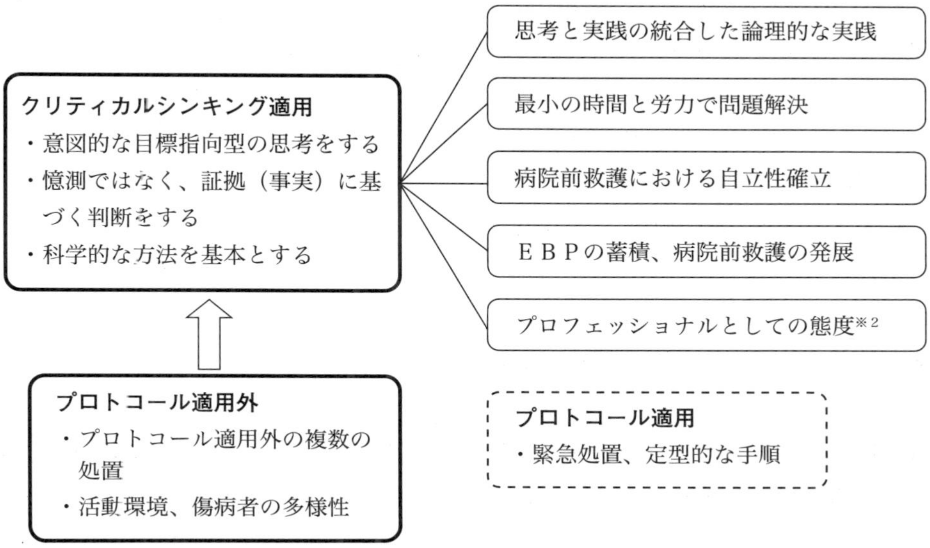

クリティカルシンキング適用
・意図的な目標指向型の思考をする
・憶測ではなく、証拠（事実）に基づく判断をする
・科学的な方法を基本とする

→ 思考と実践の統合した論理的な実践
→ 最小の時間と労力で問題解決
→ 病院前救護における自立性確立
→ ＥＢＰの蓄積、病院前救護の発展
→ プロフェッショナルとしての態度[※2]

プロトコール適用外
・プロトコール適用外の複数の処置
・活動環境、傷病者の多様性

プロトコール適用
・緊急処置、定型的な手順

※1　ＥＢＰとは、Evidence based Prehospital Care をいう。診断と治療の積み重ねのデータに基づいて最善の治療を行なうＥＢＭ（根拠に基づいた医療）は、医療を円滑に行うための行動指針である。
これと同様な概念で病院前救護の特殊性、独自性を踏まえた応急処置、活動要領、医療機関選定等のあり方について普遍的な根拠を探究し、病院前救護の活動に役立てようとするのがＥＢＰである。ＥＢＰとＥＢＭは完全に一致するものでも完全に包含されるものでもなく、その一部が含まれるにすぎない（「第2章病院前救護概説、第4救急活動、2救急隊機能の独自性」を参照）。
※2　態度とは、内面に保持している物事に対する価値観、倫理観、品性等が外面に表出される人そのものである。

（2）クリティカルシンキングの要素

クリティカルシンキングの要素として、現象・事象を注意深く観察し、じっくり考えようとする態度、論理的な探究法や推論に関する知識、これらの方法を適用する技術がある。このように、クリティカルシンキングの構成要素が明確にされていることから、これらを常に意識すると思考能力が獲得でき、さらにブラッシュアップにつなげていける。

図3－3　ＥＢＰとＥＢＭ

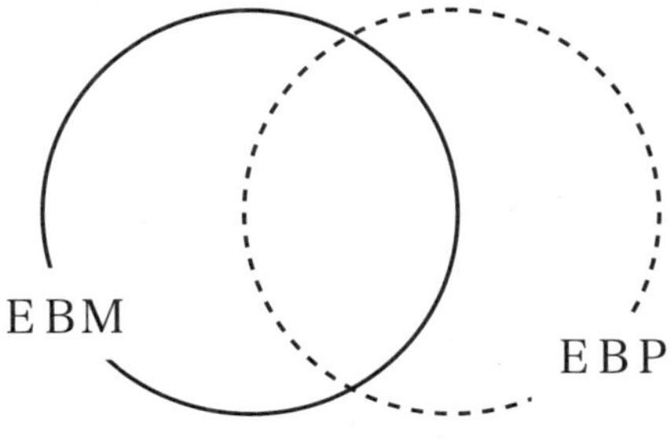

① 正しく疑う態度・行動

考える、これは考える対象からしっかりと情報を収集し、集めた情報が何を意味しているかを解釈する。さらには、解釈した情報に理由付けをする。この情報は何を意味するのか、今後どのようになるのだろうかと、先への方向性を想定する。すなわち、物事を当て推量やすんなりと受け入れるのではなく、あれかこれかと思案する（深く考える）、目標指向型の思考をすることである。

クリティカルに物事を考えられるようになるのに最も重要な点は、注意深く観察し、徹底的に考えようとする態度と習慣付けである。その心構えのいくつかを下表に上げる。

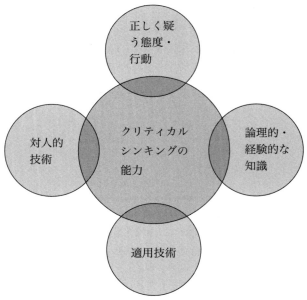

図3－4　クリティカルシンキングの要素

ポイント　クリティカルシンキングへの心構え

1．自分自身をよく見つめて分析する。情報の収集を行い、それが何を意味するのかを一つひとつ解釈する。分析したものから先への方向性や、このようなことではないだろうかと想定する。
「これ以外にまだ何かあるかを」を問い、「もし……ならば、どうなるかを」考える。
2．継続的に情報を収集し、新旧の情報を対照して比較をする。
3．結論を頭の中で想定し、再評価をする。
4．常に集めた情報の理由付けをし、どのように介入・対処するのか、さらに必要な情報がないか探し出す。
5．理由付けが適切であるかを確認する。
6．情報は十分であったのか、ほかの情報は必要だったのか、判断は適切であったのか、自分自身を見つめ、常により良いものを探る。「何が間違っているのか」「これはどうしたら修正できるだろうか」を考える。

反対に、クリティカルシンキングに障害となる主な特性として、「自分の考え方のほうが良いと思う」「一つの選択肢しか選ばない」「面目を保とうとする」「変化に対して抵抗する」「他人の考え方に順応する」「型にはまった考え方をする」などがある。人間ゆえにいろいろな習慣的な態度を持ち合わせているが、これらを意識するとクリティカルシンキングが発揮できるようになる。

② 論理的な探究法や推論に関する知識

継続的に情報を収集し、「この情報は正しいのだろうか」「他に情報はないか」「どちらの情報が正しいのだろうかと」絶えず考えながら情報を収集する。また、今の状態が何を意味するの

か、結論を頭の中で推論していく。

これには、専門性を発揮するための幅広い知識が求められる。当然に救護の最も基本となる人体の構造と機能、解消すべき問題点を認識するための機能の異常性、その問題点を解消するのに必要な基礎医学の知識をはじめ、傷病者理解や地域社会の中で病院前救護を律するための法規・倫理等の知識領域がある。これらの知識を十分に駆使しなければ、次の段階での技術展開は覚束ない。

知識領域の一部を掲載する。
・解剖・生理・病理学的知識
・機能の正常と異常
・処置技術に関する知識
・健康問題と合併症の知識
・現場判断や応急処置とその根拠
・傷病者等理解のための情緒的反応に関する知識
・適正なコミュニケーション技法に関する知識
・倫理的・法的な規程等
・適用される基準、法律、服務規程

③　適用する技術

ここでの技術とは、応急処置に関する手技ではなく、現象・事象を正しく理解するための思考法である。何が原因となって、この問題が起きているのか、どのように起きているのか、なぜそのようになるのかといった疑問を持つ姿勢であり、病院前救護過程を展開するのに不可欠である。

まずは、傷病者の問題を解決するためには、原因を徹底的に突き止めてその原因に直接働きかけなければならない。一旦、問題が解決されれば、そこに留まるのではなく、さらには、現在の問題がどのように変化していくかを考える。

④　対人的技術

人を避けてしまう、人に対して甘すぎる、あるいは人の批判をまともに受けたり、逆に人をすぐに批判したりする態度では、クリティカルシンキングの技術は身に付かない。

要するに、オープンで偏見にとらわれない態度、謙虚な態度、間違いを素直に認めるなど、対人関係を良好にするためのコミュニケーションスキルである。

2　クリティカルシンキングスキル

病院前救護の現場では、広範囲にわたる症状・病態の傷病者に遭遇するが、すべてに対して適切な応急処置を実施するために、幅広い知識・技術を有していなければならない。救急隊は緊急現場のチームリーダーの役割として、傷病者の処置に関して健全で合理的な意思決定をする。プレッシャーの下で考えたり、決定する能力は机上だけで十分に学び得ず、実践を通して各自が体得するしか法はない。

教室では過去の事例を用いて学び、演習では訓練人形、模擬患者を活用したシナリオ練習を、病院では救命救急センターや集中治療室で患者を評価し管理する。また同乗実習では、実際の傷病者を評価し、管理する。これらのすべての場面が、現場判断力の修得・向上に役立つ。

（1） 基本的な知識と能力

　人体の構造・機能、症状・病態等について実用的な知識を持つことが基本となる。特に呼吸困難を呈した傷病者を評価するためには、呼吸に関与する器官や身体組織を知り、正常な呼吸過程とそれに関わる身体機能の役割を理解した上で、正常な呼吸を阻害する要因を思い浮かべ、呼吸困難の症状、徴候を把握する。

　呼吸困難や喘鳴は、喘息、うっ血性心不全、COPD（慢性閉塞性肺疾患）、アナフィラキシー等でみられ、急性期には気管支の攣縮、粘膜の浮腫、気道粘膜の分泌亢進によって気道狭窄が生じ、チェックバルブ機能を呈するもので、肺の内・外への空気の移動が困難になる。

　心不全の傷病者の管理に際しては、喘鳴の誘因となる呼吸・循環動態についての知識が必要である。肺うっ血により呼吸困難症状を引き起こすが、静脈還流量を減少させ、肺うっ血や呼吸困難を軽減させるために自然と起坐呼吸を取るようになる。応急処置としては、酸素投与と循環動態の観点から呼吸困難を改善させるための体位管理を行う。

　このように知識を単なる机上ではなく、実用的な身体知として実践に活かせるようにする。

（2） 情報の体系化

　傷病者の評価をする際には、重要な所見に焦点を当てながら関連情報を評価するが、結論付けるためには、その関連情報に優先度を付け取捨選択する。呼吸困難と喘鳴を呈する傷病者には、循環器系と呼吸器系の重点観察とより詳細なエピソードの収集が必要となる。

　収集した情報を体系化し、そこから傷病者全体の概念を形成する。初めに主訴を中心にした鑑別を行うために、現場判断を組み立てる。病歴を取り傷病者問題の全体像が徐々に明らかになるに従って、呼吸困難と喘鳴をきたしているという具合に鑑別的な現場判断の際には、最も可能性のある症状、病態、疾患について暫定的に絞り込みをかける。

（3） 情報の統合化

　さらには、関係のある情報とそうでない情報とを区別する。目の前に起きている状況と関係のある情報を特定し、傷病者の評価中に得られる多くの情報から重要な情報のみを取捨選択する。

　突然心臓死の疑いを強く持つ場合、家族に対し関連した病歴聴取は妥当性があるが、運動競技による腕骨折の傷病者に対しては必要がない。瞳孔と対光検査は、喘息や腹痛に対してではなく、外傷と意識状態の変化をきたした傷病者に適用する。

　病歴聴取の標準的な方法として、SAMPLE（頭文字の略）が頻用される。傷病者やバイスタンダーに質問し、傷病者の病歴を聴取する方法である。

ポイント　Sign and Symptom

- Sign（徴候）；観察者が見たり、聞いたり、感じたり、嗅いだりできる内科的、外科的状態に関する客観的な身体所見である。例えば、喘鳴を聞く、出血を確認する、皮膚温を感じるなどである。
- Symptom（症状）；観察者が捉えたものではなく「お腹が痛い」などのように、傷病者が供述しなければならない状態である。傷病者に「どうですか。最初はどこに、いつ起きましたか。その時、何をしていましたか」と質問する。

ポイント　SAMPLE

- **S**ymptons；上欄を参照
- **A**llergies；傷病者が薬剤、食物などに対して何らかのアレルギーを持っているかどうかを判断する。痒み、発赤のようなアレルギー反応の型を聞く。
- **M**edications；最近、何らかの薬を服用しているか。特に医師からの処方薬を聞き取る。
- **P**revious illnesses；けいれん、心疾患、糖尿病、腎疾患など、実際に現れている症状等に影響を及ぼすような既往症を聞き取る。過去に外科的な処置を受けたか、大きな外傷をきたしたことがないか、現在、加療中でないかどうかを聞く。
- **L**ast meal；食事をした時間を聞く。何をいつ摂取したか。
- **E**vents prior to emergency；病気になる、事故を起こした直前に何をしていたのか。異常な環境状況であったのか、傷病者は何をしていたのか。何か普段と変わったことはなかったか。

(4) 現場判断

鑑別的な現場判断には、異物による閉塞、喘息、うっ血性心不全、COPDなどがある。虚血性心疾患の既往病歴を聴取し、図3－5の出現症状からうっ血性心不全を疑うことができるかもしれない。このように極めて限定された傷病者情報で、正確な結論を引き出す、いわゆる現場判断の能力を高めることは、救急隊にとっても必須な要件である。

医療のあいまいさ、不確実さを認識し、それにいかに対処するか。多くの傷病者は、あいまいな徴候や症状を示す。「なんとなく気分がすぐれないだけ」と訴えるかもしれない。このような不定愁訴を提示されると、特定の現場判断を下すことができなくなるが、このような場合、単なる症状として「腹痛」または「発熱」のように一般的な現場判断を下す。これは現場判断の限界であり、医療機関での詳細な検査なしに根本的な問題を明確に決定できない。

図3－5　情報の体系化

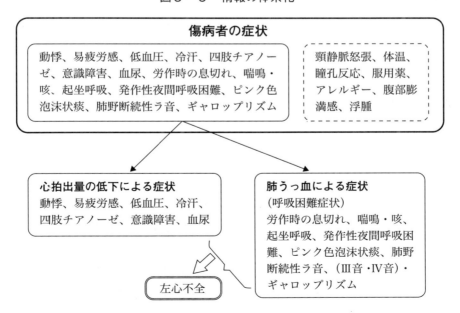

(5) 情報の論理化

結論付けた後に、その問題にどのように関わるかを決定し、計画を立てるが、クリティカルシンキングのスキルが正しくできたか否かを確認するために、もう一度チェックし、そして変更すべき点を修正する。

自分の判断を要領よく説明するときには、論理的にまとめる。多くの場合、医師は救急隊が何を根拠に現場判断をしたかを求めており、傷病者の状態や現場判断の理由を合理的に体系付けて、医師に説明できることが重要である。遠隔にある医師と一体となって傷病者管理に当たるための標準的なフォーマットを用いて医師とのコミュニケーションを体系化し、傷病者情報を共有する手法として"SBAR（頭文字の略）"がある。

ポイント　SBAR

> **S**ituation；救急隊が要請された理由、あるいは問題、傷病者の主訴に関するものである。
> 　→（中央救急隊の田中です。胸痛を訴えている56歳の男性です。）
> **B**ackground；傷病者の既往症や処置への反応に関する正確な情報である。
> 　→（心筋梗塞の既往があり、ステント術を実施してあります。既往症の心筋梗塞によるに典型的な痛みで、50分前から続いています。ニトロ舌下錠と酸素投与後に痛みが和らいでいます。）
> **A**ssessment；精神状態、バイタルサイン、神経学的所見、血糖値、意識レベルのような主観的あるいは客観的な評価である。
> 　→（意識があり、血圧は168／98 mm Hg、脈拍は108回。不安感あり）
> **R**ecommendation；薬剤の投与等を促すなど、傷病者に期待するものある。
> 　→（さらにニトロ舌下錠の投与を勧めたいのですが、いかがでしょうか。）

SBARを使用する最大の利点は、救急隊からどんな情報が正しく得られるだろうかと、期待している医師に適切に応えることである。このような標準的な方法を用いると、コミュニケーションの行き違いや抜け、誤解がなくなる。共通の伝達言語を使用した相互のやり取りで、MC医師との信頼性がより高まる。

3　問題解決とクリティカルシンキング

(1) 重要度スペクトラム

119番通報の傷病の軽重が一様でないことも、病院前救護における特性の一つである。緊急に医療機関へ搬送する必要のある者が救急業務の対象となるが、すべての傷病者が実際の危機的状況を抱えているわけではない。全国の救急車による搬送者の傷病程度別では、概ね軽症50％、中等症40％、重症10％と、生命に危機的状況を抱えていない傷病者の対応に忙殺されているのが実態である。

しかし、心停止、分娩介助、発熱等、広範囲に渡る症状・病態の傷病者タイプ、重症度、複雑な環境要因等によって病院前救護は、きわめて特有で独自性のある緊急医療の様相を呈する。病院前

救護では、データ解釈に基づき重症度、緊急度を判断した問題解決、すなわち生命への危機的状況に応じて優先順位を付け、応急処置を行う。

ここでは、傷病者の重症度・緊急度を３つのカテゴリーに分類する。

① カテゴリー１；明らかに重大な生命危機のある傷病者
　・複数の主要組織の損傷
　・単一組織の壊滅的な損傷
　・肝または腎機能障害の終末期疾病で死が目前に迫った最終ステージの者
　　これらの傷病者は重大な気道、呼吸、循環、または神経学的異常を呈し、積極的な蘇生を必要とすることがしばしばある。

② カテゴリー２；生命危機の可能性ある傷病者
　・複数組織の重度損傷
　・心臓合併症を伴う糖尿病のような複合疾病者

③ カテゴリー３；生命危機を呈していない傷病者
　・単独のマイナー疾患（心筋梗塞・脳卒中・急性腹症の３大救急疾患以外で直ちに生命に関わるほどではないが、すぐに対応しなければならない様々な疾患や病態）や損傷

図３－６　重症度・緊急度スペクトラム

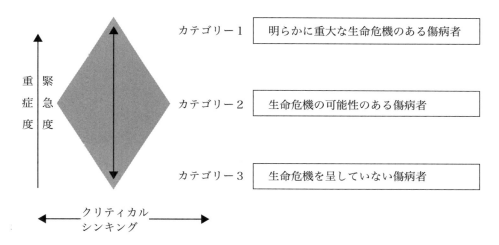

局所的、軽症な処置の管理計画を立てるときには、クリティカルシンキングや高度な現場判断はほとんど必要ない。炎天下での傷病発生を３つのカテゴリーで考えてみよう。

カテゴリー１は、ＣＰＡに陥った傷病者である。明らかに重大な生命危機のある傷病者に対する処置は、機械的な手順として予め標準化にされたＣＰＲを行ない、高度な医療対応を行う救命救急センターに搬送するというように、クリティカルシンキングで臨む必要性も少ない。

カテゴリー３は、炎天下での野球競技中、勢いよくホームベースに滑り込み、足関節を捻挫した傷病者である。このような場合、主訴、受傷機序と損傷個所の因果関係が明確であり、脱水の予兆等を考慮に入れるまでもなく、固定処置をして整形外科へ搬送する。これはクリティカルシンキング過程を経ずともよく、また危機的状況を決定する必要もない。

カテゴリー２のように両者の間にあり生命危機の可能性のある傷病者の場合は、状態が不安定で急激に容態の変化をきたす可能性があるだけに、クリティカルシンキングを駆使する能力が大いに

要求される。

　例えば、脱水による循環血液量減少性ショックの傷病者。ショックの判断基準（収縮期血圧、脈圧、末梢循環状態のチェック、ショックの臨床症状5P's）を認識し、心肺停止の回避に向けた気道確保、酸素投与、輸液、体位管理等で予防措置を講じる。ショックの観察判断に関する知識、気道と呼吸・循環管理の技術、これらの処置を、いつ、どのように介入させるか現場判断を行う。さらにこれら個々の介入処置の評価を行い、必要に応じてMC医師の指示を交えながら酸素投与量、輸液量を修正する。

(2) プロトコール
① プロトコールの仕組み
　　救急救命士は、MC医師の指示の下で救急救命処置を行うよう救急救命士法に規定されている。このため、適正に傷病者管理が行えるよう、処置内容についてのプロトコールが作成されており、これが現場における活動の基準となる。

図3-7　BLSアルゴリズム（意識がない場合）

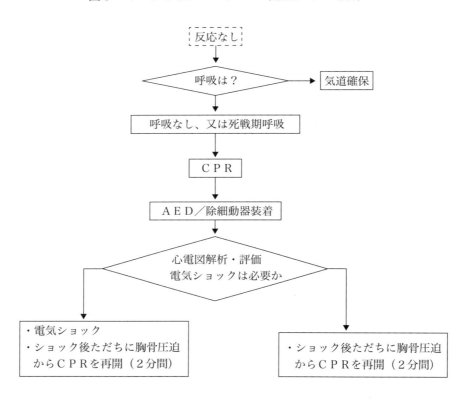

　MC医師の指示には、包括的な指示と具体的な指示の2通りある。MC医師との直接の連絡なしに処置を行うことができるようにしたものが包括的指示で、酸素を投与する、心電図モニターを行うなど、カテゴリー3の概念で救急救命士の主体的な判断で行う。
　具体的指示に関する処置については、カテゴリー1の明らかに重大な生命危機にある傷病者で、気管挿管や静脈路確保等が適応になると判断した場合には、医師から直接に指示を得る。処置の手順は図式的に配置した、矢、線、ボックスのあるフローチャートに従って処置を進めるが、必要な場合には医師に助言を求める。

このようにプロトコールは、ある一定の症状や徴候に対し標準化された処置範囲及びその流れ（モデル）を示すもので、典型的な傷病者にのみ適応する。しかし、病院前救護の傷病者の症状や徴候に注目してみると、プロトコールに一致しない非特異的な訴え、症状・病態や必ずしもフローチャートの流れどおりにいかない手順が生じるものもあり、この場合は、現場判断と傷病者の管理計画の立て直しを迫られる。

プロトコールには制約もある。意識障害をきたす傷病は複数ある。迅速に着手すべき処置はABCで、その後の問診・理学所見で一応の現場診断を行い、その傷病に応じたプトロコールを適用する。一人の傷病者が複数の病態を示し、それぞれに処置を要するような場合にプロトコールを複数適用するのは、医療機関搬送を前提にした病院前救護では望ましくない。

また、特異な症例の場合に、プロトコールに盲従するような短絡的な思考や型通りの応急処置に固執しすぎてはならない。このようなピットホールを避けるためにも、クリティカルシンキングが役立つ。

図3-8　意識障害に随伴する一般症候と代表的な原因疾患

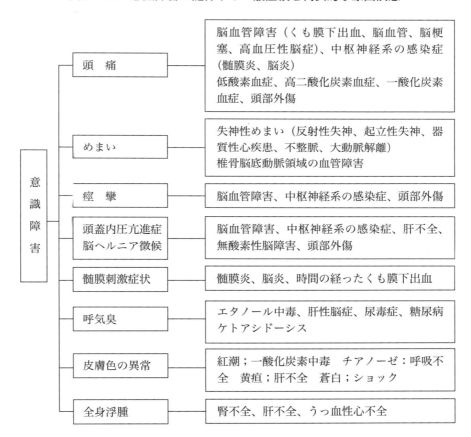

② プロトコールの利点

五感に入る情報量が多くなるほど、目的に合わせてより精度の高いものを取捨選択しなければならない。ダイナミックな病院前救護の現場で、活動方針及び処置についての意思決定をするためには、前述したようなベースとなる関連情報の収集、考察、判断に役立てる技術、知識を保有する。

病院前救護における傷病者の緊急度・重症度は様々で、医療施設内の状況との差異を際立たせ

る特徴でもある。重大な多発外傷、終末期医療、慢性疾病者の急激な容態変化など、即座に生命に脅威を及ぼすもの、心筋梗塞のような生命に脅威を及ぼす可能性のあるもの、直ちには生命に脅威を与えないものなど、傷病のスペクトラムは大きい。

また、年齢も様々で、それぞれの要因が組み合わさり、多様な形での傷病者が病院前救護の現場に現れ、その対応を適切に行うことが期待されている。

活動、処置の適正化を期する、ベストの対応をするために作成されたのが、活動基準、プロトコールである。これらは処置を標準化する意味合いでは、汎用的で最低限の方法を示すのに有効である。また、使用に際しては、同一組織内のすべての構成員を制約するもので、住民に最低限のことを等しく提供できる利点もある。

③ 再考し、正しく疑う

しかしながら、これらの基準には再考すべき点がないわけではない。まず、訴えが曖昧な不定愁訴の傷病者の場合は、パターン化が難しいために適用すべき基準をストレートに設定しづらい（個別性、特殊性）。また、これらの基準は疾患原因が複数あると考えられる場合、あるいは同時に複数の処置を要する場合は非常に複雑になり、かえって現場での活用に混乱をきたす。

前述したように最低限のことを等しく提供できる利点と相反するが、短絡的な思考により型どおりの対応に終始しないよう注意する。特異な傷病者処置に役立てるのはもちろん、プロトコール等に完全に依存した処置を取るにしても、現場の不確定性、多様性、ダイナミック性に応じたベストの対応を心がける。

今後、目指していく病院前救護の科学性を支える理論基盤を構築するためにも（自分の行った病院前救護、つまり自分の思考や行動を振り返り、結論そのものや結論に至った考えを明確に示し、きちんと伝える技術を持つ）、クリティカルシンキングを基本的な技術として修得しなければならない。

4 クリティカルシンキング過程

クリティカルシンキング過程（CTP；Critical Thinking Process）の展開には、「概念形成」「データ解釈」「原理適用」「評価」「行為の振り返り（リフレクション）」の5段階がある。これは、病院前救護過程の構成要素と類似性があり、①なぜそうなるのか、②どうすればいいのか、③何がいけないのか、このクリティカルシンキング過程を病院前救護のスキルとして位置付け、活用する。

図3－9　病院前救護過程とクリティカルシンキング過程

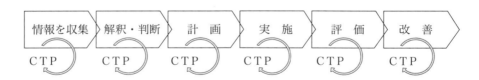

病院前救護の対象となる現場、傷病者の同一性はあり得ず、その都度異なってくる。その対象を理解するのにどのような情報が必要で、これらの情報の収集方法、分析や推論は適切か、決定した方針を実際どのように行動に移すか、また実施した行動は病院前救護として適切であったかを論理的かつクリティカルシンキングで振り返りながら展開していく。

例として、「呼吸が苦しい」と訴える傷病者への対応について検討する。「呼吸困難に対する優先処置として酸素を投与する」、これは、呼吸困難な症例に対する一般的な原則である。しかし、あまりにも苦しい、朦朧状態の傷病者に高濃度の酸素を投与することが、必ずしも適切な処置ではないかもしれない。病院前救護過程の中の「問題を解釈（分析）する」をクリティカルシンキングで捉えるとどうなるかをみる。

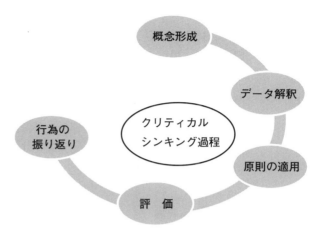

図3−10　クリティカルシンキング過程

第一の概念形成で、在宅酸素療法中の傷病者で喫煙歴があるとの家族からの情報と傷病者の状態把握や初期評価、並びに観察データから、慢性的な咳嗽及び口すぼめ呼吸、胸鎖乳突筋の肥大、さらには喘鳴が聴診され、SpO_2 86％の情報が得られた。

これを整理・分析し、データ解釈するとCOPDとの現場診断から、傷病者にとっての一番の問題である呼吸困難を解消するための原則を適用する。高濃度の酸素投与をするとCO_2ナルコーシスを誘発し、呼吸がさらに抑制されてしまうことになる。この場合、低流量の酸素を投与し、SpO_2 90％以上を目標にする、さらには自発呼吸が停止した場合に備えて、バッグバルブマスクを手元に準備する、さらに気管挿管を判断するなどの問題解決に向けた意思決定をする。

この事例では高濃度の酸素投与が厳禁になり、病院前救護過程の展開に合わせて適切な情報を収集、分析することによって適切な病院前救護が展開される。このような思考過程をきちんと経ないと、「呼吸困難→酸素投与」の原則を短絡的に適用することになり、傷病者の呼吸状態をさらに悪化させ、病院前救護の目的を逸してしまう。

包括的な病歴聴取と身体観察を技術として十分に実施できたにしても、データを分析し適切な管理計画を考案する次の過程に移れないと処置の最適化に結び付かないが、クリティカルシンキングのスキルが身に付いていれば、病院前救護の各過程で適切に対処できるようになる。

クリティカルシンキングの概念が概略的に理解できたと思うので、さらに各構成要素についてシナリオを用いながら詳細に説明する。

図3−11　概念の形成

（1）　概念形成

概念形成は対象となる傷病者に関する多くの情報を系統立てて収集し、現場と傷病者に関する問題の全体像を把握する、大雑把でもいいから、どういう傷病者かを最初に捉えることである。現場に到着し全体の環境や周辺状況から情報を得る、外傷の場合には損傷メカニズムにも注目する。

また、傷病者観察から、どのようなエピソードを持

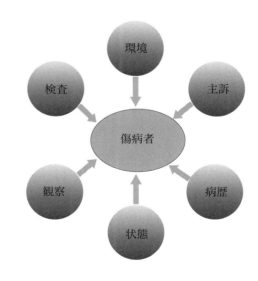

つ傷病者か、傷病者の状況を十分に把握するためには、次のようにあらかじめ系統立てた、一定レベルの要素について情報を収集する。クリティカルシンキングを用いる際に一番犯しやすい誤りとして、見落としや漏れによる不完全な情報に基づいて判断することがあるので、次の系統的なアセスメント方法を用いる。なお、情報収集の技術については、「第7章傷病者管理」に述べる。

- 現場評価（損傷のメカニズム、周囲状況）
- 主訴
- 傷病者病歴（現病歴、既往歴）
- 傷病者の状態、一般的な正常性との差異
- 一次評価と身体観察（一般的には全身状態を視診、聴診、触診等で系統的に観察する）
- 診断用検査（心電図モニター、パルスオキシメータ等により身体内部の情報を得る）

ポイント　情報収集

① 現在、どのような状況なのか（現状）。
- 現在、傷病者が訴えている一番の問題は何か。
- ABCの処置が適用になり、迅速に対処しなければならないのか（客観的に危機的状況が認められる状況なのか）。
- あるいは、症状改善、苦痛軽減、不安解消を求める訴えなのか（身体に対する傷病者の主観的な思い）。

② それがなぜ起こったのか（原因）。
③ そのままの状態が続くと、これからどのようなことが起きてくるのか（推論）。

シナリオ　パート1

「8月上旬の暑い日、国道で4トントラック、大型トレーラー及び乗用車3台の追突事故が発生し、負傷者1名が脱出不能のために救急車を要請した。傷病者は、最後尾の4トントラックの運転手で、ハンドルと座席に挟まれて脱出不能の状態。

傷病者の身体所見は、意識レベル清明、呼吸32回／分、脈拍130回／分、血圧90／60mmHg、瞳孔左右とも2.5mm、SpO_2 88％、対光反射（＋）、外傷は右上腹部及び左膝部挫傷、顔貌蒼白、苦悶状であった。

（2）データ解釈
① 問題点の明確化、現場判断

これまでに得られた情報を整理、解釈（読み取り）し、問題点を見い出し、解決に向けて取るべき処置を判断する、いわゆる現場判断を形成する。当然に情報が正確で事実か否かをチェックし、誤った情報に基づき判断しないようにする。また、得られた情報のすべてが問題点を見い出すのに役立つわけではなく、重要な情報を振り分け、さらに集約していく。

これは、特に初心者には難しいスキルであるが、重要なものは何かを決める際には、問題に関する特有な知識が必要となる。この場合、ハンドル胸部外傷の受傷機序による損傷臓器並びに症

状経過についてである。また、右上腹部及び左膝部挫傷が外見上明らかであるが、当然に生命に危機的状況をもたらし緊急度の高いものは、前者であることを鑑別できる知識も持ち合わせていなければならない。

精度の高いデータ解釈をするためには、いくつかの要素が必要である。「120頁 ②論理的な探究法や推論に関する知識」で述べた基礎となる解剖学、生理学、症候と病態の知識ばかりでなく、これまでと同様な傷病者対応の経験や推測も要素の一つとなり得る。

最優先すべきことは、症状悪化、生命危機に至らしめているものは何か、あるいは、異常な症状や徴候を特定することで、病院前救護の実践者の視点で解釈できなければならない。さらには、「なぜそれが起こったのか」の問題の原因だけでなく、「これからどのようなことが起こるか」、今後の変化を予測し、集めたデータを関連付けて判断する。

② データ解釈上の留意点

データ解釈の際、問題を抱えた傷病者の全体像を得なければならないが、救急隊の態度や傷病者との相互作用は、このデータ解釈の成否に影響を及ぼす。例えば、血圧は相当低下しているが、特に意識レベルが正常範囲にある場合は、先入観でもって傷病者の重症度を低く評価する傾向に陥りやすい。

また、周囲の影響を受け正しい情報が得られない場合には、データ解釈の精度が欠けることになる。データ解釈を用いて、救急隊の立場から問題を判別していく際の視点について、傷病者のデータは、年齢等の一般的な正常値に比べてどうだろうか、救急車要請に至ったときのデータは普段と比べてどの程度変化があるのだろう、などが上げられる。異なる点が認められた場合、そこに隠された情報の持つ意味や原因を考えていく。

シナリオ　パート２

ハンドル外傷の胸部外傷では、肺挫傷、心破裂及び大血管系の損傷が考えられる。また腹部外傷においては、肝臓や脾臓などの実質臓器損傷、大血管損傷による多量出血、時間経過とともに腸管破裂による腹膜炎も考えられる。

救出に時間を要すること、右上腹部挫傷やバイタルサインから腹腔内の出血性ショックを疑い、ロードアンドゴーを隊の活動方針とし、救命救急センターへの迅速搬送を判断する。

さらには、MC医師に指示を求めて、特定行為である乳酸リンゲル液による静脈路確保及び輸液処置の実施を判断する。

----

(3) 原則の適用

まずは、明確化あるいは推論された問題点に対して、原則的な処置を具体的に適用する。傷病者の状態及び状況を概念的に理解し、傷病者から収集したデータの解釈に基づき現場判断を下したならば、処置の優先順位に従って問題となっている症状の緩和や危機的状況の回避に向け、プロトコール等を用いて処置を開始する。

しかし、特殊な状況に置かれた傷病者の問題も、一様にプロトコール等を適用して解決できるものではないかもしれない。次の評価ステップに移るが、この原則の運用は、データ解釈に基づく目標達成に至るまでの方法が、その傷病者にとって最適な選択であるということを自分で推測してい

第3章　病院前救護過程

る次元にすぎない。つまり、ベストな選択というのではなく、あくまでも当座のベターな方法である。これまでの豊富な経験が反映されているかもしれないが、最適な問題解決を図るためには、MC医師とのコンタクトを考慮に入れる。

なお、的確な知識を背景とした技術の適用については、「第2章病院前救護概説、第3病院前救護の技術性」、また、実施前の傷病者への説明と同意については、「第7章傷病者管理、第2傷病者への適切な説明」、MC医師との連携については、「第2章病院前救護概説、第6救急救命士制度」に述べる。

ポイント　原則の運用時に配慮すべき点

- 処置介入によって期待される成果を明確にする。
- 最初に傷病者や家族に処置の内容を十分に説明し、信頼関係を構築した上で処置を開始する。
- 適用になるプロトコール等を用いて具体的に処置介入を始める。
- 傷病者の特性に合わせて、個別的な工夫・調整を行う。
- 一つひとつを確かな技術で提供する。
- 実施内容、傷病者の症状等を客観的に正確に記録する。
- 傷病者と救急隊との相互作用を背後に、MC医師が存在していることを常に念頭に置く。

シナリオ　パート3

車両の多重衝突による事故で傷病者に関する情報（バイタルサイン、上腹部挫傷）、受傷形態（衝突時の衝撃で、ハンドルに胸部、腹部を強打したことによる腹部臓器の損傷）から循環血液量減少性ショックと現場判断をする。
高濃度酸素投与、保温、さらには静脈路確保及び輸液の適用を判断、MC医師に傷病者の状況を報告した上で特定行為の具体的指示を仰ぐ。

（4）評価

評価は、プロトコール等に基づく処置介入の結果として現れた傷病者反応や効果の確認によって行われる。つまり、処置によって傷病者の状態が改善されたかどうか、所期の目的を達成できたかどうかに主眼を置いて評価するもので、次のようなものがある。

まず、意図した目標が達成されたかを見極め、当初の計画をそのまま続けるか、やめるか、あるいは別の計画を取るのか、傷病者の再評価（継続的な評価）、行為のリフレクション※（内省、介入の効果、振り返り）、現場印象の修正（活動判断の変更）が当座の評価としてある。

さらには病院前救護過程におけるプロトコール、医師の指示、傷病者への説明・同意のあり方等の見直しの是非も検討する。できるだけ思い込みをなくし、適正な評価資料とするために主観を排除する。

ポイント　評価法

- 評価の資料となる傷病者の反応は、それぞれの病院前救護過程から複合的に収集し、個々の評価、全体評価が行えるようにする。
- 一人の観察者より他のメンバーも協働で観察による収集を行う。
- 評価の判断や車内リフレクション、医師からの意見聴取等で総合的に検討し決定する。

※リフレクション（Reflection）、振り返り
　人が何かを学び成長していくためには経験が重要であり、その経験を意味あるものにするためには、リフレクションが不可欠である。単に経験を積み重ねるだけでなく、意味ある経験が必要で、それによって人は成長する。

シナリオ　パート４

　呼吸状態改善のための酸素投与、循環動態を改善するための輸液等の処置により呼吸・循環状態が幾分和らぐ。傷病者を再評価する。呼吸25回／分、脈拍80回／分、$SpO_2$94％、血圧100／70mmHg、心電図モニター波形異常なし。
　これらの所見から、ショック状態が修正され、現場判断及び応急処置の修正が必要ないと判断する。

（5）行為のリフレクション

　行為のリフレクションは、事案処理の適否を自ら問うものである。今後、同様な事例があった場合、今回、行った処置内容をどのように改善したらよいかを検討すると、これからの病院前救護への動機付けや活性化が期待できる。

　行為のリフレクションをルーチンに実施し、自らの経験を変更する。さらに新たな知見を加えることで、今後、体験する事例に備えたデータが蓄積される。医師の診断後に自らの判断、応急処置等を照らし合わせて比較検討する。しかし、重大な事案でない限り、新たに時間、場所を設定して検討を行うのは難しいので、署所への帰途時間を活用した車内リフレクションを行い、これを習慣付ける。

　どのような点が経験として蓄積され、同様な症例に活かしていくのか、さらには経験を変更することで新たな知識を創造する、これが新たな学びとしての学習である。

図３−12　リフレクション

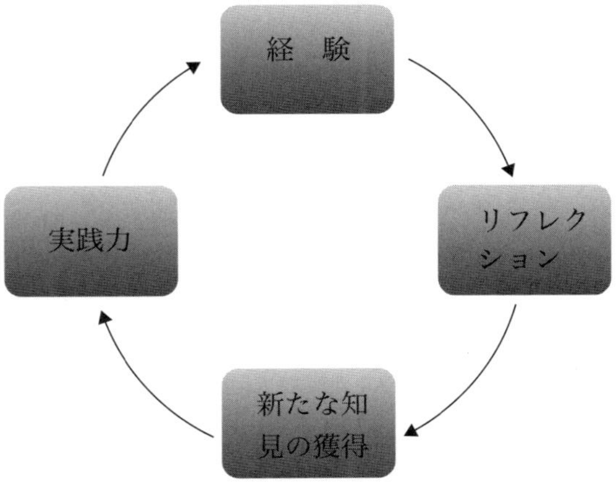

経験 → リフレクション → 新たな知見の獲得 → 実践力 →（経験へ循環）

ポイント　判断の誤りを防ぐ

多くのプレッシャーの下で傷病者を適切に評価し、管理することは難しく、決定の過程で誤りの起こる可能性があるが、次のような手法で未然に防ぐ。

1. 強く意識して自分の考えが正しいかを考えてみる。

    「正しく判断している」か自問する。間違っているならば、これまでに得た判断材料を再チェックする、ＭＣ医師に相談する、さらに多くの情報を集める。

2. 誤りを犯しやすい状況を絶えず意識し、これまで以上に注意力を高める。

    応急処置や医療機関搬送を強く拒否した傷病者に限って、事後に再度、救急車要請する頻度が高いことがわかっている。このような場合には、傷病者に適正な判断能力が欠けていると認識し、警察官を現場に要請したり、粘り強く説得し事案を処理することに心がける。

3. どのような時に、自分がバイアスに陥りやすいかを認識し、実際の場面に直面した際には、特に注意する。

    例えば、アルコール中毒の傷病者に対処する際に、自分はフラストレーションに陥りがちであると認識していたとする。現在、傷病者の呈している症状・病態は、アルコール中毒によるものであると即断する。このようなバイアスによって、症状・病態の原因となる重大な頭部外傷や内科的疾患を見逃すかもしれないということを自分の中に呼び起こす。

シナリオ　パート５

署所に戻る途中で、新米の隊員と今回の事例について車中リフレクションを行う。受傷機序、損傷部位、バイタルサイン、救出状況等から典型的なハンドル外傷による腹部臓器による循環血液量減少性ショックと現場で判断したことの是非について話し合う。

まずは、救出時の救助隊との連携方法で、ハンドルが腹部に強く食い込んで救出に時間がかかり輸液を判断した場合には、急激な圧迫解除により症状激変をきたす可能性がある。救助作業の進行状況を見ながら輸液速度について医師の指示を求めること、現場への医師要請の是非についての判断は必要でなかったか。

また、胸部臓器（心臓、大動脈、肺等）の損傷の可能性を完全に否定できたか、損傷臓器に応じた特異的な症状は何かなど、ハンドル外傷の病態が複雑なだけに、検討事項は盛沢山となった。

行為のリフレクションは、データ解釈のスキルを強化し、症例を具体的に検討することで学習と経験の相互作用による知識の固定化が図られ、実践基盤をさらに強固なものにする。

5　傷病者管理の実際

評価に基づく傷病者管理は救急隊の責任であり、傷病者問題を分析し、これらの問題をどのように解決するかを決め、行動計画を実行し、処置効果を評価する体系的な分析手法を持たなければならない。病院前救護における評価に基づく傷病者管理がうまくいくかどうかは、身体活動、科学的な知

識、対人スキルの統合によって決まる。

（1）プレッシャーの下での思考

目の前に立ちはだかった難問に対する応答は、「挑戦するか、または逃避するか」のいずれかである。これには無意識の行動を支配する自律神経ホルモンが影響するという。

クリティカルシンキング過程においては、プラス、マイナスのいずれかの影響がもたらされる。プラス面として、特に視力と聴覚等の五感の感覚機能が研ぎ澄まされ、反応が向上し、耐性がもたらされる。これは意思決定をし、実際の行動に移すときに役立つ。

反対にマイナス面は、集中力、評価能力の低下によってクリティカルシンキング能力が低下する。これは、適正な意思決定がないために無統制、無策のまま、ただ単に状況に押し流され、合目的な傷病者救護が図れないことになる。

特に経験の浅い救急隊員は、このような危機的状況下ではプレッシャーに陥りやすいが、これにめげずに立ち向かえるかどうかは、精神的な状態に左右される。経験、訓練によって「身体的記憶」として自分の技能を強力に発展させると、特に技術的な処置が本能的に行えるようになり、ひいては自らをコントロールできる能力が維持できる。

例えば、静脈路確保の際、あれやこれやと特段考えを巡らせるまでもなく、必要な資器材を手元に準備して本番に臨むことができる。このような緊急事態や複雑な状況においては、傷病者管理に集中し、メインとなる行為に支障をきたさないようにするために、煩雑な特段の思考も要しない機械的な手順等は、訓練によって本能的なレベルに到達させておくことが大事である。普段から、やるべきことをきちんとやる、できることが、自らをコントロールすることにつながる（「第2章病院前救護概説、第3病院前救護の技術性、4病院前救護過程における技術の適用」を参照）。

（2）思考のチェック

平常時と異なり、プレッシャーの下で論理的に考えることは簡単ではない。特に混沌とした複雑な状況の中で冷静さを保てるかどうかは、最大の効果を得るための行動計画を展開する鍵となる。

次の点を念頭に置き、プレッシャーの状況下で自らの思考をチェックすると、ストレスの多い事案に適切に対処できる。

① 立ち止まって考える（Stop and Think）

行動を中止せず、熟考せずに物事を進めようとしてはいけない。ある行動に対し、どのような反応が生じたのか、その結果をきちんと認識する。気管挿管をするもうまくいかない。焦りとともにやみくもに再度試みるのではなく、喉頭展開が十分でコーマクグレード1であったのか、チューブの曲りは適正か、猪の首で今まで経験したことのないような傷病者でなかったかなど、バッグバルブマスクで換気状況を整えながら、一呼吸置いて再考する。併せて傷病者状態に変化をきたしていないか、注意深くモニターすることが大事である。

② 状況を細かく調べる（Check）

傷病者問題の一側面にあまりにも狭小に焦点を当てすぎると、微妙な徴候だけでなく、時には生命危機に関する重大な徴候を見逃すことになりかねない。意識のない傷病者が床に横たわっている。病歴は得られないが、気道、呼吸、循環問題を除外できた。周囲に薬瓶がないかを見渡す。詳細な観察によって呼気にフルーツ臭が感じられ、糖尿病性ケトアシドーシスを疑う。このように傷病者だけに注目するのではなく、環境要因や手がかりを探し出す広い視野を持つことが

③ 判断し行動する（Act）

状況を評価したならば、決心し、自信を持って行動する。現場を統括する者は、権限、自信を統合して、自らの活動方針を全員に周知徹底する。自分の判断が正しく、絶対うまくいくと確信している気持ちを伝える。自信を持ち活動方針を公言することは、ストレスの多い状況下で傷病者や家族だけでなく隊員達にも安心感をもたらす。

④ 明確に、効果的なコントロールを維持する（Control）

現場と取り巻きの人を効果的にコントロールするためには、まずは自分自身を律しなければならない。ストレス状況というのは、自分の内面の強さや正しい自制心に挑みかかってくるようなものである。

自分以外の誰かがコントロールしてくれるものでもなく、現場の責任者として果敢に行動に移さなければいけない。これらの混沌とした状況は、いつでもどこでも起こり得る。目をも覆いたくなるような凄惨な事故現場で、仁王立ちになってジーッと耐えることも任務である。ネガティブな行動は、負の連鎖反応を起こし最後までまとわりついてくる。逃げられない、逃げたら負けである。

⑤ 定期的に、継続的に傷病者を再評価する（Reevaluate）

計画の効果を定期的に再評価し、それに応じて修正する。不確定要素の多い現場での行動計画が完璧にうまくいくとは限らない。傷病者の状態が悪化し、代わりの計画を立てることを想定する。

医療機関に向かう途中でも継続的な評価を行い、管理計画を修正できるよう準備をする。気管挿管後に呼吸音が聴取できないと気付いたら、即座に中止する。このように軌道修正が起こり得ることを絶えず念頭に置く。

図3－13　思考のチェック

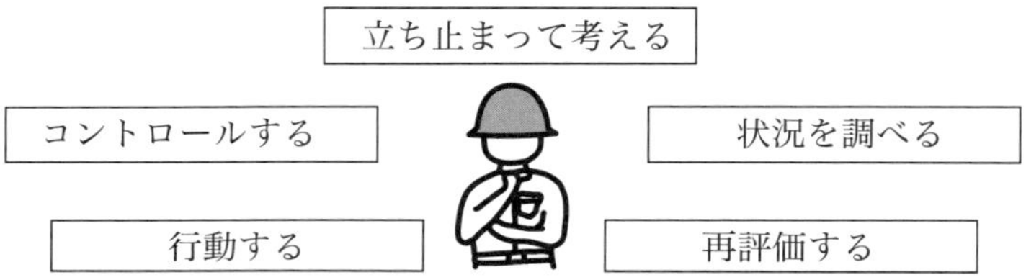

| 立ち止まって考える |
| コントロールする　状況を調べる |
| 行動する　再評価する |

(3) 有効な思考の型

プレッシャーを受けている際に、次の項目をチェックすると、病院前救護過程での意思決定が向上するようになる。

① ポジティブ行動が基本、まずはパニックに陥らず冷静になる

「言うは易き、行うは難し」であるが、極端に混乱をきたす場面では、少なからず他の隊員も同様な心境に陥る。自制心を維持しているかどうかの客観的評価は、他の隊員が、その人に付いていくと安心だと思うかどうかで決まってくる。辛うじて冷静さを維持するのではなく、任された現場は逃げることも、他の人に代わることもできないならば、ある種の割り切りでもって悠然と立ち向かうしかない。

傷病者や隊員の安全が守られているか、救護活動が傷病者に役立っているかなど、常に本来の業務に意識を集中させる。凄惨な混乱した現場で最優先すべき点は、隊員の安全管理である。これを客観的に判断できているだけでも、次のステップへ自信を持って進めることができ、プレッシャー状況への対応が、全然、異なってくる。

② 最悪の事態を想定、計画し、常に傷病者の利益に立った過ちをする

例えば、適切な解釈・分析に基づいて高度な救急救命処置の開始を計画したならば、それを実行に移す。これは自信がなくて迷っている状況とは異なり、手を拱いているよりも処置を行って過ちをすることのほうが余程よい。悲観的になれ。手を拱いて不可逆の状態に陥るよりも、傷病者に利益になることをする（「第6章救急隊（救急救命士）の役割と責任、第5病院前救護の倫理」を参照）。

処置を行う際には、合併症の可能性を予測し代案を用意する。例えば、重度なアレルギーショックに対してエピネフリンの自己注射を投与する。効果のないことを予測し、静脈路確保による輸液の準備をする。呼吸困難の傷病者をストレッチャー上に移動し、体位変換を迫られるときには、これまでの例から容態変化をきたすことが多かった。このような経験を踏まえて、呼吸停止状態に備えてバッグバルブマスクを常に手元に準備するとともに、移動直後はバイタルサインを再評価する。

③ 体系的な傷病者・状況評価パターンを維持する

体系的な傷病者・状況評価パターンを確立し、実施する。習慣は第二の天性と言われるが、そのようになるまで訓練すると、手順を飛ばしたり、ミスがなくなる。

交通事故で自動車のフロントガラスが壊れ、見るも無残な血だらけの顔。しかし、いかなる状況であろうと傷病者評価で最も優先すべきことは、ABCであるとの評価パターンが維持されているならば、最初に顔面の処置に着手しないだろう。

また、今までに経験したことのない緊急場面に直面したときに集中し、コントロールできるようになる。例えば、血だらけになってうめいている傷病者が複数いる。周囲の人たちは早く助けろと叫んでいる。この阿鼻叫喚な凄惨場面を救急隊はコントロールしなければならない。現場の安全確保を常に最優先するのが病院前救護時の鉄則であり、安全性に関すること以外に決して気を紛らわされないようにする。これは、状況評価パターンを堅持しているから、なせるのである。

図3－14　プレッシャーの下でのポジティブ行動

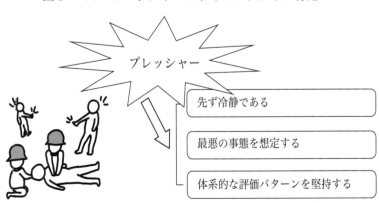

第3章 病院前救護過程

（4）情報の管理法

遭遇する様々な状況によって管理方法が異なってくる。次の状況分析（熟考・内省VS即決）、データ処理（分散VS収束）、意思決定（予測的VS反応的）を適用すると、ほとんどの状況において、如何なるときでも最善の処置を行うことができるようになる。

① 状況分析：熟考・内省か、即決か

よくよく考え、思いを巡らさないといけない状況で時間をかけ、傷病者にどのような問題があるかを明確にする。「何となく」と訴える傷病者がいる。これは、複数の問題を抱えており、心、腎、呼吸、食餌性等、多くの器官に関連した疾患で病歴が長いかもしれない。あるいは、バイタルサインが安定しているために、傷病者の本当の訴えは把握できず、現場で真の問題を見極めることは困難かもしれない。

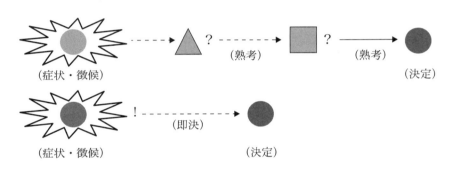

図3－15　状況分析（熟考・内省VS即決）

反対に、即決は熟考不足によって特徴付けられ、論理的でなく、きまぐれに決定することであるが、悪い意味ばかりではない。本能的、瞬時に判断、決定し、傷病者の危機的状況に迅速に対処する場合がある。例えば、無呼吸、脈なしの傷病者の場合、直ちにCPRを開始し、迅速に除細動を準備する。噴出性の動脈性出血では、出血のコントロール処置を行う。窒息で弱く効果のない咳の場合、ハイムリック法を行う。これらの状況を瞬時に判断して、対処しなければならない。

ポイント　右下腹部痛と疾患

> 急性虫垂炎、限局性腸炎、メッケル憩室炎、腸間膜リンパ節炎、右卵巣嚢腫茎捻転、子宮外妊娠破裂、排卵痛、右尿管結石

② データ処理：分散か、収束か

現場や傷病者から収集した情報を処理するため、分散型（複眼的）のアプローチ、収束型（単眼的）アプローチのいずれかを用いる。分散型アプローチは、解決する前にいろいろな角度から状況を捉える。特に複数の疾患を抱えている高齢者に直面した場合には、現在、いずれの疾患が傷病者本人にとって最も問題となっているか、洞察力をうまく働かさなければ適切に対処できない。

自殺企図のように感情的に取り乱した傷病者は、複数の問題や病歴を持っている。現場判断と管理計画を立てる際には、身体的、情緒的側面の全体を考慮する。長時間、重量物の下敷きにな

った傷病者の場合、迅速な救出、搬送だけを念頭に置くのではなく、重量物の傷病者に及ぼす影響、他の倒壊物の存在、破壊工作に伴う破片飛散、静脈路確保の実施及び輸液、隊員の配置、救助隊や現場に要請された医師との連携要領等、事前に多くの環境的、医療的要素を比較検討しなければならない。

　反対に収束的なアプローチの場合は、状況の中で最も重要な側面に焦点を当てて情報をまとめる。このアプローチは、ストレートに問題解決を図るもので、ほとんど思考や振り返りを要しない簡単で単純な状況に適用する。例えば、心室細動で反応のない無呼吸、脈なしの傷病者の場合、救急隊の行うべき当座の関心事は、簡単で熟考するまでもないＡＢＣと除細動をできるだけ迅速に実施することである。

　しかし、傷病者の置かれた状況は複雑で、上記のいずれかで単刀直入に判断できるとは限らない。このような場合、経験豊富な救急隊員は両者のアプローチを織り交ぜて適切に対処している。

　例えば、独居の高齢者で意識障害。危機的状況そのものには、収束的アプローチを、原因究明には室内の様相や室内温度、傷病者の身体所見については、分散型アプローチを適用する。

図３－16　データ処理（分散ＶＳ収束）

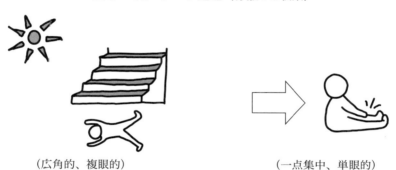

（広角的、複眼的）　　　　　　　　　　（一点集中、単眼的）

③　意思決定：事前か、事後か

　意思決定過程には、事前（予測的）、事後（待機的）のいずれかがある。問題が発生するまで処置の開始を待つか、または、処置によって起こり得る結果を前もって予測するかのいずれかである。

　例えば、重度の裂傷で大失血をしている傷病者がいる。出血は止まっている。ショックに陥る

図３－17　意思決定（予測的ＶＳ反応的）

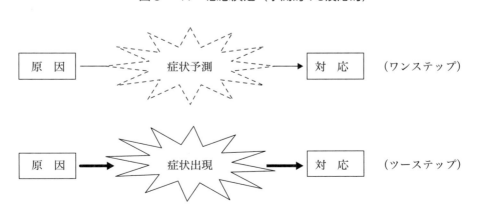

のを予測し、起きる前に輸液等の対策を取るか、あるいは、ショックの徴候が現れるまで待ち、それから行動するのか。言うまでもなく可能な限り、問題を予測し、発生する前に行動するのがベストである。

救急隊の修得すべきプロセスは、先取的、予測的な意思決定であり、これには継続した情報収集と傷病者状態の評価が欠かせない。意識障害の発生から症状、徴候を予測し、迅速に対処する。酸素投与を行い、気道管理するためのバッグバルブマスク、さらには挿管用資器材、輸液路確保用の資器材を予め手元に置くことは、意識障害の最悪の事態を見据えたものである。

(5) すべてをまとめる；6R's

現場での効果的な意思決定に必要な要素を行動に反映させるためには、次の" 6R's"の観点から考える。

① Read the scene（現場状況を読む）

全体的な現場状況を評価する。直ちに二次的災害の発生要因の探索や受傷メカニズムを判断する。

② Read the patient（傷病者を読む）

傷病者の意識レベルと全体の印象を把握する。急を要する状態なのか、明らかな変形、四肢の非対称性がないか、傷病者の姿勢に注目する。傷病者に話しかけて主訴を判断する。新しいイベントの出現なのか、既存の状態が悪化したのかを判断する。呼吸、循環の機能状態を捉え、生命危機の鑑別をする。

図3-18 6R's

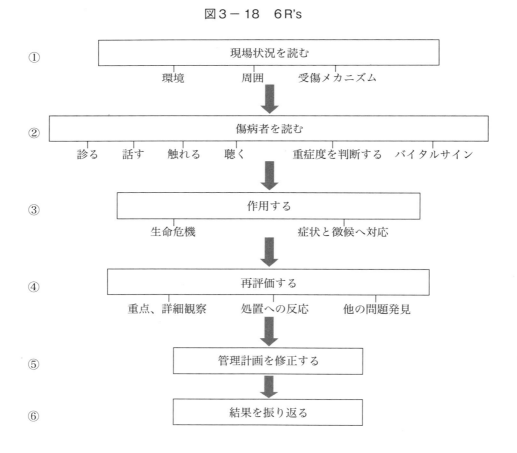

③ React（作用する）

見つけ出したすべての生命危機状態を管理する。系統立てた観察で確認された症状、徴候に対する処置を行う。

④ Reevaluate（再評価する）

再評価は、管理と処置介入に対する傷病者の反応を分析するものである。初期評価時には明らかにされていなかった問題を見つけることにつながる。

⑤ Revise management plan（管理計画を修正する）

再評価中に得られた所見によって、効果がない、傷病者状態をかえって悪化させた場合は、管理計画を修正する必要に迫られる。タイムリーに変更し、傷病者のニーズに的確に対処する。目標にする期待した効果が得られない傷病者には、継続的な評価が欠かせない。

⑥ Review performance at run critique（絶えず疑いながら結果を振り返る）

絶えずクリティカルに疑いながら事例を詳細に振り返る。これによって、今後、同様な事例にうまく対処できるカテゴリーが拡大する。個別の事例のアウトカムを蓄積すると、臨機応変に自らの実践を望ましい方向に変えることのできる最強の武器が出来上がってくる。

①～⑥までの過程は、救急隊の経験基盤を強固にするとともに、データ解釈技術の改善にも結び付く。

（参考文献）
1) 看護教育　42／8　2001－8・9
2) 大塚敏文ほか　当直医救急マニュアル　初期救急から救命救急まで　シェリング・プラウ株式会社
3) 佐藤登美　新体系　看護学全書　基礎看護学①　看護学概論　メヂカルフレンド社
4) 有田清子　系統看護学講座　専門分野Ⅰ　基礎看護学［2］　基礎看護技術Ⅰ　医学書院
5) Bryan E. Bledsoe, ESSENTIALS OF PARAMEDIC CARE, second edition,BRADY
6) Mick J. Sanders,PARAMEDIC TEXTBOOK,Mosby
7) 根本学　救急救命事例集50選　荘道社
8) 江本愛子監訳　アルファロ　看護場面のクリティカルシンキング　医学書院
9) 本郷久美子監訳　基本から学ぶ看護過程と看護診断　医学書院
10) ロザリンダ・アルファロールフィーバ　基本から学ぶ看護過程と看護診断　医学書院
11) 救急救命士標準テキスト編集委員会　改訂第9版　救急救命士標準テキスト　へるす出版

Ⅱ編

地域社会と病院前救護

第4章　地域社会と病院前救護

第5章　救急医療体制

第4章　地域社会と病院前救護

　救急業務は、地方行政の分野でも地域の中に最も深く浸透し、地域住民に欠かすことのできない行政サービスの一である。人々の一般社会生活や行動に伴って発生する病気やケガのみならず、犯罪・暴力、自殺等の社会の病理現象をも対象とし、社会や世相を色濃く反映する。

第1　病院前救護を支える関連法規

1　はじめに

　地域社会では、国家や自治体の理念、目標の下に、住民ニーズの実現に向けて多くの分野から様々な施策が講じられる。人々の生命、財産が守られ、安心して暮らせることは、そこに住む者にとっては最も基本的な条件であり、これを医療、福祉、消防、警察、一般行政等の機関がそれぞれの立場から支えている。

　現在、病院外で傷病者の救護活動を行う機関には、海上保安庁、自衛隊、消防等があり、消防機関が行う業務内容を具体的に明記した消防法（消防の目的・任務を定める法律）には、救急業務の定義条文がある。

　市町村が救急業務を行う根拠は、消防組織法及び消防法の第1条の消防の任務に、「災害等による傷病者の搬送を適切に行う」ことが、また、消防組織法第6条には、「市町村が消防を十分果たすべき責任を有する」と規定されていることによる。

　ポイント　消防組織法と消防法

> 　消防組織法第1条には、消防の任務、目的が規定されており、実体法としての性格から、その趣旨に合致するような執行要領等が下位の法規で示されるのが一般的である。消防行政の根本規範を示したものが消防組織法で、行政組織が人民に対する関係においての活動を示したものが消防法となる。

消防組織法

> （消防の任務）
> 第1条　消防は、その施設及び人員を活用して、国民の生命、身体及び財産を火災から保護するとともに、水火災又は地震等の災害を防除し、及びこれらの災害に因る被害を軽減するほか、災害等による傷病者の搬送を適切に行うことを任務とする。
> （市町村の消防責任）
> 第6条　市町村は、当該市町村の区域における消防を十分に果たすべき責任を有する。
> （市町村消防の管理）
> 第7条　市町村の消防は、条例に従い、市町村長がこれを管理する。

消防法

> （目的）
> 第1条　この法律は、火災を予防し、警戒し及び鎮圧し、国民の生命、身体及び財産を火災から保護するとともに、火災又は地震等の災害に因る被害を軽減するほか、災害等による傷病者の搬送を適切に行い、もつて安寧秩序を保持し、社会公共の福祉の増進に資することを目的とする。
> （救急業務の定義）
> 第2条第9項　災害により生じた事故若しくは屋外若しくは公衆の出入する場所において生じた事故（以下この項において「災害による事故等」という。）又は政令で定める場合における災害による事故等に準ずる事故その他の事由で政令で定めるものによる傷病者のうち、医療機関その他の場所へ緊急に搬送する必要があるものを、救急隊によつて、医療機関（厚生労働省令で定める医療機関をいう。）その他の場所に搬送すること（傷病者が医師の管理下に置かれるまでの間において、緊急やむを得ないものとして、応急の手当を行うことを含む。）をいう。

　消防法第2条9項の救急業務の定義の内容は、救急業務の対象、実施主体、救護の実施方法について、災害等により生じた事故で傷病者に応急処置を行い、救急車等で医療機関へ搬送するものである。消防機関の行う救急業務は、住民の日常生活に直結した生命、身体の安全を確保する事務を有するものとして位置付けられており、特に警察権力と異なり、相手の意思を尊重し、身体的な拘束を伴わない非権力的なサービスを提供する福祉行政の一環として捉えられる。しかも、一般の福祉や医療と異なる最大の特徴は、その処理について緊急性が最も強く要求され、実態としては時間、場所、対象者を問わない極めて公共性の高い事業と言えよう。

　昭和38年に救急業務が法制化されて以来、半世紀以上が経過し、救急業務は量的、質的にも大きな変貌を遂げている。救急業務実施市町村は、平成30年には全国1,719市町村のうち1,690団体（98.3％）、また、平成29年中の救急車の出動件数も約634万件に達し、実に国民の22人に1人の割合で利用されている。このように、救急業務は住民の安全を確保する上で必要不可欠な行政サービスとして、運用形態、実績等からも地域社会に最も浸透したものになっている。

2　憲法理念と救急業務

憲法第25条では、生存権的基本人権と社会福祉及び公衆衛生の向上がうたわれている。

憲法

> （生存権）
> 第25条　全ての国民は、健康で文化的な最低限の生活を営む権利を有する。
> 2　国は、全ての生活部門について、社会福祉、社会保障及び公衆衛生の向上及び増進に努めなければならない。

第1号は、個別な権利としての生存権と国家の積極的な関与等によって、国民の生存に必要な緒条件の保障を要求する権利の総称である生存権的基本人権を規定したものである。

第2号は、国民の生活をできるだけ豊かならしめる社会福祉、国民の生存を公的扶助又は社会保険により確保する社会保障を、また国民の健康を保全し、増進する公衆衛生について国が努力すべき施策である。

この最高法規である憲法の下に、地方自治法の本旨に基づき消防に関する主要事項が消防組織法で決められ、この目的を達成するための具体的な処理内容は消防法で規定されている。このような点を踏まえ救急業務の目的を捉えてみると、疾病、事故（特定の事由による事故等）により緊急事態が生じ、一刻を争って医療機関へ搬送する必要が生じたもの（緊急性、依存性）を応急処置（要保護）によって、個人の生命危機を回避し、身体機能の低下を防止し（健康保全）、ひいては早期に社会の一員としてその能力を十分に発揮できるよう社会復帰（最低限の生活の保障）に至らしめるものである。

これは尊い生命を救う、苦しみを一刻も早く解放する崇高な行政目標と、人間生存の理念に支えられており、宗教、人種、貴賎等の別に左右されずに、相手の要請に応じて出向き、傷病者にとって最も有益なサービスを提供することで、その目的が達成される。

このように救急業務は、国民の最低生活の保障を確保する施策の一翼を担い、生存権の保障をいかに実現するか、これを具体化しているのであり、まさに国家の基本法である憲法の理念に即して救急業務を捉えることができる。

3　地方自治法と救急業務

住民に対する行政サービスは、社会性、公共的性格を有し、民意の統合としての規範、いわゆる法律等に基づいて画一、平等に提供されなければならない。救急業務の実施主体は地方公共団体であり、社会公共の利益のために傷病者の意思に反しない非権力的な手段によって、傷病者の利益を図る管理的作用をなすのが特徴である。

地方自治法は、地方公共団体の組織及び運営に関する大綱を定めたもので、最高法規範である憲法の理念を達成するために、その体系の中に組み込まれる。なお、第1条の2には、住民の福祉の増進を図ることを基本にした目的規定がある。

第4章　地域社会と病院前救護

地方自治法

> （総則）
> **第1条の2**　地方公共団体は、住民の福祉の増進を図ることを基本として、地域における行政を自主的かつ総合的に実施する役割を広く担うものとする。

　消防法第1条に規定する消防機関の救急業務の実施義務、第2条第9項に規定する救急業務の目的及びその具体的な実施とで消防機関の行う救急業務が明確に打ち出される。しかし、地方自治法には、上記の総則を受け地方公共団体の事務である消防業務や救急業務の処理内容の記載は見当たらない。

　これは、同法が地方公共団体の運営に関する事項の大綱を定めてある一般的根拠法であるのに対し、消防法は実質的な行政サービスを執行する実体法としての体系をなすからである。自治体機関としての市町村の消防責任が消防組織法で課せられており、救急業務は地方自治法の目的達成のために行なわれる行政の一分野であることが頷ける。

　地方自治法には「住民の福祉を増進する」と広範かつ一般的なことを指し、具体的な対象者及び作用の要件等を問わない。その意味では、すべての地方公共団体に共通する普遍的な事務である。しかし、消防法に規定する救急業務で、その対象者を限定し救護の実施に関する方法、態様を明記しているのは、一定水準以上の実施体制が存在していることを前提にするからである（「第2章病院前救護概説、第1救急業務、3救急業務の法的適用」を参照）。

　その他、救急業務に関わりのある主な法律として、以下のものが上げられる。

① 医療法
　医療を提供する体制の確保を図り、もって国民の健康の保持に寄与することを目的とする（後述「6医療法（医療計画）にみる病院前救護従事者（住民、救急救命士）の役割」を参照）。

医療法

> （目的）
> **第1条**　この法律は、医療を受ける者による医療に関する適切な選択を支援するために必要な事項、医療の安全を確保するために必要な事項、病院、診療所及び助産所の開設及び管理に関し必要な事項並びにこれらの施設の整備並びに医療提供施設相互間の機能の分担及び業務の連携を推進するために必要な事項を定めること等により、医療を受ける者の利益の保護及び良質かつ適切な医療を効率的に提供する体制の確保を図り、もつて国民の健康の保持に寄与することを目的とする。

② 行旅病人及行旅死亡人取扱法
　行旅人（市町村条例で定義付けられる移動中の人や漂泊中の人のこと。特定の目的地を持たない人を含むことから、単なる病人とは異なる）や病気になったり、死亡した場合の取り扱いを市町村が担当することが規定されている。

③ 地域保健法
　保健所の設置に関する法律であり、急激な人口の高齢化と出生率の低下、疾病構造の変化、地域

住民のニーズの多様化などに対応し、サービスの受け手である生活者の立場を重視した地域保健の新たな体系を構築するものである。

4　福祉の概念と救急業務

（1）　福祉の概念

　福祉行政は、正常な一般生活の水準から脱落した状態（貧困、疾病など）からの「回復、保全」を目的として、個別的に保護、援助あるいは処理を行ない、社会公共の福祉を増進するために積極的な作用を行うのが通例である。

　救急業務が他の一般的な行政サービスと異なり、住民の求めに応じて住民のほうに出向き、医療機関や福祉施設等とのネットワーク的なサービスを提供するという点では、最も端的な福祉行政として捉えられる。社会福祉でまず思い浮かべるのは、生活保護や老人福祉などの「救貧、保護事業」であり、その対象者が貧困者、社会からの脱落者に限定された暗いイメージで、その保障も肉体的生存を維持し得る最低限の生活水準でしかなかったという旧来の捉え方である。

　消防機関の救急業務が開始された当時、住民が救急車に抱いていたイメージは、貧困者、浮浪者等の救護を連想されるような暗いものであった。救急車の利用について一般の理解と協力を得るために、ポスター、ビラ、立て看板等の掲出、救急車の巡回宣伝による救急実技披露等を行ない普及宣伝に努めたというが、当時と比べてみて隔世の感を禁じ得ない。

　しかし、福祉国家という言葉で表されるように、福祉政策の概念が拡充されるにつれ、その対象がもはや貧困者等に限定されず、広く国民一般がニーズに応じた権利として等しくサービスを受けることが保障されるようになった。現在では地域の住民の日常生活に深く浸透しており、不可欠な行政サービスとして定着している。

コラム　救急今昔

　［救急車の御利用を　子供さんたちのお怪我などにも］。1936年（昭和11年）の小紙にそんな見出しがあった。日本赤十字社東京支部が救急車の活用を呼びかけているという記事だ。

　導入当初、「路上の大怪我は救急自動車で」とPRしたため、交通事故以外では呼べないと誤解されたらしい。記事には「日赤では一寸したかすり傷にも利用することを望んでいる」とある。そんな時代もあったのかと驚くばかりだが、もちろん救急体制の草創期の話だ。戦後間もなくから「救急車足りぬ」「患者タライ回し」などの記事が頻出する。

　60年代の読者投稿欄では、「軽症者の救急車要請は断る仕組みにせよ」「症状の軽重は簡単に判断できない。規則には反対だ」と論争になった。以来、何十年も変わらぬ議論が続いている。これには驚く。きょうは日付に因んで「119番の日」。救急隊員や医療関係者は誰もが懸命なのに、悲しいニュースが相次いでいる。救急医療の在り方、大切さを改めて考えずにはいられない。濫用しないよう自戒しつつ、いざという時に必ず助けてくれる119番であり続けてほしいとねがう。

（讀賣新聞社　2008.11.9　編集手帳）

(2) 福祉サービスの提供

① 対人的なサービスを提供する

応急処置、緊急搬送の援助サービスを利用する人の決定、要求に応じて、行政が住民のほうに赴き、サービスが直接提供される。その際、サービス提供者である救急隊との間にフェイス・トゥ・フェイス（対面的）、かつ継続的な人間関係が出来上がってくる。良好な人間関係は、お互いの人間性の触れ合い、協力、信頼関係の上で成立し、しかも、これが医療機関到着までの間、応急処置等を介して絶えず保たれている。

傷病者は個性ある人間であり、傷病の現れ方、症状の訴え方、傷病の受け止め方、さらには救急車要請に到るまでのプロセスに、その人の特性や社会性が強く打ち出されている。それゆえに傷病者個々の特性に応じた対応が迫られる。

② 傷病者のもとへ出向く

相手からの要請に基づき救急隊自らが傷病者のもとへ赴く。このことは突発的な事態に対して、当事者では傷病そのものへ十分な対応ができない、搬送手段が手近にない、適切な医療機関がわからないなど、日常の中にあっても自立的な受診過程に支障を及ぼす要因が多くあり、緊急事態に陥った身体、生命を自らの力で保護するという観点から問題が生じている。

医療機関への受診過程として、傷病者自らがサービス提供者（医療機関の医師）のもとへ向かう場合は一般診療行為となるが、様々な制約条件下で身体的機能が極端に低下した者を対象とする救急業務は、サービス提供者（救急隊）が現場へ駆け付けて対応する形態を取る。

そのために比較的自由に移動でき、さらに必要な人的、物的要件を備えた救急車で傷病者に迅速に辿り着き、医療的環境の整った搬送媒体で迅速に医療機関へ向かうことは、極めて合理的な救護体制である。

③ 公平、無償である

公的保障性という行政サービスは、時間、場所、宗教、貴賤等を問わずに、すべての住民に等しく提供されなければならず、経済性を度外視し、また、支払能力の有無にかかわらず、住民一般が救急車利用の対象になる。救急業務に対する住民のニーズは、身体的機能の低下した者が自力で身体機能の回復が図れない、あるいは回復への過程に辿り着けないために、応急処置、緊急搬送という形の保護なり、援助を必要とする状態である。

かつての救急業務は、貧しい者を対象にした救済的な意味合いが強かったが、今では一定の要件に該当した傷病者なら、貴賤、年齢、社会的地位、宗教等に関係なく、国民一般がニーズに応じた権利として、等しく救急車のサービスを受けることが保障される。要請があれば社会サービスとして救急車を平等に分配し、そこには何の排除も例外もない。

また、救急業務を実施する行政としては、突発性、緊急性の事案にできるだけ等しくサービスを提供するために、救急需要や到着に要する時間などの要件をもとに、救急隊が偏在しないよう地域全体のバランスを考慮した車両の増強や適正な配備を計画し、その目的の達成に努めている。

救急業務は福祉サービスの様相を呈しているものの、形式上は地域社会で発生したすべての事故を対象にしているのではなく、重点的に処理しなければならない事故を消防法で明示している。さらには、消防組織法第6条では消防の実施に必要な経費は市町村の負担（住民による税負担等）とされているが、利用者に負担を課するものではなく無料で実施されていることから、その対象についても住民が納得できる合理的な理由がある場合に限定するのが相当な捉え方であ

る。
④ 地域社会で24時間、関わりを持つ

救急医療体制の目的は「いつでも、どこでも、誰にでも突発的な傷病に対して医療を提供する」ことである。その目的を達成するための方策の一つとして救急業務があるが、まさに昼夜を問わず住民のニーズに応じることから、住民の生命を守るために不可欠である。

しかし、本来、救急隊は緊急性のある傷病者に対して適正に利用されるべき社会的資源であるが、実態としては、緊急性の実質的な度合に関係なく利用され、また、不要不急の要請等を含め利用件数が増えており、"救急車のコンビニ化"と揶揄されるような現状にある。医療機関搬入時に医師が下す傷病の程度別でみると、入院を要さないと診断された軽症が、全出動件数の半数近くを占めている。

ケース　不要不急と思われる事例

「ドアに指を挟み爪がはがれた」。冬のある日、都内の20代男性から119番通報を受け、救急隊が駆け付けた。ケガは爪の先がわずかにはがれていただけ。出血も止まっていた。別の日には60代女性から「自転車と足が接触した」と救急搬送の要請。隊員が確認すると、腫れや出血はなく打撲だけだった。

救急要請には全て出動して対応するのが原則だ。この2件はいずれも救急隊員が軽傷と判断、搬送せずに近くの医療機関を紹介し、自力での通院を促した。

その他にも、今日、受診予約しているが、タクシー代がないから救急車で連れて行ってほしい、1週間前から便秘が続いており、病院で待つのが嫌だから救急車を要請した。自分の家は寒いので入院したいとの理由で救急車を要請した。などがある。

ポイント　福祉的サービスの提供

1．対人的なサービスを提供する。
2．傷病者のもとへ出向く。
3．公平、無償である。
4．地域社会で24時間、関わりを持つ。

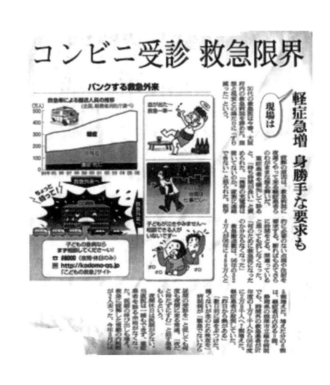

(3) 福祉行政への該当性

地方公共団体の目的として、住民の福祉の増進を図ることを基本にする旨が地方自治法に規定されている。地方自治の一分野である消防行政の専管としての救急業務の執行に関しては、実体法である消防法に対象となる傷病者や救護の実施方法が具体

的に示されている（消防法第2条9項）。救急業務の規定文は、理念、目的を示しているのではなく、対象を限定し直接的な援助を行なう実体を明確にした社会制度である。

　このことから先に述べた自治体の役割である住民の福祉を図り、健康で文化的な生活を営む権利をサポートしており、救急業務を福祉行政の範疇に含めることができる。このように救急業務は、人々の日々の生産、生活に伴って発生する事故や疾病への対応であり、地域社会と極めて密着に関わっている。

　これを実際の活動面から捉えてみる。人々の行動は一般的に自分の欲求に基づくものであり、例えば、同じフランス料理のレストランでも、自分の好みに合わせてお店を選べるが、救急隊の言動や愛想が悪いとの理由で救急隊を選択できない。それゆえに提供する側の論理を押し通すのではなく、奢ることなく、また権力的になるのではなく、健康でありたいと願う住民の最も基本的な欲求を満たすサービスを提供することが、救急隊の使命である。人々の最低限の生活を維持する。あるいは社会基盤を支えるために救急隊が地域に存在する意義がここにある。

　人を助けること、すなわち援助には電車の中で席を譲ったり、道案内をするなどの日常的な行為や病気、ケガを治療するといった専門的な行為があり、両者とも望ましくない状況の改善を目指すものである。救急業務は、危機的状況にある人の生命に直接関係する援助でもあり、同時に自力で医療機関へ行く身体的機能や能力を持ち合わせていない人への援助でもある。まさに医療資源の活用ができるように自力に代わり、そのアクセス法を提供することで日常生活の改善が図られ、生活支援としての福祉サービスの根幹に位置付けられる。

図4－1　病院前救護における援助

119番通報（申込み）　→　救急車出動　→　援助の実施・生命に対する援助・アプローチの援助　→　援助の実施・医療サービス

5　公衆衛生の概念と救急業務

　公衆衛生の代表的な実体法として、感染症の予防及び感染症の患者に対する医療に関する法律や食品衛生法や地域保健法がある。前者の例では、感染症のまん延を防止するために、都道府県知事は、患者に対して医療機関への入院勧告の措置を取ることができるとしている。このように本人の自由を拘束し、その反作用として国民の公共の利益、安全を守ることを期待するものであるが、その目的とするところは、国民の健康を保持、増進する公衆衛生理念の追求である。

　救急業務も身体機能が低下した者を限定対象とするものの、その目的は傷病者搬送と応急処置により国民の健康保持・増進を行うもので、ひいては公衆衛生の行政目的と消防組織法の「国民の生命、身体及び財産を火災から保護する」趣旨、理念との共通点が見い出される。

　臨床医学が個人水準で健康を扱うのに対して、公衆衛生は生活習慣病対策、伝染病（感染症）予防、公害対策など社会水準で健康を取り扱う分野である。図4－2は医療活動と保健活動の具体的内容について、個人や集団を対象に展開されるものを列挙し、それぞれを臨床的接近と公衆衛生的接近

とに区分する。

前者は個人を入口とした診断や治療、救急処置を、後者は集団を入口とした健康増進、疾病・災害予防などを中心にアプローチをする。この観点から救急業務を説明してみると、現場での傷病者に対する応急処置の実施は前者に、応急手当の普及啓発、予防救急（熱中症防止の呼びかけ等）の推進等の住民指導は、後者に該当する。

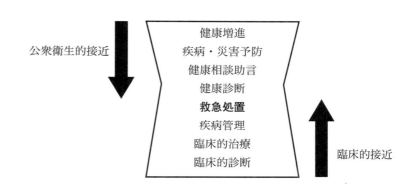

図4－2　公衆衛生活動と臨床活動

しかも、従来の公衆衛生と医療という対立的な概念による医療制度を、それぞれの果たす役割、機能を有機的なつながりで、しかも連続性のあるものとして捉えるようになってきた。このような医療概念の変遷を前提に、救急業務の救急医療体制における連続性、包括性あるいは医行為としての該当性などを踏まえてみても、公衆衛生の範疇に救急業務を含めることができる。

6　医療法（医療計画）にみる病院前救護従事者（住民、救急救命士）の役割

医療法第30条の4の規定に基づき、都道府県には、「疾病又は事業ごとに必要となる医療機能の明確化」「地域の医療機関の役割」「医療連携体制の推進」に至る過程、いわゆる医療体制の構築が求められており、その指針が国から示されている。

がん、脳卒中、心筋梗塞等の心血管疾患、糖尿病及び精神疾患の5疾病並びに救急医療、災害時における医療、へき地の医療、周産期医療及び小児医療（小児救急医療を含む。以下同じ。）の5事業並びに居宅等における医療（以下「在宅医療」という。）について医療計画に記載することとされている。5疾病については生活の質の向上を実現するために、5事業については患者や住民が安心して医療を受けられるようにするものである。

医療法

> （医療計画）
> 第30条の4　都道府県は、基本方針に即して、かつ、地域の実情に応じて、当該都道府県における医療提供体制の確保を図るための計画（医療計画）を定めるものとする。

病院前救護に関連するものとして脳卒中、心筋梗塞、救急医療がある。これらの医療体制構築に向け住民の参加を求めており、これにより傷病者や住民が地域の医療機能を理解し、医療の必要性に応じた質の高い医療を受けられるようになることが期待される。

救急医療体制への住民参画については、救命の輪でみるように心筋梗塞の発症等、緊急性の高い状況下でファーストレスポンダーとしての役割や現場に駆け付けた救急隊に引き継ぐことの重要性など、救急医療体制の機能を地域で展開させるために住民の果たす役割を明確に示してある。これは地

域全体の中で個々の役割・機能を発揮し、傷病者が安心して医療を受けられるような包括的な救急医療体制作りでもある。

表4－1　疾病・事業及び在宅医療に係る医療体制について

(平成29年3月31日各都道府県衛生主管部（局）長殿　厚生労働省医政局地域医療計画課長通知　救急医療体制の構築に係る指針、第2医療体制の構築に必要な事項)

1．住民に対して求める事項
- 講習会等の受講により、傷病者に対する応急手当、AEDの使用を含めた救急蘇生法が実施可能であること
- 傷病者の救護のため、必要に応じて適切かつ速やかに救急要請を行うこと、あるいは適切な医療機関を受診すること
- 日頃からかかりつけ医を持ち、また、電話による相談システムを用いて、適切な医療機関の受診、適切な救急車の要請、他の交通手段の利用等を判断すること

2．消防機関の救急救命士等に対して求める事項
- 住民等に対し、応急手当、AEDの使用を含めた救急蘇生法等に関する講習会を実施すること
- 脳卒中、急性心筋梗塞等、早期の救急要請が必要な疾患について関係機関と協力して住民教育の実施を図ること
- 搬送先の医療機関の選定に当たっては、実施基準等により事前に各救命救急医療機関の専門性等を把握すること
- 地域メディカルコントロール協議会により定められたプロトコールに則し、心肺機能停止、外傷、急病等の患者に対して、適切な観察・判断・処置を実施すること
- 搬送手段を選定し、適切な急性期医療を担う医療機関を選定し、傷病者を速やかに搬送すること
- 緊急な医療を必要とする精神疾患を有する患者等の搬送に当たっては、精神科救急情報センターを活用し、精神科救急医療体制と十分な連携を図ること

第2 地域住民と救急業務

1 救急車利用

(1) 救急車要請過程

病気やケガという状態が好ましくないという認識そのものは一般的に共通するが、その度合い（価値観）は教育や社会保障、医療制度等によって多様であるだけに、病院前救護の実際の場面では、その対応に困難性が生じてくる。例えば、観察の結果、受診を強く勧めても頑なに否定する者、反対に誰もが経験する発熱等を緊急的な状況として認識する者がいることは、普段の救急活動の中で多く経験される。

また、高い健康観が必ずしも救急車の要請につながるものでもない。中澤は救急車の利用について、「同居家族の有無」「職業」「救急車を呼んだ経験の有無」等によって有意な差が認められるという。

図4－3 救急車要請過程

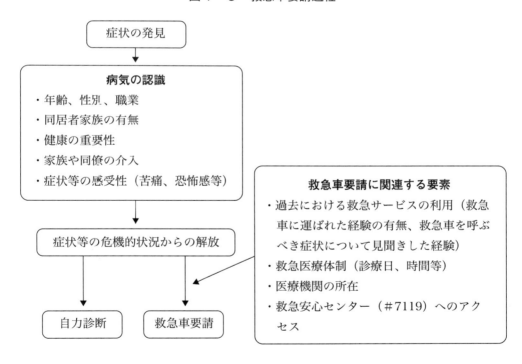

図4－4は、健康と不健康の連続性を示したものである。Aは医学的に完全に良好でかつ社会に適合する段階、Bは疾病準備段階、Cは完全に疾病の状態、Dは疾病からの回復期を示す。上層階級ではBに入りかけたところで不健康とみなし、下層の人々はBの部分のCに近いところで不健康とみなすのが平均的な見方である。

また、社会階層が高いほど健康観に情緒的な因子を加え（なんとなく気分がすぐれない、今日は

第4章　地域社会と病院前救護

図4－4　健康・不健康の連続性

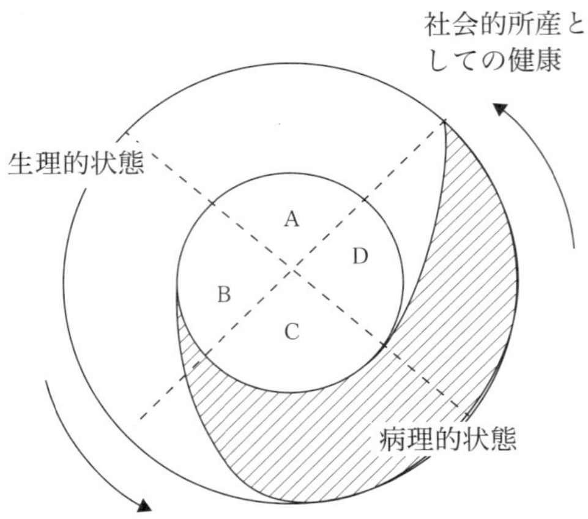

体の調子がよくないなど）、反対に下級階層の人たちは無視し（実際に手足が動かない、痛みがあるなど）、階層による相異がはっきりみられるという。

WHOの保健大憲章の健康の定義は「健康とは、単に疾病がないだけでなく、身体的にも、精神的にも、そしてまた社会的にも完全に良好な状態をいう」とうたわれているものの、健康に対する認識には様々な要因が複雑に存在している。このように救急車要請過程においても、すべての人が同じ行動を取るような決定的な規範・基準が引き出せないことになる。

(2) 救急車の利用経験

東京消防庁の平成27年「消防に関する世論調査」の質問「救急車の利用経験について」の結果は、「救急車を利用したことがない」が約40％で、残りが「自分で救急車を呼んだ」「家族や友人のケガや病気で呼んだ」「自分の病気で他人に呼ばれたことがある」と回答しており、その理由については、次表のとおりである。

表4－2　救急車の利用経験について

	平成25年 (n=600)	平成26年 (n=679)	平成27年 (n=806)
生命の危険があると思った	34.3	33.0	49.3
自力で歩ける状態でなかった	45.2	43.4	49.1
軽症や重症の判断がつかなかった	13.2	15.3	28.8
夜間・休日で診察時間外だった	13.3	17.1	19.6
交通事故だったから	23.3	25.8	10.9
家族や友人、居合わせた人に薦められた	10.3	9.6	10.3
どこの病院に行けばよいかわからなかった	5.5	4.6	9.3
かかりつけの医師又は医療関係者に勧められた	8.7	7.1	8.7
その他	10.8	10.8	6.8

救急相談センターを利用したとき、救急車での受診を薦められたため	4.0	3.2	5.6
病院へ連れて行ってくれる人がいなかった	6.3	4.3	4.7
救急車で病院に行った方が優先的に診てくれると思った	3.0	2.5	3.5
交通手段がなかった	1.8	1.8	3.2
無回答	1.3	1.9	2.4

　過去3年間のデータでは、「生命の危険があると思った」「自力で歩ける状態でなかった」「軽症や重症の判断がつかなかった」が上位を占めている。これらと実際の傷病程度（医師の診断結果）との相関は窺い知れぬが、いずれも自らの身体状況が普段と異なる緊急状態であると認識し、救急隊要請を判断したものと考えられる。

2　地域包括ケアシステムにおける病院前救護

(1)　地域包括ケアシステムとは

　我が国では、団塊の世代が75歳以上になる2025年を目途に、重度な要介護状態となっても住み慣れた地域で、自分らしい暮らしを人生の最後まで続けることができるよう、住まい・医療・介護・予防・生活支援が一体的に提供される地域包括ケアシステムの構築が推進されている。

　地域包括ケアシステムは、これまでの24時間ケアが受けられる入所施設内での内部完結型ケアから、高齢者の暮らしを自宅等を中心に地域で支えていく、地域完結型ケアに移行することが狙いの一つである。

図4－5　地域包括ケアシステムと救急の姿

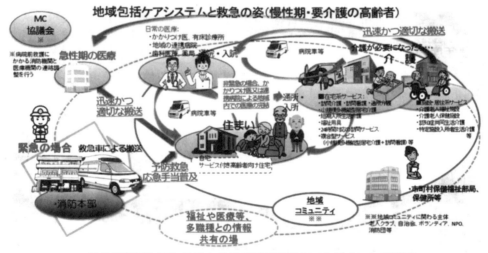

○地域包括ケアシステムを担う関係者間のマネジメントが重要

(2) 高齢者傷病者の救急業務上の問題点

　高齢者の傷病者に対する現場（地域、高齢者福祉施設等）での対応や、医療機関選定上の問題点を上げてみる。

① 地域
- 特に独居の場合、かかりつけ医や既往症の情報が得られない。
- 頻回利用者の場合、身体的に緊急事態に陥ったとの認識が薄いにもかかわらず、安易に救急車を要請する傾向にある。
- 老々介護で介護者が搬送された場合、要介護者の処遇が問題となる。

② 福祉施設等
- 救急車要請時に傷病者対応に追われ進入路の確保等が十分でない。
- 入所傷病者の情報が十分に得られていない。
- 医師との連絡が十分に取れない。容態連絡をすると、救急車要請の指示が行われる。
- 延命処置を望まない家族との合意があっても、急変時に家族に連絡が取れないとの理由で救急車要請する。

③ 医療機関
- 住んでいる区域にある病院を利用すると答えた人の割合が3割に留まり、住み慣れた地域で必要なサービスを受け入れられる体制が十分に整っていない（埼玉新聞2016年6月22日）。

ケース　看取りの現状（山形新聞2016年7月7日）

> 国は、病院でなく、自宅で最期を迎えられるよう「在宅みとり」を推進しているが、死亡場所の全国平均は自宅12.8％、病院75.2％、残りが老人ホームなどである。
> 自治体によって異なるが、在宅死割合が多い自治体では普段から訪問診療に死に直面すると「病院のほうが安心」と入院させたり、救急車を呼ぶケースが多い。ただし、大きな地域差があり在宅医療の支援事業を実施している自治体では、在宅みとりの割合が高い。

（3）消防機関としての連携のあり方

- 地域包括支援センター、ホームヘルパー、ケアマネジャー、民生委員、かかりつけ医等との診療情報の共有、特に前三者に対しては、本人の既往症等の緊急度から救急搬送の適否を判断できるような事前の指導を行う。
- かかりつけ医や入所施設に勤務する医師との間では、常に医療機関への搬送を前提に、医療機関が速やかに受け入れを行う具体的なルールを作ることが重要と考えられる。
- 入所施設の職員に対しては、家族連絡、情報提供、施設医師への連絡・指示の受け方等、救急車要請時のマニュアル作成をはじめ、応急手当の訓練指導等を行う。

これまでの介護は、住宅や介護者などの「個人・家庭的な問題」と、入所施設等の「福祉・医療的な問題」の相対する極面で捉えられていた。地域包括ケアシステムとは、この両者で抱えるそれぞれの問題を、地域の中でのシステム作りで解決を図るのが目的である。

しかし、地域の中で高齢者をしっかりと根付かせ、安心して生活をさせるための方策を講じた上で救急車要請のルール作りをしないと、救急隊が両者の狭間に置かれ、看取り搬送に奔走する事態に陥りかねない。

コラム　老人ホーム等における終末期の対応に関するガイドライン（佐久医師会）

老人ホーム等に入居している高齢者が終末期、あるいはその段階を迎えた際に、1）増悪時に入院加療を希望するか、2）心肺停止時あるいはそれに近い状態で発見された場合に心肺蘇生術を希望するか、の2点について本人、家族、主治医（訪問診療医）、訪問看護師、施設代表者があらかじめ合議し、事前に結論を得ておくことを定めたもの

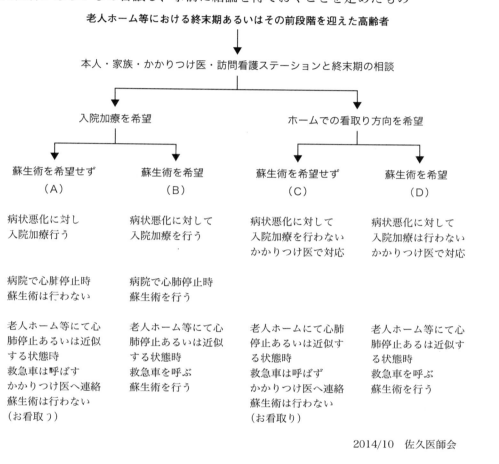

2014/10　佐久医師会

住民、ホームヘルパー、ケアマネジャー等の地域福祉活動者、老人福祉施設等が担うべき役割を十分に果たせるよう、消防機関として以下の内容を指導する。

① 住民に対して
・搬送基準に基づき適切な医療機関へ迅速に搬送する。
・生活・生産活動に伴う事故発生の要因について事例等を通して周知する（予防救急）。
・応急手当、口頭指導への対応要領の指導を行い、緊急事態に遭遇した際の実践力を習得させる。
・SNS等、インターネットを活用した消防団の駆け付け体制を検討する。

② 地域福祉活動者に対して
・民間救急搬送事業者、安心安全センターの積極的な利用を促進する。
・地域包括支援センター、ケアマネジャー・民生委員等との傷病者情報の共有化を推進する。
・地域包括支援センター、ケアマネジャー・民生委員等に対する救急車適正利用についての教育

指導をする。
- かかりつけ医等の具体的受け入れルールに基づき地域完結型の医療を行ない、ひいては地域循環型のケアにつなげる。

③ 老人福祉施設に対して
- 施設勤務医師との情報共有を図る。
- 急変時の対応マニュアルを作成する。

④ 期待される効果
- 事前の情報共有により迅速な病院選定
- 救急活動の効率化、救急需要の減少、重症化の防止
- 安心・安全な地域作り

図4-6　地域包括ケアシステムへの消防の関わり

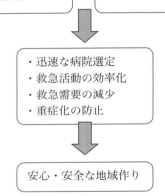

3　高齢者福祉施設との連携

（1）救急活動及び施設側の対応の実態

平成12年に介護保険制度が施行されて以来、高齢者福祉施設が増加するとともに、施設からの救急出動の要請が増加している。しかも、このような施設からの搬送者は入院となる場合が多く、そもそも基礎疾患を抱えたり、あるいは寝たきり状態であることを理由に受け入れを拒否されるなど、搬送先医療機関の選定に困難性が生じている。

救急車を要請した福祉施設側の現状として、傷病者に関する基本的情報の不足や職員が傷病者の症状・病態に的確に対応できない、特に夜間や休日には勤務体制が脆弱になるために緊急事案の傷病者に対応できないため、救急隊への対応が不十分であることなどが上げられる。

高齢者の病態の特徴として、慢性化、複数の基礎疾患、さらには精神疾患等の合併症があり、現

行の単一科目表示の医療機関端末機では、適合する診療科目を選定しづらい点がある。仮に事前に医療機関と入院受け入れを取り決めたとしても、二次救急医療以下の診療機能を有するものがほとんどで、重症化をきたした傷病者の受け入れを拒否することがある。入所者が容態急変した際に、職員が受診可否の判断に自信が持てないために、救急車要請につながりやすい点も上げられる。

ポイント　救急の観点からみた高齢者福祉施設の実態

1．搬送件数の増加、現場出発時間の延伸化
2．重症化をきたしやすい入所者の増加
3．協力病院の受け入れ、往診態勢の不備
4．二次又は三次救急医療機関の選定判断の困難性
5．救急要請時の施設側の初動対応（応急手当、情報提供、救急隊誘導、家族連絡等）の不十分さ

図4－7　高齢者福祉施設における救急活動の実態

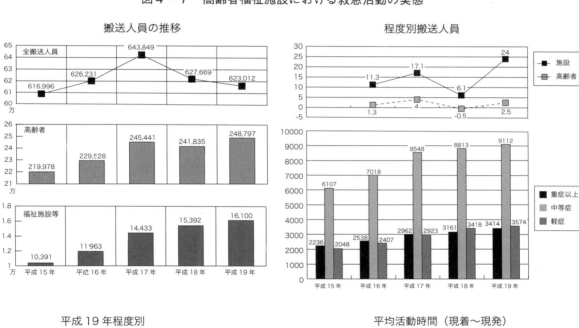

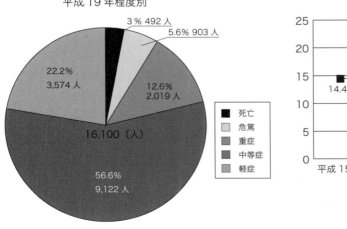

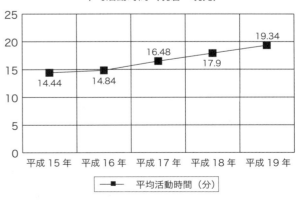

第4章 地域社会と病院前救護

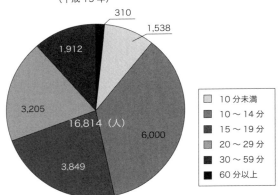

平成所要時間の区分
(平成19年)

- 10分未満
- 10〜14分
- 15〜19分
- 20〜29分
- 30〜59分
- 60分以上

(本データは、筆者が平成20年に東京都調布市において、高齢者救急業務連絡協議会を設置する根拠資料として使用したものである。)

ケース　高齢者福祉施設の救急搬送例

> 21時40分頃に救急要請。案内人あるも事案の詳細を知らず、到着してみると職員が応急手当を実施中である。医療機関の選定について、救急隊が職員に確認すると、「救命対応か否かを家族にまだ確認していない」「責任者でないと家族に連絡できない」「責任者が到着する予定なので待ってほしい」との回答、到着した責任者が家族に連絡すると「救命センターに搬送してほしい」とのことであった。
>
> 警防本部から「医師からの依頼で救命センターでよいのかを家族に確認してほしい」と救急隊への確認があり、救急隊が家族に電話したところ「年齢からして近くの提携病院へ搬送してほしい」との回答が得られた。

(2) 問題解決への方向性

このような問題は、一施設に留まらず、大方が同じような傾向にあり、共通の問題解決に向けて施設、消防機関、医療機関、行政機関が連携して対処することが望ましく、

- 入所者の安心、安全の確保
- 救急事案発生時の施設側の適切な対応
- 救急活動の効率性等

を趣旨とした「高齢者救急業務連絡協議会」等の設置を提唱する。

具体的な業務内容としては、

- 救急業務の効率的な推進
- 高齢者の容体急変時の対応要領
- 職員等への救命講習等の普及促進
- 事故防止対策の相談窓口の整備等
- 施設等と消防機関、自治会との防災訓練
- 施設等における協力医療機関との連携
- 会報の発行などである。

(3) 将来的な方向性

① 二次保健医療圏[※1]への組み入れの必要性

原則として傷病者の搬送を二次保健医療圏の枠組みで考えることが効率的である。その理由として、医療を提供する体制を確保する計画の策定が医療法に規定されており、医療計画では地域医療支援病院[※2]や療養型病床群[※3]の整備目標、医療関係施設相互の機能分担、休日診療、夜間診療等の救急医療の確保等を二次保健医療圏ごとに定める。

また、二次保健医療圏は、日常生活圏で必要な医療を確保する観点から、広範囲熱傷などの専門性の高い救急などを除いた、一般の医療に対応するために設定した区域で入院医療を確保するとともに、地域医療支援病院の整備等による医療機関の連携機能を図るものである。

救急搬送体制等については、原則的に各診療機能に応じた医療機関のネットワークの活用等による二次保健医療圏内で基盤作りがされており、施設入所者等の高齢者の搬送も、このネットワーク活用による体制作りでスムーズに行えるようになる。施設入所者、社会的入院の高齢者を救急車で運ばないで済むような社会環境や地元の医療機関にスムーズに収容できる体制作りを目標とする。

② 本協議会と救急医療対策協議会等との連絡会の設置

救急業務を円滑にするためには消防機関と医療機関の連携が必要不可欠であり、そのために、それぞれの地域における救急に係る諸課題について、関係機関が恒常的に協議する場として救急医療対策協議会等が、二次保健医療圏単位あるいは消防本部の管轄区域単位で設けられている（消防機関と救急医療機関との連携強化について平成9年8月4日消防救第178号各都道府県消防主管部長当て消防庁救急救助課長）。

前述したように入所者の受け入れ体制も重要な課題であり、地域の救急医療体制との整合性を図かり、スムーズな搬送体制を確立するためにも、新たに福祉医療圏の概念で両者による連絡会の設置を検討すべきである。

③ 本協議会事業内容の地域への展開

施設と地域間での入・出所による傷病者の移動によって、次のような課題が生じてくるので、地域包括ケアシステムの中での検討が迫られる。

- 老々介護の形態で、介護者が救急搬送された場合の要介護者の保護
- 家庭、施設、医療機関間の高齢者搬送の増加に伴う搬送手段、トリアージ等
- 在宅療養支援診療所[※4]との連携要領
- 在宅療養者の増加に伴うホームヘルパー等との連携

※1　保健医療圏

病床の整備を図るため都道府県が地域を段階に応じて、一次、二次、三次に区分する。一次保健医療圏は、日常的な医療が提供される地域で市町村を単位とする。二次保健医療圏は、比較的専門性がある入院を含む医療が求められる複数の市町村を単位とした区域で、都道府県がいくつかに分けられる。先端医療の確保を図る三次保健医療圏は原則、都道府県を単位とする。

※2　地域医療支援病院

地域の病院、診療所などを後方支援する形で、医療機関の機能の役割分担と連携を目的に創設された。二次保健医療圏当たり1つ以上存在することが望ましいとされている。

※3　療養型病院群

主として長期にわたり医療を必要とする患者を収容するとを目的とした病院で、病室や廊下を一般病院より広く取り、リハビリテーション室、食堂、入浴施設を設けるなど居住性と介護の質を重視している

※4　在宅医療支援診療所

患者や家族と24時間連絡が取れる体制や24時間往診の可能な体制を維持し、在宅での看護もする診療所をいう。

図4－8　二次保健医療圏における老人福祉施設等と医療機能の統合（イメージ図）

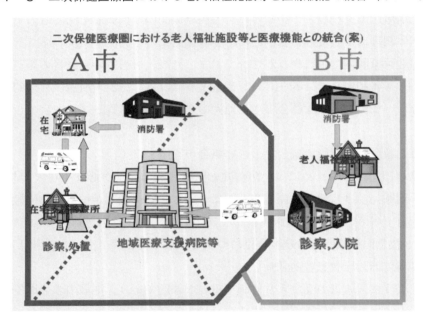

第3　病院前救護における地域住民の役割

「突然、人が倒れる」、付近にいた女子高校生が救護の手をすかさず差し伸べるのを見ていた方が、「まるで天使が舞い降りてきたかのようだ」との新聞投稿があった。このような事案に直接関わり合う機会はそう多くないかもしれない。急迫事態時のきちんとした振る舞いは、地域社会において当たり前のこととして映るのが理想であるが、傍目からは称賛に値する。

安心して安全に暮せるまち作りは誰もが望むものであり、これは行政側からの一方的な施策展開によって実現できるものではない。救護愛の類の道徳的概念は自然に存在する、あるいは草の根運動のように底辺から湧き上がってきてこそ、本来の姿として映ってくる。このようなことが日常的に醸し出される地域で応急手当の知識、技術を持った人がどれだけいるかは、地域の安心、安全のバロメータの一つとも言える。

救急医療体制への住民参加は、システム全体の改善につながるとともに、救急医療体制に対する擁護者を作るのに役立つ。健康の促進や傷病の予防は、救急医療体制の重要な要素であり、救急医療に対する需要を減らす、すなわちシステム全体の負担を減らすことにつながる。

前述した地域活動の他に実際にサービス利用の有無を判断する際に、適切な誘導策を提供したり、

限られた資源を、しかるべき人に適切・有効に配分する観点から、各種の方策を効果的に推進する必要がある。

1　住民指導

（1）　救急医療体制における住民の役割

救急医療体制の概念を「病院前救護での住民の果たす役割」「救急隊による応急処置」「ホスピタルケアーでの治療」「リハビリテーション」の4つの構成要素の連続性で捉えることの重要性については、随所に述べている。

ワシントン大学のRichard O. Cummins教授は、心疾患者に対する一連の行動を、迅速な状況判断、迅速な心肺蘇生、迅速な除細動処置（一般市民や現場に最初に到着する消防隊）、迅速な二次救命処置に区分し、これを単なる連続的な概念としてではなく、"救命の連鎖；Chain of Survival"として最初に提唱した。

今日、日本蘇生協議会の提唱する救命の連鎖は、心停止の予防、心停止の早期認識と通報、一次救命処置（心肺蘇生とAED）、二次救命処置と心拍再開後の集中治療の4つの要素で構成されている。心停止の予防の概念は、交通事故、窒息や溺水等による不慮の事故を防いだり、急性冠症候群や脳卒中発症時の初期症状の気付きにより心停止に陥るのを未然に防ぐことである。

また、心停止の早期認識と通報を一つの輪とし、突然に倒れた人や反応のない人を見たら心停止を疑い、早期に救急隊が現場に到着するよう119番通報を行い、救急隊の応急処置や特に心室細動処置の第一選択肢であるAED処置につないでいく。

この4つの輪が強く作用し合うことで、救急医療体制において最大の救命率がもたらされるとするものである。それぞれは単なる一つの輪にすぎず、その後の救急隊の行う除細動や二次救命処置の実施体制が確立されたにしても、一般住民が心肺蘇生を行えない。心停止の徴候を早く確認できない。あるいは救急要請の電話を迅速にできないなどの理由で輪がうまく機能しないと、システムとしては成り立たなくなる。

このシステムの中で、一般住民は生命回復に向けて真っ先に旗揚げを行うというように、他の構成員と同様に重要な役割を担う。応急手当等の講習会への参画だけでなく、医療機関への適正利用について利用者の立場から呼びかける住民運動等、救急医療体制の中の一構成員として位置付け、システム全体をうまく機能させることが重要である。

図4－9　救命の連鎖

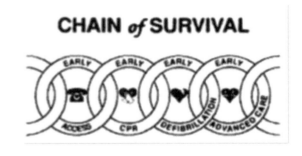

図4－10　日本蘇生協議会の提唱する救命の連鎖

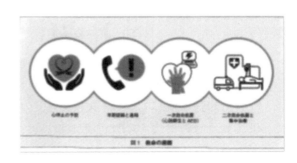

第4章　地域社会と病院前救護

コラム　利用者の立場からの取り組み

　近年、勤務医不足で医師の負担が激増している。特に激務で知られる小児科の状況は深刻で、全国の医師から小児科は忌避され、医師の数が減少している。なかには、小児科医が確保できず、小児科医を閉鎖する病院も相次いでいる。

　兵庫県立柏原病院もそのような病院の一つである。柏原病院のある丹波も、柏原赤十字病院が産科を休止するなど、医療崩壊は深刻な状況である。柏原病院でも、人事異動と後任医師の不足から小児科閉鎖の危機となった。また、小児科が閉鎖となれば、生まれてきた子供の治療が不可能となるため、産科も休止になるのが一般的である。

　これに危機感を抱いた地域住民7人が結成したのが県立柏原病院の小児科を守る会である。小児科の適切な利用方法を周知するなどの活動で、小児科医の負担を減少させることで小児科の閉鎖を食い止めるのを目標としている。特に、軽症でも安易に救急外来を利用するというコンビニ受診の減少に重点を置いた活動を行った。

(2) 傷病者を迅速に救急医療体制に取り込むこと

　有限資源である救急隊が緊急医療を要する重症者に最短時間で効率よく対応するためには、利用する側に不要不急の利用を改めさせるなどして、救急業務への認識を高めなければならない。

　また、救急医療体制の中で一般住民の果たす役割、機能の重要性を理解させるとともに、救急隊の到着をスムーズに行わせるための119番の正確なかけ方、指令室員に伝達すべき内容、緊急性を要する傷病の発現症状の捉え方などを指導する必要がある。

(3) 予防救急

　救急医療体制の共通の目標は、度々述べたように住民の健康推進であり、その一環として日常生活の中で疾病や事故が、自分の身に起きないようにすることが最良の方法となる。それゆえ、一般住民に対して、傷病発生後の対応である応急手当の指導と合わせて、予防救急の思想を地域に浸透させ、傷病の発生を減じる対策が最も理にかなった方法となる。

(4) 応急手当

　これには、CPRの実施やAEDの使用等がある。傷病発生後に一般市民による迅速な応急手当の実施は、救命率向上を図る上で非常に重要であり、これが傷病の予後に大きな影響を与えることは医学的にも明らかである。

　特に救急の場合、傷病の発生場所、発生時間等の諸条件が不確定であり、しかも傷病者に一番早く接するのは主として一般住民であり、これを救急医療体制の構成要素として取り入れることは極めて有効である。傷病者を迅速に救護し救命に結び付けるためには、地域全体を一つのシステム概念で捉え、各構成要素が連続性を保ちながら十分に機能できるようでなければならない。そのなかで一般市民に対しては、一次救命処置の気道確保、呼吸管理、循環維持の要領を重点に指導するとともに、さらには、AEDの取り扱いに習熟させるなどで、システムの実効性を上げていく。

（5） 予防救急と応急手当の統合化

傷病発生の未然防止の啓蒙で最も望ましいのは住民指導であり、これを傷病発生時の対処法である応急手当の知識、技術と連続性、一貫性を持たせ統合した形での指導内容にする（予防と処置の統合化）。このような普及業務の概念を拡大させる背景には、人の生活を連続したものとして捉えることの重要性が上げられる。

例えば心疾患発生の危険性のある者に対し、発症予防に重点を置いた生活管理から発症時の対処までを系統立ててアプローチする。これは健康から疾病に至るまでの過程が連続しているとの考え方からすれば、極めて優れた健康管理法ともなる。一般生活の中で連続した救護が行えるようになるには、システムとしてうまく機能する指導要領を指導側で考えなければならない。

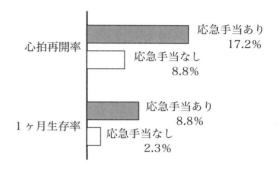

図4－11　応急手当の効果（東京消防庁平成28年）

（6） 普及業務のスペクトラム

傷病の発生頻度、重症度を予防救急と応急手当の両者のバランスで捉えると、図4－16のように表されるだろう。

予防救急を積極的に推進し、傷病発生の未然防止を重視したA点では、傷病の発生頻度は小さく、例え発生したとしても比較的軽症で済み、応

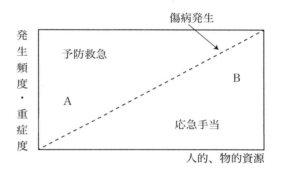

図4－12　普及業務のスペクトラム

急手当やその後の治療に投入される人的、物的資源が小さく抑えられるが、B点のように傷病発生の未然防止の指導、対策が行われないと、当然にA点と反対の結果を招く。

2　応急手当の実際

（1） 応急手当の実態

平成29年中の救急車による現場到着所要平均時間は8.6分であるが、それまでに現場近くの一般住民による応急手当が適切に実施されると、より高い救命効果が期待できる。これには救急蘇生法の講習が前提となる。例えば、消防機関が主体となって実施する普通救命講習だけでも、平成29年中、194万人が受講している。この結果、救急隊員によって搬送された心肺機能停止傷病者のおよそ49.9％に対して、家族等により人工呼吸や胸骨圧迫等の救急蘇生法が実施されており、その割合は毎年上昇している。

また、全国の救急隊員が搬送した心肺停機能止傷病者数のうち、一般市民により心原性心肺機能停止の時点が目撃された傷病者で、救急隊が到着するまでに家族等により応急手当が実施されている場合の傷病者の1ヵ月後の生存者数の割合は16.4％で、応急手当が実施されていない場合の割合9.3％と比較すると、約1.8倍救命効果が高い。

平成16年より一般住民の使用が可能となったAEDについては、市中（病院外）での設置が急速に広がり、平成28年度現在、全国で70万台（累積）が設置されるまでになり、地域住民の病院前救護活動への参加が今後さらに期待される。

(2) 指導の必要性

地域の中に心肺蘇生訓練を受けた人が多いほど、心肺停止であるかどうかを適正に見極めることができ、迅速な対応の行われる確率が高くなるのは当然である。訓練の機会を定期的に計画し、指導を呼びかけることで応急手当のできる者の数が多くなり、救急医療体制の人的資源が補充、補強される。それゆえに、一般住民の果たす役割は重要になる。これを実際的な面から、さらに細かく述べてみる。

① 着手時間の重要性

人間が生理的に生存しているのは、呼吸・循環機能が適正に維持されているためである。気道、呼吸あるいは循環が障害されると、心機能、脳のダメージをきたし、ひいては死の過程を辿るが、この呼吸・循環機能の異常を速やかに認識し、器具の有無にかかわらず適正に対処しなければならない。

呼吸・循環機能が停止すると、0～4分以内には臨床的な死に陥るが、これは迅速に心肺蘇生を始めることで機能回復が望める。また生きて退院できる可能性は、4分後に心肺蘇生を受けた人の2倍との報告がある。（心肺蘇生が4分以内に開始された場合は、32％が退院し、4分以上経過した場合は、17％しか退院できなかった。Mickey S. Eisenberg, M. D.;Sudden Cardiac Death in the Community,PRAEGER）

また、4～6分以内では、肺や血中に生命を支えるに十分な酸素がまだ残っているが、呼吸・循環が行われないと、脳では致死的な変化が起こり始める。さらに6分以上では酸素が完全に不足しているために、永久的な脳細胞の死の到来となる。臨床的な死は回復の可能性があるが、この生物的な死は不可逆な経過を経る。

心肺停止をきたした者を救命するには、このように時間的要素に強く支配されていることがわかる。このため傷病者の近くに居合わせた場合には、直ちにAED処置や心肺蘇生等の行動を起こす必要性を認識させ、これらの蘇生処置を適正な手順で効果的に実施できるようにすることが非常に重要である。

住民による傷病者に対する適切な応急手当を現場に到着した救急隊員が継続し、さらに医師による専門的医療につなげることで、傷病者の生命や機能的予後に計り知れない恩恵をもたらす。

② 外傷の蘇生率

重症外傷の場合、時間的制約の中で応急手当や医療機関での限定的な治療が行われないと、時間経過とともに死への経過を辿ることが統計学的にも明らかである。それ故に、前述の「図2－19　病院前救護における応急処置の介入と死亡率」の意味合いが救急医療体制の概念として強調されるべきである。外傷の病態によって死亡、重症化へ至る時間は異なるが、これへの介入は連続的な活動であり、適正な応急手当が正しくシステムに取り入れられると、重症者がより安定化される。

緊急性の最も高い病態として気道異物が上げられる。何ら適切な処置が施されないと呼吸停止へ、仮に救命できたとしても除去に手間取っていたならば重篤な脳障害に至るが、初期の迅速な手当でこれらを十分に防ぎ得る。

救命の連鎖で述べたように、各フェーズが死亡率にそれぞれ影響を及ぼすもので、特に一次救命処置の早期着手でもって死亡や重症度に至る時間が短縮できる（「第2章病院前救護概説、第4救急活動、4病院前救護体制における救急隊の役割」を参照）。

③ 目撃者の有無による予後の差異

心停止者の発生現場に目撃者が居合わせて、直ちに症状・病態に適切な対応が行われたどうかによって、傷病者の心拍再開率及び1ヶ月生存率に大きな差を生じる（図4－13）。適切な対応とは、救急医療体制の中に病院前救護として位置付けられた住民の果たす役割、機能として、心停止の徴候を察知する、迅速に救急要請を行なう、さらには心肺蘇生等の応急手当を行い、現場到着した救急隊に間断なく引き継げるようにすることである。

人的な医療資源として一般住民に教育を施し、救急医療体制に組み入れる、これは傷病者が、いつ、如何なるところで発生するかを予測できない点を踏まえると、傷病者に遭遇する確率からも地域内により密に散在するほうが好ましい。

④ 大震災時

特に大震災時には、傷病者が広域に渡り同時多発し、これに対応すべき医療の人的・物的資源も被害を受け、救急医療体制の機能が大幅に低下する。また、救急車要請も平時の需要体制を大幅に上回り、出動するにしても道路の亀裂等の障害によって、要請者のもとへ到着できないという事態が起こり得る。

このように大震災時には、通常の救急出動体制では明らかに対応できず、一般住民自らの手や地域の連帯意識により負傷者の手当を行う救護能力を高める必要がある。

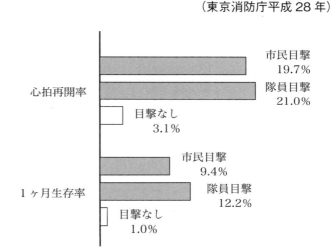

図4－13　目撃者の有無による心拍再開率、1ヶ月入院
（東京消防庁平成28年）

(3) 指導要領

① 指導対象者の特性

消防団、事業所の自衛消防隊員、自主防災組織などの既存団体に対して指導を行うのが効率的で手っ取り早い。しかし、彼らの日常の活動範囲は限定されているので、それ以外の一般住民を対象とした指導を行わないと応急手当の実施率はなかなか上がらない。

そのためには主婦の集合する機会、例えば園児の送り迎え、料理教室、各種サークル等の時間を利用する。あるいは応急手当に興味を示し技術修得の早い小・中・高・大学生を対象にする。さらにはタクシー等の交通機関に働きかけるなどの草の根運動を展開すると、市中により多くの応急手当実施の"伏兵"が養成・配置されることになる。

特に学校教育での応急手当の普及活動について、小・中・高を受講対象とした各消防本部の活動実施状況をみると、約半数以上が「実施している」と回答している。事業実施の効果として命の大切さや救命手法の重要性と必要性などの認識をより速い段階に根付かせることができ、将来に渡り適切な応急手当ができる住民の養成につながり、バイスタンダーとしての救命率の向上が

第4章　地域社会と病院前救護

期待され、さらには児童生徒を介した保護者や地域住民に対する指導の波及効果がある。

② 指導内容

応急手当の目的、必要性や救急車の適正利用等を含めた救急業務の公共性、公益性について指導する。基本的には救急隊員の行う応急処置の範囲内での指導となるが、実際には必ずしもそのすべてを1回で終了するのではなく、対象者の特性等に応じて必要な事項を選択して行う。

プログラムの適否によって成果が左右されるので、計画の作成にあたっては、対象者の訓練時間や特性を把握し、到達目標を設定する。例えば、まとまった訓練時間が取れない勤務中のサラリーマンを対象にする場合、指導すべき全体時間と項目から単位量を決め、これに指導優先順位を付け、対象者の通年の訓練時間に照合させて行うなどの工夫をする。

救命率を上げるために一般住民の果たすべき役割として、正確な救急車要請要領、重症度を表す発現症状の見分け方、傷病者を迅速に救急医療体制に取り込むことのほかに、創傷手当、気道確保、心肺蘇生、AED使用等の実際がある。

ここでは救命に直結する心肺蘇生、AEDを取り上げて説明する。

（迅速な心肺蘇生処置）

救命に結び付けるためには、心肺蘇生を迅速に行わなければならない。救急隊が到着するまでの間に、一般住民によって心肺蘇生が行われたか否かで救命率に大きな差が生じることが統計的にも既に明らかにされている。一般住民の行う応急手当の実効性を上げるためには、次の方策が取られる。

・対象を絞った心肺蘇生法訓練

応急手当の訓練を受けた者の数の増加と、実際の呼吸・循環不全者の発生した現場での一般住民による応急手当の実施との相関関係は、必ずしも期待どおりになっていないかも知れない。応急手当の実施率を上げるための方策として、例えば、現実に問題点を抱えている者に、積極的にアプローチして指導を行なうなどが考えられる。予防救急的な手法で分析してみても、その傾向が掴めようが、心停止を起こす大多数が中年、高齢者男性でほとんどが家庭内で起こっている。

これは裏を返すと、心停止者を一番多く、しかも早く目撃する可能性があるのは同居者であり、また、傷病者の普段からの健康状態や心停止の発生要因に結び付く、高血圧、狭心症、喫煙等の既往症や生活習慣などの背景を知っている。心肺蘇生の実施が最も期待される同居者に訓練、指導のターゲットを絞り、その効果を狙うのである。アメリカでは心疾患の既往症を抱えている家族を対象にした、指導を行っている医療機関もある。

・119番入電時の指令室員による心肺蘇生法指示

傷病者搬送側から心停止の目撃者と最初に接触するのは、119番を受ける指令室員である。心停止の場面から救急要請があったときには、救急隊出動に必要な事項の聴取と合わせて、技術が未熟、あるいは手技に自信のない要請者に、心肺蘇生の手順について電話を介して指導する。これにより心肺蘇生の着手時期が極端に早められ、ひいては蘇生率の向上に結びつく。

（AEDの使用）

突然の心停止に対し早期にAEDを使用すると、蘇生に劇的な効果をもたらす。平成16年、医行為に該当するAEDを一般市民が使用することは、医業を定義付ける決定的条件である「反復継続」の意思があるとは認められないので、医師法に触れないとの解釈がされた。

これを受け、多数の人が集まる駅舎、飛行場、学校、デパート、ホテルなどにAEDが設置さ

れ、平成28年現在、医療機関、消防機関を除く一般市民が使用可能なAEDの設置は約70万台数に上るとの報告がある。これは、医療機関以外での突然の心停止に対する地域ぐるみの戦略とも言えよう。AEDを積載した救急隊が現場に到着するまでには、平均8.6分の時間がかかる。このことは、初回の電気ショックの時間が早いほど蘇生の可能性を大きくするAEDの有効性を減じることになり、早期のAED使用体制を構築していくものである。

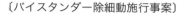

図4－14　AEDの効果（東京消防庁平成28年）

〔バイスタンダー除細動施行事案〕

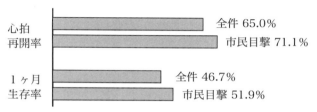

〔市民目撃あり・隊員除細動施行事案〕

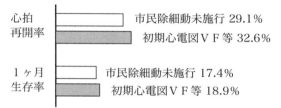

　すでに、地域戦略の効果が数値的に実証されている米国シアトル市は、「心停止を起こすなら、シアトルで起こせ」と言われるまでになっている。AED使用体制の確立は、行政目標としての「安心、安全なまちづくり」の主役の座にある。

　図4－14上は、市民目撃があり、かつバイスタンダーによりAED処置が行われたもので、下は、市民目撃はあるものの、バイスタンダーによりAEDがなく、救急隊員等が最初にAEDを実施したものである。

(4) 包括的な応急手当体制作り

　消防機関では、応急手当指導の対象を様々な形で捉えて普及活動を行っているが、「地域の安心、安全のバロメータ」となすために、地域全体での底上げにより地域文化の一つとして醸成すべきである。

　地域の包括的な応急手当の体制作りの対象者として、次のようなものがある。

① 自分たちの組織・団体を守る；不特定あるいは特定の多くのものが集まるデパート、会社、学校等については、防火管理者等が中心となって与えられた一定エリアをしっかりと守る。
　・防火管理者、自営消防組織構成員
　・ホームヘルパー等の職員
　・教職員、学生、生徒
　・駅舎の職員等

② ターゲット者を守る；特に緊急事案の発生する頻度の高い箇所については、家族等が責任をも

って対応する。
 ・高齢者、心疾患、脳卒中等の疾患者との同居者
 ・警備会社
③ 一般住民を守る；突発的、不測に発生する事案については、市中での救命効果が期待できるよう（実施者／人口）の率を高め、できるだけ高い頻度で傷病者に遭遇できる体制を取る。
 ・消防団員、自主防災組織
 ・一般住民
 ・タクシー運転者、郵便・宅配・新聞等の配達業者等

このように定点、エリアをしっかりと守る体制とそれ以外を守る遊撃的な存在を養成することで、地域全体での応急手当の実施体制が作られる（包括的な応急手当体制）。

図4－15　地域における包括的な応急手当体制

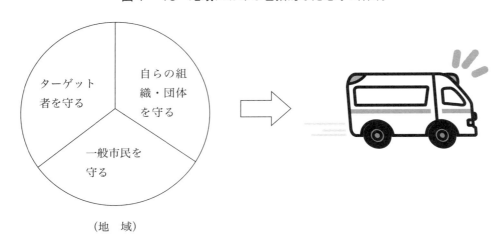

（5）法的意義
① 事務管理

　一般の人が実際の場面で応急手当の実施を踏みとどまる理由の一つに、例えば、心肺蘇生時に力の入れすぎ等で肋骨骨折や内臓損傷を起こした場合に、責任を問われることを危惧しているなどがある。法的に義務のない第三者が他人である傷病者に対して心肺蘇生法等を実施する、これは身体に対する急迫の危害を逃れさせるために実施するものであり、民法第698条の「緊急事務管理」になると考えられる。

　応急手当を実施する場合、実施者に冷静な判断と完璧な対応を期待するのは現実的に困難である。また救命手当を実施する場面に頻繁に遭遇するわけではないなどから、手当が人の命を救う上で重要であり、最低限のマニュアルに従っている限り責任を問われないと解される。

民法

（緊急事務管理）
第698条　本人の身体等に急迫の危害が現実に存在し、これを免れさせるための事務管理（緊急事務管理）では、管理者に本人を害する意思や著しく善管注意義務（善良なる管理

者の注意義務）を欠く過失がなければ、管理義務を行ったものとして債務不履行の責任を負わない。

② 補償関係

　例えば、交通事故の場面で出血している傷病者に対し応急手当を実施した場合に、血液を媒介にした疾病へ感染する懸念が生じる。実施者が、このように二次的災害を被った場合に現行法では、明らかな因果関係が立証されれば、「警察官の職務に協力援助した者の災害給付に関する法律（警察職務協力者災害給付法）」が適用され、補償の対象になるとされる。

警察官の職務に協力援助した者の災害給付に関する法律

（目的）
第1条　この法律は、警察官の職務に協力援助した者の災害（負傷、疾病、障害又は死亡をいう。以下同じ。）につき、療養その他の給付を行うことを目的とする。
（国及び都道府県の責任）
第2条第2項　水難、山岳における遭難、交通事故その他の変事により人の生命に危険が及び又は危険が及ぼうとしている場合に、自らの危難をかえりみず、職務によらないで人命の救助に当たった者がそのため災害を受けたときも、同項と同様とする。

3　予防救急

（1）予防救急の概念

　家庭内における転倒事故を分析すると、傷病起因に関連する発生場所、受傷形態（行動形態）、発生時間、年齢、重症度ごとに、ある程度の共通性、類似性がみられる。救急隊の扱う事故発生の要因に特徴付けられる共通性、類似性を見い出し（パターン化）、この要因を排除、改善する対策を講じると同種の事故を防ぐことができる。

　このような考え方のもとに予防救急の概念が生まれ、救急隊が扱った事例を量的分析し、事故発生メカニズムや潜在危険を知らしめ、その発生を未然に防止するよう住民に普及啓発を行うものである。

　詳細な数値を割愛して幼児の不慮の事故を説明すると、転倒はこの年齢層で最も多い事故であり、しかもハイハイからヨチヨチ歩きが始まる1歳頃から急激に増加し、2歳をピークに3歳からは減少に転じている。受傷の原因として、危険な場所や行為を認識する能力が未熟である、不安定な遊具や自転車等に乗って転倒するなど、器物や物体等の明らかな外的要因を上げ、さらに実際の遊具別に事故要因を調べる。このデータ解析の結果から、転倒した際に突出物にぶつかり、二次的な受傷によりケガの程度が重くなるなど、転倒受傷の際の一般的な共通事項が明確にされる。

　対策として、脱いだ衣服やスリッパなどの整理、居室内の段差の解消、二次的受傷を防止するために、子供の行動範囲内に危険なものを置かないような工夫を喚起する。このように事故分析の結果に基づき、事故発生の特性を5W1Hで系統立てて示すことで、保護者や保育園などの保護施設の職員等に対する日常生活での危険要因の察知力、予見力の向上を促していく。

(2) プロセスの実際

生活の周辺から危険要因を排除、改善することが、いわゆる事故予防対策につながる。予防対策に至るまでのプロセスは、救急隊が扱った症例の「集積」「分析（問題点の抽出、事故形態の特性把握）」「事故発生の直接要因等の発見」「パターン化」「予防対策の実践」からなる。

① 情報収集、集積

ある事象をパターン化するには、質的な面からみて意図する各種の要因で情報が構成され、また、量的には分析に足り得るだけの情報が蓄積されていなければならない。一般的には、性別、年齢、事故発生日時（時期）、受傷形態、発生場所、症状、傷病名、診断程度などによって情報の質が決定付けられるが、これらが予め定義付けられた一定の基準で計られないと分析要因としては役立たない。

② 分析（問題点の抽出、事故形態の特性把握）

予防対策を進めるに当って何を目標とするかによって選び出す要因が異なり、各種の要因の組み合わせで事故の傾向を把握し、対策目標を定めるのが一般的なやり方である。

例えば、高齢者の搬送実態を急病、一般事故、交通事故などの事故種別ごとにみて、急激に増加する一般事故に注目し、受傷形態、発生場所、発生時間、受傷部位、診療程度と事実を絞り込んでいく。実際に、この方法を用いる場合は、既存の救急活動記録票では記載項目が十分でないために、分析に必要な要素を盛り込んだ調査表を作成する必要がある。

また、熱中症や一気飲みによる意識障害のように発生時期や年齢層が限定的で事実が歴然としている場合には、特段に詳細な調査を必要とせず、普段の活動実態の結果を集積するだけで事故形態の特性が把握でき、比較的スムーズな対策が取れるようになる。

対策目標が異なると分析に必要な要因が異なってくるのは当然で、構成要素としての情報の質、量が適正であれば、雑駁とした情報量から対策目標に応じた各要因の相関により、目的とする事故の様相が明らかにできる。

③ 事故発生の直接要因

このように前段で事故の様相が明らかに把握できるが、直接的な事故要因が何であるかを具体的に究明しなければ、抜本的な対策は見い出せない。事故を取り巻く諸条件には、人的要因、環境的要因、さらには社会的、経済的要因などが錯綜しており、一般的には前2者が大きな比重を占める。当座の問題把握、解決には他の条件は副次的な意義しか認められないので、一般的には省いたほうが解決策を見い出しやすいだろう。

人的要因とは、受傷者の行動や心身状態などに起因するもので、安全に対する知識の不足、身体的機能の未熟、身体的な老化、心身の疲労、ぼんやりなどである。また環境的要因とは、事故発生場所に関わるもので、設備等の状態、機能の不良、欠陥などである。

この両者の要因を詳細に解明すると事故の様相が具体性を帯び、受傷者が事故に関し、どの程度の知識、能力レベルを保有し、事故に至る行動特性には何があるか、さらにはどのような環境下であったかが浮き彫りにされ、直接の事故要因と結び付いて事故形態が明らかにされる。

例えば、「夜間における老人の家庭内での転倒事故は、廊下で多く発生し、その場の照明が不十分なために、仕切りの段差に躓いた結果である」という具合に、いわば命題に対する解答が得られる。このようなプロセスで直接の事故要因による共通性が探り出せ、家庭内での老人の転倒事故発生の一般特性がパターン化できる。

④ 対策（問題に対する意識付け）

事実の様相が明らかにされても事故を減らす対策として、これまで述べた段階は必要条件にすぎない。これをもとに住民に問題意識を喚起させ、自分の身の周りにおける潜在危険要因を探し出させ、対策等の実行動をいかに取らせるかが大きなポイントになる。

頻発する同種の事故発生の防止対策に一般住民の目を向けさせるには、日常生活で事故への認識を喚起していくしかない。問題を身近なものとして捉えさせ、例えば、乳幼児のいる家庭に対し「特に冬場では子供が小さな玩具などを飲み込んで、救急車で運ばれてくる事例が多くなるが、お母さんがたは、家庭でどのような注意をしたらよいだろうか」のように、具体性を持たせて問題を提起することで説得力を持つ。

また、事故発生のメカニズムや事故防止対策等が解明された、いわゆる従来型の事故は、「事故は防ぐことができる、防ぐのはあなたがた自らの手で」など、絶え間なく意識付けを行う必要がある。防ぐことができる、これは初歩的な対策が取られていないことの裏返しであり、それがしっかりと認識されれば、「うっかりミス」的に発生する日常の事故をかなり抑えられる。

(3) 指導法
① 環境要因の改善

事故を頻発しやすい乳幼児や老人の行動特性（人的要因）は、生活様式、成長発達の段階において多くの共通性があり比較的容易に把握できるので、これを事前に保護者等に知らしめることが事故予防対策につながる。行動特性を変えるのが難しい幼児等の対象者に対しては、事故発生が環境的要因との関連によって強く表出される場合が多いので、環境的要因に手を加えることが即効的で効果的な対策となる。

個々の生活の場における潜在危険要因の抽出は、これまでの分析結果により一般化されたパターンから、家庭内のどこに、どのような危険要因があるのかを自ら探し出させる。事故要因及び

図4－16　昭和60年9月9日、東京消防庁が下図のイラストを使い、
新宿区のK百貨店で都民に事故防止の呼びかけを行ったものである。

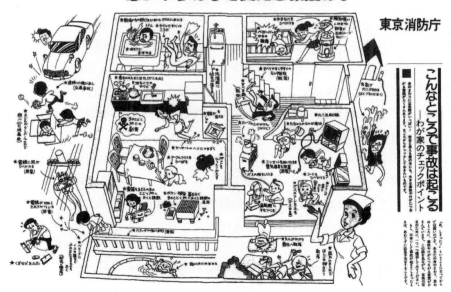

事故の様相を図解したパンフレットを作成・配布し、わが家の室内の様子と照らし合わせて、部屋ごとの危険要因（例えば転倒要因となる段差、延長コード、床上での新聞等の散乱、家具等の突出の有無など）のチェックを行うという具合に、対象者の理解度に応じた方法を取る。このような環境的要因が事故発生ポテンシャルとどのように関わるかを探し出させ、原因排除、環境改善を行わせる。

対象者個々にアプローチしていく方法とは別に、器具、設備等に起因する事故が社会的問題に発展する可能性がある場合には、実務的な分野からの行政指導により、関係機関に働きかけて改善要望を行う、又は事故防止の施策決定に参画するなどの方法を取る。

② 行動変容

これは、事故防止の思想を各自の心の中に深く植え込み、自分を守る手段を絶えず教えることで、その目的が達せられるようになる。警察機関でのチャイルドシート装着の取り組み運動を紹介する。法律で着用が義務付けられている6歳未満の子供のチャイルドシート着用率は、約6割で、チャイルドシートを着用していない子供死亡事故率は、着用している子供に比べて6倍も高くなっている。

交通事故被害を軽減させる効果の高い全席シートベルト・正しいチャイルドシートの着用について、例えば、月のある日を着用推進の日として定め、広報スポット放送（テレビ・ラジオ）、新聞広告の掲載、広報車による巡回広報、マタニティー教室などで普及・啓発活動を行うなど、総合的かつ効果的な運動展開を図り、意識の変容を促していく。

(4) 予防救急と内科疾患

これまでに述べてきた予防救急に対する分析方法は、比較的、原因とその結果が直接的であり、対策も講じやすい事故への適用であったが、内科疾患の場合はどうであろう。

内科疾患は生活習慣と複雑かつ密接に関係して発生する。心臓疾患のように病因が限定されず、その発症も環境的要因と生体側の要因が複雑に影響し合って発生するだけでなく、不定愁訴があまりにも多いことや原因から発症にいたる全容が解明されていない、あるいはその経過時間が長いことなどから、予防対策を立てにくい面が多い。

伝染病のように発症様式が比較的明確な場合でも、疾患ごとに病原、環境的要因としての伝播経路、生体側要因のすべてが異なり、その予防対策も疾患ごとに適用したものでなければならない。このように内科疾患の場合には、原因となるものが不明か、あるいは複数の因子があり、結果に至る中間段階においても種々の因子が介在し、因果関係がより複雑になる。さらには、これらの病原撲滅、環境改善、予防接種・教育などを含めた社会的アプローチが、いわゆる公衆衛生という形ですでに確立されている。

予防救急の観点からは、どの程度まで介入できるだろうか。現在の救急活動から得られる情報では、例えば、疾病の発生頻度と年齢の関係は把握できるが、それだけでは直接的な予防には役立たない。仮に情報を質的な面から具体的に把握したとしても、予防救急の側面からは、根本的な原因排除ではなく、ある程度の進行段階を捉えてアプローチするという具合に幾分、対症的にならざるを得ないだろう。

脳血管障害では、寒冷曝露が発症誘発の一因となっていると言われる。屋外の自然気候でなく屋内気候に注目し、低温と同時に同一家庭内での温度差（例えば居室とかトイレ）が影響を及ぼして

いると指摘されており、発症の基礎要因のある者に対して、室内の断熱構造、暖房装置等の環境的要因をチェックし対策を取らせるとか、さらに前駆症状の捉え方とその対応を指導するなどがある。

　前述したように、内科疾患の予防対策は、疾患ごとの対策が必要で、また、疾病を形成していく過程として食生活習慣の改善や健康管理の方法などを衛生教育により習得させ、認識付けることに大きなウエイトが置かれる。複雑な生活過程を持つ人へのアプローチを必要とし、多くの関係機関が関与すべき問題であり、問題の重要性、技術的な可能性、それに地域住民のニーズを勘案するなど、多面的な活動を要する。

4　救急車の適正利用

　救急隊数が限られているなかで、救急隊の出動件数の増加に伴い現場到着時間や収容時間が延伸すると、新たに生じる緊急事案に救急隊を迅速に投入できなくなる。これは、特に救急隊の行う応急処置の着手や医療機関到着までの時間が、決定的な要因である心肺蘇生・異物除去等の対象となる傷病者の救命や予後に大きな影響を与える。このような事態を避けるために、住民や転院搬送時の医療機関に対して救急車の適正利用を積極的に推進していかなければならない。

(1)　一般住民への対応

　「本章、第2地域住民と救急業務、1救急車利用」で示した東京消防庁の平成27年「消防に関する世論調査」「救急車の利用経験について」のアンケート結果をみると、「軽症と重症の判断がつかなかった」「夜間・休日で診療時間外だった」「どこの病院にいけばよいかわからなかった」などがあり、これらは平素から住民への広報等による救急車適正利用の周知徹底の必要性を伺わせるものばかりである。自治体広報紙による休日夜間当番医の紹介、救急電話相談事業の推進、患者等搬送事業者等の活用等、総合的な方策を講じる必要がある。

(2)　頻回利用者への対応

　同一人物が、同一の要請事由でもって頻回に救急車を要請するケースに、搬入後の医師の治療も入院等も要さずに、受診後、即帰宅するというような場合がある。これも出動件数増加の一要因であり、前述したような結果を招くことになる。効果的な対策を上げてみる。

・家族や親族を探し出し、これまでの状況を説明する、あるいは要請時に消防本部と家族と協議した後に救急対応する。
・保健福祉担当者と連絡を取り合い、要請者宅を訪問して対応する。
・このような事案への対応は消防機関だけでは限界があるために、医師、警察、社会福祉関係との意見交換やその対策・検討を行い、生活改善等を指導する。

(3)　転院搬送時の医療機関への対応

　入院患者に対し自院での治療能力を欠くなど、他の医療機関での高度医療や特殊疾患等の専門医療が必要で、緊急に搬送する場合が転院搬送の対象となるが、それ以外に、新たな患者収容に向けた空床確保等の理由での救急車要請がある。

　実態としては、「管轄区域以外への転院搬送」「医師・看護師等の同乗要請がない」「緊急性のな

第4章　地域社会と病院前救護

い転院搬送」などの問題を各消防本部で抱えている。全出動件数に対する割合が約10％と高く、前述した有限資源の有効活用の観点から「医療機関と協議する場の設置」「転院搬送要件の周知」等の対策を講じるべきである。

(4) 電話救急医療相談事業（救急相談センター）

この事業は、住民が救急車の要請過程に至る直前、すなわち傷病等の重症度・緊急度を適切に判断できない場合に、専門的な知識を持った者から助言を受けるものである。助言内容は、救急車を要請するか、自分で医療機関を受診するのか、あるいは受診までの時間的な余裕があるのかなどの受診手段や受診方法が主なものである（第6章救急隊（救急救命士）の役割と責任、第5病院前救護倫理、8限られた医療資源の適正配分」を参照）。

本事業の効果として、次のものが期待できる。
・住民の健康上の不安を事前に解消できる（住民の経済、労力の負担軽減になる）。
・受診判断に際して段階的な制度が構築されていることで、救急車の適正利用の意識が社会全体で作り上げられる。
・相談内容をフィルターにかけることで潜在的重症者を発掘し、早期に適正な医療過程につなげられるとともに、医療機能に応じた救急医療を提供できる。
・救急車の適正利用につながり、資源が有効配分・活用されることになる。

核家族の進展により身近に相談者の存在することが少ない地域社会において、傷病に関する専門職の相談者のアドバイスを得て、適切な医療機関を受診できる体制が構築されることは、住民の安心・安全につながる。全国規模として、小児のみを対象とした小児救急電話相談事業も別途、構築されている。

これらの事業は、医療機能に応じた救急医療の提供という重要な側面を有するもので、今後、救急医療体制の枠組みの中で新たに構築していくべきである（「第2章病院前救護概説、第4救急活動、3病院前救護体制の位置付け」を参照）。

図4－17　救急相談センター

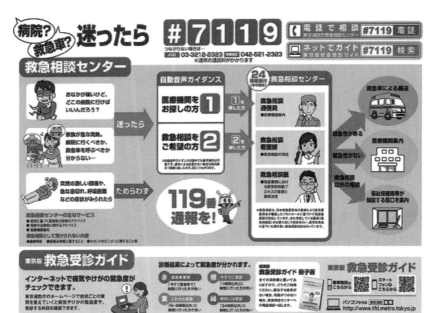

(5)　民間救急搬送事業

　療養施設間あるいは住居と医療機関間を搬送するために救急車よりも、むしろ民間の搬送車両（非緊急車両）を運用する体制である。運用する事業者にとっては、新たな負担となるが、この体制は緊急運用する救急車と救急隊員のニーズを減らすもので、結果として社会全体の救急医療体制運用費用の削減になる。

5　病院前救護の課題

　病院前救護の最も切実な課題は、救急搬送件数の増加である。救急搬送人員は、平成17年に約496万人であったものが、平成29年には約574万人と16％増加しており、その背景として、高齢化の進展、国民の意識の変化等が上げられている。

①　高齢患者の増加

　救急搬送された高齢者（満65歳以上）の割合は、平成13年の38.5％が、平成29年には58.8％と20.3％増加している。一方、この間の高齢者の人口割合は約9％増加しており、両者間に際立った差異がみられ、この傾向は今後も続き、救急搬送に占める高齢者の割合もさらに増加するものと見込まれる。

②　疾病構造の変化

　昭和41年には、救急搬送全体のおよそ半数を交通事故等による外傷患者が占め、急病は39.9％（15.3万人）を占めるにすぎなかった。平成29年には、64.0％（406.2万人）を占めるに至り、今後も急病への対応が増加するものと見込まれる。

③　重症患者の動向

　平成29年における急病の救急搬送人員のうち、「重症」と「死亡」に分類された割合は9.5％で、疾患分類別では脳疾患、心疾患を含む循環器系が多く、特に高齢者では、その割合が高くなっている。

　したがって、重症患者の救急医療体制を構築するに当たって、重症外傷等の外因性疾患への対応に加えて、「本章、第1病院前救護を支える関連法規、6医療法（医療計画）にみる病院前救護従事者（住民、救急救命士）の役割」で設定した脳卒中、急性心筋梗塞等の生活習慣病に起因する急病への対応が重要になる。

④　軽症患者の動向

　救急搬送される傷病者で急病に分類されるもののうち、診療の結果として帰宅可能な「軽症」が50％程度を占める。このなかには不要不急にもかかわらず安易に救急車を利用している例がみられる。この種の利用は、救急搬送を実施する消防機関にとっては過度の負担増で、ひいては真に救急対応が必要な者への救急医療提供に支障をきたす結果となる。

　このような状況に対して、救急車のより適切な利用を促すための啓発活動が行われているほか、緊急性の高い傷病者に確実に救急医療資源を提供するため、前述した電話救急医療相談事業（救急相談センター）が展開されている。

⑤　不搬送件数の増加

　不搬送、いわゆる119番で出動した救急隊が誰も運ばずに現場を引き返すことで、平成29年中の件数が約65万5千件（全体の10.3％）と増加傾向にある。その理由としては、傷病者や関係者が搬送を拒んだ場合が最も多く、体調が心配で救急車を呼んだが隊員に血圧などを測っても

らい安心した、ベッドから落ちて起き上がれない、家族が救急車を呼んだが本人は病院に行く意思がない、到着時に明らかに死亡していたなどがある。医療機関への搬送を前提に現場で傷病者に対応せざるを得ず、事案の収拾に時間を要し、これが一刻を争う重症者への対応に影響を及ぼしかねない。

図4－18　病院前救護の課題と対策

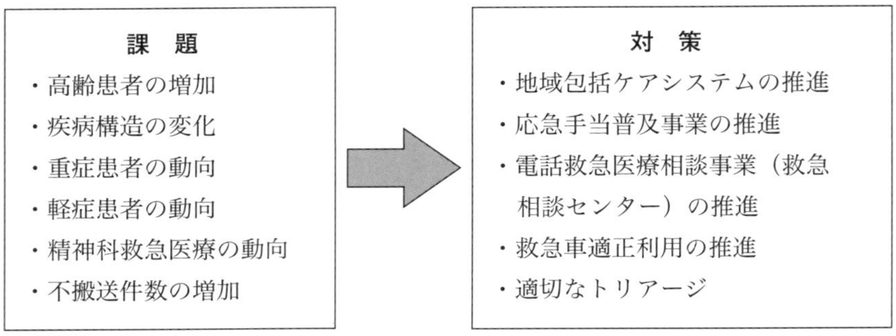

課　題
・高齢患者の増加
・疾病構造の変化
・重症患者の動向
・軽症患者の動向
・精神科救急医療の動向
・不搬送件数の増加

→

対　策
・地域包括ケアシステムの推進
・応急手当普及事業の推進
・電話救急医療相談事業（救急相談センター）の推進
・救急車適正利用の推進
・適切なトリアージ

（参考文献）

1) 代表研究者 中澤真弓、平成28年度一般財団法人救急振興財団調査研究助成事業 救急車を利用すべき症状の市民理解度調査 救急車適正利用研究会 2017年（平成29年）
2) 富永栄一　消防基礎講座3　救急業務　全国加除法令出版
3) 平成27年「消防に関する世論調査」結果概要　東京消防庁
4) 福田素生　系統看護学講座　専門基礎分野　健康支援と社会保障制度[3]　社会福祉　医学書院
5) 田中恒男　社会医学の考え方　ＮＨＫブックス
6) 田中恒男　健康管理論　南江堂
7) 平成26年度 救急業務のあり方に関する検討会 報告書　平成27年3月　消防庁
8) 疾病・事業及び在宅医療に係る医療体制について（医政地発0331第3号平成29年3月31日各都道府県衛生主管部（局）長殿　厚生労働省医政局地域医療計画課長）
8) あなたの子ども　不慮の事故でなかせていませんか　財団法人東京連合防火協会発行
9) Richard O.Cummins,M.D.;IMPROVING SURVIVAL FROM PREHOSPITAL CARDIAC ARREST, THE CHAIN OF SURVIVAL,Majaor Papers 12-Japan
10) Brent Q.Hafen,PH.D. :Prehospital Emergency Care & Crisis Intervention, Morton Publishing Company
11) Mickey S. Eisenberg, M. D. ;Sudden Cardiac Death in the Community,PRAEGER
12) 平成27年度救急業務のあり方に関する検討会報告書　消防庁
13) 救急活動の現況　平成28年　東京消防庁平成29年刊行
14) 平成30年版　救急・救助の現況　消防庁
15) https://ja.wikipedia.org/wiki　県立柏原病院の小児科を守る会

Prehospital care

第5章　救急医療体制

第1　救急医療体制の変遷

　救急医療体制は、住民の救急車要請から医療機関における高度な処置に至る連続過程であり、救急隊が最終目標とする医療機関へ適切、迅速に収容できるかどうかによって、病院前救護の良否が決定付けられる。受け入れ先がなかなか決まらずスムーズな医療処置に至らなかった事例が社会問題となり、その度に地域の医療体制の実態・課題が取り沙汰される。この背景には、制度・財政、スタッフの確保等の根幹的な問題、高齢化、疾病構造の変化、救急需要の増加、時勢に合わせた救急医療体制の構築等がある。

　我が国の救急医療体制については、救急搬送を消防機関が、傷病者の受け入れ体制を医療機関が担うという二元的な体制で行われているのも特徴として上げられる。

1　救急業務の始まり

　救急業務が昭和38年に消防法に位置付けられ、そのなかで救急隊の搬送する傷病者の受け入れとなる医療機関の要件が昭和39年に制定された救急病院等を定める省令に規定され、これにより救急告示医療機関（診療所、病院）が整備された。

　そもそも、救急業務の法制化は、当時、すでに横浜、名古屋、東京、京都、金沢などの全国10市町の消防機関により、交通事故や工場、事業所における労働災害事故等による負傷者の増加に対応するために救急業務が開始されているにもかかわらず、明確な法的根拠が与えられていなかったために法文化を図ったものである。傷病者の受け入れとなる医療機関の要件も事故等による負傷者への対応を念頭に置いたもので、当然に外科系を標榜しているものが多かった。

　時間帯を問わず多様な症状の重症患者に対応する救急の専門医療を行うためには、少なくとも内科、外科、脳神経外科の専門医が24時間待機する必要があるが、現実的にはこのようなことは不経済であり、大学病院や国公立総合病院が救急医療に積極性を欠いた潜在的な原因と言われている。

救急病院等を定める省令（昭和39年制定当初の救急告示医療機関の要件）

① 事故による傷病者に関する（救急）医療について相当の知識及び経験を有する医師が常時診療に従事していること
② 手術室、麻酔器、（心電計）エックス線装置、輸血及び輸液のための設備その他前号の

医療を行うために必要な施設及び設備を有すること
③　救急隊による傷病者の搬送に容易な場所に所在し、かつ、傷病者の搬入に適した構造設備を有すること
④　<u>事故による</u>（救急医療を要する）傷病者のための専用病床その他救急隊によって搬入される傷病者のために優先的に使用される病床を有すること
下線部分は昭和61年の消防法一部改正箇所、カッコ内は現行

2　救急医療体制の社会的問題

　社会のニーズにマッチできるよう制度を設けたにしても、これが必ずしも万全に機能するとは限らない。傷病者に対する迅速・的確な医療の確保を図るために、要件に合致した医療機関だけを認定する、それが数的に充足していない場合には、制度の歪みが露呈し、その影響を傷病者搬送を担う救急隊が受けることになる。

　救急需要の増加、多様化に伴い、救急車による搬送患者の大半が急病人で占めるようになり、外科系中心の医療体制では十分に対応できなくなってきたこと、救急患者の受け入れに対する法的規制には特別なものがなく、また、救急告示機関制度が申し出・撤回が自由で拘束力のないものであること、救急告示医療機関に対する税財政上の優遇措置がないために量的な確保が困難となる、あるいは救急告示医療機関の8割が中小の私的個人医療機関で占めていたこともあり、昭和40年代には重症救急患者の"たらい回し"が大きな社会問題となった。

　当時のたらい回しとは、救急医療に関する情報をリアルに、的確に把握できる体制が構築されていないために、とりあえず傷病者を救急車に収容した後、次々と医療機関を巡って受け入れ先を探すような状況で、なかには医療機関入口に止めた救急車に医師が乗り込んで、傷病者を一見しただけで診察を拒否するというようなケースもあった。

　また、交通事故による傷病者が昭和45年をピークに減少する傾向にある一方、高齢人口の増加に伴う疾病構造の変化などから、脳血管障害や心疾患等の内科系疾患や核家族の進行等、社会的要因による小児科系疾患が増加するなど、内科系の救急患者が救急出場件数の約半数を占めるようになり、これらの受け入れ医療機関の整備が求められようになった。

　さらには大都市及びその周辺都市においては、人口の急増による医療需要の増大を招き、特に休日や夜間の一般診療時間外における受け入れ体制の不備が深刻な事態となってきた。そもそも救急告示医療機関については医師、看護師等の待機や空床の確保等、経営上不採算な面が多いにもかかわらず、これらに対する財政援助がほとんど行われていないことが、救急告示医療機関の確保に際しての大きな課題でもあった。

　　コラム　救急今昔

「救急車カラス鳴かない日も走る（新聞川柳）」　昭和51年　社会労働委員会議録
（昨今の救急事情は深刻で、カラスは鳴くだけ鳴いた後にはねぐらに戻れるが、救急隊は戻る当てもないということだろう。筆者評）

3 救急医療体制の整備

(1) 救急医療対策事業実施要綱

このように交通事故等の外傷患者への対応を前提にした救急業務や救急告示医療機関の定義と発生する傷病実態との間に歪みが生じた。この制度と実態の乖離が社会問題となり、従来の施策を見直し、今後の救急医療の整備を総合的に推進するために厚生省（現厚生労働省）は、昭和52年、救急医療対策事業実施要綱を策定し、これに基づき救急患者の態様に応じた初期、二次、三次救急医療機関の体系的な整備が図られることになる。

図5－1　救急医療体制

```
救命救急医療（第三次救急医療）
救命救急センター、高度救命救急センター

入院を要する救急医療（第二次救急医療）
病院群輪番制病院、共同利用型病院

初期救急医療
在宅当番医制、休日夜間急患センター
```

初期救急医療体制の整備施設として、休日または夜間、外来診療によって救急患者の対応を行う休日夜間急患センター、在宅当番医制があり、二次救急医療体制の病院群輪番制、共同利用型病院は、休日又は夜間における入院治療を必要とする重傷救急患者の医療を提供し、三次救急医療体制は、二次救急医療機関で対応できない重篤な救急患者に対して高度な医療を総合的に提供するもので、救命救急センターが担うというように、緊急度・重症度に応じた段階的な構造の医療体制が出来上がった。

これにより我が国の救急医療体制は、消防法に基づく「救急告示医療機関」と厚生労働省令による「初期、二次、三次救急医療機関」の2本立てとなり、救急患者の受け入れ窓口が拡大されたかに思えたが、ここでも制度と実態の歪みを生じた。救急隊が搬送するのは救急告示医療機関との認識が強く、初期、二次、三次救急医療機関が消防法上に救急業務における救急患者の搬送先として明確に位置付けられていない法制度上の問題があり、第一線の消防機関で混乱を招いた。また、両制度のそれぞれにおいて医師

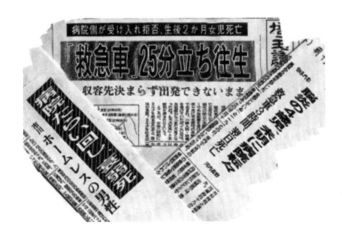

等が待機し同様な医療を行うことは非効率であるとの問題が提起された。利用者である市民や救急隊にとって両制度がわかりにくく、利用しづらいために混乱をきたし、後述するように平成9年には、救急医療体制の一本化についての見直し作業が行われた。

また、昭和61年、消防法の改正を受けて、救急病院等を定める省令も事故だけでなく急病人を含む救急患者一般を対象とする医療機関に変更され、医師の要件も同様に救急医療全般に渡って相当の知識及び経験を有するものに改められた(「本章、第1 救急医療体制の変遷、1 救急業務の始まり」を参照)。

さらには人口の高齢化や疾病構造の変化等により救急車による搬送件数が増加する一方、合併症を伴った妊婦等の受け入れを巡った「たらい回し」が再び、マスコミで大きく取り上げられた。これは、救急隊からの電話等による受け入れ依頼を医師不在、処置困難、手術中、ベッド満床等の医療機関側の理由で断わるもので、当然に救急車内で傷病者を何時間も抱えることなる。

(2) 救急医療情報システム

救急医療体制の整備の検討に至った当時の救急車により搬送された傷病者の診療拒否事由が専門外、処置困難、医師不在、ベッド満床で、いわゆる「たらい回し」の起きる原因の第一に救急医療情報体制の不備を当局では上げている。消防機関では、医療施設の情報を常時的確に把握できる体制になっていないために、搬送先医療施設を探し出すのに時間を要するケースが生じた。

また、医療施設の状況把握も管内のものに限られ、管外の搬送先医療施設を探し出すのが困難であり、このような事態をなくすためには、いつ患者が発生しても、その時点における医療施設の応需体制を広域的に把握できる救急医療情報システムの整備が行われた。

これは、都道府県が全域を対象に、医療機関から診療の可否、手術の可否、空床等の情報を収集し、それを医療機関、消防本部及び地域住民に提供することで、救急患者搬送の適切化・迅速化、救急車の効率的な使用等を期待したものである。

(3) 救急医療体制の一元化

先に述べたように、並立した両制度の問題解決に向けて厚生労働省では、平成9年に救急医療体制基本問題検討会を立ち上げた。まずは都道府県で作成する医療計画において、初期、二次、三

図5-2 救急医療体制の一元化

医療計画上の第二次及び第三次救急医療機関を救急告示医療機関とすることをいう。

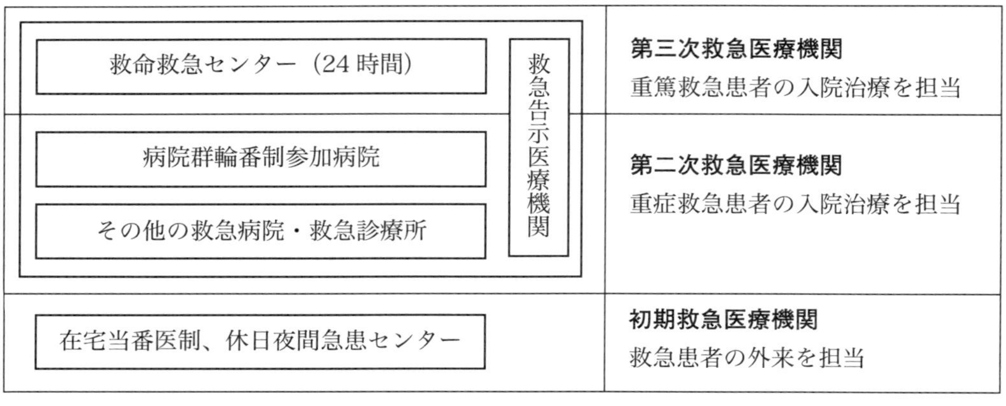

	救急告示医療機関	
救命救急センター(24時間)		**第三次救急医療機関** 重篤救急患者の入院治療を担当
病院群輪番制参加病院		**第二次救急医療機関** 重症救急患者の入院治療を担当
その他の救急病院・救急診療所		
在宅当番医制、休日夜間急患センター		**初期救急医療機関** 救急患者の外来を担当

次の機能基準を明確にすること、救急隊により搬送される患者の搬送先医療機関についても、原則として医療計画に基づく入院治療が可能な二次、三次救急医療機関とし、これを告示するなど、両制度の一元化への手続きが主な検討内容であった。

(4) 救急隊指導医制度の創設

　救急業務は、実際に心肺蘇生処置等を実施しながら医療機関へ搬送するという人命を預かる非代替性の業務を行っているにもかかわらず、住民からの高い評価が得られているとは言い難い状況にあった。しかも医療処置への連続過程にあるものの、いわゆる"医療そのものの空白域"として捉えられており、東京消防庁では、都民の信頼を高めるために応急処置に医師の指導による医療的な裏付けを担保するために、昭和62年には救急隊指導医制度をスタートさせた。

　これは都内の救命救急センター等から派遣された医師が24時間、指令センターに常駐するもので、そこでの主たる役割は、応急処置や感染防止対策等、現場での対応に困った救急隊に対する助言であったが、受け入れ先がなかなか決まらない場合に、派遣元の自院へ連絡して収容できたというようなケースもみられた。

　また、平成3年に制定された救急救命士法には、救急救命士の行う救急救命処置の中で、特に特定行為については医師の具体的な指示の下に行うとの要件があり、当然に指導医はその要件に十分に合致したものとして、東京消防庁では救急救命士制度がスムーズに開始されることになる。

第2　重度傷病者の受け入れに向けた体制作り

1　背　景

　平成18年、平成19年に奈良県、さらには平成20年に東京都で発生した妊婦の受け入れ拒否事案や重症以上の傷病者の受け入れ医療機関の選定困難な事案が、大きな社会的問題になったことを受けて、消防庁及び厚生労働省では傷病者の搬送及び受入れの実施基準等に関する検討会を設置した。

ケース　妊婦搬送困難事案

奈良妊婦搬送事案（2006.8.6）

　奈良県A市に住んでいた32歳の妊婦が妊娠41週の8月7日午前、B病院に入院した。8日午前0時ごろ、頭痛を訴えて約15分後に意識不明に陥った。産科担当医は子癇発作と考え、その処置を行った。しかし、経過が重篤なため脳内出血の可能性も考慮して、他院での処置が必要と判断した。産科担当医は、同県内で危険度の高い母子の治療や搬送先を紹介する拠点の同県立医科大学付属病院に受け入れを打診したが、「母体治療のベッドが満床」と断った。

　午前2時半ごろ、もう一つの拠点施設である県立奈良病院に受け入れを要請したが、満床を理由に応じなかった。同大病院は、当直医4人のうち2人が大阪府を中心に電話で搬送先を探したが決まらず、午前4時半ごろ19か所目の国立循環器センターに決まった。

> 妊婦は約1時間かけて救急車で運ばれ、同センターに午前6時ごろ到着。脳内出血と診断され、緊急手術と帝王切開を実施、男児を出産したが、妊婦は同月16日に死亡。
>
> 奈良妊婦搬送事案（2007.8.29）
> 　8月29日午前2時45分ごろ、自宅近くのスーパーにいた女性が体調を壊し、一緒にいた男性が「妊娠の可能性がある女性が下腹部から出血している。彼女には流産の経験がある」とC消防組合に通報。
> 　C消防組合は奈良医大病院に受け入れを要請したが、手術中だったため搬送できず、大阪府内の5病院に連絡。5病院は「処置中」などと回答し、さらに同府内の4病院に電話を入れ、10か所目のC市内の病院で受け入れが決まった。救急車は最初の通報を受けてから約1時間半後の同4時20分に出発した。

当時の重症以上傷病者の救急搬送における医療機関の受け入れ状況をみると、医療機関の照会回数4回以上の事案の増加や現場滞在時間30分以上の事案の延長する傾向にあり、特に首都圏、近畿圏等の大都市部において、照会回数の多い事案の比率が高いことが明らかにされている。

2　傷病者の搬送及び受け入れの実施基準

このような重大な課題解決に向けて、消防機関と医療機関が連携した円滑な救急搬送、受け入れをより迅速かつ適切に実施するために、平成21年に消防法及び消防組織法の改正が行われた。

消防の主たる目的を規定する両法の第1条に「災害等による傷病者の搬送を適切に行うこと」が追加され、さらに消防法には、都道府県に消防機関、医療機関等からなる協議会を設置し、傷病者の搬送及び受入れの実施基準を策定する等の内容が規定された。

その主な基準には、
- 傷病者の状況に応じた適切な医療の提供が行われる医療機関のリスト
- 消防機関のリストの中から搬送先医療機関を選定するための基準
- 消防機関が医療機関に対して傷病者の状況を伝達するための基準
- 搬送先医療機関が速やかに決定しない場合において、傷病者を受け入れる医療機関を確保するために、消防機関と医療機関との間で合意を形成するための基準などがある。

そもそも傷病者を搬送する側からすると、このような受け入れ医療機関の選定が困難な事案は、医師や医療施設不足などの「出口」の構造的な問題が根幹にあると捉えられる。今回の法改正は、地域における現状の医療資源を前提にしたものであり、今後も高齢者傷病者等の増加による救急医療の需要増大と供給不足は必至である。

医療計画における二次保健医療圏は、急性期から回復期まで地域全体で切れ目なく必要な医療サービスが提供される「地域完結型医療」を目指す基本的な単位として位置付けられているが、特に救急隊が扱う重症患者や妊婦等の特殊事案については、圏域を超えた広域搬送体制の整備や情報システム作りが求められる。このためには、圏域間の調整、連携が欠かせず、実効的なものとするためにも都道府県単位で協議会を設置する意義は大きい。

図5-3 消防法の一部を改正する法律の概要

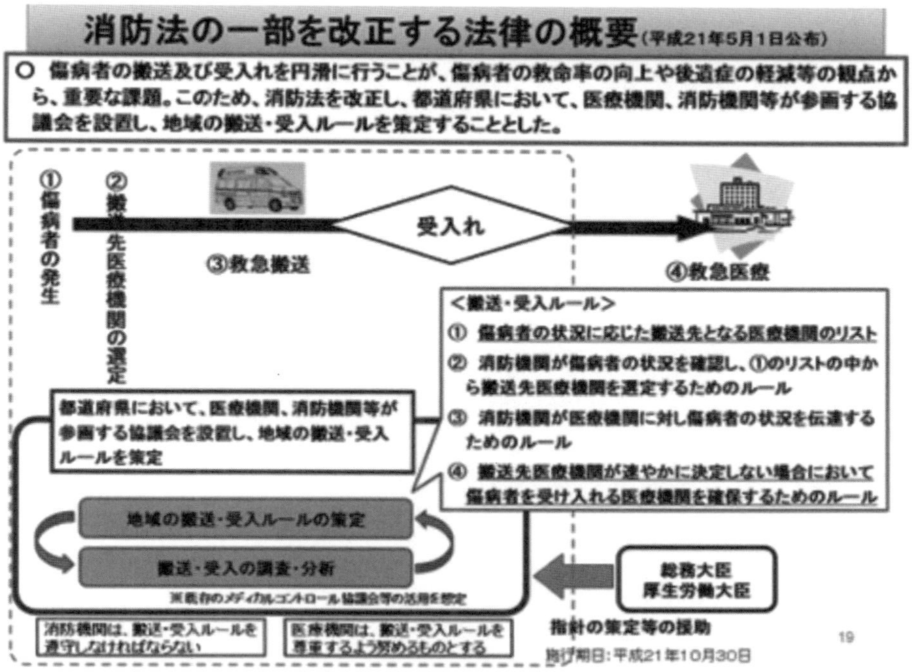

3 救急医療体制の課題

　救急医療の提供体制は、「突発不測の傷病者が、いつでも、どこでも、その症状に応じ、必要かつ適切な医療が受けられること」を基本方針としている。救急出動件数は高齢化等を背景に年々増加しており、これに伴い病院収容所要時間の延伸や医療機関への受け入れ照会回数が増加し、医療機関の選定に困難を生じる事案が増えている。
　救急医療体制の課題を中心にした、「入口」と「出口」の部分での主な問題点を上げる。

表5-1　救急医療体制の「入口」「出口」の課題

入　口	出　口
① 救急車の適正化 ・住民への普及啓発（♯7119） ・小児救急電話相談事業（♯8000）の拡充 ・応急手当指導 ② 円滑な搬送及び受け入れ ・地域の搬送・受け入れルールの策定 ・救急患者受け入れコーディネーターの普及	① 出口問題の解消 ・転院等が可能な地域の体制確保 ・転院等や施設間連携を図るための専任者の配置

Ⅲ編

救急隊（救急救命士）の責務

第6章　救急隊（救急救命士）の役割と責任

Prehospital care

第6章　救急隊（救急救命士）の役割と責任

第1　基本的事項

1　役割と責任

(1) 役割

　救急隊は、人々の社会生活に伴って発生する様々な傷病による苦痛を軽減したり、重症化を抑える傷病者救護の最前線に位置し、医療機関の医師に傷病者を引き渡すまでの間、傷病者管理についての全責任を有する重要な役割を担っている。狭隘な空間に閉じ込められている、目を覆いたくなるような凄惨な状態にあるなど、傷病者は必ずしも搬出や応急処置がたやすく行われる状況に置かれているとは限らない。十分なスタッフ、医療資器材の充当された最適な環境の中で対応するのが理想の形であるが、病院前救護は、人的・物的資源が極めて制限された特異的な活動でもある。

　しかし、いくら状況が厳しかろうと傷病者が医師に受け継がれるまでは、最善の対応をする行政的・道徳的責任が救急隊に求められ、病院前救護体制の中で医療従事者の一員として、次のような重要な役割を担う。

- 理論に裏付けられた処置技術の実践及び経験の蓄積
- 資器材の確実な活用
- 傷病者のニーズに合致するよう最適な救急車内環境の提供と迅速な搬送
- 傷病者のニーズを満たす搬送先医療機関の選定
- メディカルコントロール医師との連携
- 傷病者との相互作用の確立（情緒的な反応、コミュニケーションの確立）

　病院前救護に従事する救急隊は、日々実践活動をしている地域の中で住民から尊敬され、医師や看護師等と同等に住民の生命を守る、重要な責任を有する立派な職種であるとの評価を得るようでなければならない。知識、技術だけでなく、日々の行動、態度までを含めたものが専門的職業人（プロフェッショナル）として保持すべき資質であり、これらを十分に発揮し誠実で献身的な活動を心がける。併せて基本的なモラルは当然のこと、専門的職業人としての倫理が強く要求される。

　また、傷病者に適用する知識や手技は、絶えず発展・向上させ、住民の尊い生命を預かる専門的職業人として、自律的に学び続けていく責任を有する（継続教育、自己啓発）。

　さらには住民の尊い生命を預かる仕事をすることのすばらしさを実感し、自分の職業を誇りに思い、そのことを日々の実践の中に取り入れる努力をする。

(2) 責任

救急隊は、凄惨な現場、傷病者等からの詰問、目をも覆わんばかりの痛ましい現実のプレッシャーに置かれても、専門的職業人としての冷静さと自信を持って任務を遂行する。それには、自分の感情を自身でコントロールできる資質を常に保持し、ストレスを受けた傷病者等の異常な行動に対しては、理解と同情を示し対処できるようでなければならない。

傷病者の健康、生命、安全、安楽を保障するために、現場に着いたときから医療機関に処置を引き継ぐまでの間、傷病者の信頼のもとに責任あるリーダとしての能力（リーダシップ）を十分に発揮する。基本的な責任、すなわち適切な傷病者管理として、次のものがある。

① 新たな危害が加わらないよう現場を管理すること
- 安全に、かつ迅速に現場に出動し到着する。
- 現場での活動を統制し（コントロール、応援要請等）、傷病者や救急隊はもとより、周囲の人々に新たな危害が加わらないよう安全に十分配慮する。

② すべての症状と徴候を注意深く観察、評価し、迅速に効果的な応急処置を行うこと
- 救急隊はプロフェッションとしての適正な知識と技術を修得する。
- 救急隊は、自らの身体機能の一部、活動の武器として適正な資器材、装備を所有する。
- 傷病者に近づきながら何が起こったのかを把握し、すべての症状と徴候を注意深く観察、評価する。
- 応急処置に際しては、基本となるプロトコールに従い、必要に応じて医師の指示を要請する。また、二次的な損傷を最小限にする。
- 応急処置の内容については、傷病者等に十分な説明を行うとともに、特定行為については同意を得る。
- 損傷のメカニズム、傷病の発生原因を把握・推論し適正な活動に役立てる。

③ 安全で効果的な搬送を行うこと
- 傷病者を救急車まで適切に運ぶ。
- 途中、医師の診断に役立つような状況聴取や必要な応急処置を行いながら、最適な医療機関へ安全に運ぶ。

④ 受け入れ医療機関に処置を秩序正しく移行すること
- 傷病者の状況に応じて、最も適切で有効な医療機関を選択する。また、医療機関の配置や機能をあらかじめ知る。
- 搬送先の決定は、傷病者の状況に応じた最も近い医療機関を原則とするが、医療体制を踏まえて傷病者等と協議の上、傷病者の意向をできるだけ反映する。
- 救急隊は、応急処置に対する現場での責任を医師へ移行する際、傷病者の代弁者（擁護者）としての役割を有する。
- 救急隊は現場や搬送中の傷病者の状態について医師に要約して報告する。

⑤ 活動終了後は、次回への出動に備えて万全な体制を整えること
- 救急救命処置録（救急活動記録票）に十分で正確な記録をする。完全で正確な救急救命処置録を管理することは、傷病者情報の流れ、調査、病院前救護体制の質改善にとっても不可欠である。
- 新たな出動体制に向けて救急車、資器材を整備する。救急車の清掃と消毒を行い、使い捨ての資器材を適正に処分し、新たに補充する。

- 現場や搬送中に行う応急処置を改善するための方法を見い出したり、隊員に何か問題が起こってないかをチェックするために活動を振り返る。このような自己診断が次への質の高い応急処置の実施につながり、起こり得る問題を未然に防ぐことにもなる。
- 救急隊長は、重大な事案を扱った隊員にストレスの徴候がないかをチェックし、ストレス発生時の初期対応、専門的対応を図る（「本章、第4病院前救護におけるストレス、4ストレス発生時の対応」を参照）。

2　活動時の役割

(1)　出動準備

　出動準備は救急車の装備・機能、積載資器材の員数や機能の検査等、現場活動に支障をきたさないように、万全な態勢を整えておくとともに、日常の管理を完全に行なうものである。特に有効期限のある医薬品、輸液の補充、AEDの作動状況等のチェックや次のこと予めを周知する。

- 活動基準の内容
    　実務的な内容；各種の現場活動要領、二次的な障害発生時の対応要領、交通事故発生時の対応要領等
    　観察や応急処置の内容；プロトコール、方針、手順
- 医療機関の受け入れ体制
- 通勤・通学時間帯の通行人の流れ、交通規制時の変更路などの地域図

(2)　出動

　現場にいち早く到着し、助けを求めている者を救護する目的の達成を最大の使命とし、活動中は隊員の安全が最優先されなければならない。過度なスピードで交通事故を起こすと傷病者の利益にならず、病院前救護の目的が果たせなくなる。途上の事故発生を防止するための基本的な安全予防策を常に取る。

- シートベルトを着用する。
- 道路標識の制限速度を守る。
- 潜在的な危険性がないか、交差点等に注意する。
- 特に降雪、降雨時の路面性状を知る。
- 交差点進入・通過（左折時、複数車線の右折時）には隊員全員で安全確認する。

　現場に速やかに到着する。事故の正確な場所を確認し、途上、必要ならば速やかに応援態勢を取る。応援の要請をためらい、後手に回ってはいけない。先手必勝で、言うならば積極的な活動方針の樹立・決定である。出動指令や経験に基づき危険性の高い現場を予測する。

- 多数傷病者
- 自動車衝突
- 危険物流出
- 救助場面
- 暴力（傷病者、バイスタンダー）
- 凶器の使用

(3) 傷病者評価と管理

救急隊の主な責任には、現場把握、傷病者の評価と管理が含まれる。最も注意を払うべきことは、自分自身、隊員、傷病者、バイスタンダーの安全である。

(4) 適正な医療機関の選択・判断

受け入れ医療機関の選定は傷病者にとっても重大な判断である。最も近い医療機関への搬送を要求するのが一般的であるが、慢性疾患を継続的に管理している場合には、距離・搬送時間に関係なく希望する医療機関や出動区域以外の医療機関に搬送を依頼されるかもしれないし、依頼された施設と同程度の適切な医療機関が近くにあるかもしれない。救急隊は現場での傷病者管理の責任を有し、傷病者の状況に応じて、適正な選択・判断のもとに搬送先を決定する。

(5) 傷病者搬送

途上、受け入れ施設に到着予測時間と傷病者の状況についての情報を連絡し、引き継ぎ時には、途上の処置や変化などを含めた最新の傷病者情報を医師に報告する。

(6) 記録

完全で正確な傷病者記録の管理は、傷病者情報の流れ、調査、救急医療体制の質改善にとって不可欠である(「第2章病院前救護概説、第7傷病者情報の取り扱い・管理」を参照)。

(7) 再出動への備え

「第8章現場行動、第1基本的な行動要領」を参照．

3 救急隊の要件

救急隊は傷病者からの信頼を得る、生命を保障し、安全を図り、できるだけ苦痛を軽減させるなどの方策を講じることのできる資質を備えていなければならない。

これは、心身的に、Head、Hand、Heart、Health、Hygiene の " 5 H's " で表すことができる。

① Head：専門的な応急処置等に関する知識、豊かな実務経験

救急隊は人々の健康上の問題を解決する専門職である。その基本となるのが専門的な知識であり、特に専門的技術の基礎として役立つ体系付けられた知識を保持する。

とかくすると、できること自体で満足感に陥りがちであるが、行為そのものはもちろんのこと、応急処置、搬送時期等の的確な判断、確実な傷病者管理や人工呼吸などに関して深い知識を持つ。しかも、そのような知識は、絶えず発展・向上させなければならず、自己の責任で学び続けることである。

② Hand：専門的な応急処置技術

応急処置は、医学的な知識に裏付けされた創傷、心肺蘇生処置等の諸技術を傷病者の救命、悪化防止の合目的下に提供するものである。人命に関わるだけに高度な技術を修得し、絶えずその技術性を高めていくような研鑽が必要である。その技術性は症状・病態を的確に捉え、すばやく適切に対応できるように練磨された力である。

　a　観察技術

観察は応急処置の前段に欠かせないもので、救急隊自らの応急処置に資し、的確に医師に伝え、判断に役立てるために傷病者からのシグナルを正確にキャッチする。十分な観察（事実の認識）なくして、その後の判断、応急処置はあり得ない。

救急隊は、応急処置の優先順位に従って容体観察を行なうが、傷病者の置かれた状況が複雑であり、ダイナミックな活動が求められ、傷病者が多様化（老人では一人で複数の病気を抱えているなど）していることから、観察技術を練磨しなければならない。

b　応急処置の確かさ

応急処置の不確実や過誤が傷病者本人やその後の医療処置に重大な影響を及ぼし、救急医療本来の目的を達し得なくなる場合がある。ことに応急処置は、時間的制約等の諸条件をコントロールしながら症状に合った対応をしなければならず、その対応の確かさを裏付けるには、観察、判断能力を絶えず最高のレベルで保持する。

③　Heart：仕事に対する情熱や使命感、傷病者に対する愛情や豊かなパーソナリティ

いかなる職に身を置いても仕事から来る紆余曲折、挫折感は避けられないが、それを跳ね返し救急業務を一生の職として生きがい、誇りを持ってやれるかどうか、Heartは自分の意思の根幹をなす精神的な要素である。

活動では、時に人的、物的環境から種々のプレッシャーを受ける。例えば人的なプレッシャーに対しては、自身の感情をコントロールできるような冷静さと自信を持っていなければならない。傷病者や周囲にいる人たちは、それ以上のストレスを持っており、その一部が異常、過激な行動として救急隊に向けられているので、できるだけ理解と同情を示し対応する。

生命の危機に直面している傷病者に対しては、少しでも安楽に保てるような援助を、また意識のある傷病者の不安に対しては、極度の緊張状態にある状況を察知し、それに対する思いやりなど、精神的な面での援助が欠かせない。

さらには、プコとして住民に誠実に奉仕、献身する日々の態度、行為が求められる。病院前救護は言うならば傷病者との相互作用の過程であり、そのためには基本的なモラルや倫理観が強く要求される。応急処置に関する知識や手技はもちろんのこと、救急隊としての服装、容貌もしっかりとしておく。

救急隊員としてのパーソナリティ特性を数例、述べる。

a　協調性：他の隊員との協力関係の確立を前提にした、迅速、的確な応急処置により傷病者との信頼感が助長する。

b　情緒安定：人と人との関わりの中で、たまには悪口雑言を浴びたり、また長時間の活動に耐えなければならない場面が生じてくる。このような場合、自分の感情を抑制し、平静に事に当たるようにする。

d　信頼感：自らの身を守ることのできない状況に置かれた傷病者は、身体的な管理はもとより、個人のプライバシーまでを救急隊を信頼して任せている。信頼感を得るためには、救急隊の言動はもとより、応急処置技術、容貌等を適正に保つ。

e　話し方：信頼感を与えるには、正しく伝え、傷病者等に疑いをもたらすような間違った言葉を使わないようにする。しかし、これらの多くが無意識に発せられることが一番大きな問題であり、ややもすると救急隊の説明や話し方の不適正により相互の信頼感を崩し、協力関係をも危うくする。言った内容だけでなく、言葉の調子がどうであったかにも注意しなければならない。

第6章　救急隊（救急救命士）の役割と責任

④　Health：迅速な活動性、隊員自らの心身両面の健康状態の保持

時には長時間、危険な現場で身を堵する活動に遭遇する。それに果敢に立ち向かい、傷病者の命を預からなければならない救急隊自らの身体が軟弱であってはならない。また、現場から車内までの傷病者搬送や心肺蘇生などの処置は、人手に頼らざるを得なく、相当な体力を要する。

米国の救急隊員用教科書では、身体的な条件として、健康、100ポンド（約45kg）持ち運びできること、色覚（観察や皮膚、口唇色の識別ができる）、視力（遠近のものをハッキリとみる、これは観察や運転、現場コントロールに必要となる）が列記されている。これは、消防職員としての最低限の身体的要件でもあり、自らの事故を防ぐためにも健全な体力を積極的に保持する。

⑤　Hygiene；衛生、端正な服装

清潔感：特に服装は救急隊としてのシンボルであり、傷病者や取り巻く人々の信頼感を増すものである。現場に到着した時点から、どのように自分を表現するかで周囲からの審判が下される。そのような意味で健康と同様に身なりも大切である。不潔な身なりをしていると、処置も下手ではないかと疑われかねない。

行動や身なりは相手の信用を得るだけでなく、自分への自信を持つのに非常に重要である。常に端正な服装をする。毛染めをしない、顎髭もきちんと剃ってこざっぱりとする、長髪、アクセサリー、体臭等にも注意し、手袋に穴をあける長い爪も避ける。

卑猥、口汚い、いかがわしい言葉は、とても容認できるものではなく、傷病者を遠ざけることになる。適切な行動や身なりは信用を確立し、自信を打ち立てるのに役立つ。

第2　プロフェッショナルとしての救急隊

救急隊に与えられた任務は、人の生命を救うという何よりも代え難い崇高なもので、それが地域の人から尊敬され、また立派な職種であるとの評価が得られるようでなければならない。この根底は、人の生命を救う数ある医療職種の中で、病院前救護が他職種とは異なった明らかな領域を持ち、しかも、その存在が他職種と同等の位置付けで、責任あるメンバーの一つであるとの評価にある。

救急救命士は、救急救命士法に基づき自己の能力を確かめる資格や証明によって自己を規律している。一般的にプロフェッショナリズムには、所属集団の基準・規律に従う方法が述べられている。これを救急隊に例えると、日々の活動や現場での実践基準、継続教育の必要性、救急隊としての倫理を守ることが含まれる。

救急業務をプロフェッショナルの職業として捉える意義について考えてみよう。

1　プロフェッショナルの定義付け

救急医療体制の中で救急隊は病院前救護のプロフェッショナルとして位置付けられるだろう。病院前救護の分野を担い、心身の機能低下や苦痛を丹念な観察、管理法で除去する特別な知識、技能を併せ持った救急隊を "a health care profession in the field" と称することができる。

プロフェッショナルの定義は、次のように集約される。

- 人々の福祉に欠くことのできない職業である。住民からの絶大な信頼を得ており、住民が期待を抱く役割モデルとなる。
- 職業の背景に学問的裏付けがある。エビデンスに基づく高度な応急処置を行う（EBP）。
- 他の職業とは異なる固有の業務である。
- 職業として独立して存在し得る。プロフェッションとしてのプライドを持つ。

救急隊の果たす役割、機能が救急医療体制の中で確固たるものとなっているが、医学の完全な受け売りでなく、病院前救護独自の学問体系を確立することの必然性、医師と看護師の両要素に基づいて傷病者に関わっているという業務特性を可視化する。また、現在、消防業務の中で一部残存する片手間的な認識から脱却する。今後、救急業務のアイデンティティを打ち立てていかなければならないなど、救急業務の専門職性を問うに、その自立は覚束ないと言わざるを得ない。

2　プロフェッショナルの成立要件

プロフェッショナルの社会性やその養成過程、活動性などが取り巻きとどのような関わりがあるかをみてみる。

① 専門職を養成する過程

プロフェッショナルとして成立するには、高度な知識、技術を有し、常に自己を昇華させなければならないが、これは養成機関における職業人としての基本的な教育を修了した後、自己学習や継続的な学習によってなし得る。

② プロフェッショナルとしての組織化

職業人として社会的に容認された組織にすることで、プロフェッショナルとしての自意識が植え付けられ、自ずと行動規範となる倫理綱領を持つようになる。

③ プロフェッショナル活動

前①での体系化された能力を実際に対象者へ適用させる。対象者に対しては、専門職的権威で応急処置技術の実践を行なうとともに、その反作用であるプロフェッショナルとしての生きがい、誇りなど、精神的な報酬を活動過程の中で得る。

④ 社会性

社会的に承認されるのは、個々の力量ではない。救急隊全体が一様の評価を受ける行政の目標は、組織の構成員を住民のニーズに応じて地域社会に貢献できる職業人として養成することにある。その組織に課せられる最大の社会的役割は、地域社会の公共の福祉を増進させることである。

3　プロフェッショナルの態度

① 救急救命士は、国家資格を有する専門職の一員である。プロフェッショナルとは、知識、技術の専門領域を表す言葉で、継続教育等で資質向上を怠らない自律性や常に高みを極めていく平素の努力が求められる。

② その人が優秀であるかどうかは、常に傷病者のニーズに合致させることを優先した活動に専念しているかどうかで決まる。

③ 目標として高みを目指し、自分の行為について決して自己満足してはならない。自らの技術の熟練度を極めるまで練習し、研ぎ澄まされた状態を維持し、さらに改善を続ける。プロフェッショナ

第6章　救急隊（救急救命士）の役割と責任

ルになるほど無為に過ごすと時間の経過とともに多くを失うことを十分認識しており、新たな知識・技術を求めるために研究会等の場に積極的に参加する。
④　自己の品位を保つためにも、自分に高い規範を課す。
⑤　体験自体が生きた教材であり、経験から学ぶためにも自分の実践を真剣に振り返り、改善の方法を常に見い出していく。
⑥　地域社会における日常生活についても、プロフェッショナルとしてのマナーで行動する責任がある。地域の中で平素どのように振る舞っているかで、従事業務への対処や所属する組織までもが地域から評価されていることになる。プロフェッショナリズムは、その人の態度、品性の持ち様であり、買うことも借りることもできない、その人そのものである。
⑦　プロフェッショナルとしての社会的な認知は、自らの規範を守り、勤勉で愛情に満ちた隊員全員の成果の表れである。

コラム　プロフェッショナルとしての学習態度

> 1日勉強しないと自分でわかり、2日勉強しないと友達がわかり、3日勉強しないと患者にわかる　―山本保博―

4　プロフェッショナルの特性

（1）　リーダシップ

救急隊は、病院前救護におけるチームリーダでもあり、自分にふさわしい仕事ができるリーダシップのスタイルを発展させなければならない。リーダシップの特性には様々あるが、偉大なリーダに共通する一般的な特性を上げる。
・自信
・信頼の確立
・内面の強さ
・統括能力
・会話能力
・決定をする喜び
・チーム行動の結果に対する責任

優れたチームリーダは、隊員個々の能力、限界などを知っている。能力以上のことを指示したり、できなかった場合は、隊員の実力のなさに帰するのではなく、自身の指導者としての能力を疑ってみる。

（2）　誠実

救急隊は押しなべて誠実さを持ち合わせていると思われており、これを評価する最も簡単な方法は、行為として正直さがあるかどうかである。第三者の目に触れない、いわゆる密室の状態で活動する場面が多く、傷病者の財布等個人の所有物に責任を持つので、不審を抱かせるようなことは絶

対にあってはならない。不正直さは、いとも簡単に相手からの尊敬の念をなくしてしまう。また、注意深くプロトコールに従って最善の応急処置を行うことも、誠実さとして重要である。

ケース　紛失事案への苦情

> 「男性。動けなくなったもの」との救急要請。
> 救急隊到着時、男性は酩酊していた。氏名等を確認したところ、傷病者が「ポケットに財布があり、この中に運転免許証があるので確認してほしい」とのことであった。救急隊はポケットの財布の中から運転免許証を出して身元を確認、その後、運転免許証を財布に収めて傷病者のポケットに返し、医療機関へ搬送した。後日、傷病者から、「財布の中のお金がない」との電話が消防署に入った。

(3)　同情

傷病者等との相互作用を確立する上で最も重要な要素の一つに同情がある。同情は、状況、感情、他人の意思を認め理解することである。人的な好悪に関係なく、プロフェッショナルとして他人を扱うために、自分自身の感情を脇に置かなければならない。プロフェッショナルとしての態度を持ち合わせて行動する救急隊は、次のような同情を示す。

・支援的で、安心させる。
・傷病者や家族の感情の理解を示す。
・他人に尊敬を示す。
・落ち着き払って助けになる態度を持つ。

(4)　みなりと健康

「本章、第1基本的事項、3救急隊の要件」を参照。

ケース　接遇

> 傷病者をストレッチャーに収容し、車内に収容しようとしたとき、そばに立ち止まって見ていた数人の主婦が、「あの袖口見て、あの黒っぽい染み、血じゃないの、汚いわ！髪の毛見て、不潔ね！」と言っているのが聞こえた。

(5)　自信

傷病者等を目の前にしてオドオドしたり、「どうしよう」「アッ」と言葉を漏らす、自信がないことを傷病者等が気付いたならば、救急隊は信頼されなくなる。自信を得る最も簡単な方法は、自らの行動、技術等を客観的に評価し、弱さを改善するために、あらゆる機会を求めることである。
また、自信はうぬぼれや過信と同じでない。自信のある救急隊が複雑な問題を抱えたときには、逆に傷病者等が積極的に協力してくれるかもしれない。

(6) 尊敬

尊敬は他人に敬意を表す、慮る、理解することである。救急隊は傷病者を尊敬し、人種、宗教、性、年齢、経済的な状況にかかわらず、すべての傷病者に対してできるだけ最善の処置を行う。尊敬を表す簡単な方法は、傷病者や家族の感情をケアしていることを示し、問題のある傷病者に向けて悪口雑言を放ち、人格を傷つけないようにすることである。

(7) 傷病者の代弁者（擁護者）

救急救命士は傷病者の代弁者であり、彼らにとって最も有益になる行動を取る。傷病者に代わり、医師に対して事故概要や症状等を伝えたり、症状等に最も適した医療機関を選定する。傷病者のニーズを常に最優先する（「第6章救急隊（救急救命士）の役割と責任、第5病院前救護の倫理、第2部 実践編、9傷病者に関するその他の倫理的原則」を参照）。

(8) 細心の注意で業務を行う

プロフェッショナルは、細心の注意を払って業務を実施することが要求される。例として、
- 技術を修得し、高いレベルを維持する。
- 完全な資器材点検を行う。
- 注意深く安全な救急車運行に努める。
- 活動基準、実務要領、プロトコールに従う。

などがある。

(9) 倫理観

これまで述べてきた内容は、専門職業集団としての必須要件である倫理に包括されるものである。詳細については、「第6章救急隊（救急救命士）の役割と責任、第5病院前救護の倫理」で述べる。

5 現場統括者の責務

(1) トラブル防止

消防本部に寄せられる苦情のほとんどは、応急処置そのものよりも救急隊の言動に起因するものが多い。人の命を助ける救急隊が言葉で相手を傷つける、あるいは頭髪や服装で不快感を与えるなどで、救急隊に対するイメージダウンを惹起しないようにする。

藁にもすがる思いで救急隊を頼りにしていた傷病者等へ思いやりのない、赤面するような言葉を発する。これは傷病者等を上下関係に捉えて、知らず知らずのうち高圧的態度になっているからである。常に、誠心誠意、傷病者等の立場に立って事に当たる。

通常、トラブルは統括者の知らないところで多く発生し、トラブルが発生したら、決して人任せにせず自分で確認する。この種のトラブルは、その場では収束したかにみえる。いつか自然消滅するだろうと楽観視せずに、危険側に立って物事を判断する。内密、個人的に処理したトラブルほど、再燃しやすく手に負えなく。自分で抑えきれないと思ったら、迷わず直ちに上層部に報告する。

救急業務が発展したのは、住民の信頼感がそれを後押ししているためであり、トラブルが新聞種

にでもなれば、救急の進歩は10年遅れ、先輩、後輩に多大な迷惑をかけることになる。自治体での運用故に、1つの隊の失敗は即救急隊全体への評価につながる。

(2) 安全管理

たまにはどのような危険性が潜在しているかを把握できない現場に遭遇することがある。正義感をかざして身を賭してなどと考えてはいけない。平素の自己隊の能力を十分に把握し、決して無理をしない。焦る気持ちを押さえ、必要な応援が来るまで関係者を説得して待つことが、立派な統括者の技術でもある。十分な環境観察、情報収集を行い、自己隊のみで対処できるかどうかを判断する。

統括者に求められているのは冷静さであり、周囲の状況に押されて熱くならないようにする。いくら注意しても事故の種は、いたるところにあり、昨日できたことが今日もできたと、高をくくらないようにする。慣れ、過信が一番危険である。

(3) 訓練

訓練はチームワークを維持していく上で欠かせない。訓練でできないものは現場でできるはずがなく、現場で統括者の命令が徹底できるのも訓練の成果である。

(4) 現場統括

統括者は救急活動に関するすべての責任を負っており、これは組織にある身にとっての宿命である。部下の不始末により事故が発生したとしても、証言台に立たなければならない厳しい立場に置かれている。例え、統括者の監視の及ばない、あるいは命令によらずケガをしたような場合でも、その行動を見逃した責任を負うのであり、厳しい眼で現場を統括しなければならない。

組織内部の規律は厳しいものがあるが、内部の考え方に捉われすぎないよう、自分たちの行動が世間でどの程度受け止められているか、常に客観的に物事を見ることも重要である。指揮で大事なことは、信念を持った行動であるか、どのような情報のもとにどう決心し、どう命令したかが評価される。

現場では不測の事態が起こる可能性があるが、それにどのように対処したかが評価される。現場の統括者として知識、経験を存分に発揮しても結果的に駄目だったのであれば、それはそれで特段とがめだても受けないかもしれない。しかし、周囲の状況に押し流され、結果的に良かったということであれば、これは大いに叱責されるが、一番問題視するのは、しっかりした指揮を行ったかどうかである。現場の統括者として自信を持って隊員を指揮監督し、果敢に行動に移さなければならない。

湖面の優雅な白鳥を見よ。人知れず水面下では無我夢中に掻き、水面上では落ち着き払っている。

(5) 活動評価

部下は一生懸命やって成果があれば当然、統括者による評価が得られ、たとえ、失敗しても統括者が責任を取ってくれると思っている。だから、自分では危険と思っていても、命令一下、行動をしている。

信賞必罰という言葉の重み。組織、特に階級社会において最も苦手な部分は、誉めることであ

る。叱るのは実に得意であり、やる気をつぶしている。統括者の目から見れば、部下の仕事ぶりは不満だらけであり、エリートの目で見てはいけない。つい自分の価値観やキャリア、地位で人を判断してしまう。誉められれば誰でも嬉しく、それがやる気につながる。部下が良いことをした場合には、必ず上司に報告する。手抜きをすれば後々大きなしっぺ返しを喰う。

（6）危機管理意識

組織にとっての危機とは、長年築き上げてきた地域住民の組織に対する信頼感を瞬時に覆されることである。救急に置き換えてみると、応急処置の過失・過誤や隊員による第三者に対する不適切な言動、現場到着時間の大幅な遅延、不適切な不搬送対処などである。

先方からクレームや事案の確認の問い合わせがきた場合には、時間に関係なく上司へ速やかに報告をする。言い放ぱっなしで、そのうち鎮静化するだろうなど、希望的観測を抱いてはいけない。危機管理の鉄則である先憂後楽を徹底し、100％準備して結果的に何もなければそれにこしたことはない。常に最悪の事態を想定し危険側に立ってものを考えることであり、泥縄式で後手に回わったのでは十分な対応ができるわけはない。

また、情報の出入りは窓口を一本化し、「出」に注意する。電話取材は受けてはならぬし、絶対に当事者を電話口に出してはいけない。対処如何によって組織の能力が問われることになる。

6 継続教育とプロフェッショナルの発展

傷病者に対する質の保たれた応急処置の実施は、継続教育と再教育によって担保される。資格、免許を得た後には、人格形成とプロフェッショナルとしての発展を続ける重要な責任を負う。時間が経過すると誰もが知識や技術の陳腐化をきたす。また、出動件数の減少により実践力の低下を招かないよう、訓練時間を増やすべきであることが、経験上わかっている。

病院前救護は比較的若い分野なので、新たな知見やデータの発表機会が多く、意欲的に修得する必要があり、多くの機関誌、セミナー、電子媒体から情報を得るようにする。さらに、事例検証、研究、技術競技大会、再教育コース、自己学習など、職務に関連した問題を解決する、あるいは知識、技術の向上を図るために企画された活動に参加することで実質的なキャリア形成が期待できる。

7 その他の役割と責任

救急隊には、救急隊として日常的に活動する以外の関連業務に対する責務がある。市民へのCPR訓練、応急手当指導、事故予防プログラムの構築、プロフェッショナル活動への従事など、地域において積極的に健康を推進する役割を担う。これには、心肺蘇生、応急処置、事故予防、救急車の要請要領、救急車の適正利用等のプログラムがある。病院前救護の地域展開を図ることで救急資源（ヒト、もの、金）の適正使用につながり、医療機関、関係行政機関、医師会等との協調関係が強固になり、より一層、住民の安全・安心をもたらすようになる。

救急隊は、住民に対して発生事案の緊急性をどのように認識させるか、一次救命処置をどのように提供するか、救急医療体制にどのように適切にアクセスするかなど、住民指導の先頭に立つべきである。

「大事な生命を守る」ための教育プログラムの提供は、地域に積極的な健康実践をもたらすように

なる。シートベルトの着用、チャイルドシートの適正使用のキャンペーンや事故予防プロジェクトは、重度化の防止や事故死の減少に不可欠である。

事故予防プロジェクトが地域において説得力のある展開を行うためには、傷病の発生調査を頻繁に行うなど、特に一定期間の出動レポートを振り返ることで、具体的な事実が判明し、具体的なプロジェクトに活かせる。例えば、歩きながらのスマートホンによる事故で、発生場所、事故発生時間帯、年齢等の顕著な差異が判明すると、事故防止キャンペーンとしては極めて有効なものになる。

活動記録から課題を認識し、客観的な事実を証明し、これをもとに関係機関への対策樹立や事故防止キャンペーンの協力を呼びかけることは、病院前救護体制下での極めて重要な役割である。このように地域活動への積極的な参画により、住民の健康意識が高まり、救急医療体制の機能、役割が可視化される、救急隊の社会的役割・認知度が高まる、関係機関との連携強化につながる、傷病の緊急度・重症度に対する認識が強くなるなど、派生する効果は大きい。

第3　健康管理

1　目的

救急隊の健康は、救急活動を安全に、効果的に行なう上で欠かせない。職務が効果的かつ有効に遂行できるかどうかは、身体の調子を良好に保つ、あるいは危害を避ける能力に左右される。

救急活動を安全に行うためには、精神・情緒的な健康と身体的な健康の2つが重要で、プロフェッショナルに当然に起こるストレス事案を管理するのに役立つ。身体的な健康を管理するためには、栄養、十分な睡眠、疾病・ケガの予防が重要な役割を果たす。

2　栄養

(1)　食事の推奨

就業中には規則正しい食事時間を取れないことのほうが多い。一膳で済ますどんぶり物や麺類などの炭水化物を制限し、サラダや果物、おにぎり等、数種類を組み合わせ、数回に分けた食べ切り方の食事メニューとしたほうがよいかもしれない。

常に食事のバランスを意識し、1日1日、1食1食ごとにメニューが「パーフェクト栄養型の食事」になっているのを確認する。パーフェクト栄養型の食事とは、主食（ごはん、麺類など）、主菜（肉類、魚介類など）、副菜（野菜、海藻類など）、果物、牛乳等、摂取バランスの取れた食事である。

しかし、現実的には、交替制勤務の出動では、食事を中断し乱れがちなので、当番、非番、週休の枠内で調整を考え、不足があった分を別の食事で補い、数日間あるいは週単位で調整を図る。

また、深夜勤務中にも食べ物を口に入れる傾向があり、その分、食事の回数が増えるので、食事時間を気にかけるようにする。交替制勤務の場合、睡眠管理以外にも栄養管理も重要な健康管理の一つである。

(2) 体重管理の原則

体重管理は適度にバランスの取れた食物を摂取し、脂肪を制限し、規則正しい運動をすることである。健康生活のために体重管理を勧められている場合は、現実的な目標を立てて実行する。健康的なライフスタイルは、適正な栄養と運動のバランスによって維持できる。健康的な食事には、粉製品、野菜、果物のほかに低脂肪、飽和脂肪、コレステロールなどのいろいろな食物が含まれる。また、適量の糖分、塩分、ナトリウムを取り、アルコール類は、適度な量にする。

3 身体的な健康

身体的な健康は人によって異なり、年齢、性、遺伝、習慣、運動、食習慣の影響を受ける。

(1) 心機能

心機能は有酸素運動によって高まり、長時間の勤務中に筋や組織に酸素や栄養素を供給する心、肺、血管の機能を向上させる。ウオーキング、ジョッギング、水泳は心機能を強化するのに役立つ。

(2) 筋力と持久力

筋力や持久力を高める際には、等尺性や等張性、抵抗、反復、セット、回数を考慮に入れる。等尺性運動は関節の動きを生じないもので、壁やドアフレームのような固定物に対して行う筋収縮である。これらの運動は筋容積をあまり増加させないが（短縮せずに長さが一定のまま）、収縮している関節角の筋肉を強める。

等張性運動は重量に抵抗した運動によって関節を動かすもので、重量上げなどがある。これらの運動は筋肉の収縮によって筋容積を増す。抵抗は等張性運動で移動や持ち上げる荷重や負荷をいう。反復は初めから終わりまでフルに運動を行うものである。セットとは、休息による停止を入れることなく連続して反復される回数を指す。

図6－1 筋力と持久力

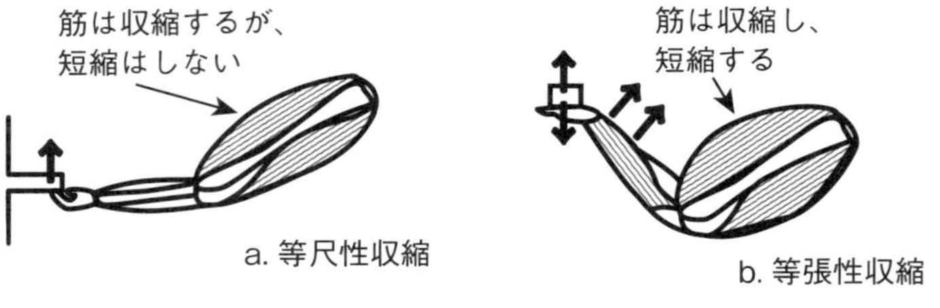

a. 等尺性収縮（筋は収縮するが、短縮はしない）
b. 等張性収縮（筋は収縮し、短縮する）

(3) 柔軟性

柔軟性に欠けると筋肉疲労や損傷が起こるが、ストレッチ運動によって改善される。ゆっくりと行ない、運動の強度を中程度とする（呼吸を止めない、制限しない、痛みや不快感のない）。救急車への搬入・搬出で傷病者を持ち上げることがルーチンにあるので、腕、背中、大腿、下腿、尻部の規則正しい運動に心がける。

4　睡眠の重要性

　睡眠は疲れた身体を回復させ、身体的な健康に重要な役割を果たす。成人で平均1日7～8時間が必要である。交替性の24時間勤務では、睡眠はく奪が起こり、正常なサカーディアンリズムが障害される。

　サカーディアンリズムとは、昼と夜を作り出す1日のリズムである。身体組織の変化に合わせて毎日セットされた時間に、腹が減ったり、疲れたり、元気になったり、一定の時刻がくると自然に眠くなり、一定時間眠ると自然に目が覚める。夜と昼の規則的な境界が24時間勤務の救急出動によって障害されると、興奮、抑うつなどが起こる。

　最も効果的なのは、短時間の睡眠を1日に2～3回繰り返し、例え30分でもよいから眠ると、その後の作業能率、注意力、安全性が格段に回復する。その他の方法を次に上げる。

ポイント　効果的な睡眠法

- 緊張をほぐし、休息し、寝る前にリラックスする。
- ストレスを減らすため、寝る前に軽く身体をほぐす運動を考慮に入れる。
- 刺激物（コーヒーのカフェイン、炭酸、茶、チョコレート）を避ける。
- セロトニン（眠りを誘発するホルモン）を分泌させるために、少量の炭水化物（クッキーやキャンディ）を食べる。
- 出来るだけ家族に睡眠を邪魔されないような場所にする。
- 毎日、「正常」な睡眠時間を維持するように努める。
- 睡眠障害について医師に相談する。

5　腰痛の予防

　背中の健康は、脊椎を支持している筋肉の状態で決まる。これらは脊椎を安定させる"支線"で、電柱をまっすぐに維持するケーブルの役目と同じである。腰を曲げて座ったり立ったりするのは、腰椎にかなりの負担を強いるので、代わりに腹筋にターゲットを絞った運動を行う。

　良好な栄養は結合組織と椎間板の健康維持に役立ち、過度な体重は椎間板の衰退をきたす。適度な休息によって脊椎に負担をかけない時間ができ、栄養を与え、回復させることができる。身体メカニズムについて述べる。

図6-2　持ち上げ時の物体と身体の関係

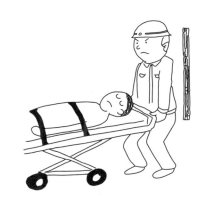

（1）　基本原則

　身体力学は、正しい運動メカニズムを適用し、身体を最も安全に無駄なく使用する方法で、次の

4つの原理がある。

① できるだけ物体の重心と身体の重心を近づける。身体を近づけて重い物を持ち上げるときよりも、軽い物を離れて持ち上げるときのほうが背部損傷の起こる可能性が高い。

② 重い物を動かすときに脚、殿部と腹部の収縮筋を使うと、安全で大きな力が生じる。重量物を動かす際には、背筋を使用しないようにする。

③ "積み重ねる"、殿部の上に肩が乗り、足の上に殿部が乗るようにイメージし、それらを一体にして動かす。これらの一つでも垂直線上にないと捻りの力が生じ、下背部に損傷をきたす可能性がある。

④ 移動する物との距離、高さを縮める。物体にできるだけ近づくか、持ち上げる前に位置を変える。可能ならば段階的に持ち上げる。持ち上げ、搬送、移動、手を伸ばす、押す、引っ張りは運動メカニズムを適用した動きである。

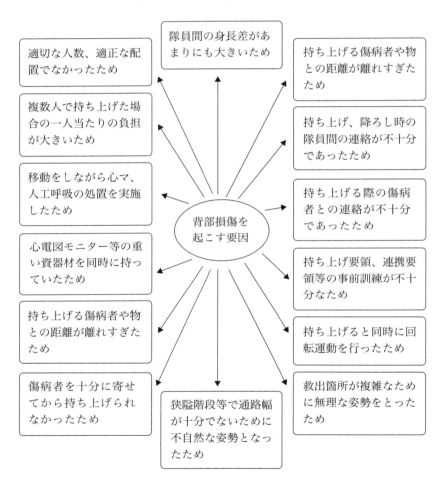

図6-3 背部損傷を起こす要因

損傷を予防する重要な鍵は、脊椎をまっすぐに維持することである。下背部を正常状態で内彎にしっかりと維持すると、脊部損傷の可能性を減らせる。

⑤ その動作にふさわしい筋群を用いる。大きな動作には大きな筋群を使うほうがエネルギーの消費が少ない。例えば、重い物を持ち上げる場合、腰仙椎の筋群は弱いので腰を曲げると、その部位に過度の負荷がかかる。この際、膝関節を曲げると腰部、大腿、膝の大きな筋群が動員され、

大きな力となり効率的で安全である。
　このように重い物を持ち上げるときには、膝関節を曲げて、自分の体にできるだけ引き寄せて立ち上がるようにする。

(2)　パワーリフト
① 筋力の利用
　筋肉には、大きな動作時に働く筋群と、細かい仕事の際に働く筋群がある。大きい動作には、大きい筋群を使うほうがエネルギーの消費が少ない。重い物を床から持ち上げる場合、腰を曲げると背部の腰仙椎の筋群は弱いので、その部分の筋の緊張度が高まる。
　重い物を持ち上げる場合には、膝関節を曲げたほうが効率的で安全である。この時、動員される筋群は、腰部・大腿・膝の大きい筋群である。重い物を持ち上げるときは、膝関節を曲げて膝の上に持ち上げた物を置き、さらに自分の身体に引き寄せて（自分の重心と対象物の重心を近づける）立ち上がるようにする。

ポイント　大きな力を出す筋群

> 上肢（上腕二頭筋、三角筋）　腰部（腸腰筋）　腹部（外腹斜筋、内腹斜筋）　殿部（中殿筋、大殿筋）　下肢（大腿四頭筋、大腿膝屈筋、下腿三頭筋、前頸骨筋）

② 持ち上げ
　パワーリフトは損傷を未然に防止し、安全で安定した動きによって傷病者を保護する手法である。この手法を用いるときには、背中を固定し腰を曲げないようにする。
・重心をできるだけ持ち上げる物に近づけ、前に倒れるような感じではなく座るような感じにして膝を曲げる。
・損傷しやすい下背部を固定するために、背中と腹部の筋肉を引き締める。背中をまっすぐに維持する（正常ではわずかに内側に曲がっている）、頭は中立の位置で前に向ける。
・持ち上げ始めるときに、力が踵と土踏まずを通して伝わってくるように背中を固定したままにする。殿部の前に上体がくるようにする。

(3)　傷病者のボディ・メカニックス
　傷病者自身のボディ・メカニックス（手足、膝、脊椎などの身体部位に対して力学的原理を応用した人間の動作、姿勢に関わる運動保持の技術）が良好に保たれると、傷病者の安全・安楽が図れる。
① 移動する傷病者の身体を区分する。
　頭部、上半身（肢・胸・腹部）、下肢の順に分けて動かす。
② 膝関節を曲げる。
　膝関節を曲げると、腹筋の緊張を取り除き、骨格のない腹部を保護するので、傷病者に安心感を与える。
③ 四肢の位置関係に配慮する。

両下肢の移動は、片脚ずつ別々にならないように一つにまとめて行う。ただし片脚に創傷などがある場合は、健肢を先に移動させ、その後に患肢を保護しながら移動させる。

④ 四肢は2点の関節を支える。

近位関節と遠位関節の2点を支える。

図6-4　水平時の加重分布

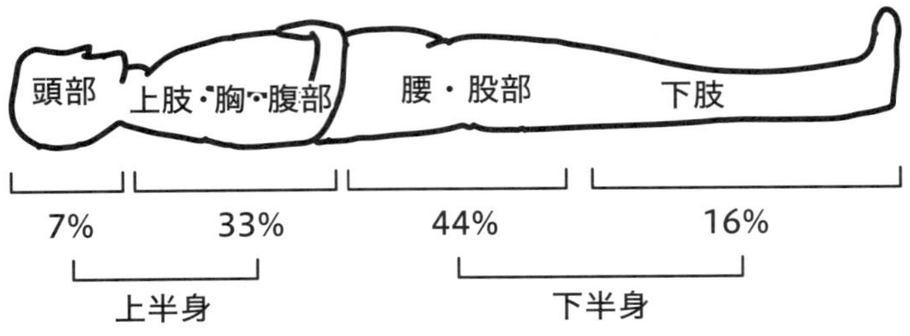

頭部	上肢・胸・腹部	腰・股部	下肢
7%	33%	44%	16%
上半身		下半身	

6　コミュニケーションとチームワーク

活動の際には、チームメンバー間でのチームワークと効果的なコミュニケーションが不可欠である。運動競技でコーチが能力に応じてポジションを決めるように、救急隊も緊急場面で最善の結果を生み出すために、各自の能力を最大限に活用する。

力の弱い隊員のペアーだけでなく、組み合わせを大きく誤った場合にも問題が起こる。体力の弱い者がいると、他の隊員も負傷する可能性がある。理想としては、傷病者や物を持ち上げたり、移動する際の隊員同士は同等の力があり同じ身長が望ましいが、必ずしも屈強な者同士で隊を構成する必要はなく、各自がある一定レベルの力強さを持ち合わせていれば、安全で有効な活動が十分に行える。効果的に活動するためにチームメンバーは、活動を通してコミュニケーションを図る必要がある。チームが理解できるよう簡単な命令を使用する。次のことが、チームワークの利点として上げられる。

・直ちに正確に現場を把握する。
・傷病者の体重を考慮に入れ、応援の必要性を判断する。
・お互いのチームメンバーの身体能力、限界を知る。
・活動に対する最も適正な資器材を選択する。

チーム間のコミュニケーションと同じように、傷病者と救急隊のコミュニケーションも重要である。傷病者がストレッチャー上で驚いたり、暴れたりすると、体重移動が生じ、救急隊だけでなく傷病者にも重大な二次的損傷を及ぼす。行動概要を事前に説明すると、傷病者が安心し救急隊への協力を取り付けることができる。

第4　病院前救護におけるストレス

　われわれの周囲には多くのストレス要因が潜在し、対応の違いにより大なり小なりのストレスが発生する。特に救急隊は、一般の人ができるならば関わりたくないような事案に積極的に介入せざるを得ない。しかも、ストレス要因に満ち溢れた事案を絶え間なく扱っており、ストレスの洪水に日々脅かされていると言えるかもしれない。ストレスに満ちた状況で活動するのが任務であり、日々のストレスを上手に処理し心身を常に健全な状態で維持しながら、救急隊以上にストレスを抱えている傷病者等の救護に当たらなければならない。

　また、どのような態度で実際の活動に臨むか、自身の身体に異変が起きた場合にはどのように対処するのか、救急活動の特異性、非日常性を真っ直ぐに受け止めた上で、その方策を取る必要がある。

　しかし、このような状況での活動を迫られながら、傷病者等にどのような情緒的な問題が発生し、どのように対処するのか、さらには活動や救急隊自身にどのような影響を及ぼすのかなどについて、これまでに現場サイドから言及されることは少なく、ストレスの対処法にも慣れていない。本来は対処要領等に習熟した上で、最前線で活躍する救急隊として凄惨な状況にも冷静に対応し、責任を持って行動できるようでなければならない。

1　ストレスの発生からみた現場の特性

① 　救急隊員は、一般の人ではめったに体験することのない身体の離断、大出血、多損傷などの凄惨な場面に積極的に介入せざるを得ず、医療従事者の中でも一番ストレスの多い職業に従事している。

　　特に列車や自動車事故、爆発事故、火災など、物理的・化学的要因により、時として自分の身に危険が及ぶ現場で様々な困難性に立ち向かいながら、特異な様相を呈した傷病者を複数扱うような極めて異常な場面に出動する。

② 　ストレスの発生要因が多く存在する現場は、救急隊が到着するまで間、第三者によって何の前処理やコントロールもされていない無秩序の状況にある。詳細な情報が得られないなかで出動し、しかも最初は隊員3名で着手するのが一般的であり、救護力や対応力が劣勢にならざるを得ない。

　　また必ずしも傷病の発生を十分に認識できていない状況下で情緒的な反応を示し、その扱いが非常に困難な傷病者等を真っ先に救急隊のみで対応しなければならない。これは職務の特性とはいえ、他に類を見ないほど非常に厳しい任務を負わされている。

③ 　生命の危機的状況に陥っている傷病者に医療機関到着の間、ひたすら救急隊のみで対応しなければならないこと自体、病院前救護の大きな特徴でもある。このような場合、一番関心を持たなければならないのは傷病者の身体的な問題であるが、周囲の家族への対応もないがしろにできない重要な任務の一つである。

④ 　極めて強い恐怖心を覚えるような場面でも、できるだけ気持ちを平静にし、かつ的確に行動する意志が必要なのは言うまでもないが、実際には自らの情緒的な反応を自ら統制しながら、危機的状況から傷病者を解放したり、損傷部位の処置を何のためらいもなく行わなければならない。

さらには、暴力行為を受ける、悪口雑言を浴びるなど、攻撃的なプレッシャーを受ける様々な場面でもストレスをもたらす要因が潜在している。

救急隊は、このような状況にたびたび置かれ、しかも日に数回も出動するというように活動のテンポが速く、連続して生じてくるプレッシャーの洪水を、自ら上手く処理できるようでなければならない。

ケース　救急隊への加害

> 頭からの血を流した中年の男性が、焼き鳥屋前の路上に倒れており、そばに2人の男性が立っていた。男性から事後の概要を聞きながら、救急隊長が傷病者観察を開始すると、突然男性の1人が「何をしているんだ、早く病院に連れていけ」と言いながら救急隊長の腰を蹴った。救急隊長が妨害しないようにと注意すると、もう1人の男性が憤然として救急隊長の襟首をつかみ、顔面を数回殴り、倒れた救急隊長を約3メートル引きずりまわした。

2　ストレスの症状

職業プロとして活動しても、ストレスにかかる可能性が大きいので、まずはどのような自覚症状があるかを、しっかりと認識する。ストレスの症状は、最初は些細なもので、いつも現れるとは限らないが、何の対策も講じないと、次第に第三者にもはっきりとわかるストレス症状が出現する。

① 身体的な症状
・頭痛、胃腸症状、言い表せないような痛みなど、ストレスに関連した身体的な訴えが増加
・慢性の疲労、睡眠障害、無関心、食欲消失などの意欲の低下

② 精神症状
・強烈に心配する期間が続く、パニック
・自殺願望
・重度な事故、悲劇、仕事で起きた事案へのフラッシュバック
・アルコール、薬物乱用

③ 情緒的反応
・友人、体制、傷病者に対する怒りと敵意
・無関心、失望、悲しみなど生活の意義を失う憂鬱な感覚
・悪夢
・死、苦難、痛みについて繰り返される思考

④ 反社会的な反応
・家族や社会活動への関心消失
・離職願望

3　ストレス管理

平素から身体的、精神的な健康を維持しなければならない。そのためには、ストレス反応の症状を

認識するとともに、活動能力に支障をきたさないうちにストレスをうまく管理することが重要である。

（1） ライフスタイルを変化させる
- 食事を見直す。食べ物の中には、ストレス反応を増加させるものがある。食事全体の摂取量を抑える。脂肪分の少ないプロテインを増やし、炭水化物を制限し、砂糖、カフェイン、アルコールの摂取を抑え、勤務中は数回に分けて少量ずつ食べる。
- 運動は効果がある。多くのストレスを伴う鬱積した感情から身体的な開放をする素晴らしい方法の一つであり、ケガを防止するのにも役立つ。
- リラックス法を学ぶ。瞑想もリラックスに役立つ。面白いテレビを見る、良い本を読む、コンサートへ行くなどを一時的な転換法として試すのもよい。
- 自己治療をやめる。自暴自棄にならないよう、アルコールや薬でストレスを処理しない。

（2） 生活のバランスを維持する
- レクリエーションの計画、家族との団らん、健康増進、自己学習、その他の関心事などが手つかずの状態にあり、頭の中が飽和状態になると、職務にも影響を及ぼすようになる。これらをリストアップして優先付けをし、一つずつ着手する。1件でも確実にこなすことで達成感が得られる。
- 自分の心配事を他人と分かち合うのもストレス開放に役立ち、別の新たな解決法を発見できるかもしれない。
- 自分にもたまには間違いがあることを、当然のこととして受け入れる。常に正しい人は誰一人いないことを素直に受け入れ、そして過ちは自分の価値を減ずるものでないことを理解する。良い仕事をするために、常に完璧である必要もないし、ベストを尽くして取り組んだかどうかで判断する。

（3） ストレスを発生させないための心構えをしっかりと持つ
重度な病気やケガを扱う救急隊は、人を救護したときに抱く職業人としての満足や達成感とは反対に、恐怖心、虚無感、失意、同情心などの感覚を経験するような状況に必然的に置かれるが、ストレスを未然に防止するために、次の心構えが役立つ。

① 傷病者等に起こる情緒的な問題を十分に認識し、プロフェッショナルとしてストレス事案に積極的に介入していく気構えが大切である

職業の一環として、情緒的な問題を抱える傷病者等へ積極的に関与していかなければならないが、プロフェッショナルとしての自覚が欠けると、救急隊自身が情緒的な問題に巻き込まれてしまい、迅速で効果的な処置を施すことができないような事態を招きかねない。

まずは傷病発症のステージに応じて、傷病者だけでなく家族にどのような情緒的な問題が発生するのかを知り、適切なサポートにより傷病者等のストレスを減少させることで、救急隊へのストレスも少なくなることを認識する（「第7章傷病者管理、第4危機的状況にある傷病者反応と対応」を参照）。

次に、救急隊に生じる感情的な反応やストレス、他人の苦しみに適切に対処するための自己統制力をしっかりと持つ。これは適正な訓練を積み重ねた上で、身体的、精神的な困難を伴う救急

症例を多く経験することで蓄積される。

さらには悲しみなどの同情を伴う事案に対しては、相手に寄り添う気持ちで対処する。また、恐怖を伴う事案に対しては、恐れずに積極的に行動する。このようなプロフェッショナル意識を意図的に発揚すると自己統制力を高めることができる。

ここでのストレス事案への対処とは、傷病者等の感情的な問題を完全に解消することを意味するのではない。過度に感情的な問題に介入しすぎると、応急処置を実施するタイミングを逸したり、観察を適正に実施できなくなる可能性が生じ、かえって救急隊のストレスを募らせる。後述⑥とのバランスを保つようにしなければならない。

② 組織のバックアップ体制の活用を常に考える

重度の傷病者が複数発生する、あるいは体幹部の離断や頭部の挫滅した傷病者を扱うなど、これまでまったく体験したことがないような現場で内心、恐怖を覚え無能な状態に陥り、適切な判断、行動ができないような状況に陥る。

このような凄惨な状況下で活動を任されているのが救急隊であり、誰もが同様の事例の経験を糧にして、新たな事案に適切に対応できるようになる。十分に対処できないにしても決して恥じることではない（「本章、第2プロフェッショナルとしての救急隊、5現場統括者の責務」を参照）。

しかし、いつ何時、想定外の救急事案が発生しないとも限らない。現場に直面したときに抱く茫然自失や硬直状態を解消するには、バックにある組織、部隊の応援を求めるという鉄則を常に堅持する。プレッシャー状態をいち早く解くために、新たな援助を求めることを自らの活動方針にすると、行動の適正化が図れる。

③ 消防本部で定められた活動基準に基づいて自信、信念を持って傷病者等へ対応する

情緒的な問題を抱える傷病者等への対処に手間取り、窮地に立たされ、茫然自失、パニック状態になり、行動方針さえも見失うことになりかねない状況で常に拠り所となるのは、消防本部で定めた行動要領である。情緒的な問題への対応要領を定めてある消防本部は少ないかもしれないが、このような場面でこそ、愚直なまでに行動要領に従って観察、応急処置を実際に移すことである。

気持ちに余裕がある場合には、状況がよく把握でき、しっかりとした判断の下に適正な行動を取れるが、硬直、パニック状態等に陥った場合に、客観的に定められた活動基準を拠り所にすると、自らの行動方針に活路が開けるようになるかもしれない。

④ 救急医療体制の中で救急隊は傷病者サポートの重要な役割を担い、初期の対応として欠かせないことを認識する

情緒的な問題への解決には時間がかかり、ましては救急隊が完全に解決できるものではなく、最終的には専門家の対応が必要となる。医療機関へ到着するまでの間、情緒的な問題への介入は避けられず、応急処置そのものよりも情緒的な問題に全精力を傾けなければならない状況に追いやられるかもしれない。

問題改善の糸口が見つからなくても、虚無感や自信喪失に陥るのではなく、このような状況への対応を迫られるのも救急医療体制の第一段階としては当然で、しかも重要な役割を果たすことを認識しなければならない（「第7章傷病者管理、第4危機的状況にある傷病者反応と対応」を参照）。

救急隊は、病気やケガの救護だけでなく、傷病者のストレスをもサポートする。身体的な傷病

とあわせて情緒的な問題をいくらかでも軽減するために、情緒的なサポートをしながら搬送することは、傷病者自身が急場に上手く対処する、あるいは医療スタッフがスムーズにサポートをするのに大いに役立っている。

⑤ 自身のストレスをうまく処理できるようになる

事案によっては救急隊自身が悲しみを蒙ることがある。傷病者等の感情的な問題へ対処すると同時に、自身の感情的な面をコントロールしなければならない窮地に立たされる。

悲しみにある人と接触すると、救急隊といえども少なからぬ影響を受ける。また生命危機を及ぼすような現場でうまく対応できない。あるいは自らの意思や期待と反するような結果になり、傷病者等の要求に対して十分に応えることができなかったのではないかなど、内省の念が起こると、防御や悲惨な状況に対する悲しみなどの情緒的な反応が起こる。このような感覚が起こるのは自然で、緊急状況の中でこのような感覚を持っていることは、むしろ好ましく、これを当たり前のこととして強く受け止めるようにする。

また、これとは逆の対極的な解決法というよりも、延長線上にあると捉えたほうがよいかもしれないが、病気やケガに対処する救急隊としての強い責任感やプロフェッショナルとしての態度を保持することである。

前①で述べたように積極的にストレスに介入していく気構えがあれば、救急のプロフェッショナルとして動じない信念、自信が持てて、自らの悲しみ、悲哀に対し本当の感情を見せることがない。

外部に対して、ある程度の平静さを装う、自分に対して強い自信を持つことで、現場では傷病者等の不安等が和らぐようになる。傷病者等の不安等を解消してやる、これも救急隊の治療的な役割の一つである。

⑥ 自己の内面にしっかりとした行動規範、価値判断を持ち対応する

傷病者等の情緒的な問題に介入しすぎて完全に巻き込まれると、反対に自身の情緒的な安定性が脅かされ、"燃え尽きを経験する[※1]"という局面に至り、修復が難しくなる。

活動に際して、これを自分で防止する手立てはないだろうか。救急活動は、手技、手法の実際の動きを評価するために、客観的に定められた活動基準を用いるが、これを自らの行動規範に置き換えてみるようにする。自己の内面に様々な疑問点を積極的に投げかけ、自ら行なった実際の行為そのものに、極めて単純に価値判断を置いて解決していく。自ら発して、自らの行動や取り組みに没頭できるよう、自己の内面に有効な行動基準、価値判断を置くようにする。病気やケガ、あるいは情緒的危機の現場に到着したときに生じる、苦悩、抑圧に似た感情を解消するための内省力を向上させることである。

実際の方法をシミュレーションしてみる。(☆;解消法、★;苦悩、抑圧)

Q　なぜ田中さんから何度も要請がかかるの？

　☆　体の変化は非常に微妙で、症状の捉え方も人それぞれだ。田中さんは、感受性が強く、人一倍自分の健康に気遣っているのだ。いたたまれずに速く病院に連れて行ってもらいたいんだ。痛いところに手をやり、話を聞いて不安を解消しながらきちんと対応しよう。

　★　また、あの田中さんか。いつもの腹痛で、こんな夜中に要請して。

Q　なぜ「速く運べ」と、せきたてるの？

　☆　この傷病者は、自分をいたわって欲しい。自分の苦しみを理解して欲しい。自分の悩みを

第6章 救急隊（救急救命士）の役割と責任

解決して欲しいなど、多くのことを要求しているかもしれない。特に救急隊にはプロレベルの緊急処置を要求しているのである。

 ★ これだけ傷病者のことを思って適正に対応をしているのに、なぜ理不尽なことを言うのか。ちゃんと観察して処置しないと取り返しがつかなくなってしまうんじゃないか。

 Q CPAの傷病者に自分として、どのような関わりができたの？
 ☆ 気管挿管と薬剤投与も行い、時間管理も今まで以上にスムーズにできた。訓練の成果が十二分に発揮できたし、家族に対する情緒的なサポートもしっかりとできた。
 ★ あれだけ懸命になって高度な処置をしたのに、なぜ今回も救命できないのだ。

 Q かかり付けというだけで、なぜ管轄外の遠くの病院まで救急車搬送しなければいけないの？
 ☆ 救急隊側からは伺い知ることのできないような、いつもとは違った身体の変調があり、今回は気持の変化も起きているのだろう。適正に応えると、傷病者等への問題解決に役立つ。
 ★ 普段の通院どおりに電車で行ったほうが、時間はかからないのに。

このように自問自答すると、いろいろな疑問点が湧いてくるが、この手法で極めて重要なことは、取り繕うのではなく、☆印で示すように常に自分の行為に価値を見い出すようにする。傷病者等の反応は、必ずしも救急隊が期待していたものではないかもしれないが、現場や搬送中に傷病者等のためになるサポートをしており、重要な役割を果たしていることが納得できるだろう。

また、★印のように行動規範の置き方によっては、かえって自身に対して虚無感、抑圧感を増強することになる。繰り返し述べるように、常にプラスの価値判断を持つようにする。

4　ストレス発生時の対応

（1）　初期対応

過剰なストレス要因のある現場に出動した後、感情的に抑圧されたり、落ち込んだ状態になることがある。本人もこのような感情を軽視しがちで、これまでは自分でどうにか対処しており、専門家の手に委ねられることが余りにも少なかった。このような症状は、凄惨な場面で働いている限り、正常な反応として誰にでも現れることを十分に認識した上で、原因を解消するための措置を取らなければならない。

最近の緊急事故ストレスに対するデブリーフィングは、このような感覚の抑圧、落ち込みを処理するために導入されたものである。自分の感覚、感情を他人に話すことを決して恥じるべきではなく、感情面の障害を修復するために積極的にこの手法を利用する。同じ経験をする多くの同僚との討議が問題解決の糸口になる。このような問題を検討するときには、すべてを個人の責任に帰するのではなく、まずは現場の状況や倫理的な基準に照らし合わせ、客観的に判断して当事者がどうであったかを見極めるようにする。どのような阻害要因があって活動基準通りにできなかったのか、その原因は他の隊員が等しく認めるものか、あるいは現有する資器材や能力以上のことを要求されるような場面ではなかったかなど。

A消防署の救急隊にストレスを感じたときの解消法を聞いてみたところ、「待機場所へ戻る救急車の中で、同じような境遇を体験した同僚と話をし、自分がストレスを感じていないことを確認する」「家内に愚痴を聞いてもらう」「勤務明けに娯楽、家事手伝い、子供の世話などをし、できるだ

け仕事を忘れる」などの回答があった。一番目が圧倒的に多く、わずかな時間の中で同じ経験をしている同僚との討議が、問題解決の糸口になることを経験的に体得している。

　何度も繰り返すようにストレスマネージメントで最も重要な点は、ストレスの多い業務に従事していることを認識し、特異な事案を扱った際には、自らが積極的にストレスを解消していく意思を持つのである。「ストレスから逃げない、ためない」、これが基本となる。

(2)　専門的対応

　ストレス症状が発現した当初は、職場内での討議によって問題を解決できることが多い。しかし、症状が重たい、持続する場合には、カウンセラー、医師による専門的なガイダンスが必要となる。慢性のストレス障害を早期に認識することが非常に重要で、問題の解決がよりたやすくなるが、持続する問題に手を付けないで放置すると、さらに悪化し解決がより困難になる。

　現在、一部の消防本部では問題解決のプログラムを持ち、必要な場合には、誰もが簡単に利用できる。ストレスへ反応することは正常であり、早期に認識しカウンセリングを自ら積極的に活用して、正常な機能、正常な能力、プロとしての熱意を再び取り戻すべきである。

　大災害、特に悲劇的な死あるいは多数者の死など、特に困難事案に従事した救急隊の反応は非常に重大で、危機的な事案からのストレスデブリーフィング[※2]のような特別なサポートが必要となる。

　我が国でも、1995年に発生した阪神淡路大震災や地下鉄サリン事件の際に災害救助活動に従事した消防署員等が受けた、外傷後ストレス障害（PTSD；Post Traumatic Stress Disorder）が取り沙汰された。東京消防庁では、惨事ストレスに対するケア制度を発足させ、災害活動に従事した署員の体験や感情を話し合うグループミーティングを実施している。

　また、2003年、総務省消防庁でも精神科医、臨床心理士等による「緊急時のメンタルサポートチーム」を創設し、大規模な災害救助活動で多数の死傷者の救出活動を行なったり、子供が被害にあった場合には自分の家族を想起し、強いストレスを受けることがあるから、災害の後に現地の消防本部の求めに応じて惨事ストレスに対応している。要請先に赴き、職員を対象とした精神的ショックやストレスの緩和を目的としたグループミーティングや、その結果に基づき消防本部への助言等の活動を行なう。他人がめったに経験することのない事例を扱う、まして救急隊到着前のまったくの手付かずの悲惨な状況に真っ先に対処することが、救急隊の任務であり、これを強く自覚する。

※1　燃え尽き症候群

　　医療スタッフは、たとえ仕事とはいえ、心を込めて患者やその家族に接すれば接するほど、患者の死亡時に抱く悲哀感、無力感、怒りなどの感情は強いものとなる。このようなことが、医療スタッフには、ストレスとして降りかかってくる。常に新鮮な気持ちで仕事に取り組まなければならない医療の場では、このような繰り返しが突然、無気力、無関心に陥り、不眠、食欲不振、息切れ、はっきりしない身体の不調、職場不適応状態を起こす。特に几帳面で責任感が強く、熱心な人に生じやすい。

　　本症候群は、自分の取った行動に自信が持てず不確実性が脳裏を駆け巡り、活動能力を著しく低下させるようになるが、前3、(3)で提示した現場での解決法のほかに、組織内の訓練によって技術や手技を再確認し自信を高めたり、十分な運動によって身体的なリラックスを図るとか、

家族や友人に仕事の内容や特徴を理解させなど、多面的な手法が役立つ。

※2　東京消防庁のストレスデブリーフィングの概要

東京消防庁の惨事ストレス対策は、平成12年に東京消防庁職員健康管理規程により制度化され運営されている。規程では、隊員が大きな心理的影響を与える恐れのある災害現場に従事した場合、デフュージング（defusing；不安や緊張を取り除くこと）及びデブリーフィング（debriefing；特定の任務の終わった人から報告を受けること）を実施することが定められている。これら2つのグループミーティングが惨事ストレス対策の根幹となっているが、これで対応できない事案（隊員のストレス反応が極めて高い場合など）に関しては個別面談対応とし、必要に応じてフォローアップ体制が取られる。

ここでは、東京消防庁で実施しているデブリーフィングの概要について説明する。惨事ストレスによる影響が大きい事案に従事し、災害直後に中小隊長を中心に小隊単位で実施されるミーティング技法であるデフュージングを通して、更なるケアが必要と認められた場合などに、デブリーフィングが実施される。デブリーフィングは惨事ストレスケアに関する訓練を受けた「デブリーファー（支援デブリーファー）[3]」と呼ばれる職員、及びメンタルヘルスケアの専門家により進行される。

デブリーフィングは、いくつかの段階を踏みながら進められる。まず目的やルールの説明を行なう導入段階を経て、事実の確認や思考と感情の開示を行う段階がある。事実確認とは「どのような活動をしたのか」など体験した事実を話すことである。また、思考と感情の開示とは「何を考え、感じたのか」など自分の思考や感情について話すことである。いずれも、ありのままに話をしてもらうことが重要となり、話したくない人に話をすることを無理強いされることはない。そのためにも、進行役はデブリーフィングを実施する際の導入として、守秘の徹底や他人の発言に対する批判をしないといったルールの説明を必ず行い、参加者が話をしやすい安心感を持てる雰囲気作りに努める。

以上の段階を経て、自らの心理状態についての確認を行う。前述したとおり、災害現場に従事した場合、さまざまなストレス反応や症状、身体への影響を抱える。ここで、参加者は自らが抱えるストレス反応や症状を表出し、また、同じ災害現場での体験を通して他者が抱える反応を共有していく。この段階を通して、進行役は参加者が持つストレス反応が自分だけのものでなく、誰にでも起こり得る自然のものとして受け入れてもらうような働きかけを行い、ストレス反応に対する適切な対処方法について取り上げる。ここで、簡単に行えるリラクセーション方法やいざという時の組織内外の相談先の紹介がされる。

以上がデブリーフィングのおおまかな方法である。惨事ストレスがもたらす代表的な精神障害であるＰＴＳＤ研究の中には、デブリーフィングの効果を疑問視する結果が多くあるのも事実である。しかし、東京消防庁で行っているデブリーフィングをはじめとした惨事ストレス対策は、ＰＴＳＤの治療効果以上に、惨事ストレスによる影響を抱える職員に対して組織で支えるといった風土づくりや心理教育的側面など、研究上の数値では図り得ない部分も重要な目的として担っていることも見逃せない。

※3　デブリーファー・支援デブリーファー

東京消防庁では、惨事ストレスケアに関する研修を修了した職員を「支援デブリーファー」と指定している。さらに、支援デブリーファーとして5年以上の経験を有し、高度な知識や技法を持つ職員を「デブリーファー」として指定している。

第5 病院前救護倫理

第1部 基礎編

1 倫理と道徳と法

(1) 倫理とは
倫理とは、社会生活を送る上での一般的な決まりごとである。

倫；人の輪、仲間 ＋ 理；模様、ことわり ＝ 倫理；仲間での間での決まりごと、守るべき秩序

以下の状況を考えてみよう。

非番日、救急隊のあなたが道を歩いている際に、道路の反対側で自転車と歩行者が衝突し、歩行者が勢いよく倒れるのを見た。近くに横断歩道があるが、信号は赤になったばかり。あなたならどうするか？
(この問題は、「119番通報をする」、あるいは「反対側にいる人に救護の依頼を大声で呼びかける」といったような回答を聞き出すことを意図したものでなく、人命救護と法遵守の二項対立から回答を求めるものである)
① 青信号になるまで待つ。
② 信号無視して救護に駆け付ける。
③ 見なかったことにして通り過ぎる。

①を選んだ人は、信号が変わるまで居ても立ってもいられない状況で、一刻も早く駆け付けて救護したい気持ちを持つ。②のように道路交通法（道路を通行する歩行者信号機の表示する信号に従わなければならない）を犯す、運が悪ければ猛スピードで走行してきた車にはねられないとも限らない、そのような状況を顧みずに「人を助けたい」気持ちを持つ。①、②については、救急隊の資格を持つあなたなら、一般の人に比べて強い気持ちを持つのは当然かもしれないが、一般の人でも同じような気持ちを持つものが多くいる。非番日といえども③の行動を取る人は、ごくまれで、その人のことが気になり、後ろめたさを感じるかもしれない。

なぜ、通りがかりの他人を助けようと思うのか、あるいは助けなかった場合に後ろめたさを感じるのだろうか。それは、人の命は尊いものであり、人の命を助けることは、善いことであると判断しているのである。このように私たちが社会の中で何らかの行為をするときに「これは善いことか、正しいことか」と判断する際の根拠を倫理という。

(2) 倫理と道徳、法の関連

　倫理と道徳（モラル）は、非常に関連性のある概念である。「この行いは善いことだ、あるいは悪いことだ」といった善悪の判断に関するものを道徳は、国家、社会、個人が一般的な感覚でもって守るべき基準である。

　倫理は社会の中で同じ規範に従う企業集団や専門職業集団、いわゆるプロフェッションの構成員の行為を規定する行動指針となるものである。さらに法は、倫理や道徳よりも明確に社会全体の善悪の基準を定めたもので、これを守らなければ社会的制裁として何らかの罰則が与えられる。このように法は、法文によってその職種の義務や責任を明示し、外部からの強制力を持つ「外部規範」である。

　一方、倫理や道徳は、個人やその集団が自分たちの価値観として自らを律する「内部規範」である。例えば、傷病者の意思を尊重して救護活動を行わなければならないという法的な根拠はない、いわゆる倫理である。このような倫理を守らなかったといって罰則はなく、法的な責任を問われなくても倫理的には厳しく責められることが多い。まさに、倫理は実社会における"潤滑油"に例えられる。

　これを下図に示すが、組織の倫理は社会に対する自らの責任やその集団の望ましい文化を明示するものであるから、組織から社会に対する作用も起こり得る。

図6-5　法、倫理、道徳の規範

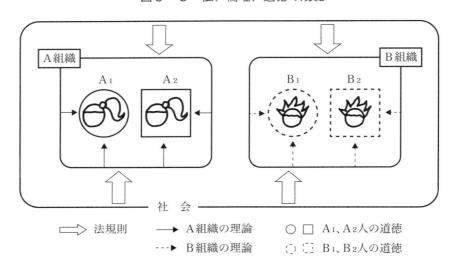

　法はそこに存在する組織、人を等しく規制し、それにより社会の存続が成り立つ。しかし、それぞれの組織には非倫理的な行為が必ず生じる。これを一律に法でもって規制するには限界が生じ、それぞれの組織が法を犯さないよう自らの行動、意識、態度を律する必要がある。これが職業倫理であり、これを明文化し、構成員すべてが自覚して、適切な行動を取るようにする。

コラム　小学校道徳の「22の内容項目」（学習指導要領による）

善悪の判断、自律、自由と責任▽正直、誠実▽節度、節制▽個性の伸長▽希望と勇気、努力と強い意思▽真理の探究（5，6年生のみ）▽親切、思いやり▽感謝▽礼儀▽友情、信頼▽相互理解、寛容（3年生以降）▽規則の尊重▽公正、公平、社会主義▽勤勉、公共の精神▽

家族愛、家庭生活の充実▽よりよい学校生活、集団生活の充実▽伝統と文化の尊重、国や郷土を愛する態度▽国際理解、国際親善▽生命の尊さ▽自然愛護▽感動、畏敬の念▽よりよく生きる喜び（5，6年生のみ）

2　法的義務と倫理

　要請に基づき救急隊が傷病者のもとに赴き、観察、応急処置を施し、医療機関へ搬送する一連の流れは、法令に根拠を求めることができる。しかし、傷病者の人間としての尊厳及び権利を尊重する、傷病者側に立ち思いやりの対応をしなければならないことは、法的に何ら根拠を持たない基本的倫理である。

　また、消防職員が火勢迫り来る火災現場や一触即発の状況下で、身を挺して（生命を賭して）事態に対処する態度は、法律によって規定されたものではなく、職業倫理として組織の構成員の行動指針にしているものである。

　このように現場での適正行動の判断がすべて倫理的というわけではなく、法的にきちんと措置されているものもあり、ジレンマが生じたときには、両者をきちんと区別して対処できるようでなければならない。

　救急隊が法の下に業務を行うのは当然である。しかし、これは単に法的に制約されている、あるいは罰則の適用になるから法を遵守するということだけではない。傷病者に不利益を与えない、傷病者の自律性を尊重するなど、最良の状態での傷病者との関係構築が、救急隊の内部規範として根底になければならない。

　救急救命士法第48条の「救急救命士は正当な理由がなく、その業務上知り得た人の秘密をもらしてはならない」とする条文がある。適切な救護を行うに当たって傷病者から多くのプライバシー情報を得なければならないが、救護授受の上下関係からでなく救急救命士に自分の身を委ねても大丈夫だという信頼感があるから、傷病者は自らの情報を提供すようになる。傷病者との信頼関係の前提条件の下に秘密を守る義務を遵守し、プライバシーを保護することが内部規範にもしっかりと据えられて、初めて法的事項が守られる。

ポイント　職業倫理

　救急隊としての業務を行う上で、症候・疾患等に関する専門知識及び適切に対処する専門的技術、専門職として遵守すべき行動・態度をバランスよく持ち合わせていなければならない。医師や看護師のように、より専門性が高く、まとまった職能団体を形成する職業集団ほど独自の倫理規定を持つ。

　高所から道路上への墜落事故。観衆が大勢いる状況下で、①傷病者に意識がある、②身体幹部離断で明らかに死亡を確認できたが搬送する、③搬送しないと、それぞれ状況の異なるケースを法律、倫理、道徳のそれぞれの観点から検討してみる。

　①は消防法第2条第9項に規定する救急業務の対象者に該当し、緊急に医療機関へ搬送しなければならない。②は救急業務の対象者には該当せず緊急搬送する必要はない。しかし、周囲の人目を避け

図6-6　救急救命士に関連する法律、基準等

（法律、政令等）

救急救命士法	救急救命士の定義（第2条）、免許（第3条）、欠格事項（第4条）、受験資格（第34条）、業務（第43条）、特定行為等の制限（第44条）、他の医療関係者との連携（第45条）、救急救命処置録（第46条）、秘密を守る義務（第48条）
消防法	救急業務（第2条第9項）、協力要請等（第35条の7）
医師法	非医師の医業禁止（第17条）
保健師助産師看護師法	非看護師の看護業務禁止（第31条）

資格の制定、業務の適正運用についての規律を明示

（基準・規程、行動指針等）

救急業務基準について	消防組織法に規定する消防庁の所管事務である救急業務の基準に関する事項
救急隊員及び准救急隊員の行う応急処置等の基準	応急処置の原則、観察、応急処置の内容に関する事項
救急救命処置の範囲等について	救急救命処置の具体的項目、特定行為等の対象者に関する通知
メディカルコントロール体制の充実強化について	制度の円滑な運用、救急救命処置の実践のガイドとなるもの

救急現場での具体的な業務展開、実践要領

（各消防本部の運用基準）

条例、規定、要綱	実践の根幹を形成
活動基準、マニュアル等	救急現場における具体的な実践内容

る、公衆に迷惑を及ぼす、傷病者のプライバシーを守るために医療機関へ搬送する行為は、倫理の概念で捉えることができる。③は明らかに死亡しており、緊急搬送は消防の目的にも合致しない。かといって何の手も加えずにそのまま放置し現場を引き上げることは、公務を司る人の態度として許容されるものではない。周囲をシートで覆い人目を避けるとか、白シーツを被せるなどの対応は、道徳として捉えられる。

救急救命士法に規定されている「秘密を守る義務」に違反した場合は、罰則規定が適用される。しかし、法律では「業務上知り得た得た人の秘密を漏らしてはならない」とだけ明記され、具体的な防止策は示されていない。そこで組織としては、外部への流出を防ぐために傷病者の救急救命処置録を机の上に置きっ放しにしない、コピーを厳禁する、保管管理責任者を定める、開示請求時の対応要領を事前に決めておくなどの内部規範を設け、さらに職員の自覚、信念を涵養するためには、活動の際に傷病者から個人情報を得る目的・意義、個人情報管理要領等についての学習機会を設けるなどの取り組みにより、職業倫理を植え付けなければならない。

図6－7 法律、倫理、道徳の区別

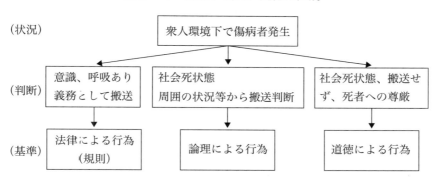

ポイント　非倫理的な行為に対する行政処分

救急救命士法第9条は、欠格事由として①罰金以上の刑に処せられた者、②救急救命士の業務に関し犯罪または不正の行為があった者、③心身の障害により救急救命士の業務を適正に行うことができない者、④麻薬、大麻又はあへんの中毒者のいずれかに該当するに至ったときには、厚生労働大臣は、その免許を取り消し、又は期間を定めて救急救命士の名称の使用の停止を命ずることができる旨を規定する。

医師法（第7条第2項）には、医師としての品位を損するような行為のあったときは、厚生労働大臣による、戒告、3年以内の医業の停止、免許の取消しという制裁処分を受けることになる。同様な処分基準が保健師助産師看護師法にもある。

看護師の場合には、生命の尊重に関する視点、身体及び精神の不可侵性を保障する視点、看護師が有する知識や技術を適正に用いること及び傷病者への情報提供に対する責任性の視点、専門職としての道徳と品位の視点がある。わいせつ行為等、詐欺・窃盗行為は専門職としての品位を貶める行為であるとされている。

専門職業集団としての規範に基づく行動の専門性、法的・道徳的な責任を自らに課すことを社会へ誓うことでもある。いずれ、救急救命士も医療従事者として、非倫理的な観点からの行政処分の考え方が示されるようになるだろう。

ポイント　倫理の目的

- 倫理は専門職業集団の構成員の行為を規定する行動規範である。
- 職業倫理として明文化し、構成員すべてが自覚して適切な行動を取るようにする。
- 倫理的な態度を内部規範にもしっかりと据えて、初めて法的事項が守られる。

3　倫理を学ぶ意義

（1）基準は万能でない

倫理とは、社会生活を送る上での一般的な決まりごとで、何らかの行為をするときに、「これは

善いことか、正しいことか」を判断する根拠となる。地域社会や病院前救護の現場において、様々な事象（人、物、現象）に道徳的な視点でどのように関わるか、社会における道徳的規範となる原理を指すものである。

救急活動で遭遇する典型的なケースを例示する。

ケース　傷病者の希望か、消防本部の指針か

> 軽症の傷病者。直近の適応するA病院でなく、さらに距離は遠くなるが、以前、入院したB病院へ搬送して欲しいとの申し入れがある。医療機関へ搬送するのは、救急隊の義務であり、傷病者の要望に最大限に応えてあげたい気もするし、次なる救急出動に備え管内での長時間の救急隊不在の状態をできるだけ避けるために、十分に対応できる近くの医療機関へ搬送したい。あなたならどうするか？
> ①　傷病者の要望を即、受け入れてB病院へ搬送する。説得する必要性もなく現場滞在時間も短くて済む。
> ②　A病院でも十分に対応できることを説明し説得に努める。出動件数の多い時間帯でもあり、新たな緊急事案への態勢を取る必要がある。
> （B病院の医師に連絡し、A病院での対応についての承諾を得る。）

　傷病者側の判断基準は、自分の身体のことであり、自分が希望する医療機関できちんと処置をしてもらいたいだろうが、それを100％聞き入れるには、出動件数、救急隊の配置数などを踏まえ、組織によって異なってくる。また、緊迫した時間の中とはいえ、病院前救護において住民の果たすべき役割を指導するのも救急隊の責務として捉えることができる。

　救急資源は有限であり、軽症者の要請頻度が高い、あるいは遠距離の医療機関へ搬送することで、その間、当該区域内の重症傷病者に対応できないような時間的空白を生じ、救えたはずの尊い命を失うような事態を招かないとも限らない。このように、住民に対し、救急アクセス権の不平等をもたらし、ひいては緊急に医療を必要としている者の受診機会を妨げることになりかねない。

　「第2章病院前救護概説、第1救急業務、3救急業務の法的運用」で述べたように、消防機関は傷病者の医療機関搬送を前提にした救急要請に応じる法的義務を有するが、傷病者の信頼に応えるためには、その自由裁量でもって最も合理的に事務を処理することが求められる。したがって、要請者側の指示に従う結果が不当であると認められる場合には、その指示に拘束されずに救急隊の裁量により適宜、臨機に対応する。

　救急活動の指針として、医療機関までの距離、搬送時間等を考慮に入れ、その医療機関が適切であり、合理的な理由があれば、傷病者の希望を聞き入れるだろうし、反対に合理的な理由がないならば、傷病者の要望を取り下げてもいいだろう。

　しかし、このように相反する意見を並べてみて相手を説得する、あるいは自分の意見を見直して、いずれかを優先させて、よりよい行動を見つけ出していかなければならない。いずれ側も正しいとする判断の善し悪しの基準は、いつでも、どこでも、誰にでも当てはまるものではない。

（2）病院前救護は倫理的問題（ジレンマ）の巣窟である

　このように、傷病者を医療機関へ搬送すること自体は、正当な行為であるが、そのなかで「どう

すべきか」「どうしたらよいのだろうか」という、自分では正しいと思う価値判断をする際に迷い（ジレンマ）が生じる。まさに、"to do or not to do, that is a question." の境地に陥る場面を活動中に経験する。

処置の拒否、搬送医療機関の選択、処置に対する事前指示書（傷病者は法的に処置を拒否する権利を有し、その内容に関する事前指示書（「アドバンスディレクティブ」で傷病者のサインがあるものは、法的に認められたものとなる）等、病院前救護の多くは、倫理について考えなければならない。また、考えないにしろ、各場面で次から次へと倫理的な判断を要する矛盾を孕んでいる可能性がある。

倫理的なジレンマとは、対立するいずれを選んでもマイナス面があるように感じられ、その判断に迷うことである。この倫理的な矛盾は、常に直面するもので活動の一部分をなしていると言えるが、病院前救護において"倫理"で傷病者と対立したり、活動がスムーズにできなかったという声を直接聞くことはそう多くない。敢えて倫理的な問題と認識できなくとも、よりよい活動を行うために日々努力していること自体が、結果として倫理的に適正に対処していることにつながっているかもしれない。

（3） 倫理的問題（ジレンマ）に向き合う

しかし、事の重大性を認識しているか否かでは、一旦、問題が発生したときの処理方法、結果に大きな差が生じるのは言うまでもなく、活動に伴うあらゆる場面を倫理的問題（ジレンマ）として捉えきれていないことが大きな問題である。

何が倫理的に善いことであるか、これに絶対に正しいと言えるような解は見つからないかもしれない。だからといって倫理的問題（ジレンマ）に直面したときに、これを避けるのではなく、問題をきちんと認識し積極的に考えていく姿勢が大切である。

その人自身が適正とする判断は、社会的な地位、知識や情報の質・量、地域性によって大きな影響を受ける。このように多様な価値観を持つ人を対象にするだけに、その扱いのすべてが前例踏襲型の経験で対処できるものでもなく、何が善いことなのか判断に迷う。それゆえに、倫理的な観点から、善悪の判断基準についてじっくりと考える姿勢が必要となる。

（4） 病院前救護の質を向上させる

自らの判断、行動を適切に取れるようになるためには、新しい知識や技術について能力の維持向上に努めるのは当然である。病院前救護の倫理を学び、それを実践することで病院前救護の質が向上する。

ポイント　倫理を学ぶ意義

- 倫理的価値の判断基準は、相対的なものであるが故にジレンマが生じる。
- 問題を整理して、より適切な判断、行動を取らなければならない。
- 倫理的な態度を修得する（倫理的問題を認識し、適切な判断・行動ができること）。

第6章 救急隊（救急救命士）の役割と責任

4　倫理綱領（規程）

(1)　救急隊の職種から生じる倫理と綱領の必要性

　何が最善なのか、傷病者にとって良いこととは、そのためにはどうあるべきか、現場に臨むに当たって常に倫理的な態度を保持することは、救急隊の専門性を追求する上で不可欠である。その専門性としての機能がどうあるべきかを絶えず問うための指針、拠り所となるのが綱領である。

　しかし、我が国では病院前救護の倫理的行動についての指針は作成されていない。ただ、救急救命士の資格を有する救急隊は、地方公務員法により職務に服する職員が守るべき義務や規律として、誠実の義務、信用を保つ義務、秘密を守る義務等が定められている。

　救急救命士の資格者としては、救急救命士法に定める守秘義務の規定や救急救命処置に起因する医療事故等における注意・予見義務、医療法に定める十分な説明と同意等の内容が関係してくる。

　病院前救護は、特に傷病者との人間関係を中心に展開されるもので、人格、品位、性別、年齢、宗教等を侵害しないよう、また、病院前救護を実践する者としての言動、自律性、社会的貢献等を不可欠とする態度を養うために、社会から期待される組織、専門職業集団の必須要件として独自の倫理綱領を策定すべきである。その必要性を次のケースで検討してみよう。

ケース　法と倫理（違法でないことのすべてが正しいか）

> 　牧場とブルーベリー農園を兼ねたアイスクリーム売店でアルバイトをしていた高校生の女生徒から、次のような新聞投稿があった。ここでは、自家製ではなく、他所からのブルーベリエキスと牛乳で作ったものを販売していた。のぼり旗や掲示紙には、ブルーベリアイス販売中とだけ書かれており事実そのものであるが、牧場にまでわざわざ来てアイスクリームを求める人は、新鮮な牧場直結の原料で作っていると信じているはずである。

　牧場では自家製のアイスクリームを販売しなければならないという法規制はないが、アイスクリームの販売所が企業倫理に反して消費者の信頼を裏切り、このように新聞投稿という社会的な問題を投げかけた場合、これを知った消費者はそこの商品を購入せずに、他の商品を口にするという選択もできる。

　最悪の状態として、社会的な信用を失って販売所が店じまいに追い込められたとしても、消費者は普通にアイスクリームを食べることができ、さしたる不便は感じない。政治家の弁明を拝借すると、この販売所の責任者は「不適切ではあるが、違法ではない」と同様なことを言いかねないだろう。

　不測、突発的な傷病の発生時に傷病者が救急隊を要請するのは、必然的な行為であり、代替的な選択の余地はあり得ない。仮に救急隊が倫理に違反し、さらに根幹となる法規制を破ったとしても、住民が等しく利用する社会的な公共サービスであるだけに、その存続を絶やすことはできない。それゆえに救急隊一人一人を厳しく律する倫理が不可欠となる。

(2)　目的

　医師の職業倫理は、ヒポクラテスの誓いを基盤に、人命尊重を基本理念としたジュネーブ宣言や

傷病者の権利に関するリスボン宣言（「第2章病院前救護概説、第3病院前救護の技術性、表2-3」を参照）が世界的な取り組みとして出来上がっている。

　我が国でも医の倫理綱領や看護者の倫理綱領（本章、資料263頁）」が公表されている。また、米国ではパラメディックの倫理綱領が既に公表され、それには、人命尊重を基本理念とし、人道主義的な事項とプロフェッショナルの態度・礼儀（社会性、自己啓発、協働、尊敬等）が掲げられている。このように倫理綱領は、倫理的問題（ジレンマ）に直面した現場活動で道徳的により適切に判断する行動指針とされている。

　さらには、可視化、明文化により、その集団構成員が倫理的問題（ジレンマ）にどのように取り組むか、平素からどのように認識しておくべきかを促し、社会に対しては病院前救護における責任やその集団の望ましい文化を明示するものである。内部規範として職業集団が守るべき倫理を社会に公表することは、社会への誓い、社会との契約であり、自らの価値観としてしっかりと内面化し、規範に基づく行動の専門性、法的・道徳的な責任を常に考慮に入れた態度・礼儀が取れるようでなければならない。我が国の救急隊も専門職業集団の共通の行動指針として、メンバーの英知を結集し独自の成文化した倫理綱領を持つべきである。

図6-8　倫理綱領

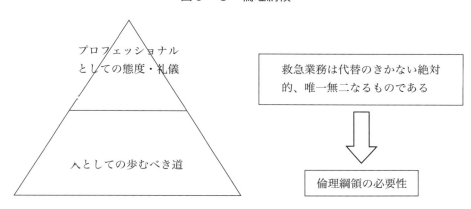

表6-1　パラメディックの倫理綱領（米国）

　パラメディックのプロフェッショナルとしての職責（地位、身分）は、社会、他の医療専門職種、パラメディックの専門性に対する義務を果たし、受け入れられるために個々の実践者の意欲によって維持される。パラメディックとして、次の倫理綱領を厳しく守ることを誓う。
① パラメディックの基本的な責務は、生命を保護すること、苦しみを軽減すること、健康を促進すること、害を与えないこと、緊急医療処置を等しく提供し、質を高めることである。（責務、使命、病院前救護の目的）
② パラメディックは人の尊厳に敬意を払い、国籍、人種、信条、皮膚の色または地位にかかわらず、傷病者のニーズに基づきサービスを提供する。（人権の尊厳、人間の平等性）
③ パラメディックは、人々の健康に害をもたらすような、いかなる企てに対しても専門的知識と技術を用いない。（無危害の原則）
④ パラメディックは、情報の開示が法律で求められていないならば、専門的職業の間に知

り得た秘密性のあるすべての情報の秘密を守り尊重する。（守秘義務の遵守）

⑤　パラメディックは、一市民として法律を理解し守り、市民権の任務を果たす。プロとしてのパラメディックは、すべての人々に高い水準の緊急処置を実施する関連団体や他の健康管理専門職と協働する終生の責務がある。（一市民としての任務、制度・政策決定への協働参画）

⑥　パラメディックは、専門の能力を維持し、メンバーの他の健康管理チームの能力に対し関心を持つ。（自己能力の維持）

⑦　パラメディックは、専門的な実践と教育の基準を明確にし、これを高める責務がある。（自己能力の開発の責務）

⑧　パラメディックは、関連する、あるいは独自の救急機能のいずれにもプロとしての行動と判断に責任を負い、パラメディックの業務に影響を及ぼす法律を知り保持する。（実施業務への責任）

⑨　パラメディックは、パラメディックと救急医療システムに影響を与える法律の問題を認識し、参加する責任がある。（行動の基本となる法律の認識）

⑩　パラメディックは、職業に信用をもたらす個人の倫理基準を厳守する。（倫理基準の厳守）

⑪　パラメディックは、職業の尊厳に基づき専門的なサービスを広く市民に知らしめる。（市民活動）

⑫　パラメディックは、市民を保護する義務があり、パラメディックの専門的な能力を必要とする業務を資格のない人に委任してはならない。（病院前救護サービス提供の責任）

⑬　パラメディックは、パラメディック同士、看護師、医者と健康管理チームのメンバーと協働し、信頼を維持する。（保健・医療関係者との協働）

⑭　パラメディックは、非倫理的な処置に参加することを拒否し、適正でかつ専門的な方法でもって関係当局に無能、又は非倫理的な行為を明らかにする責任を有する。（社会的責任）

著者訳、括弧書きは筆者注釈

5　プロフェッショナルとしての法的責任

　救急隊は、プロフェッショナルとしての事前教育・訓練で修得した一定レベルの知識・技術を現場での傷病者救護に活かさなければならない。これを規定するのが各消防本部で作成した活動基準やプロトコールであり、それに合致した現場での行動が求められる。さらには傷病者やＭＣ医師に対する説明責任、質の高い処置、継続教育、技術の保持、資格・免許に対する責任等がある。

（1）　法的な責任

　傷病者に救急救命処置を実施することは、救急救命士法に定める救急救命士の役割である。また、法律の中に「秘密を守る義務」が定められている。病院前救護の諸行為には、法律問題と同様に倫理問題を内包するものもあるが、前述したように倫理は道徳的行為を、法律は法的行為を扱うというように両者は同じ意味ではない。倫理的にどのように決定するかは、法律解釈がそのまま適

用されるのではなく、両者を内包した事案に倫理的な対立が起きたときには、法律を守るべきである。

救急救命士の最も大きな役割は、危機的状況にある傷病者の生命を救うことである。しかし、実施可能な処置や実施場所等の条件等が法律で厳しく制限されており、活動環境が万全に整っているわけでもない。特定行為の実施に際しては医師の具体的な指示を得なければならないとされており、仮に医師との連絡手段が途絶している場合には、その行為の実施が許されず、救急救命士としての役割が果たせないという事態に陥りかねない。

一般的にやれることがやれずに傷病者に十分に対処できなかった場合、社会通念上、倫理的には大きな問題である。しかも、救急救命士法の枠内での行為しか許されていない限りは、良かれと思った行為が結果的に傷病者の救命につながったとしても、その行為は法的な制裁を受けるもので、法遵守が絶対的な条件であることを強く認識しなければならない。

しかし、救急現場における諸行為は、必ずしも法の枠内で解決できる問題ばかりとは限らない。病院前救護では、法律レベルよりも倫理的レベルでの問題が多く発生するが、法の枠内できちんと解決しなければならない問題を倫理的な問題にすり替えないようにする。

図6-9 絶対的な法遵守、法の優位性

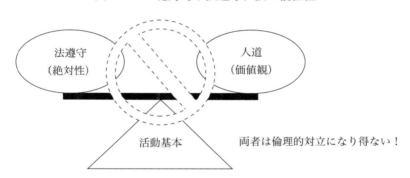

ケース　医師の指示を得ず救急救命処置の特定行為を実施

① 救急救命士Aは、勤務休に高速道路で交通事故の現場に遭遇する。ケガをした男性の腕に注射針（業務以外の持ち出しを禁じられた消防本部の備品）を刺すなどの救急救命処置を行う。医師の指示は受けていない。
　　Aは、「東北大震災後、同じような事態が起きた際に、すぐに処置できるよう備品を持ち出していた。注射をしたのは、搬送先の病院ですぐに手当を受けられるようにするためだった」と話している。

② 離島で心肺停止状態の傷病者発生。本島に搬送する船を待っている間に、救急救命士Bが医師の指示を受けずに気管挿管を実施する。また、気管挿管したことを救急活動記録票に記載せず、「医師に言わなければならないことは頭にはあったが、時間がなかった」とBは話している。

(2) 道徳的な責任

道徳的な責任とは、個人の倫理、つまり個人の価値観、信条を意味する。緊急を要する病院前救護において、道徳、法律、プロの責任を意図的に考慮に入れながら迅速・適切に判断するのは難しい。

しかし、現場において倫理的問題（ジレンマ）を解決する際に寄る術となるのは個人の倫理であり、しかも傷病者や家族への対応過程において即座に決定しなければならない厳しい立場に置かれている。倫理的問題（ジレンマ）を扱うときは、以下の重要な点を覚えておく。

① 倫理的な意思決定に際して、自らの感情は決定要素となり得ず信頼できない

感情的とは理性的でなく主観的、短絡的なことであり（即決即断・即行動とは意味合いが異なる）、その判断は往々にしてうまくいかないほうが多いのを実感する。緊急場面で自らの決定を客観的、合理的に判断するのは非常に難しいが、これを認識するだけでも思考過程の修正ができ、より適正な決定ができるようになる。

善悪に関して、まずはその人の良心に従い熟考、内省（リフレクション）し、きちんと判断できていると確証するならば、良心が行動指針となり得る。道理にかなった意思決定とは、下図のように正しいことを追い求め、思慮分別に基づいた決定である。倫理的な意思決定の経験、保有知識が不足すると、その決定が必ずしも適正でない場合もある。

図6−10 倫理的問題（ジレンマ）の解決

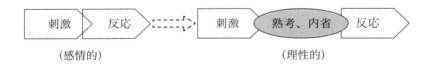

② 決定に際して、専門職綱領や活動基準は、あくまでも行動指針であり、具体的かつ正確な判断要領を示したものではない。これに従いさえすれば、絶対正しいというものではない

これまでに体験していない状況に直面した場合、不適正でしかも非倫理的な決定をしたために、良かれと思ったことが結果的に傷病者に悪影響を与えかねない。自らが確固とした良心に基づく判断ができないときには、傷病者やその家族から得た多くの情報をもとに、速やかにMC医師や指令室員にコンタクトを取り相談すべきである。この際、傷病者等の意向が貴重な判断材料となるので、併せて提供する。

このような状況では、まずは倫理的問題（ジレンマ）として捉えられるかがポイントになる。拙速な判断、自身の知識レベルや頑なな主張に執着するのではなく、できるだけ情報を多く集めた上で、組織の相談体制に乗せることが適切な対処法である。

③ 倫理的問題（ジレンマ）に適正に対処できたならば、新たに遭遇する同じような状況では、その対処要領が行動規範（ルール）になり得る

適正な対処経験があると、ワンランク上の自己判断、知識ベースが出来上がったことになる。常に対応の変化が求められる新たな病院前救護の特性、傷病者の個別性等にも、これを自らの行動規範として拠り所にしないと、常に現場において倫理的問題（ジレンマ）に振り回され適正な病院前救護に支障をきたしかねない。

まったく別個な状況に獅子奮迅のごとく真っ向から挑んでいくのではなく、これまでの経験を

振り返り、軌道修正しながら適用できるものがないか、ステップバイステップで対処したほうがより適正な行動になる。

図6−11 倫理的問題（ジレンマ）の扱い方

未体験の状況に遭遇

① **倫理的感受性**；状況に対して関心を持ち、倫理的問題（ジレンマ）として捉える

② **状況把握**；出来るだけ多くの正しい情報を集めること

③ **倫理的判断**；情報に基づいて、よりよいと思う行為を考えること

④ **客観化**；第3者（傷病者・家族、同僚、指令室員、医師）に相談すること

⑤ **倫理的実践**；その行為を実行に移すこと

⑥ **倫理的責任**；その行為の結果に対する責任を持つこと

・プロの知識・技術、責任
・倫理の原則
・倫理綱領
・医療法、救急救命士法等
・活動基準

図6−12 行動規範への昇華

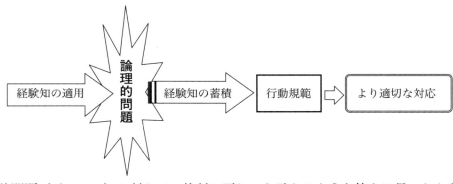

倫理的問題（ジレンマ）に対して、絶対に正しいと言えるような答えは見つからないかもしれないが、絶えず意識して、より適正な答えを探し出していく。個別性、特殊性を常とする病院前

第6章　救急隊（救急救命士）の役割と責任

救護のすべてに適用できるとは限らないし、時間的な余裕のない緊迫した状況で、熟考、内省するのは非常に厳しい。それにもかかわらず、救急隊は専門的な行動と決定について一義的な責任を持たなければならない。それをしっかりと認識した上で、MC医師や指令室員等から助言を求めるのが賢明な対処法である。

6　倫理的問題（ジレンマ）への基本的な対処

（1）絶対性はない

現場で傷病者への適切な対処法を決定する際には、様々なアプローチ法がある。行動過程の中で自らが最適な行動を決定し、善しとすることが、必ずしも他人に受け入れられるとは限らない。また、個人の倫理観が根幹となるものの、一人で考えることが最善であるとするのは、行動を正当化するのに十分とは言えない。

例えば、「前3倫理を学ぶ意義、ケース　傷病者の希望か、消防本部の指針か」の場合、仮に自分が傷病者ならば、②を聞き入れずに、①の対応を望むだろうが、立場が変わると傷病者の要望と一致しない状況が起きてくる。

このような場合には、客観的、合理的に捉えてみて善し悪しを判断する。例えば、傷病者を医療機関に搬送する際に、A消防本部では「傷病者の希望通りにすべて運用する」、一方、B消防本部では「基本は傷病者の症状にあった直も近い適応医療機関とし、傷病者の希望がある場合には、傷病者の症状等を勘案し判断する」とするかもしれない。

いずれも自分たちのやっていることを正しいと捉えているが、第三者には同じように受け止められないかもしれない。また、イエスの黄金律である、「他人から自分にして欲しいと思うことのすべてを他人にする」や孔子の恕、「自分にいやなことは他人にもしてはならない」ことも、絶対的な行動規範になるとは限らない。

処置を実施する側は、行政運用の一環として公平性、効率性を重視した業務のあり方を常に念頭に置くだろうし、これが、時には恣意的、強制的とも受け取られかねず、利用者側の要望との一致性が見い出せなくなる場合がある。これは傷病者の個別性を十分に斟酌した対応を求める病院前救護の理念と相反することになりかねない。特に限られたサービス資源を突発的な緊急事案へ待機させる、あるいはより適正な運用を行うために住民にある程度の忍従を強いらざるを得ないなど、合理的な判断の枠の中で公平性・効率性を求める業務運用の形態を取ることがある。

ケース　傷病者等からの特定医療機関への搬送希望

（ケース）
特に子どもが頭を打った場合、保護者としては、単に心配だからとの理由でCT設備のある医療機関を希望することがあるが、どのように対応すればよいだろうか。
（対応例）
① 救急隊は、傷病者の受傷形態や症状、保護者の希望から合理的な理由が見つからなければ、傷病者の症状に適応した直ぐ近くの医療機関へ搬送すればよく、必ずしもCT設備のある医療機関選定にこだわることはない。
② 慢性疾患や術後で、かかりつけの特定の医療機関への搬送を依頼された場合には、希望

にそって搬送したほうがよい。
③ 特殊疾患で異常がある場合、当該医療機関に来るように医師の指示を受けている場合には、指定された医療機関へ搬送する。
（結論）
救急隊が合理的な判断の枠内で、搬送先の医療機関を選定すべきである。傷病者等が過大な希望を言っているのであれば、それを聞く必要はなく、合理的な理由があればそれを受け入れる。救急業務は、公のサービスを利用するもので、民間の有償のタクシーを利用する運送契約の場合と明らかに違う。合理的理由がなければ、傷病者の希望に応じなくても、救急隊員の責任が問われることはない。

現場では、倫理的に判断し即座の対応を取らざるを得ないことから、想定外の結果になったとしても咎め立てはできないかもしれないが、困難な事態に直面しても決定過程から感情をできるだけ排除し、理由付けと論理性をきちんとしておかなければならない。

コラム　住民への広報

年中で1日の出動件数の最も多い12月30日、A消防本部では非常用救急隊の編成・増強で対応しているが、それでも救急要請数／稼働数は（≧1）の状態が続いている。消防本部では、自己判断できる軽症事例の救急要請抑止、自力通院等の緊急対策を住民に呼びかけている。

（2） 倫理的に決定する

倫理的な問題に直面したとき、その解決に向けまず念頭に置かなければならないのは、「傷病者の一番の関心あるいは利益は何か」ということである。多くの場合、その回答は明らかになるが、常に同じとは限らないためにジレンマが生じてくる。

例えば、CPA状態に陥った終末期の傷病者のもとへ出動する。家族が特定行為の実施を望む、反対にこれ以上の苦痛を避けるために、そのまま医療機関への搬送だけを希望するという状況がある。

特に緊急の場面で、家族が傷病者本人の意向をきちんと代弁しているのかどうかを見極めるのは非常に難しい。CPA状態を実際に目の当たりにする家族にも極端な情緒的な反応が表れて、傷病

図6-13　倫理的な決定

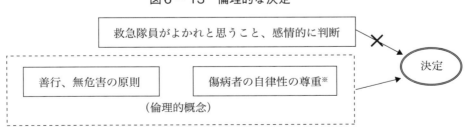

※自律性の尊重を用いる場合には、傷病者が過大な希望を申し入れていないか、自分の行為を合理的に判断しているかを見極める。

者の意向に反した自分自身の希望を救急隊に告げているかもしれない。実際の場面に直面した家族の気持ちも相当揺れ動いており、真実がなかなか掴めないことを理解した上で、家族の希望を受け入れる際には注意を要する。

以下に示す健康管理の統一的な倫理的概念（傷病者に利益を提供し、危害を回避する）は、傷病者の自律性を認め、「傷病者が実際にはどうしたいか」を尊重するものである。

ポイント　健康管理の統一的な倫理的概念

> ギリシアの医者の治療的活動は、次の規則に従う。
> ・傷病者を助けるため、あるいは少なくとも害を与えないため
> ・病気が不治で必然的な死を免れないならば、介入を控えるため
> ・可能な限り治療できる病気の原因を攻撃すること
>
> 今日、健康管理の一般的な倫理的概念は、以下のように述べられている。
> ・傷病者に利益を与える
> ・害を与えない

7　倫理の4原則

生命倫理上の態度や行動に関する問題を解決するための一般的な方法として、4つの基本的な原則を用いる。これには、善行（慈善）、無危害（有益）、自律、公平（正義）がある。

① 善行（Beneficence）

ラテン語から由来し、「他人によいことをする、他人のためになる」ことを表す。傷病者のために最善を尽くすのである。できるだけ客観的な判断のもとに行ない、救急隊の考える傷病者にとっての最善でなく、実際に傷病者がどう考えているかを尊重する。傷病者のためによかれと思って実施することと、傷病者自身が抱く最善とは必ずしも一致しない場合がある。

実際には、
・傷病者に悪影響を与えるものを排除する。
・ためにならないことをしない、あるいは防止する。
・傷病者を最大限に援助する。
・傷病者の権利を保護・擁護する、などがある。

② 無危害（Nonmaleficence）

「他人に害を与えないこと」を意味する（有害は害を及ぼすことを意味し、善行の反対）。ほとんどの医療介入は危険性を伴う。無危害の原則では、救急隊は危害を予防し、予見可能な有害な影響を与える行為を禁止し、できるだけリスクを最小限にするよう義務付けられている。"do not harm"は、「まずは、害を及ぼさない」ことを意味し、無危害の原則が非常に要約されている。さらには、現場を安全にする、危険を避けるために最大限に注意を払う責任も含まれる。

実際には、
・苦痛を与えない、あるいは最小限度に制限する。
・適正な処置を行う。

・能力を奪うべきでない、などである。

　善行と無危害の2つの原則は、相似し関連性が強い。例えば、CPAの傷病者に侵襲的な気管挿管を行う場合、食道挿管の誤操作を避ける。歯牙損傷の二次的危害を与えない（無危害）と救命のために最も適応する処置を選択・実施する（善行）は、傷病者のためになることを最善の状況で提供するもので、実施の際には両者の原則を満たさなければならない。

　無危害は予見・注意義務として他人に危害を加えない（消極的な原則、禁止命令）。善行は救護者として当然な慈悲・慈愛、あるいは事務管理として他人に積極的に善をなさなければならない（積極的な原則）。行為者の態度、行動を律するものである。

③　自律（Autonomy）

　これは、「自分のことは自分で決める、他人の自律を尊重しなければならない」というものである。自分の身体に何が起きているかを判断できる正常な能力や個人の治療に影響を及ぼすような道徳的な決定をする能力を有する人の権利である。当然に病気やケガの処置に対する決定を含む。一般的な状況では、救急隊が処置を始める前に傷病者が処置を受ける判断を下すために必要な情報を与え、傷病者の同意を得て（決定）、それを尊重して従う（インフォームド・コンセント）。

　次のような点に配慮する。
・傷病者が自分で決定できるように、状況や侵襲処置の効果や危険性などについて丁寧な説明を行い、同意を得る。
・真実を述べる。
・傷病者の決定を尊重して従う。
・プライバシーに対する敬意を払う。
・守秘義務を遵守する。

図6-14　倫理の基本的な原則

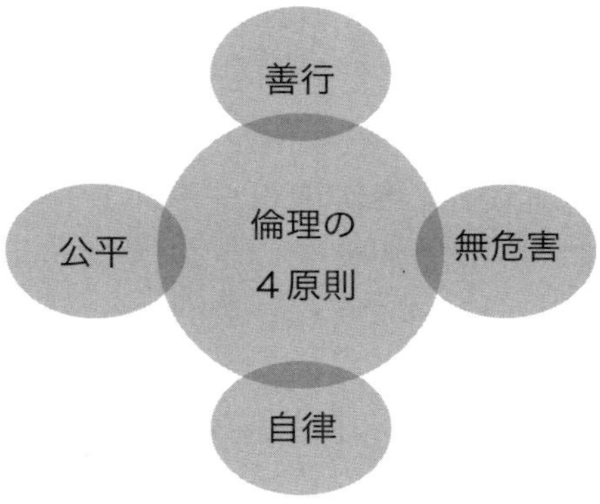

④　公平、正義（Justice）

　性、人種、支払い能力、文化的な背景、知識、社会的な地位にかかわらず、すべての傷病者を公正に扱う義務をいう。

　これは、
・他人に公正でなければならない。
・国家や社会が社会サービスを行う、ことでもある。

救急要請があれば、時間、要請者の如何を問わず、平等に救急車が分配される（公平機会の規則）。しかし、同時に複数の傷病者が発生した場合、傷病の緊急性・重症度に応じて優先順位を設けて処置を行う。さらには診療機能レベルの異なる医療機関への搬送（集団的社会保障の原則）も、組織や社会資源の適正配分として捉える。

　病気・ケガ、死亡、失業などの問題が生じたときに、国家や社会が税の徴収と再配分により、要保護者の所得を保障したり、医療や介護などの社会サービスを行なうのが端的な例として上げられる。

第2部 実践編

1 病院前救護の現場で直面する倫理的問題（ジレンマ）

救急隊は、傷病者と関わる場面で倫理的問題（ジレンマ）に直面する可能性が出てくる。傷病者の自己決定権と救急隊の任務との間に多くの問題が存在する。事案を緊急的な倫理的問題（ジレンマ）として捉え、迅速に対処する。

- 傷病者の一番の関心は何か？
- 傷病者の権利は何か？
- 傷病者は今起きている問題を理解しているか？
- 救急隊のプロフェッショナルとしての法的あるいは道徳的な責任は何か？

客観的・合理的に倫理的な判断・対応を行う際には、救急隊と傷病者とがそれぞれの場面で対等にコミュニケーションを図り、傷病者に最も望ましいことは何かを優先して決断する。

しかし、緊急の度合いに応じて救急隊と傷病者との相関関係のベクトルが異なる。特に緊急度の高い位相Aでは、一般的に救急隊の傷病者へ及ぼす影響が大きくなる傾向にあり、傷病者の立場を熟考し、その判断・対応が独善的・偏見的に陥らないようにする。

位相Bでは、搬送拒否や希望医療機関への搬送依頼等の場合で、十分なインフォームド・コンセントの下、一般的に傷病者側の意見が十分に反映される傾向にある。

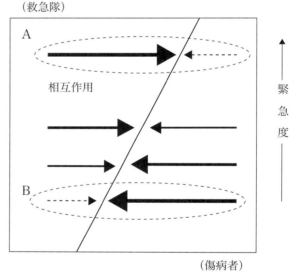

図6-15 救急隊と傷病者の相互作用

2 倫理的問題（ジレンマ）の発生

(1) 特徴と誘因

病院前救護の活動特性から倫理的側面での意思決定を迫られる状況があり、その多くは、倫理的問題（ジレンマ）の発生する可能性を孕んでいる。

① 突発的な傷病発生により、傷病者は特異的で、しかもコントロールの難しい情緒的反応を示し、自分の身体に何が起きているかを判断できないために適正な自己の意思決定ができない

突発的に起きる傷病者の特異性として、緊急性・重症性、多様性の剥き出し、自己決定権の喪失、制御不能な情緒的反応、救急隊との初めての遭遇、高い他律性・依存性、傷病者の取り巻き

の人間関係、経済性、傷病による既成価値の崩壊などがある。

　倫理の基本的原則の一つである自律性をしっかりと持ち合わせる状況にない、あるいは自己判断ができないのは、倫理上、極めて重大な問題である。このような反応を示している傷病者に対しては、インフォームド・コンセントも十分に行われず、自身に対する適正な処置や対応要領等を選択する傷病者権利も脅かされかねない。

（対応）

> このような場面では、傷病者の情緒的反応をしっかりと受け止めて、救急隊が臨場している意義・目的を根気よく認識させて安心感を持たせ、一刻も早い信頼関係を構築することである（慈善の原則、自律の原則）。

② 応急処置や搬送等の行動過程の中で発生する倫理的問題（ジレンマ）に対し、極めて限定された時間内で最適な回答を見い出していかなければならない

　救急隊の特異性として、単隊活動による第三者介在の困難性、緊急搬送の観点から時間的な余裕のなさ、十分なコミュニケーションの困難性・欠落、マニュアル化の困難性（経験知の完全な該当性が得られない）、医師からの指示の受け入れ、他隊との連携などがある。

　処置・搬送の拒否、適切な搬送医療機関の選定、人生の最終段階（終末期）の在宅傷病者への対応、妨害行為への対処等、病院前救護は倫理的問題（ジレンマ）の巣窟でもある。ときには、一つの事案に問題が連続的に発生するというようなジレンマに対してジレンマを感じることもある。

（対応）

> 　これを適切に処理するのは至難の業と言わざるを得ないが、「3 倫理的問題（ジレンマ）への迅速な対応」で述べるように、特異な状況の中で上手く傷病者に対処することが、救急隊の病院前救護における重要な役割であると強く受け止めなければならない。
>
> 　さらには、組織の構成員がより適切に倫理的問題（ジレンマ）に対処するには、組織としての倫理問題検討システムの構築が必要となる。これについては後述する。

③ 緊急場面での適切な行動規範の判断に際して、第三者の十分な介入が期待できない。現場では救急隊の自己判断を一義的に優先せざるを得ない

　突発的な現場の特性として、無統制・無秩序でコントロールがしづらい現場、傷病者アクセスの困難性、情報不足の下での活動、二次的災害の危険性などが上げられる。

　病院前救護は単隊としての活動が基本である。指令室員、MC医師等のバックアップ体制があるものの、現場での状況判断、活動方針の決定、傷病者対応、搬送医療機関の選定等は、その状況を一番知り得る臨場した救急隊に、一義的に全権が委ねられている。

（対応）

> 　特に傷病者の管理については、擁護者としての立場からも傷病者の関心、利益を満たすた

めに最善の注意を払わなければならない。医療機関内での医師対看護師は、フェイス・トゥ・フェイスの関係で即座に相談・指示、報告の体制が取れるが、病院前救護では、十分な双方のコミュニケーションを図ろうとする意識さえも希薄になりがちである。結果的に救急隊自らが、適正と確信する解決法を見い出し、行動に移していかざるを得ない。

④ 限られた人的・物的資源の活用、活動の効率性・公共性の確保及び社会保障性の確保、救急隊の社会的な認知度など、病院前救護の背景要因も存在する

図6－16　救急業務における倫理的問題（ジレンマ）発生の要因

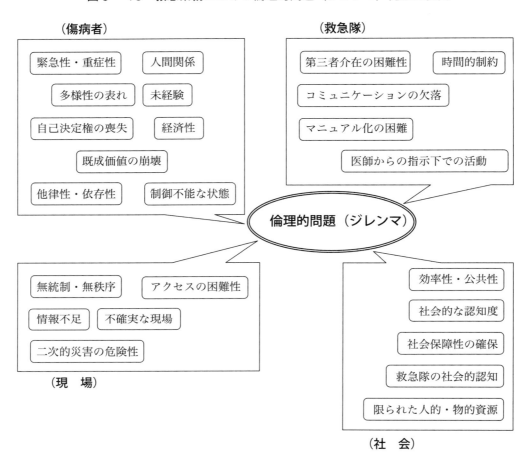

このように、ジレンマの要因を「傷病者」「救急隊」「現場」「社会」に4分類したが、さらには、これらが複合・交錯した形で問題が構成され、価値観の相違を際立たせるために倫理的問題（ジレンマ）の解決を一層困難にしている。まさに病院前救護は倫理的問題（ジレンマ）の巣窟である。

(2) 倫理的問題（ジレンマ）の典型例
極めて特異な活動を強いられ、傷病者特性の極めて著しい病院前救護で倫理的問題（ジレンマ）を生じる典型的な事例を上げてみる。
① 救急業務は、そもそも緊急性のある傷病者を医療機関へ迅速に搬送することと規定されているにもかかわらず、現場で客観的に軽症と判断できる傷病者に対応せざるを得ないケースが多い。

保持している高度な処置技術が現場で十分に発揮できない現状に不条理さえ覚えることがある（善行の原則、公平の原則）。

② 終末期の在宅療養者が意思表示をした第三者を拘束する正式文書等が普及していないために、気持の整理ができていない家族の意向に沿って対応せざるを得ない。事後に当時の救急隊の対応について、家族から問題を提起される懸念がある（自律の原則）。

③ 観察の結果、受診を強く説得するも、傷病者等から応急処置や医療機関搬送を拒否・辞退され、傷病者の自律性（自己決定権）と無危害・善行の原則とのジレンマに立たされ悩んでしまう（自律の原則、善行の原則、無危害の原則）。反対に明らかに社会死状態を判断できるにもかかわらず、医療機関への搬送を迫られることがある。

④ 現病に十分に対応できる医療機関が近くにあるが、単に長年のかかりつけであるとの傷病者側の事由から、遠距離にある医療機関への搬送を懇願される。救急車の適正利用を積極的に広報しているなかで、自律性と公平（正義）とのジレンマを感じる（自律の原則、公平の原則）。

⑤ 平素から傷病者を積極的に受け入れる医療機関から、受け入れ態勢を整える空床確保の理由で、下りの転院搬送の要請が頻繁にある。発症直後の緊急性のある傷病者を一刻も早く医療機関に収容する観点から、このような対応は、ある程度受忍しなければならないものか判断がつきかねる（公平性の原則）。

⑥ 現場では、隊活動統制の名の下に軍隊調のやり取りが行われており、傷病者等に対する処置内容の説明も要領を得ないものが多いように感じられる。傷病者等の立場での気配りに欠ける活動にジレンマを抱える（善行の原則、無危害の原則）。

⑦ 頻回に救急要請する者、いわゆる常習者は医療機関に搬送しても軽症と診断される。あるいは自ら搬送を拒否するケースは日常茶飯事である。公平性、効率的に社会資源を活用するという観点から、救急隊の出動義務について弾力的運用を図るべきである（公平の原則）。

実際に救急隊が日常の業務で悩み、直面した倫理上のジレンマを調査した結果を考察してみる。

表6-2 救急活動における倫理に関する意識調査

(依頼文)

平成〇年〇月

〇〇　様

アンケート調査の協力について（お願い）

　私、〇〇は現在、〇〇に在職しております。今回、救急業務に従事している際に多かれ少なかれ、悩んだり直面する倫理上の"悩み、ジレンマ"に関し、アンケート調査のご協力をお願いするものであります。現場活動における倫理とは、傷病者にとって「もっともよい救急対応はなんだろう」と考えることですが、傷病者の個別性や救急搬送体制、救急現場の特性等により、正解はなかなか見つかるものではありません。

　しかし、これを自分だけの悩みとするのではなく、倫理上の問題としてきちんと認識し、その対応策を検討・実践することにより、傷病者中心の質の高い病院前救護が行われるようになります。

　さらには、調査結果から得られた貴重な知見を踏まえて、現在の救急救命士教育に不足している倫理問題への取り組みを促そうとするものです。研修専念中のところ恐縮ではありますが、ご協力のほど、宜しくお願いします。

　なお、本調査に際しては、以下の倫理的配慮をいたしました。

① 皆さんに身体的・精神的な侵襲を与えないことに十分に配意しましたが、協力への参加決定は、皆さんの自由意志で行われ、拒否も自由です。
② アンケート用紙及び分析や発表に関しては、個人が特定されないように十分に配慮します。
③ 本件は、教育の一環として実施し、アンケート結果、考察等を今後の授業に反映させます。
④ 本件は、〇〇新規養成研修生への調査結果を交えながら、救急隊シンポジウム等学会への発表、雑誌への掲載等で公にします。
⑤ 本件に関する倫理的検討については、望ましいとされている研究指導者を設けたり、数名の関係者で事前に検討するなどの措置を取っておりません。

(以上)

所属
氏名

救急活動における倫理に関する意識調査

救急活動における倫理上の悩みやジレンマについて質問します。以下の項目について、あなたの考えをお聞かせください。

(1) 各設問状況について、業務上悩んだり、直面したこと

		悩んだこと		直面したこと	
		ある	ない	ある	ない
1	自分の納得できないことをMC医師から指示され従わなくてはならないこと	4	7	3	8
2	部下（あるいは上司）の判断や処置が適当でないと感じるが、その事実を指摘できなかったり、黙認しなくてはならないこと	6	5	8	3
3	終末期在宅療養者のCPR搬送基準が明確にされていないために、救命救急センターへ搬送するのを疑問に思うこと	8	3	11	0
4	直近の救命救急センターにCPA傷病者の収容を断られたために、CPRを実施しながら、さらに時間をかけて搬送すること	6	5	10	1
5	普段から積極的に傷病者を受け入れている医療機関から、空床確保のために下りの転院搬送を依頼されること	3	8	10	1
6	休日夜間等で適応する医療機関が近くになく、科目の異なる適応外の医療機関へ無理に診察をお願いすること	6	5	8	3
7	転院搬送で医師の同乗を求めるも拒否され、傷病者管理に不安を抱きながら搬送すること	8	3	11	0
8	明らかな死亡判定ができたにもかかわらず、家族から強く依頼される、公衆の面前を避ける、あるいは社会的な影響を踏まえ傷病者を医療機関に搬送すること	5	6	8	3
9	現場から近くに適応する医療機関があるにもかかわらず拒否され、遠方の医療機関へ搬送せざるを得ないこと	8	3	11	0
10	特定行為等の具体的な処置内容が傷病者・家族等に理解されずに、家族から何の処置もせずに医療機関へ搬送してくれと言われること	2	9	7	4
11	救命救急センターへの搬送が適応になるにもかかわらず、家族から救命救急センター以外のかかりつけ等への搬送を依頼されること	7	4	11	0
12	傷病者に医療機関搬送の必要性を説明するが、頑なに搬送を拒否されること	8	3	11	0
13	救急救命士として高度な知識・技術を保有しているにもかかわらず、扱い事例の大半が軽症者で能力を十分に発揮できないと感じること	3	8	8	3
14	救急要請を頻繁に行う者（常習者）、路上生活者、深夜の出動連続出動等に積極的に対応しようとする意欲が低下することがあること	9	2	11	0
15	保有する技術を駆使し最大限の対応をしたにもかかわらず、症状改善や救命に結びつかなかったと感じること	6	5	10	1
16	保有する技術に自信がないが、事後検証等での指摘を受けたくないために処置を実施すること	1	10	1	10

17	相手から危害を受ける可能性がある、あるいは周囲から罵倒を浴びせられたにもかかわらず、処置の必要性や医療機関搬送を説明しなければならないこと	6	5	11	0
18	二次的災害の可能性を完全に否定できないにもかかわらず、傷病者が危機的状況にあることから現場に進入せざるを得ないこと	7	4	10	1
19	自らの知識・技術を向上させる必要性を感じながらも、業務多忙、疲労等で自己学習の意欲が低下したり、講習会等へ臨めないこと	9	2	11	0

(2) 前設問のいくらかを、少なくとも倫理的問題と認識し、倫理的に判断や決断をしていましたか。

まったくなかった（1）　ほとんどなかった（1）　時々あった（5）　頻繁にあった（4）

(3) 前設問で「時々あった」「頻繁にあった」と回答した方に伺います。日常業務で悩んだり直面した場合の対応について（複数回答可）

医師以外の第三者に相談する（3）　医師に相談する（4）　関係者と話し合う（2）　文献などを読む（2）　一人で悩む（0）　深く考えないようにする（1）　解決の手段がないのでそのままにする（2）　所属で組織として対応する（5）

(4) 倫理的問題に関する研究会等への参加経験について

ある（3）　ない（8）

(5) 救急隊の経験年数を回答してください。

10年以内（0）　10～20年（9）　20年以上（2）

(6) 様々な問題が潜在しているにもかかわらず、継続して救急業務に従事する理由について（複数回答可）

傷病者救護に対する信念（8）　部隊活動としての興味（4）　上位職承認への足掛かり（0）　適度に充実した身体的活動（3）　業務命令（4）　収入面（5）

（様式は筆者作成）

本件は、調査対象者数が11名と極めて少ないものの、現場経験が10年以上とベテランの域に達し、救急現象・対象の捉え方、救急観等も確固たる信念を持っている者からの回答である。

「悩んだこと」の多い質問項目を取り上げてみると、No.3の終末期在宅療養者CPAの救命救急センター搬送、傷病者・家族との関係におけるNo.9の適応する直近以外への搬送、No.11の救命救急センター適応時のかかりつけ等への搬送、No.12の搬送拒否である。これらは医療機関の機能に応じた適正な傷病者搬送、いわゆる傷病者にとっての利益は何かという観点から決定を求められるものである。

No.11の頻回要請者への対応については、善行の原則よりも公平・正義の原則に優位性が現れており、No.19の自主学習意欲については、救急業務の多様性から知識・技術向上の必要性を痛感したものであろう。(2)の倫理的問題としての認識については、今回、これが医療機関や傷病者と対立し結果的にスムーズな活動に至らなかったかどうかまでの回答を求めていない。

今後、救急業務に対する傷病者・家族の期待度、出動件数の増加等を踏まえ、自らの判断、行動を適切に取れるよう病院前救護の質の向上を目指すために、倫理に関する研究会等への開催や参加を促すものである。

3　倫理的問題（ジレンマ）への迅速な対応

　倫理的に生じた矛盾を解決する際に留意すべきことがある。感情的あるいは一方的に判断し、事象を単純化しすぎて安易に対応するのを防ぐには、体系的な知識を用い一定の論理的手順を踏んだ解決法が役立つ。事例を論理的に分析する方法により、時間的な制約の中で緊急性のある倫理的問題（ジレンマ）に素早く対処できるようになる。

　経験から次のようなプロセスがルール化できる。

① 過去にも同じような倫理的な体験をしたかどうかを自分自身に問う。もしそうならば、「本章、第5病院前救護倫理、第1部、5プロフェッショナルとしての責任」に述べたように、その時に経験した対応策を行動規範（ルール）として用いる。

② 同様な倫理的問題（ジレンマ）を過去に経験してないならばじっくりと考える（内省、熟考）、あるいは隊員同士、指令室員やMC医師に相談するための時間を設ける。

表6－3　緊急性のある倫理的問題（ジレンマ）への迅速なアプローチ法

> テスト1：**公平性テスト**（Impartiality test）；自分が傷病者の立場ならば、このやり方や行動を受け入れるかどうかを問う。これは黄金律の現実的な解釈であり（自分にしてもらいたいように他人にする）、先入観（偏見）の可能性を少なくできる。
>
> テスト2：**普遍性テスト**（Universalizability test）；自分なら同じような状況で、同じような行動が行われるのを望むかどうかを自問する。道徳的に決定することが難しい場合に役立ち、立場を変え客観的に考えると、近視眼的な判断を防げるようになる。
>
> テスト3：**対人正当性テスト**（Interpersonal justifiability test）；自分の行動を正当化し擁護するための理由を他人にきちんと説明できるかを問う。他人がどのように思っているか、行動を合理的に思っているかどうかを考えることで、その対処法が適切であると確証できる。
>
> ［これは行動規範（ルール）を当てはめて解決できる倫理的問題のタイプか、それとも少なくとも同様なもので、それをカバーするために行動規範が合理的に拡大されているか］
>
> YES → 行動規範に従う
>
> NO → ［傷病者に過度の危険を与えず、考えるための十分な時間があるオプションなのか？］
>
> YES → オプションを用いる
>
> NO → ※自問する
> 1. 公平性テストを用いて
> 2. 普遍性テストを用いて
> 3. 対人関係の正当性テストを用いて

③ 内省、熟考するための時間を取る暇がないならば、次の段階的テストを用いて決定する。

※ この３つのすべてに断片的であっても答えることができるならば、その行動は倫理的に許容できる範囲内にあると言える。仮に、すべてを適正に判断できなかったにしても、一定の手順を踏んだアプローチ法であるならば、たとえ、その行為が間違っていたにしても同意が得られることもある。このように、新たな倫理的問題（ジレンマ）を考える際に、このテストを用いると限られた時間内でより適切な解決法を見い出せるようになる。

4　倫理的問題（ジレンマ）の事例検討法

これまでに、倫理的問題（ジレンマ）を扱うための原則と方法を述べた。事例の検討方法として、一定の項目を明確にした分析フォーマットを用いると、より適切な結果が得られ、ジレンマを解消・減少できるようになるかもしれない。先に述べた緊急性のある倫理的問題（ジレンマ）への迅速なアプローチ法は、"考えること"と"すること"を一体化し、実践の場での即応性のある行為を取るためのものであった。

経験事例を題材に倫理的問題（ジレンマ）を系統立てて考える力（問題整理）、アプローチ法が開発されているが、ここでは事例検討記録（北里大学病院看護倫理委員会）を参考にしながら、その手順を述べる。

まずは、できるだけ情報を収集し、考えられる問題点を列挙する。次に取り得る行動を、傷病者、家族、救急救命士、医師の立場から考える。さらに個々の行動を優先して行った場合、あるいは行わなかった場合、どのような結果が生じるかを考えることで、最も適切と思われる行動・判断が取れるようになるのが大まかな流れである。

ケース　倫理的問題（ジレンマ）のある事例

> 90歳の寝たきりの女性。自宅で卒倒の救急要請。ＣＰＡ状態で心電図モニターは、心室細動を示す。除細動を実施するも、心リズムは変わらず。心肺蘇生を実施し、気管挿管と静脈路確保の特定行為を判断する。
> 息子に処置内容を説明し、同意を求めると、「母はかねてから延命処置を希望していない。何もせずにかかりつけの病院へすぐに搬送して欲しい。」との一点張りである。

（1）分析の手順

> 前提　倫理的感受性；倫理的問題（ジレンマ）として捉える
> 傷病者本人が正常な判断能力を持たないような場合で、医学的見地から処置が必要な時、これを親近者が正当な理由なく拒否することは法的に無意味である。したがって、拒否されたとしても処置を実施すべきであると考えている。

1．登場者の気持ち、希望、主張；情報の収集

傷病者；致死的不整脈をきたしたCPAで、処置を要する状態である。何ら手を当てないと不可逆の過程に至るのは避けられないが、延命処置を希望していないとの母親の言である。
　　　　（傷病者の意向は正常な判断能力に基づくものか、インフォームド・コンセントを踏まえたものか、処置の拒否について事前の意思表示があるのかを明確にしておく。）
家　　族；生前の傷病者の意向を代弁し、延命処置をせずに病院へすぐに搬送して欲しいと望んでいる。
救 急 隊；救命の可能性も完全に否定できない。人命の尊厳を守るのが任務である救急隊としては、救命処置を要するために医療機関に迅速に搬送すべきである。

2．問題の確認；何が倫理的問題（ジレンマ）か。

　傷病者にとっての善行の原則は、高度な処置の実施か、あるいは実施しないことか。この場合、90歳の高齢で自らの生活の質の変化（QOL）を全うしたいという気持ちや自律性（自己決定）は確証できるものか。これと救命の可能性があり高度な処置に向けて迅速に医療機関へ搬送し、傷病者の尊厳を尊重する救急隊の価値とが対立している。

傷病者；現在、女性は意思決定能力がない。また、生存時の意思も確認できない。息子が母の生前の希望を申し入れているが、事実であることを第三者に証明する書面が手元にない。息子がイニシアチブを任されているのか不明であり、何もせずに搬送した場合、後日トラブルが発生しないか不安である。
家　　族；また、かかりつけの病院へ行くために緊急搬送手段である救急車を要請する息子の真意を推し押し測れないままである。単なる搬送手段として用いているかもしれないし、高齢だし、せめて苦しまずに死を迎えさせてあげたいと考えているかもしれないが、本意を知る由もない。
救 急 隊；除細動処置の適用であり、救命の可能性が完全に否定できないので、傷病者のためにできる限りの処置を実施して医療機関に迅速に搬送すべきであると考えている。
　　　　息子が感情的に陥っていないか、きちんと正常な判断能力を持ち合わせているか、傷病者の真意や家族の意向を聞き取り熟考して判断したいが、時間的な余裕がない状況では、傷病者の意に反した対応を取らざるを得ないので、処置に全力を投球したい。

3．取り得る行動；どのような信念、価値観、倫理の原則に基づいているのか。

　一般的な行動を述べる。何をすべきか、誰がそれをすべきか、どのような状況の下であるかを述べる。
① 家族を説得し特定行為実施後に搬送する。
② ①とは反対に、家族の希望どおりに特定行為をせずに搬送する。
・家族に傷病者の意思表示したものの提示を求める。
・MC医師にアドバイスを求める。

第6章　救急隊（救急救命士）の役割と責任

> **4．行動の意味、結果（ポジティブ、ネガティブ）；それぞれの考えに基づいて行動したときに生じる結果は何か。**

（ポジティブな結果；処置をする場合に生じる結果）
① 搬送することには変わりないが、その過程において積極的な処置介入を行うかどうかが問題となる。傷病者の意思表示を確実に証明できる文書等がない状況では、傷病者の危機的状況を回避する救急隊としての役割を果たすことを目的に、できる限りの処置を実施し、その後の高度な医療処置につなぐと救命の可能性が高められる。
② 後日、処置実施の是非についてクレームが生じた場合、一般的に実施しなかった場合よりも実施したときのほうが責めを負うリスクが小さい。

（ネガティブな結果；処置をしない場合に生じる結果）
① 傷病者に代わり意思表明をしており、生前の希望どおりに積極的な処置介入をせずに早く医療機関に搬送して欲しいために、救急車を要請したかもしれない。
② 助かるかどうか不確かな状況では、気管挿管と静脈路確保等の積極的な治療を受けたくないと考えている。あるいは処置の内容、効果をよく知らないかもしれない。その誤解を解くには、説明して納得をさせるべきであるが、時間的余裕がない状況でインフォームド・コンセントが不十分であったと言われかねない。
③ 家族に無用と取られかねない議論をせずに済む、また事後に家族からのクレームを避けられるかもしれないが、結果として救命のチャンスを逃している可能性があるかもしれない。
④ 救急業務はサービス行政だから、要請側の意向を十分に汲み取って欲しいと考えているかもしれない。

> **5．相応な価値と結果を比較する。**

この事例では、傷病者の自律、実施者の善行と無危害の二つの価値が考えられる。家族の意向とは逆に処置を行うことは、実施者である救急隊自身の考えている最善な行動を正当化できるかもしれない。しかし、これが傷病者の利益（善行）と完全に一致するかどうかは曖昧である。

処置を行うことで救命の可能性が高まるという、救急隊の主張する利益に家族は気づいていないかもしれない。処置をやらなかった場合に、救急隊には能力がないと思われたくないがために実施者側からの善行である。

この場合、「傷病者の一番の関心は何か、一番の利益は何か」と相入れるかどうかが問題になる。傷病者は「新たな処置を望まない、それが自分にとって最良の選択だ」と思っているが、これを侵害してまで実施者側の善行の優位性に固執するのか。これは、傷病者の自律性に反する。

> **6．結論付ける。**

シナリオをどのように結論付けるかを検討してみる。
現時点で我が国では、無益な蘇生行為を減少させ、傷病者の希望を尊重することを目的に、生命維持処置の実施を制限する標準的なアドバンスディレクティブ（事前指示）の普及のためには、社会的

規範や法に許容される範囲内で、その実施を制限することが正当化されるプロコールを策定する等の体制整備が必要であるとしている（JRC蘇生ガイドラン2010）。これは、仮にアドバンスディレクティブ（事前指示）が適正に作成されていたとしても、それだけで二者択一的に判断できない複雑な問題が内在しているからである。

　このような状況に対する救急隊の標準的な指針等が全国的に示されていないために、消防本部によっても対応は様々である。実際に家族等を説得して搬送を原則とする地域、主治医に連絡を取り中止の指示があれば、それに従うとする地区がある。

　いずれにしても、地域のMC等で十分に検討され、各地区のプロトコールに基づき対応するようになる。

ポイント　アドバンスディレクティブ（事前指示）

> アドバンスディレクティブ（事前指示）とは、意思能力の正常な人が、将来、意思能力を失った場合に備えて、治療に関する指示書（治療内容、代理判断者の氏名等）を事前に書いておくこと。DNAR (do not attempt resuscitation) 指示も含まれる。

5　アドバンスディレクティブ（事前指示）について

　無危害の原則では害になることをしないが、消極的な行為として重篤な傷病者を助けない、何の手出しもしないことは、不可逆の害、おそらく死に至らしめ、無危害の原則に反する。当然に善行の原則は助けることであり、これを傷病者の自律性と比較考量すると潜在的な矛盾が起きる。

　物事の適否を適正に判断する能力ある傷病者は、自分の身体に起きていることを自ら決定する権利を有し、現場でその意思を直に確認できるが、救命に関しては本人の希望を確認できない。

　エホバの証人信者輸血拒否事件に関する判決では、本人の強固かつ明確な意思表示がなされていると認められる場合には、生命の危機が存在する場合であっても、自己決定を尊重しなければならないとしている。

エホバの証人信者輸血拒否事件

> エホバの証人信者輸血拒否事件とは、宗教上の理由で輸血を拒否していたエホバの証人の信者が、手術の際に無断で輸血を行った医師、病院に対して損害賠償を求めた事件。
> 　判決の一文に、患者が輸血を受けることは自己の宗教上の信念に反するとして、輸血を伴う医療行為を拒否することの明確な意思を有している場合、このような意思決定をする権利は、人格権の一内容として尊重されなければならない、とある。

（1）　アドバンスディレクティブ（事前指示）が存在する場合

　前述したように、我が国ではアドバンスディレクティブ（事前指示）の認知についての検討が十分になされていないが、病院前救護の現場において処置が適正であるかどうかを判断する、傷病者

の意に反した無益な行為を行わないためにも、これらの文書の使用ができるようになるのが望ましい。

仮にアドバンスディレクティブ（事前指示）が存在している場合、傷病者本人が熟慮を重ねた上で重大な決定をした公算が強く、さらには家族や医師などの意見が反映されている可能性も大きいので、署名がある場合には尊重されなければならないだろう。救急隊は、生命危機に陥っている傷病者の評価、処置を最大の目的とする。何の手も下さずに死の過程にある者を第三者的にみることは、救急隊にとっては耐えがたいものであるが、判断能力のある傷病者が実際に望んでいることを明確に伝えていると確証できたときには、傷病者の希望を尊重しなければならないと考えられるだろう。

(2) アドバンスディレクティブ（事前指示）がない場合

このような適正な文書があると処置の決定を非常に簡単に下せるだろうし、また、適正な判断のできる家族が存在している場合には、より簡単に決定が行える。証明文書がないときには、傷病者の希望が本当であるかどうかを救急隊が判断するのは難しい。傷病者の希望を家族が伝えているかもしれないが、文書よりも信頼性が低くなるという矛盾がある。

このようなケースで従うべき一般的な原則は、"疑いのあるときは救命する"である。これは自律性を犠牲するかもしれないが、処置をしないならば、傷病者が死ぬのは確かで、死んだ者は二度と戻らないのであり（不可逆性である）、一般的に"利益をなす、害を与えない"という原則を満たす。

処置を実施したとしても傷病者が蘇生するという保障はないが、処置を希望していないと判明した時点で救命維持装置を取り外すこともできる。このように自律と善行との相対する原則を比較すると（原則の比較考量）、優位性が見い出され、考え方を整理する余裕があるのも利点として上げられる。

コラム　日本版ＤＮＲ

人生の最終段階にある傷病者の意思に沿った救急現場での心肺蘇生等のあり方に関する提言
　一般社団法人　日本臨床救急医学会

2017年4月に日本臨床救急医学会では、終末期で心肺停止した患者に対し、救急隊が蘇生処置を実施するかどうか判断する際の指針を公表。119番で現場に駆け付けた救急隊は、心肺蘇生を希望しない患者の意思を医師の指示書などで示された場合でも、まずは蘇生を開始するのを原則とし、蘇生を続けながら、かかりつけ医に連絡し、医師の指示を直接確認出来たら、措置を中止する。なお、指針に拘束力はなく、各地の消防本部などの運用に委ねられる、とする内容である。

これは先に述べたＪＲＣ蘇生ガイドライン2010での生命維持装置の実施を制限することも正当化されるためのプロトコール策定等の体制整備の提言を受けたもので、このなかの傷病者の意思の確認と心肺蘇生等の中止の判断の項目を紹介する。「救急現場で救急隊が家族や関係者からリビングウィルや医師の指示書等の書面の提示を受けた場合、指示書等の内容を適切に評価することが不可欠である。とはいえ、心肺停止という切迫した状況の中で、救急隊のみでそれを短時間に適切に評価することは困難である。また、その内容を適切に評価し得たとしても、救急隊が単独で生死に直結する心肺蘇生等の中止の是非を判断することはできない。その判断は医学的に行われるべきであり、医師の介在が必要である。」としている。

普段の救急現場で傷病者等の意思確認には、文書に比べてあいまいな口頭でのやり取りでもって、処置の内容を判断したり、医療機関選定をやっているにもかかわらず、当該案件の文書を救急隊が適正に評価することは困難であるとする、この断定的な表現については、医療の質を担保する意味合いから病院前救護をMC体制下にしっかりと位置付けておかなければならないと好意的に捉えられないこともないが、一考を要するであろう。

米国では、正式な様式によるDNRがある場合には、CPRと高度な心臓救命処置（ACLS）は行われない。そして特定の様式が適正に記述されておらず、医師の連署がない場合には、これらの地区のプレホスピタル職員は、救命処置に着手しなければならないとされている。

図６－17　ＤＮＲ

DO NOT RESUSCITATE (DNR) REQUEST

MISSOURI DEPARTMENT OF HEALTH
BUREAU OF EMERGENCY MEDICAL SERVICES

OUTSIDE THE HOSPITAL DO NOT RESUSCITATE (DNR) REQUEST

DNR # 13132

I, ______________________________, request limited emergency care as herein described.
(name)

I understand DNR means that if my heart stops beating or if I stop breathing, no medical procedure to restart breathing or heart functioning will be instituted.

I understand this decision will not prevent me from obtaining other emergency medical care by outside the hospital care providers and/or medical care directed by a physician prior to my death.

I understand I may revoke this directive at any time.

I give permission for this information to be given to the outside the hospital care providers, doctors, nurses, or other health personnel as necessary to implement this directive.

I hereby agree to the "Do Not Resuscitate" (DNR) order.

Patient/Appropriate Surrogate Signature **(Mandatory)**	Date
Witness **(Mandatory)**	Date

REVOCATION PROVISION

I hereby revoke the above declaration.

Signature	Date

I AFFIRM THIS DIRECTIVE IS THE EXPRESSED WISH OF THE PATIENT/PATIENT'S APPROPRIATE SURROGATE, IS MEDICALLY APPROPRIATE, AND IS DOCUMENTED IN THE PATIENT'S PERMANENT MEDICAL RECORD.

In the event of a cardiac or respiratory arrest, no cardiopulmonary resuscitation will be initiated.

Physician's Signature **(Mandatory)**	Date
Physician - Printed Name	Physician's Telephone Number
Address	Facility or Agency Name

MO 580-1936 (8-94)　　EMS-21

THIS DNR REQUEST FORM SHOULD BE KEPT WITH THE PATIENT IN A VISIBLE LOCATION AT ALL TIMES.
THIS FORM WILL NOT BE ACCEPTED IF IT HAS BEEN AMENDED OR ALTERED IN ANY WAY.

DO NOT RESUSCITATE (DNR) REQUEST

また、カナダ、ブリティッシュコロンビア州では、DNARを持っているかどうかを確認する処置規程が作られている。仮に、現場に傷病者の家族がおらずDNARの用紙がない場合でも、傷病者の身体に州が認定するDNARのブレスレットやネックレスがある場合には、CPRを行わないとしている。

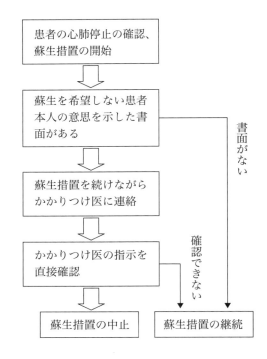

図6-18 救急隊が蘇生措置を中止する手順（イメージ）

6 守秘性

(1) 守秘性の意義

人はプライバシーについて基本的な権利を持っている。守秘性の概念は、私的、個人的な情報に対するものである。医療従事者を規定するそれぞれの法律は、知り得た情報を傷病者の同意なしで他の人に明らかにすべきではない。しかも、身分を失った後も同様とするなど、厳しく律し、罰則付きの規程としている。

救急隊の義務は、処置に関わって得た傷病者情報の守秘性を遵守することである。緊急場面では、困っている自分を助けに来た人に対し、正直に何でも話そうという態度を取るのが一般的である。特に、職業上、救急隊は自分のプライバシーを守ってくれるものと信頼しているからである。その信頼が正当な理由もなしに破られたならば、傷病者は非常に困惑して不快な思いをするだけでなく不利益を受け、ひいては医療従事者全体に対する信頼を失うことにもなりかねない。

情報が第三者に漏れる恐れがあると自分の病歴等を提供することに協力しなくなり、救護活動が適切に行えなくなる可能性が生じる。例えば、ショック時に心疾患の現病歴を明らかにしないと、輸液処置を判断するかもしれず、さらに重症化の事態を招きかねない。

一方、後述するように児童虐待防止法、高齢者虐待防止法などのように、被害者そのものを守るために情報の公開が法律によって求められているものもある。しかし、倫理的なジレンマは、それ以外の場合で秘密の情報を明らかにすることが保健衛生上の利益、公共の福祉に資するときに、倫理と守秘性の対立が起きる可能性がある。

ケース　秘密の保持(1)

> 自動車事故に出動。青年が正面衝突を起こし、相手車のドライバーが死んだ。傷病者は軽いケガをしただけである。搬送の準備中に、その青年は事故が起こるしばらく前にコカインを使ったと救急隊に打ち明けるが、情報を秘密にしておいて欲しいと頼む。車内には、それらしきものが散乱している。これを傷病者搬送時に医療機関に持参すべきかどうか、覚せい剤取締法の観点から迷っている。

このケースの場合、覚せい剤の濫用による危害を防止することが保健衛生上の利益であるが、覚

せい剤取締法では所持の例外について救急隊には言及されておらず、これを傷病者と一緒に医療機関に持参することは法に抵触してしまう。

このような犯罪事実の搬送先医療機関医師への報告について、横浜市消防局の対応を紹介すると、事実があるにもかかわらず警察官への通報を行わない場合でも、事実関係を搬送先医療機関の医師に報告するとし、さらに疑いがある場合は警察官へ通報を行わず、医師には報告するとしている。このように司法機関に対する捜査の観点からの報告よりも、医療的側面から傷病者の利益に重きを置いた医師への報告を徹底させている。

覚せい剤取締法

> （所持の禁止）
> 第19条　次に掲げる場合のほかは、何人も、覚せい剤原料を所持してはならない。（覚せい剤原料輸入業者、研究者、医師、薬局開設者等以外には、郵便もしくは信書便又は物の運送の業務に従事する者がその業務を行う必要上覚せい剤原料を所持する場合）

(2) 秘密義務の適用除外

ケース　秘密の保持(2)

> 路上で歩行者転倒の場面に出動した。友人がハンカチで傷病者の前腕の出血部位を押さえている。自分はヒト免疫不全症候群のキャリアであると傷病者が告げる。現場で血液に暴露した可能性のある友人に、その旨を告げるべきであるかどうか。その行為は何らかの倫理的原則に違反するのか。

秘密を破る必要がある場合、あるいは妥当性がある場合、例えば感染症の一部、児童虐待、高齢者虐待、配偶者虐待（DV）のように当事者の利益になる事実について報告を求め、その場合は秘密を漏らしたことで罰せられないとする法律がある。

救急救命士法第47条には、正当な理由がなく業務上知り得た人の秘密をもらしてはならないと規定されており、守秘義務の免除について法令による行為以外の正当な理由を、上記のケースで説明する。

傷病者の秘密を守るために、これを隠した場合には、その感染によって友人に被害を及ぼすことが当然予想される。このような場合には、むしろその秘密を必要な関係者に知らせ、これに対処する適切、有効な措置を執らせることが望ましく、かつ必要である。

個人の秘密は、これを尊重し、保護することを原則とするものではあるが、同時に、その秘密を保つために公共の福祉が害されることは許されず、このような場合には、個人の秘密が侵されるのもやむを得ないことである。したがって、この場合に秘密を漏らす者があったとしても、その犯罪は成立しないとするのが法の建前である。

第6章　救急隊（救急救命士）の役割と責任

感染防止対策　救急業務等の実施に当たってのAIDS感染防止対策の確立について（昭和62年4月30日消防救第38号各都道府県知事あて消防庁次長）

> 感染のおそれがある事故が発生した場合における事後処理体制の整備については、救急隊の搬送に係る傷病者が医療機関においてAIDS傷病者又はAIDSウィルスの感染者と診断された場合における当該医療機関から消防機関への救急隊員の感染防止の観点からの適切な連絡体制等を盛り込んでおくべきであり、体制整備にあたっては、都道府県の消防主管部局、保健衛生担当部局、医療関係機関等と事前に協議しておくこと。

児童虐待防止法

> （児童虐待に係る通告）
> **第6条**　児童虐待を受けたと思われる児童を発見した者は、速やかに、これを市町村、都道府県の設置する福祉事務所若しくは児童相談所又は児童委員を介して市町村、都道府県の設置する福祉事務所若しくは児童相談所に通告しなければならない。
> 2　前項の規定による通告は、児童福祉法第25条第1項の規定による通告とみなして、同法の規定を適用する。
> 3　刑法の秘密漏示罪の規定その他の守秘義務に関する法律の規定は、第1項の規定による通告をする義務の遵守を妨げるものと解釈してはならない。
> （高齢者虐待の防止、高齢者の養護者に対する支援等に関する法律や配偶者からの暴力の防止及び被害者の保護等に関する法律に同様な規定内容がある）

　これらが最終的に求めていることは、住民の安全・安心への願いを最優先とした公共の福祉の実現である。守秘性を破る正当な理由が考慮に入れられているのは、社会的な観点から、無防備（害、おそらく死からの保護）な人と公衆（子供や高齢者に対するより安全な環境）への利益は、特別な人のプライバシーに対する権利より重視されるとしている。

(3) 具体的な行動化

　傷病者の守秘性は重要な原則であるが、次の「ポイント　原則の特定化」のように夫に危害が及ぶのを防ぐ無危害の原則と対立する。ここで守秘義務を傷病者が他人に悪意を以て危害を加えることを表明している場合に限って、傷病者の同意を得ずして他人に漏らすと特定化する（これを「原則の特定化」という）。このように原則が対立した場合には、特定化によって具体的な行動を引き出すようにする。

　また、守秘性によって他人に重大な危害を及ぶ恐れのある場合には、無危害の原則を優先するとし、対立する原則を比較して、いずれに重みがあるかを判断する。これを「原則の比較考量」という。仮に守秘性を優先させる場合、守秘性は犯すことのできないものではないので、医療従事者同士へ情報を知らせる、または傷病者の脅威が関わりを持った人に及ぶ場合も同様に、「傷病者の自律尊重の原則＜善行、公共の福祉優先」でもって判断すべきである。

ポイント　原則の特定化

家庭内での配偶者に対する暴力行為で妻が被害にあう。傷病者の妻が救急車内で「治療を終えたら夫に必ず復讐してやる」と喚いている。救急隊は妻の秘密を守る義務を負っており、妻の自律を尊重しなければならない（自律尊重の原則）。

これは、夫に危害が及ぶのを防ぐ無危害・善行の原則と対立するので、守秘義務を「他人に悪意をもって危害を及ぼすことを明言している場合に限って、本人の同意を得ずにこの情報を他人に漏らす」と特定化すると、守秘義務と無危害・善行の原則とのジレンマは起きなくなる。

刑事訴訟法

（官吏又は公吏の告発）
第239条第2項　官吏又は公吏は、その職務を行うことにより犯罪があると思料するときは、告発しなければならない。

前「ケース　秘密の保持(2)」も同様で、秘密保護による傷病者の利益と友人への感染の危険防止（公共の福祉）とを比較し、友人へ秘密を打ち明けることで、友人に健康をもたらす利益の方がより大きいので正当な理由があると言える。

図6－19　守秘義務の捉え方

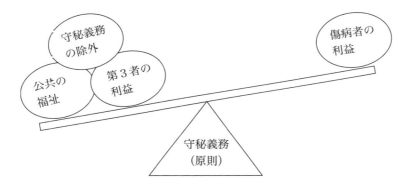

7　同意

（1）基本的な要素

同意能力（精神的に成熟しており、侵襲の意味が理解でき侵襲によって自分の身にどのような結果が生ずるかを判断する能力）のある傷病者は、これから受ける処置を自らが判断し、決定する法的権利（自己決定権）を有する。

この権利は、傷病者と医療従事者との相互信頼関係を確保するための基本的な要素である。憲法、医療法のいずれにも明示はないものの、自ら決定・行動できる権利として、これらに反映されている（「第7章傷病者管理、第2傷病者への適切な説明」を参照）。

(2) 同意能力の判断

傷病者にサービスを提供する際、傷病者の意思を無視した行為は、適応がありその技術が正当なものであっても違法であると捉えられている。次の事例のように、傷病者が処置を拒否する場合に法と倫理との対立が生まれてくる。

ケース　不搬送への明確な意思表示（裁判事例）

> （概要）
> 飲酒後にタクシーから下車しようとして後頭部を路面で打ち、通行人から救急要請された。一旦は救急車内に収容し、搬送先病院まで決定していたものの傷病者本人が執拗に搬送を拒否したために、親族に事情を説明して引き渡す。その後、意識がないとの119番通報があり病院へ搬送されて、緊急手術が行われるも、後遺障害が残る。
>
> （裁判所の判断）
> 明確に傷病者自身が搬送を拒否したことに対して、救急業務が傷病者等の求めに応じて行われる公的なサービス、給付行政的な活動なので、正常な判断能力を有する傷病者等の意思に反してこれを搬送することは許されない。

救急隊は、これほどまでに痛みのある人が、なぜ医療機関へ行きたがらないのか理解できないかもしれない。「頑なに拒否し続けている傷病者を無理に連れて行けるのか？」「傷病者にとって一番良い選択だと思っていることを傷病者本人が拒否している場合、救急隊が適正と判断したことに関心を持たせるにはどうすべきか？」

能力ある傷病者は、医療処置を受けるか、受けないかを自ら決める基本的な権利を有する。これは傷病者の自律性の中核となる。この権利を行使するために、傷病者は十分な情報をもとに決定をすることと、侵襲、苦痛を伴う適切な処置に対する危険（あるいは実施しなかった場合の結果）と、処置による利益を秤にかける精神的な能力を持つとみなされる。

当然に同意を妨げたり、意に反した同意を誘導しないよう、相手に強制力を与えない情報（虚偽の説明、故意に情報を与えないことを含む）が提供されなければならない。

傷病者を救急隊の判断で病院へ強制的に連れて行く。あるいは治療を行うために黙示の承諾の捉え方が適切な場合もある。緊急状態下で傷病者とのコミュニケーションが取れないと同意が得られず、その意思も確認できない。

この事例では、傷病者は救急隊の説明に対し明確な意思表示をし、明確な見当識があり、判断ができ能力に応じた質問回答をしている。現場を引き上げる前に、法的に救急隊擁護の立場から内規等に規定されたことをやるだけでなく、傷病者が本当に自身の問題を理解し、提供情報に基づいて適正に判断していることが確証できなければならない。

救急隊にとっては、傷病者本人の自由な意思決定を侵害しかねず、懸念が生じると決定が難しいかもしれないが、自己決定権を行使できているならば、傷病者の希望を受け入れてそのままにしておく。

図6−20 傷病者の自律性と救急隊の判断が一致しない

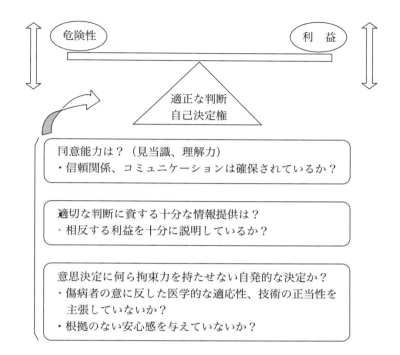

ケース 搬送辞退への誘導（裁判事例）

警察署内で傷病者。顔面、頭髪、衣服に血液付着、救急要請。救急隊到着時、署内の長いすに横たわっていた。嘔吐跡あり。JSC 10、左目周囲の腫れあり。身体付着血は鼻出血で、緊急性はないと判断。到着した家族に、飲酒のため受け入れ医療機関がない、軽症で緊急性がない旨を説明。家族から搬送の要望があったが、かかりつけでないと診てくれないなどの理由で救急隊は搬送を断る。様子がおかしくなったら救急車を要請する旨を伝え、不搬送承諾書に署名をもらう。

（裁判所の判断）

家族らの1人が不搬送同意書に署名し、家族らが原告を自宅に連れて帰ったとしても、それは、搬送を依頼したのにできないとされた結果、止むを得ずになされた対応というべきであって、こうした対応をしたからといって、原告の家族らが原告の搬送を拒否し、あるいは不搬送を承諾したもの、つまり「反対の意思表示」をしたものと評価することはできないとして、救急隊が原告を搬送する義務を免れることはないと判示した。要するに、救急不搬送が許容される場合の「反対の意思表示」とは、傷病者等の自由な意思表示でなければならないことになる。

8 限られた医療資源の適正配分

医療資源と義務を公平に配分することは、倫理的な価値の一つとして一般的に許容できるものである。公平性は、救急医療体制あるいは組織の政策に反映されるのが一般的である。健康管理を適正に

第6章 救急隊（救急救命士）の役割と責任

希求するシステムにアクセスする権利は、元来、地域住民に等しく提供されるべきであり、そのために資源をどのように配分するかが政策的に検討される。

例えば、行政施策の観点から出動件数の増加に伴う救急隊配置数の増強、あるいは救命率向上の観点から一定時間内での現場到着を目標にした、適正配置についての体制整備がある（救急車の適正配置数∝出動件数、現場到着時間）。

（1）救急医療体制

時間、傷病者、事故種別の如何を問わず、要請に応需する基本的な原則や傷病者の重症度・緊急度の区分をもとに、それぞれの診療機能レベルに対応する救急医療体制が基本的に整備されている。これにより、住民は限られた救急医療の資源によるサービス提供を公平に享受できるようになる。

A体制；医療機関の診療レベル、機能を全然考慮に入れず、傷病の軽重、症状・病態等にかかわらず直近の医療機関へ搬送すると仮定する。"軽症者＞重症者"の場合、医療機関の多くの資源が軽症者に投入されることになる。

B体制；救急隊が医療機能レベル、搬送距離等に応じて傷病者の搬送先を振り分けるもので、必ずしも最も近い医療機関への搬送とは限らない。

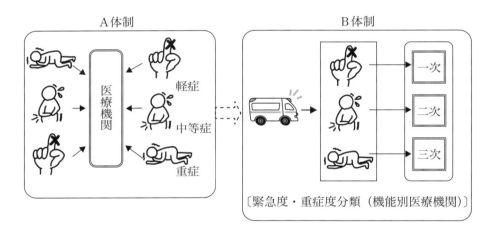

図6－21　効率的な救急医療体制の整備、活用

（2）電話救急医療相談

医療従事者が電話を介して傷病の緊急度を判断し、それに応じた情報（医療機関情報、救急車を含めた搬送手段に関わる情報）を提供する電話救急医療相談が、一部の都道府県・市で開始されている。これは想定疾患を念頭に置き、救急車要請、受診の緊急度合いを4つのカテゴリーに分けて対応するものである。

これらのいずれも、地域住民の生命を等しく守るのに不可欠な福祉公共サービスの社会基盤として住民に提供されるが、資源（医療スタッフ、施設数）が傷病者に対するニーズを満たさないときに下される決定が問題になる。

表6-4 電話救急医療相談（東京消防庁の例）

緊急度カテゴリーと対応例
（「橙」「黄」カテゴリーを省略）

カテゴリー	全般（例）	痛み（例）	対応	相談者への説明（例）
「赤」カテゴリー	Aの障害、Bの障害（呼吸不全）、Cの障害（ショック）意識障害、痙攣、発疹、大量出血、激痛など	激痛（耐えられない）しばしば今までで最悪、経験したことのないような痛みで、痛みのためにその他の動作ができない	119番への転送（「赤」対応）。	お話をお伺いしたところ、「今すぐ救急車で」病院に行かれたほうがいいと思います。119番に話しますのでそのままお待ちください。
「緑」カテゴリー	微熱など		緊急性は低い。救急車以外による当日ないし翌日の日勤帯の病院受診を勧める。」週末の場合には希望に応じて病院案内を行う（「緑」対応）	お話をお伺いしたところ、「明日には（週末なら明後日も含む）病院に行かれたほうがいいと思います。××科がいいと思います。どこか知っている病院か、かかりつけはありますか？→「病院紹介後」→○○病院をご紹介します。

　このことは大規模災害時のように住民のニーズが当局の管理能力、医療資源を超過した場合だけでなく、平時において傷病者の自律性（自己決定権）が前面に強く表れたときに、倫理的問題（ジレンマ）が起きてくる。このように資源の配分に関する倫理的問題（ジレンマ）は、実際の活動面と政策面から生じてくるのが特徴的である。

(3) 検討事例
　以下は、現場における倫理的問題（ジレンマ）のケースである。

ケース　合理性がないと思われる傷病者の希望

> 74才の男性宅に出動。軽い胸の痛みを訴えている。彼は、かなり距離のある救命救急センターへ連れて行って欲しいと訴える。ここは、彼が数年前心臓手術を受けたところである。傷病者の病歴、身体検査、心電図所見に基づき、MC医師に相談して、救急隊は安定化を図るために近くの医療機関へ連れて行くことを決める。それでも男性は、救命救急センターへ連れて行って欲しいと頼んでいる。

　限られた資源の均等配分について考えてみる。同一事故現場に、父親、息子の2人の傷病者、重症度・緊急度は「父親＞息子」。受傷そのものにより父親のほうが生命力は低くなるが、彼らの状態にかかわらず同じ量の関心と資源を受けることが、究極の均等化かもしれない。
　しかし、父親は瀕死の状態であり、息子と均等の対応では助かるはずの命も救われない。そこ

で、社会全体としての合意（生命を救う）に基づく関心と資源を父親、息子はそれぞれのニーズの度合い応じた相応の提供を受けることになる。救急隊が緊急度・重症度を「父親＞息子」と判断したならば、父親が優先的に搬送され、より多くの資源が投入される。これは、「治療による傷病者の利益」「治療の緊急性」が最大限に考慮されたものである。

仮に重症度・緊急度が「父親＝息子」の場合はどうだろうか。「治療によって得られる生活の質の変化（QOL）」「傷病者の利益の持続時間」は、息子により多くの利益がもたらされるだろうし、また、潜在的な生命回復力をベースにした「治療を成功させるに必要な資源の量」は息子のほうが少なくて済むかもしれない。これは年齢、社会的地域、職業、経済能力等にかかわらず、すべての傷病者が平等に扱われるもので、多くの人に最も良いことを提供することにつながる（集団的社会保障の原則）。

図6－22　生命を適正レベルに維持するため資源配分

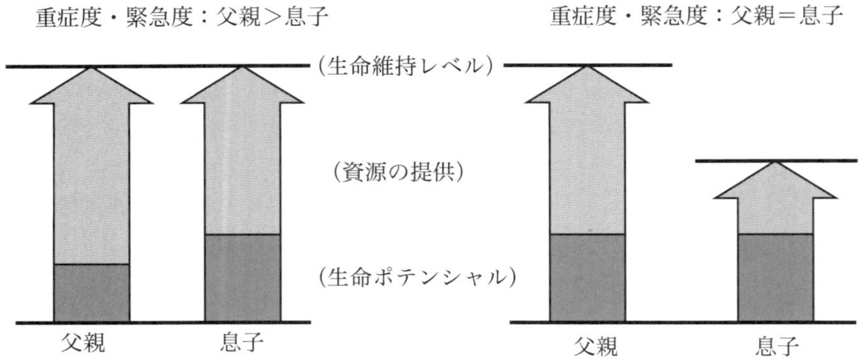

図6－23　医療資源の配分の際、考慮すべき要素＝医療的見地からみた必要性に関する要素

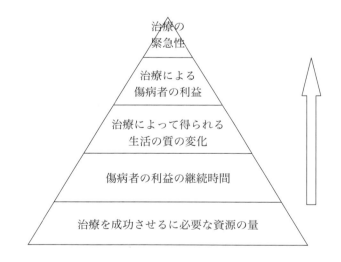

医療を提供する際に、考慮に入れるべき要素を述べたが、反対に患者の経済能力、社会的地位、職業、扶養家族の有無は、考慮に入れてはならない。

防ぎ得る外傷死（PTD；Preventable trauma death）を解消するために軽症者の救急車利用を抑制し、重症者へすぐに対応できるようにすべきであるという意見をどう捉えるか。当然に、倫理的な問題として提起なので、施策的に救急車台数を増やせば解決するが、配備総数が限定されてい

ることを前提にしたものである。

　樋口は、我が国の救急出動については、考慮してはいけないとされる要素も考慮しない代わりに、考慮すべき要素も考慮せず、もっぱら119番を申し込んだ順で出動がなされてきた。これは医療倫理に反する。言い換えれば、トリアージを行わないことは医療倫理に反する行為であるとしている（「医療と法を考える—救急車と正義、有斐閣」）。これは軽症者を完全に切り捨てるということではなく、医師による専門的立場からの症状・予後説明等が電話等で行われることが前提にある。

　救急車が1台しか配備されていな消防本部で、管轄外の医療機関への搬送依頼があった場合に、一定の搬送所要時間内で要望に応じるとの原則を特定化する救急車の運用方式は、公平の配分の優先から容認できるものであろう。

9　傷病者に関するその他の倫理的な原則

　傷病者に対する倫理的原則には、無益な処置、処置を行う法的義務、傷病者の擁護者、救急救命士の説明責任、医者の補助者としての救急隊の役割に関するものもある。

（1）　無益な処置

　医療機関搬送の判断に関しての倫理的問題（ジレンマ）については前述したが、ここでは傷病者の状態に応じた処置等について検討してみる。

　処置の目的について既に合意が形成されていたり不備がない場合は、無益性についての判断は論争にならない。例えば、頭部離断、死後硬直の明らかな死の徴候がある傷病者は、心肺蘇生の処置は無益であり実施すべきではない。そのことが目的に叶わない、あるいはまったく効果がないならば、これは無駄・無益な行為である。しかし、どのようなケースを無益と定義づけるか、これは大きな倫理的問題（ジレンマ）を醸し出すかもしれない。無益な処置を行うときは、MC医師と相談し行動方針を決める。

　現場での自己心拍再開、電気ショックの適否、目撃者の有無、バイスタンダーCPRの有無や処置の継続時間、さらには救急隊の応答時間などが無益な蘇生に終わるか否かを判断するのに有用であったとする一方、蘇生中止基準が信頼できるのは、院内や救急部門内に限られるとする研究もある（JRC蘇生ガイドラン2010）。

図6-24　倫理的問題（ジレンマ）からみた処置

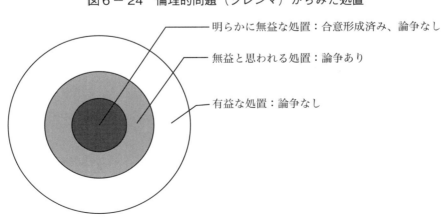

第6章　救急隊（救急救命士）の役割と責任

　無益と思われるときに、処置を実施しない場合を考えてみよう。この考え方は現場の救急隊にとっても一見魅力的に思えるかもしれない。救急現場において、どのような場合を無益な蘇生であると定義するのか、処置が役に立たないと誰が決定するか問題が複雑である。

　現在、看護の分野では、在宅での看取りを推進していくなかで、主治医が到着するまで遺体を長時間そのままにしておかねばならないケースや、嘱託医による24時間対応がない特別養護老人ホームなどで、最期の段階で看取りや死亡診断目的で入所者を病院搬送せざるを得ないケースなどへの対応として、本来は医師が行う脈や瞳孔などの死亡の確認を、看護師が代行できるようにする方策の検討が開始されている。

　これは病院前救護体制における課題提起でもあり、この方策が救急隊にも適用できるか検討に値するだろう。特定の資格付与者に決定権を与える、または2名以上の隊員の判断でもって決定させるなど、社会的な合意の得られる有益なガイドラインの作成が、今後、検討の場に上げられるかどうか興味ある。

次のケースをクリティカルシンキングで検討してみよう
　ケース　明らかな死亡者への対応

> ① 3ヵ月の赤ちゃんが数時間前に明らかに死んでいたとわかっていた。「助けて、助けてください。」と母は叫んでいる。たとえ無益であったとしても、救急救命処置を実施することを決める。この決定は倫理的か？
> ② 救急救命センターで死亡確認された傷病者。家族が30分後に到着するので、その間、自動心臓マッサージで処置を継続する。この決定は倫理的か？

（2）救急業務を行う義務

　自治体の消防機関に属する救急隊が傷病者を救護する法的義務（応急処置の実施、医療機関搬送）を考察してみる。日本国憲法第13条（個人の尊重）、第25条（生存権）には国民の基本的な権利が述べられ、消防法、消防組織法においては、消防の立場から国民がよりよい消防サービスを受けるように期待されている。これは国民の権利と、それに応じた消防としての責任を義務付けたもので、救急の対象者の救護を担う責任を救急隊が当然に負うものである。

　その責任としての救護の内容には、消防法第1条（目的）、第2条第9項（救急業務とは）にあるように傷病者の搬送や応急の手当があり、傷病者の権利を擁護する救急隊の責任である。責任とは、立場上当然に負わなければならない任務や義務で、自分のしたことの結果について責めを負うこと、法律上の不利益又は制裁を負わされること、特に違法な行為をした者が法律上の制裁を受ける負担であり、傷病者のために最大限の能力を駆使して事をなすことである。

　病院前救護で救急隊は、傷病者救護の法的義務を有しており、なすべきことをなさないことは問題になる。傷病者が救急隊を要請する目的は、処置の実施、医療機関への搬送等のサービスを求めているので、全面的に彼らのニーズに応えなければならない。

　米国では、傷病者の支払い能力によって、処置内容が決まるが（経済的なトリアージ）、我が国での保健医療体制、病院前救護体制における傷病者の扱いは、理由の如何にかかわらず平等であり、救急隊は傷病者の一番関心のあることをなす義務がある。

医師は診療治療、助産師は保健指導、薬剤師は調剤というように、それぞれの求めがあった場合は、正当な理由がなければこれを拒んではならないと、それぞれの身分法には規定されているが、救急救命士法には当該規定はない。

医師法

> （応召義務）
> 第19条　診療に従事する医師は、診療治療の求めがあった場合には、正当な事由がなければ、これを拒んではならない。

保健師助産師看護師法

> （応召義務）
> 第39条　業務に従事する助産師は、助産又は妊婦、じょく婦若しくは新生児の保健指導の求めがあった場合は、正当な事由がなければ、これを拒んではならない。

活動の内容については、救急隊としての法的義務が課せられるのか（十分な資器材等を持ち合わせていない条件下で救急隊としての知識、技術の適用）、善管注意義務でよいのかなど、異なった様々な状況を提示し、検討してみる。少ない資源を配分する問題を解く鍵は、取り得る行動のすべてを抽出し、競合する原則を試してみることである。

(3) 医師との関係で起こる倫理的問題（ジレンマ）と対応
① 倫理的問題（ジレンマ）の発生要因

救急隊は、健康管理プロフェッショナルとして、まずは傷病者に応えなければならないし、医師の協力者としても応える。これらが競合した場合、対応如何によっては、身の処し方が難しく倫理的問題（ジレンマ）になる。救急隊と医師との間での論争が表面沙汰になることは滅多にないが、両者間における倫理的問題（ジレンマ）の発生要因として、一般的に次の3つが考えられる。

一つ目は、救急隊が禁忌（または適応）であると信じていることを医師が指示する（または指示しない）可能性がある。ショックの危機的状態にある鈍的外傷者に対して現場や長時間搬送途上での静脈路確保を指示しない場合、これは標準的な活動プロトコール（ショック時における輸液の適応対象者）から外れてしまう。

二つ目は、医学的には受け入れられるが、傷病者がまったく望んでいないことを医師が指示した場合である。低血糖の傷病者にブドウ糖溶液の投与を指示された。バイタルサインは、比較的安定している。プロトコールに従って静脈路確保を試みたが失敗、傷病者は肥満体で血管の怒脹が得られない。今まで経験したなかで最悪で、これ以上試みても成功する自信はない。実施のたびにかなりの痛みを訴え、これ以上しないでくれとわめいている。しかし、医師は確保できるまで続けろと言う。

三つ目は、医学的に容認できるが、道徳的に間違っていると信じていることを医師が指示する場合である。鈍的外傷による心停止状態で発見された若い男性のCPRを中止するように言われ

る。心電図モニターのリズムは心静止のままで、死への転帰を辿ることは理解できるが、処置を続けたならば傷病者が蘇生する可能性は完全に零とは言い切れないかもしれない。普段の活動もそのような信念の下に、病院前救護者としてのプロ意識を絶えず見失わずにやってきた。今回、医師の指示に従って、一縷の望みにかけてでも処置を実施しなかったならば、今後、自分の心をさいなみ続けるかもしれない。

図6−25　救急隊と医師との関係で起こる倫理的問題（ジレンマ）及び対応

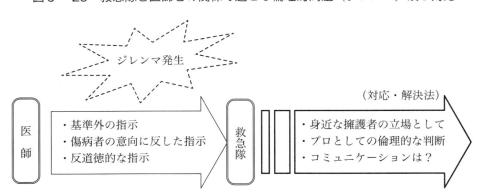

② プロフェッショナルとしての対応

まずは、いずれのケースでも医師の指示を確認し、それを繰り返し医師に聞いて行動する。次のステップとして、自らの判断による介入の必要性、静脈路確保のような介入実施の可能性を検討するために若干の時間を設ける。最終的には、どのようにして傷病者の関心に寄り添って対応した場合に傷病者が満足するかを判断する。これまで述べてきたように倫理の4原則（善行、無危害、公平、自律）について、それぞれの競合する事柄を検討する。

医師との関係における救急隊の役割を考えてみる。救急隊は、医療現場とは極めて異なる病院前救護の状況を踏まえた上で、自身の医療、倫理的判断を持つべきである。自ら進んでどれだけ傷病者の擁護者となれるか、医師の指示に聞き入れなかった場合、自分としてどの程度のリスクを受け入れることができるか、など。

医師の決定がどうあろうと、守らなければならないことを理解するのも重要であるが、有無を言わずに単に医師の指示に従っている、反対に自分の意思とまったく相容れないが、単に従っているとの言い訳は、容易に容認されない。救急隊は指示通りに作動するロボットではない、それ以上のことが期待されているのである。

医師の指示下のチーム構成員であり、不適切な指示を認識し、それを質問する能力と自主性・主体性を有する医師の協力者としても期待されている。モラルに反する行動が期待されているわけでもない。病院前救護の立ち位置で、仮に個のモラルがプロフェッションの期待とまったく一致していないならば、当然のこととして自分のプロフェッションを考え直さなければならない。

医師の指示と一致しないことが稀に起こる。これは、意味合いを十分に汲み取れないままにお互いが話をする、通信が不十分である、現場の状況がよくわからない、要請を受け入れるための十分な情報が欠落しているなどの理由が上げられる。医師との論争は稀かもしれないが、起きたときには進んで傷病者の擁護者になり、傷病者の一番関心あることをするのが、救急隊のプロフェッショナリズムである。

(4) 傷病者の擁護者（advocator）としての倫理的問題（ジレンマ）

医療現場と異なった持異な状況に置かれた傷病者のニーズに応えるために、要請された救急隊が擁護者として果たす役割は極めて大きい。擁護（アドボカシー）とは、病気やケガにより自己の意思を自身で表明できない、あるいは選択できない状況にある傷病者を代弁することである。

傷病者への良かれと思う擁護が、ときに傷病者等や医師に対する救急隊の説明と対立する。例えば、目前のＣＰＡにもかかわらず、傷病者等が処置の実施を希望していない場合には、傷病者に対して最良の対応ができない、彼らの意思を十分に代弁できていないなど、倫理的問題（ジレンマ）を惹起する。

さらに、終末期療養者の死に対して、処置を実施しない旨を家族が判断した場合に、救急隊は苦しい立場に立たされる。極端な場合には、医師が傷病者等の意向とは反対の対応を指示する。このような場合、救急隊は取り得るすべての行動の選択肢についてＭＣ医師と話し合うべきである。また、傷病者等と医師との直接のやり取りでもって納得させることは、傷病者・家族の自己決定権を十分に尊重させるプロセスとして有効である。

対立が起こるときのルールとして、「傷病者等のニーズに応える立場で過ちを起こす」ことが賢明で倫理的である。このように、現場で傷病者等と直接に向き合うのは救急隊であり、傷病者等と救急隊、医師と救急隊との関係の中で倫理的問題（ジレンマ）を抱える。

擁護とは傷病者等の無理難題、すべての要望を聞き入れることではない。そこには傷病者等としての良識ある道徳的観念に基づいた振る舞いが求められており、救急医療体制の中での住民が果たすべき役割を指導しなければならない。これは擁護者である救急隊の任務として捉えるべきである。救急医療体制、病院前救護体制における救急要請の意義、システムに及ぼす影響、健康管理体制における公平性（正義）と平等性の倫理的側面からの教育・指導が必要である。

図６－26　終末期療養者の対応

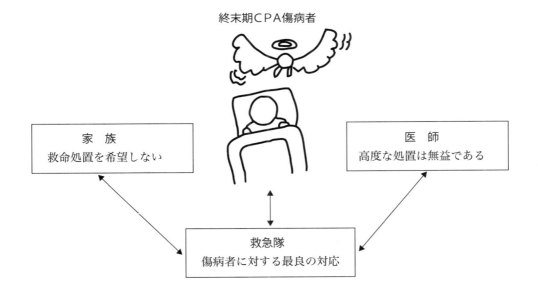

第6章 救急隊（救急救命士）の役割と責任

ケース　医療機関選定

（設問）
　傷病者は重症。直近のA救命救急センターでは、集中治療室に空きベッドがないので変更するように医師に言われた。傷病者の状態の緊急性を繰り返して話すが、それでも変更するように言われる。さらに遠距離にあるB救命救急センターに搬送せざるを得ない状況になる。
　救命救急センターの要件として、「常に傷病者を受け入れること」とある。医者の命令を無視し、傷病者をAセンターへ搬送することを決める。医者の命令に従わないことを正当化できるか？

（見解）
　救急隊は傷病者の症状や程度に適した医療が受けられる医療機関を選定し搬送する義務がある。しかし、これは消防が傷病者を医療機関に収容させる指揮権を医療機関に対して有しているわけではない。消防と医療機関は、あくまでも協力関係に基づき消防は医療機関選定を行っている。したがって、医療機関が収容を拒否しても、救急隊が責任を問われることはない。法的権限を持って医療機関に入院させることはできず、他を探さざるを得ない。

10　調査・研究

　病院前救護領域での研究が進んでいるとは言えない。病院前救護の学問体系も確立されていない現状であるが、専門職としての教育や実践を向上させるためには、今後、病院前救護に関する研究は必須である。研究対象には、現場活動要領、資器材、医療体制、傷病者との関わり等があり、特に人を対象に研究する場合には、研究者と対象者との間に関係性が生まれるので倫理的な配慮が必要となる。
　病院前救護の研究の際に対象者を擁護すべき権利として、次の4点が上げられる。

① 自己決定の権利
　研究に参加するかどうかについては、対象者の自由な意思のもとに研究協力を求めるものであり、対象者自身が決定する権利である。この権利の行使で大切なことは、自らの意思で決定ができるよう、十分なインフォームド・コンセントが前提となる。

② 不利益を受けない権利
　研究に参加する、参加しなくても何ら不利益を受けない権利である。例えば、学生を対象に病院実習のアンケートをする場合、不参加の学生の成績にハンディを与えることは、絶対に避けなければならない。

③ 情報を得る権利
　研究の目的、研究方法、研究参加によって受ける良い影響や悪い影響、個人情報の保護方法、研究成果の公表方法等の情報を得る権利である。

④ プライバシー確保の権利
　プライバシーに関する質問を拒否する権利、研究データから対象者が特定されないことを求める権利である。

このように研究対象者となる人たちの権利を保護するためには、研究についての倫理審査委員会を設置し、審理・許可の下に取り組んでいかなければならない。

11 組織としての倫理的問題（ジレンマ）への取り組み

　病院前救護の特徴として、第三者の介在が少ない閉鎖的な場での救急隊と傷病者等との相互作用であることが上げられる。しかし、病院前救護は組織活動の一環であり、倫理的問題（ジレンマ）への取り組みを個人の責任に負わすのではなく（これこそ自体が倫理的なジレンマであるが）、適切に解決していくためには組織的な取り組みが必要である。傷病者等との間で対立した主張、対話した内容、それについての決断を上司へ報告をする。

　これまで述べてきたように、病院前救護に伴なう倫理的問題（ジレンマ）は非常に複雑で、必ずしもタイムリーに適切な助言が与えられずに、絶対的な正解は見つからないかもしれない。しかし、問題をきちんと受け止めて、組織として積極的に考えていく雰囲気作りが大切である。

　例えば、医療安全管理と同じような「情報収集→分析→フィードバック→評価」の手順を取り入れ、より望ましい問題解決に向けての対策を検討する。そのためにも日々の救急活動で遭遇するインシデント・アクシデントを報告させ、全員が問題の存在を共有し、共に検討・学習の機会を設ける、さらには専門家の積極的な関与を求めるなどの組織体制作りが望まれる。

資料

1－1　医の倫理綱領

　医学および医療は、病める人の治療はもとより、人びとの健康の維持もしくは増進を図るもので、医師は責任の重大性を認識し、人類愛を基にすべての人に奉仕するものである。

1．医師は生涯学習の精神を保ち、つねに医学の知識と技術の習得に努めるとともに、その進歩・発展に尽くす。
2．医師はこの職業の尊厳と責任を自覚し、教養を深め、人格を高めるように心掛ける。
3．医師は医療を受ける人びとの人格を尊重し、やさしい心で接するとともに、医療内容についてよく説明し、信頼を得るように努める。
4．医師は互いに尊敬し、医療関係者と協力して医療に尽くす。
5．医師は医療の公共性を重んじ、医療を通じて社会の発展に尽くすとともに、法規範の遵守および法秩序の形成に努める。
6．医師は医業にあたって営利を目的としない。

1－2　看護者の倫理綱領

（前文）
　人々は、人間としての尊厳を維持し、健康で幸福であることを願っている。看護は、このような人間の普遍的なニーズに応え、人々の健康な生活の実現に貢献することを使命としている。

看護は、あらゆる年代の個人、家族、集団、地域社会を対象とし、健康の保持増進、疾病の予防、健康の回復、苦痛の緩和を行い、生涯を通してその最期まで、その人らしく生を全うできるように援助を行うことを目的としている。

看護者は、看護職の免許によって看護を実践する権限を与えられた者であり、その社会的な責務を果たすため、看護の実践にあたっては、人々の生きる権利、尊厳を保つ権利、敬意のこもった看護を受ける権利、平等な看護を受ける権利などの人権を尊重することが求められる。

　日本看護協会の『看護者の倫理綱領』は、病院、地域、学校、教育・研究機関、行政機関など、あらゆる場で実践を行う看護者を対象とした行動指針であり、自己の実践を振り返る際の基盤を提供するものである。また、看護の実践について専門職として引き受ける責任の範囲を、社会に対して明示するものである。

　（条文）
1．看護者は、人間の生命、人間としての尊厳及び権利を尊重する。
2．看護者は、国籍、人種・民族、宗教、信条、年齢、性別及び性的指向、社会的地位、経済的状態、ライフスタイル、健康問題の性質にかかわらず、対象となる人々に平等に看護を提供する。
3．看護者は、対象となる人々との間に信頼関係を築き、その信頼関係に基づいて看護を提供する。
4．看護者は、人々の知る権利及び自己決定の権利を尊重し、その権利を擁護する。
5．看護者は、守秘義務を遵守し、個人情報の保護に努めるとともに、これを他者と共有する場合は適切な判断のもとに行う。
6．看護者は、対象となる人々への看護が阻害されているときや危険にさらされているときは、人々を保護し安全を確保する。
7．看護者は、自己の責任と能力を的確に認識し、実施した看護について個人としての責任をもつ。
8．看護者は、常に、個人の責任として継続学習による能力の維持・開発に努める。
9．看護者は、他の看護者及び保健医療福祉関係者とともに協働して看護を提供する。
10．看護者は、より質の高い看護を行うために、看護実践、看護管理、看護教育、看護研究の望ましい基準を設定し、実施する。
11．看護者は、研究や実践を通して、専門的知識・技術の創造と開発に努め、看護学の発展に寄与する。
12．看護者は、より質の高い看護を行うために、看護者自身の心身の健康の保持増進に努める。
13．看護者は、社会の人々の信頼を得るように、個人としての品行を常に高く維持する。
14．看護者は、人々がよりよい健康を獲得していくために、環境の問題について社会と責任を共有する。
15．看護者は、専門職組織を通じて、看護の質を高めるための制度の確立に参画し、よりよい社会づくりに貢献する。

（参考文献）
1) Mick J Sanders,PARAMEDIC TEXTBOOK,Mosby
2) Joseph J.Mistovich,eight edition ,PREHOSPITAL EMERGENCY CARE,BRADY
3) Bryan E. Bledsoe, ESSENTIALS OF Paramedic Care, second edition BRADY
4) 窪田和弘　救急隊の成長を促すレシピ　そのノーブレス・オブリージュなるもの　近代消防社
5) 特集　救急活動とストレス　救急隊員の健康を守るための睡眠学　プレホスピタル・ケア　第27巻第4号（通巻122号）東京法令
6) 小川鑛一　イラストで学ぶ看護人間工学　東京電機大学出版局
7) JAMES D. HECKMAN,MD CHAIRMAN：EMERGENCY CARE AND TRANSPORTATION OF THE SICK AND INJURED、EDITORIAL BOARD、AMERICAN ACADEMY OF ORTHOPAEDIC SURGEONS
8) Brent Q.Hafen、Keith j .Karren：Prehospital Emergency Care & Crisis Intervention、Second Edition、Morton Publishing Company
9) 松井豊ほか　惨事ストレスへのケア　ブレーン出版、2005年
10) 金吉晴ほか　心的トラウマの理解とケア　第2版　じほう、2006年
11) 岡崎寿美子・小島恭子　ケアの質を高める看護理論　－ジレンマを解決するために－　医歯薬出版株式会社
12) 樋口範雄　医療と法を考える―救急車と正義　有斐閣
13) 野崎和義・柳井圭子　看護のための法学[第2版]－自律的・主体的な看護をめざして　ミネルヴァ書房
14) 大谷實　医療行為と法[新版]　弘文堂
15) 髙橋正春　医療行為と法律　医学書院
16) 看護学概論　新体系　看護学全書　メディカルフレンド社
17) 看護理論　系統看護学講座　医学書院
18) 電話救急医療相談プロトコール　－電話による傷病の緊急度・重症度評価のために－　監修日本救急医学会　編集東京都医師会救急委員会他　へるす出版
19) 小島通代　看護ジレンマ対応マニュアル　傷病者中心のための医師とのコミュニケーション　医学書院
20) フライS（片田範子他訳）　看護実践の倫理　倫理的意思決定のためのガイドライン　日本看護協会出版社
21) Jonsen,A,R. ほか（2002）著　赤林朗ほか監訳　臨床倫理学　第5版　新興医学出版社
22) 丸山富夫　救急活動と法律問題　救急紛争を防ぐための事例研究　東京法令出版
23) JRC蘇生ガイドライン2015　一般社団法人　日本蘇生協議会　医学書院
24) 太田拓野　北米における終末期医療事情　プレホスピタルケア　第29号第5（通巻135号）　東京法令出版
25) 新 救急接遇要領　救急業務研究会　東京法令出版

IV編

病院前救護の実際

第7章　傷病者管理

第8章　現場行動

Prehospital care

第7章　傷病者管理

第1　傷病者管理の基本

　病院前救護における傷病者の対応は、救急医療に限らず医療全般と比べてみても極めて特異的である。傷病の突発した初期の段階で、第三者からまったく手付かずの状態にあるコントロールの難しい傷病者や家族の情緒的変化に救急隊が真っ先に直面せざるを得ない。ましてや、この情緒的変化を管理する上で最も大切なコミュニケーションさえも、十分に行なえるような状況でないことがある。

　生命の危機的状況にある傷病者等の特異な反応への対応は困難を極め、このような背景が傷病者等との間にトラブルを発生させ、救急隊に大きなストレスをもたらしかねない（「第6章救急隊（救急救命士）の役割と責任、第4病院前救護におけるストレス」を参照）。

1　傷病者の一般的反応

　これまで普通に生活していた者が突然、病気やケガを負うと、一般的に恐怖、悲しみ、怒りなどの情緒的な反応を示す。この傷病者の反応は、本人がこれまでに数々のストレスへどのように関わり対処してきたか、周囲の人が傷病者にどのように関わっているかによって決まる。病院前救護の現場は、傷病者の様々な情緒的反応に満ち溢れた状況にある。

　内科的疾患の場合には、一般的に健康状態から病気に移行する連続的な過程の中で痛みや不快感等を覚え、心身の活発さが徐々に薄れてくる。外科的損傷の場合には、これまで健康に活動していた者が、外的要因により身体のいずれかの部位に急激な障害をきたす。傷病者はこの決定的な身体機能の欠損や衰えを認めせざるを得ないにもかかわらず、病気やケガの受け止め方は様々である。

　救急車を使用する人が傷病の受け止め方や対処に特別な価値観を持つように、ある意味では個別的な対応が求められ、傷病の主観的な捉え方が救急車要請の強い要因になっている場合には、身体的な傷病以外の情緒的・人格的な面へも配慮も欠かせない。いずれにしろ、自分自身で、時には他人によってもコントロールできない緊迫した傷病者の状況を強く受け止めて対応しなければならない。

　医療機関へのアプローチとして自力通院か、救急車要請の何れを選択するかは、客観的に同じ傷病程度であっても傷病者の主観的な捉え方（主訴、経験の度合い、発症時間など）、社会的な地位、介助者・搬送手段の有無、医療機関までの距離等の判断要素に大きく左右される。結果的に軽症であっても救急車を利用する人、反対に重症であっても救急車を利用せずに自力で受診する人がいるように、救急医療体制の中に取り込まれた傷病者は、一般の外来通院患者と異なり、自分の身に起きた傷病への認識やその対処に自分なりの特別な価値観を持っている。

第7章　傷病者管理

病気やケガになった傷病者が病院前救護で示す反応には、次のようなものがある。
① 恐怖
　痛み、不具・不治、死への恐怖、不具・不治から生じる社会的、経済的な面への恐怖がある。
② 不安
　急に身体の動きが自由にならないとき、ほとんどの傷病者は自分自身をどのようにコントロールしたらよいかわからない事態に陥り、藁にもすがる思いで誰かに手助けしてもらいたい気持ちになる。まさに窮地に陥った状態では、必ずしも自分を救護するのに相応しい能力や技術のある人を必要とするのではなく、近くにいる人なら誰でも構わないと思うぐらいに不安感が募ってくるものである。
③ 抑うつ
　これは誰もが抱く喪失に対する自然な情緒的反応である。例えば、身体機能の一部を喪失した場合、これまでと同様に動き回ることができない、これまでどおりに仕事が継続できなくなるなどの喪失感がある。
④ 退行
　これは初期または原始的な発達段階に戻ることを意味する。あたかも子供のような役割を演じ始め、身体を起こしたり、身の回りの簡単なことをするにしても、傍目からはわがままと思えるほどに他人の力に頼るようになる。
⑤ 否定
　特に、普段、精力的に動いている人の場合、傷病によって身体の動きが以前と違って緩慢になり、傍目からみても苦しそうにしているが、たいしたことでない、少し調子が悪いだけだと言って、自分が病気であることを認めようとせずに、「救急車なんか呼んでない、帰ってくれ」などの言葉を発する。傷病者がこのような反応を示すときは、家族や友人から信頼できる詳細な情報を得る。
⑥ 混乱
　急に病気やケガになり見当識を失った場合、普段あまり接したことのない救急隊や見慣れない

図7-1　傷病者との相互作用の過程

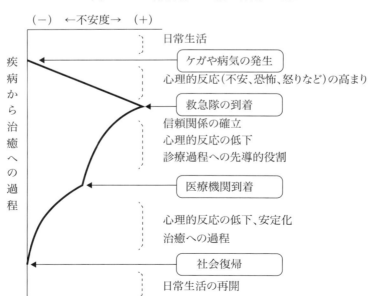

資器材が目の前に現れると、かえって混乱が高まる。このような場合、救急隊が先に名乗り、何の目的で来たのか、身体観察の結果や救急隊の応急処置をその都度、説明しながら理解を求めていく。

⑦ 怒り、猜疑

　病気やケガによって身体に不快感が生じたり、行動が思いのままにならず制限されると、怒りや疑いの反応を示し、それが救急隊に向けられる。自分がこんなに苦しい思いをしているのに「救急隊の到着が遅い」「病院へ迅速に運んでくれない」と言い立てるなど、救急隊の適正な行動に対しても我慢できなくなり、苛立ちや過度の要求をする。

　しかし、傷病者の怒りは、身体への不快感や行動制限等に対する自分自身への苛立ち、もどかしさの裏返しであり、怒りのすべてが救急隊に向けられているのではないことを理解するだけの寛容さが求められる。

ポイント　傷病者の一般的反応

- 恐怖；骨が折れているんですか。
- 不安；主人は重症ですか。入院しないといけないんですか。
- 抑うつ；また、普段通りに生活できるようになりますか。
- 退行；家の人に、この薬を飲ませてくれませんか。
- 否定；たいしたことはないんだから、病院へは行かない。
- 混乱；助かりますか、助けてください、助けてください。
- 怒り、猜疑；また同じことを聞くのですか。救急隊の処置の仕方が悪いんじゃないの。

2　家族の反応

　家族も傷病者と同じように、とまどい、心配、パニック、怒り等の反応をする。しかし、そのような感情を完全に消しきれないままに、結果的には傷病を起こさせたことや完全に防げなかったことへの責任や罪悪に似た意識から逃れようとし、自分たちの怒り等の感情を救急隊に投影する。例えば、「早く病院へ連れて行って医師にみせろ」「到着するのが遅い」と言い立てるなど、無理な行動を要求する。

　救急隊は、このような状況に焦りを覚え、プレッシャーから逃れたい衝動にかられるかもしれないが、救急隊の行動をきちんと説明し、さらに傷病者を救護するためにベストな行動を取っているんだという確固たる信念を持つ。

　反対に家族や友人の中には、救急隊の行動や傷病者の病状に関心を持ち、しかも苛立ちを覚えながらも心配等の感情から脱却し、立ち直ろうとする気持ちがある。そのような時には、今、何をしようとしているのか、応急処置に対する理由を説明し、傷病者だけでなく家族にもやさしく、かつ同情的な気持ちで接する。

第7章　傷病者管理

図7－2　家族への対応

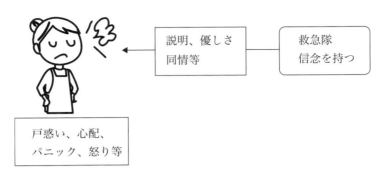

ケース　家族の反応

　先月の午後、ガンの末期状態にある母をかかりつけの総合病院に搬送していただきました。母は搬送された日の夜、息を引き取りましたが、大変お世話になり、感謝しております。本日、実家の留守番電話を整理をしていたところ搬送していただいた日に救急隊から、1回目は、「救急隊の者です。状態を知りたいので電話に出てください」、2回目（2分後）は、「電話ぐらい出ればいいのになあ！」と録音されていることに気が付きました。「電話ぐらい出ればいいのになあ！」とは、どういうことでしょうか非常に不愉快です。電話に出ることができない状況を想像できないのでしょうか。

　亡き母の耳に「電話ぐらいでればいいのになあ！」という捨て台詞が聞こえていたとしたらと思うと、悔しくて悲しくて仕方がありません。激務であるから、この捨て台詞もＯＫなのですか？　人を助ける仕事をしている人間が、無防備に吐いてよい言葉ではないでしょう！

　昨日までは、心の底から母を搬送していただいた方々には感謝していましたが留守番電話の捨て台詞を聞いて、力が抜けてしまいました。人を助ける以前に、もっとしっかりとした自覚を持って仕事をするべきだと思います。消防の方にとっては些細なことでしょう。

　しかし、相手は人間であることをしっかり認識してください。母の死に伴って、私が生きている限り消えることのない心の傷となりました。

3　傷病者への対応

　傍からは簡単に窺い知れない恐怖や不安等が傷病者を悩まし、自分で上手く処理できないために、救急車が要請される場合がある。これは精神的なものであるかもしれないし、身体機能が普段と少し違って感じられたり、ケガや身体内部の痛みが実際あるかもしれない。助けを求めている場面では、不平等の訴えが本当であるかどうかを判断するのが目的ではない。軽症の傷病者を安心させるより、重大な外傷を負っている傷病者の対応に、救急隊はやりがいを感じるかもしれない。

　しかし、先に述べた情緒的反応のタイプによって対応の優先度が決まるものでもなく、傷病者は救急隊が救護するのを当然のように思っている。このような状況では、あくまでもどのような処置が必要なのかを判断し支援する。基本的には、傷病者自らがストレスを処理できるように救急隊は支援す

るが、その過程の中で救急隊との相互作用が確立できなかったり、傷病者が素直に従わない場合には、救急隊が認識している以上に傷病者に重大な問題があると捉えなければならない。

様々な情緒的な反応を示す傷病者に対し救急隊が信念を持ち、次のような対応要領で信頼感を与えると、救急隊の言動にきちんと反応し、情緒的な反応が次第に解消して、緊急事態からうまく抜け出れるようになる。

① 傷病者との相互作用を確立する

まずは、救急隊が傷病者に関心を寄せていることを理解させる。自分を救護するために、親身になっているんだということをきちんと受け止められるようにする。情緒的な問題が支障になると、応急処置を施そうにもなかなか手がつけられない状況に陥るが、当然に救急隊は両方の問題解決に向けての対応が迫られる。

情緒的な問題にアプローチするためには、初めに相互に作用し合う関係を構築するが、救急隊からの一方的な話しかけでなく、双方でのやりとりによるコミュニケーションを成立させる。経験のない救急隊が陥りがちなアプローチとして、身体的な観察・応急処置に一刻も早く着手しなければならないという思いに駆られたり、施す側の論理が強く現われすぎて、性急な質問を矢継ぎ早にすることがある。生命危機への対応が救急の目的であり、問題点を探し出して迅速に対処しなければならないが、優先して相互作用による望ましい状況を作る。

質問を始めるときには、救護するために救急隊がここに来ているのをわからせるようにする。質問への受け答えをせかされていると感じると、自分の身に起きた危機的状況をうまくコントロールできず、人格を無視され問題解決のみを急いでいると捉えられかねない。

あくまでも医療機関への搬送を前提に、救急医療体制における医療従事者の役割を認識し、コミュニケーションを維持しながら応急処置を行なう。このように救急隊からの積極的な働きかけで相互作用を確立しなければ、傷病者に対する情緒的な支援は難しい。

② 傷病者の不安を解消する

傷病者と一緒に持つ時間は限られているが、そのなかで救急隊による情緒的な支援は非常に重要である。救急隊が関心を持ち適切に対処することをわからせる。傷病者の多くは、現在、自分がどのような状況にあり、救急隊が自分にどのように対処しているかをきちんと認識でき、状況聴取や応急処置の受け入れに非常に協力的である。救急隊に接した傷病者は、安堵する反面、様々な不安、心配を抱きがちであるが、これから行なう応急処置・行動内容を簡単に説明すると、不安が解かれる。

傷病者自身が重大に受け止めている状況を、経験を積んだ救急隊が医学的な観点から冷静に判断すると、あまり緊急を要する事態でないと思えるケースもある。例えば、発熱の現場に要請され、「風邪ですね？」と救急隊が何気なく話す言葉を、「風邪でよかった」と受け取る人が多い反面、「これだけ親は心配しているのに、なぜ、この程度で救急隊を呼ぶんだよというような口ぶりだ」と反感を募らせる人もいる。

傷病者は、救急隊の行動や言葉を真剣に受け止めようと懸命になっており、不適切な言動で傷病者の心配・不安を無用に募らせないようにする。そのためには、傷病者に対する話の内容だけでなく、話し方にまで配意する。

第7章　傷病者管理

ケース　救急隊員の心ない発言

> 子どもが発熱して、病院へ自分で連れて行った。診察後も熱が高いため、病院で休ませてもらっていたら、ひきつけを起こしてしまった。かかりつけの病院があり、そこへ行こうとしたところ、病院の看護師さんから救急車で行ったほうがいいですよ、と言われた。
>
> 丁度その時、A病院の前に救急車が止まっており、その救急隊員に「子どもの熱が高く、ひきつけを起こしてしまった。病院へ行くのに救急車で行った方がいいと言われれた。この救急車にお願いできますか？それとも119番に電話した方がいいですか？」と尋ねた。救急隊員は、「お母さん、その抱いているお子さん？ひきつけは治まっているんだから、自分でタクシーで行った方がいいですよ」と冷たく言われた。不安に思っているところへ、その心ない発言は許されない。他にも言い方はあった。どのように指導しているのか。

　傷病者が大きなストレスを感じているなかで、「この程度のケガなら歩けますよね」「注射1本うってもらえば、すぐによくなりますよ」など、冷たく愛情の感じられない、あるいは他愛ない冗談めかした言葉は傷病者の心に深く刺さり、言うに言えない心の痛手となる。また、「あなたの言っていることは間違っている」と咎めだてをしたり、「何も心配することはない」と他人事のような話しかけなど、このような類の言動は不適切となりかねない。

　自動車事故による傷病者は、同乗者の身を案じたり、愛車の損傷具合や家族に迷惑をかけたり、これからの先の仕事への不安など、様々な思いが頭をよぎるもので、事故を起こしたことが自分に一番不利になるのを誰よりも切実に思っている。このような状況にある傷病者が一番安心するのは、「大丈夫だ、ケガは大したことない」などの不用意にかけられた言葉よりも、救急隊が到着したことで適切な処置が受けられ、迅速に病院へ搬送してもらえるんだと納得したときである。

図7－3　傷病者の不安

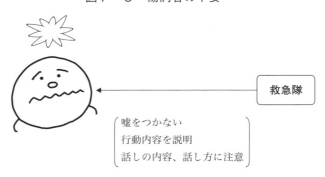

③　医療機関への搬送が傷病者にとっての鎮静剤である

　現場では傷病者への危機介入のすべての局面を完全に処理する時間もないし、ましてや救急隊ができるわけでもない。医療機関に穏やかに搬送するほど、傷病者は専門的な医師による医療処置が受けられ危機を回避できる。救急隊の役割は、問題解決の役目を果たすのではなく、あくまでも医療機関到着までの間、情緒的な支援を行う、傷病者のニーズと問題を専門的に評価できる施設へ搬送することである。

　実際に救急隊が見立てたにしても、すべてが緊急性を要するものばかりではなく、軽症と思われる事案も多くあるが、特に医学的な緊急性の判断が難しい内科的疾患の場合には、自らが評価する

のを厳に慎まなければならない。まして過小評価するようなことがあると問題である。

搬送すべきか否かについては、あえて積極的な意見を持つべきではないとするのが一般的である。（東京消防庁で行なっている現場での救急搬送トリアージは、救急隊自身が損傷部位を確認でき、一定の基準に該当したものを篩にかけ、運用そのものに極めて客観性を持たせたものである。）

治療の必要性の有無について医師の判断を求めるために、医療機関へ搬送するのが救急隊の役割である。アルコール症状、子どもの夜鳴き、発熱、風邪などは取るに足らない症状・徴候かもしれないが、このような初期の症状・徴候を安易に判断するのではなく、応急処置が医療処置にスムーズに移行できるよう適正な対応を常に心がける。

④　傷病者の多様な反応を認識し、対処する

急性の傷病に対する傷病者の反応は、傷病者個人のこれまでの経験で得られた判断基準や傷病の捉え方など、様々な要因が影響している。社会的・経済的な背景、他人への依存度、発達過程、医療に対する不安、年齢、意識障害、アルコール依存、薬物中毒、薬への反応、栄養状態、既往症などがある。

身体以外の情緒的反応を引き起こす潜在的な原因を追求するのは救急隊の役割でないが、傷病者の行動、反応を素早く冷静に評価することで、スムーズに信頼、協力が得られるようになる。

観察や応急処置の際には、手荒く扱わない、おだやかな声調で対応する、傷病者に常に関心を抱くなど、現場における救急隊の適切な言動によって心配、恐怖、不安等が軽減、解消される。いわゆる"言葉の特効薬"である。

図7－4　多用な傷病者反応

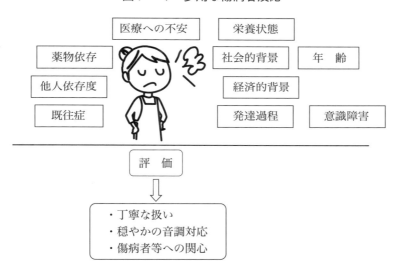

ポイント　救急現場から醸し出される言動？

1．「痛いから早くしてくれ」など同情を求めるような傷病者の言動は、病院前救護では極めて目立ち、他人の注目を集めやすい。しかし、理性、判断力等がない、あるいは理由がはっきりせずに同情を求めるような場面もあるので、よく見極めなければならない。

　　例えば、複数の傷病者が発生した現場で、生命危機を及ぼす損傷がなく単にわめき散らかしている傷病者は、近くで茫然自失し活気のない傷病者や意識障害者よりも救急隊へのアピール度は高い。

　　先に述べたように、傷病者は精神的、身体的な障害により様々な反応を示すが、単に相

手の同情を求めるような言動には注意する。
2．観察の結果、一見たいしたことでないと思われる傷病者に対し、救急隊が苛立ちを覚え、迷惑な行為であると捉えてしまう。単なる打撲程度の傷病者に対して、この程度のケガで本人にとって幸いだったと思う気持ちよりも、救急隊を呼ぶまでもないのにと傷病者を詰問するような気持ちが現れかねない。
また薬剤投与等の高度な処置を実施する資格を持つ救急救命士が、自分の保持する能力を十分に発揮できないことへの焦り、自分の能力に対する驕りに似た気持ちが生じる場合もある。

第2　傷病者への適切な説明

1　同意

(1)　意義

一般に取られる複数の行為のうちどれを選ぶべきか、自分の決定に影響を及ぼすような選択肢がある場合、行為者は他の代案などを相手に具体的に説明しなければならない。救急業務の場合、一つの目的に対応できる応急処置がほぼ特定されており、その行為自体も手術のように重大な身体侵襲を伴うものは少ない。このように応急処置の内容を選択する余地は極めて少なく、絶対的なものと考えられるので、特定行為のように相手から同意を求めなければならない場面も当然に少ない。

しかし、実施している内容について十分な説明を行う必要がある。特に問題を生じる可能性があるのは、搬送先医療機関を選定する場合で、傷病者等の意思に反して搬送されたり、希望が受け入れられなかった場合である。傷病者等から特段の要望がない場合には、直近適応の医療機関を選定する原則を適用できるが、以下に述べる説明に基づく同意の概念が次第に浸透し、自分の生命に関する価値判断は自分で行う自意識が高まれば、トラブル発生の可能性がさらに高まってくる。

医療法

> （説明と理解）
> 第1条の4の2　医師、歯科医師、薬剤師、看護師その他の医療の担い手は、医療を提供するに当たり、適切な説明を行い、医療を受ける者の理解を得るよう努めなければならない。

ポイント　同意を必要とする範囲

そもそも、患者が医師を訪れて診療を依頼する以上、適切な診療行為を受けるという前提で、あらかじめその医師に対して一般的、包括的に委ねたものとみなしてよい。したがって、医師は診療契約の履行に当たっては、最善なる管理者の義務を尽くせばよいのであっ

て、言い換えれば現代医学の水準に立つ知識的経験、技量の最善を尽くしてその診療に従事するのであれば、個々の診療行為ごとに、その方法や範囲などについて、いちいち患者の同意を求める必要はない。

すなわち診療契約の初めに行われた包括的な同意の中に、このような細部についての同意はすでに含まれていると理解してよい。したがって医師が診療の都度、その使用する薬品や種類は使用方法あるいは検査方法などをいちいち患者に告げてその同意を得るというようなことは必要ない。

しかしながら、その診療行為の性質が患者の生命や身体に相当の侵襲を与える危険性があるような場合には、たとえ一般的包括的な患者の同意をあらかじめ得ている場合であっても、さらに各行為ごとに改めて同意を得たのちに着手することがのぞましい。

(高橋正春、医療行為と法律、医学書院)

ケース　不十分な説明に対する不満

> 症状から直近のA病院が適応と判断したので、傷病者に付き添っていた家族に「A病院に行きます」と言ったが、別に反対の意思表示もなかったことからA病院に収容した。
> 引き上げようとしたとき、家族が電話で、「しょうがないじゃないの！　救急隊が決めたんだから！　どこか希望の病院はありますか？　なんて全然聞いてくれないのよ！」と話しているのが耳に入った。

(2)　暗黙の同意

暗黙の同意は緊急状況に適応できる。現場では必ずしも意識の明瞭な者ばかりを扱うわけではない。仮死や重症な傷病者に迅速な対応が必要な場合、応急処置を受けることや医療機関への搬送について、傷病者の同意を求める余地はない。いわゆる暗黙の同意で自発的に相手の行為を受けることを黙認、同意したことになる。

しかし、この黙諾の概念は緊急状況にのみ制限されるべきで、傷病者が同意を表明できないときには、周囲の責任ある人や近親者から同意を得る。多くの場合、傷病者自らが同意できない場合に、代わりに配偶者、近親者に同意を与える権利を認めている。

(3)　同意のタイプ

暗黙の同意のほかに、実際の同意という形を頻繁に経験する。実際の同意は傷病者が処置や搬送を行って欲しいことを救急隊に委ねるものである。言葉、同意のうなずき、文字などの様々な表現で行われるが、文字によるサインを得る同意が一般的である。この文字によるサインは、今どのような状況が発生し、どのようなことを施そうとしているのかが傷病者に十分に知らされ、この行為を自ら許すことに同意した証拠として役に立つ。

しかし、救急隊が遭遇する現場の状況では、傷病者から書かれた同意を得るのは実際的でなく、代わりに口頭による同意が傷病者から得られる。裏付けするような証拠がなく、口頭により同意を証明するのは難しいが、緊急の場面では有効で拘束力もある。

(4) 説明と同意（インフォームド・コンセント）

特に傷病者を拘束する場合には、インフォームド・コンセントを得るようにする。確実なインフォームド・コンセンを担保するためには、事前に傷病者が手順や危険性、さらには予測される問題点などの内容、性質を理解できるようでなければならない。

このような判断をするためには、傷病者が十分な精神的、肉体的な能力を持っていることが前提になり、これを意思能力と呼ぶ。通常の状態では正常な判断力がある者でも飲酒や傷病によって意思能力を欠くような状況が生じる。意思能力があるか否かは、個々の事案ごとに具体的に判断すべきである。

2 適正な判断能力のない場合の同意

(1) 未成年者への同意

未成年者が緊急医療処置を受けることに対し、はっきりとした分別、熟慮、適正な判断力を持っていないときは、保護者の承諾が必要となる。しかし、本人に治療行為を理解し、判断する能力があれば、年齢に関係なく同意能力があるとみなされる。真に緊急事態による自分の身体へのダメージを防ぐことが、明らかに本人のためになるならば、未成年者を扱う同意は黙認されるが、親の同意はできるだけ早く得るようにすべきである。

(2) 精神的疾患者の同意

精神的に判断能力が欠けて、医療処置を受けるためのインフォームド・コンセントを与えることができない場合、本人に代わり保護義務者が説明を受け、同意を行うことになる。しかし、本人に同意能力があれば、精神的疾患者であっても自己決定権は保障される。現場で混乱している場合、あるいは精神的な障害を持っているようにみえる傷病者に遭遇する場合、傷病者本人に対して医療処置についての情報やインフォームド・コンセントを与えることができるかどうかを判断する際には、これらの状況をしっかりと考慮すべきである。真の緊急事態が存在するとき、暗黙の同意の考え方を適用する。

3 処置の拒否

(1) 正常な判断能力の確認

公序良俗に反しないときに本人の意思を無視して、みだりに他人の領域に介入することは、個人の意思の自由を原則とする民法に反し、権利の侵害として不法行為となる。だれもがこのような介入に対する拒否権を持っている。

民　法

> （権利の侵害）
> 第709号　故意又は過失によりて他人の権利を侵害したる者は、これによりて生じたる損害を賠償するに責に任す。

しかし、現場では明らかな傷病があるにもかかわらず強固な拒否態度を示した者に、本人の意思に逆らってまで処置等に応じるよう説得しなければならないのか、反対に放置したことにより状態が悪化した場合に、不注意や義務違反の告訴等を受ける問題が生じるのではないかといった不安が生じる。また、処置拒否や搬送拒否の場面に遭遇した場合に、救急隊がその対処に困るような事態が生じる。

処置を拒否されたときには、傷病者の判断能力が不健全でないかどうかを判断する。疑いがあるときには、精神的に不健全な状態にあると仮定し、処置を進めることがベストで、処置を控えるよりは、むしろ処置をするという認識に立った"過ち"をすべきである。

ケース　搬送拒否

(事案)
　飲酒後乗車したタクシーから下車しようとしたところ転倒し、後頭部を路面で打ち通行人により意識不明である旨の119番通報があった。いったんは救急車に収容したが、家族が現場に来て原告を引き取り帰宅。再度、意識がないと119番通報があり、病院へ搬送。急性硬膜外血腫等による後遺障害が残った。

(原告の主張)
　傷病者が正常な判断ができる状態で搬送拒否をする場合であっても、傷病者に対して搬送を同意するよう説得すべき義務を負っている。

(裁判所の判断)
　救急業務は、傷病者等の求めに応じて行う公的なサービス、給付行政的な活動であって、その趣旨はもっぱらサービスを希望する者の満足を得ることになり、傷病者本人を含む国民の権利義務を制約するものではないから、正常な判断能力を有する傷病者の意思に反してこれを行うことは許されず、したがってこのような場合には、救急業務を実施すべき義務を免れることは明らかであると言うべきである。

　病院へ搬送することを説得すべきではないかということについては、病院搬送の緊急性が認められたなどの特段の事情が認められない限り、救急隊には、病院への搬送を説得するまでの義務はないものと解するのが相当である

(2) 対応要領
① 一般的な原則
　　処置を拒否する傷病者は、正常な判断能力を持ち合わせている者、意識障害者、酩酊者等、様々であるが、一般的な対応要領を示す。
・処置を拒否する傷病者に対応する際には、できるだけ観察を実施する。その観察結果をもとに、今後起こり得る症状変化等を説明すると説得に応じるようになるかもしれない。
・傷病者が救急隊の説明内容を理解し、合理的な判断をした上で意思表示をしているかを確認する。特にアルコール飲酒、精神状態に変化をもたらす服薬、病気やケガによる意識障害の有無を判断する。自殺企図者本人や児童虐待時の保護者による搬送拒否は、「公序良俗違反」あるいは「権利の濫用」の要件に該当し、彼らの拒否の効力はなくなる。

第7章　傷病者管理

- 現場を引き上げる際には、受診をするよう十分な説得をする。なぜ、病院へ行かなければならないかを傷病者にはっきりとわからせる。受診しなかった場合に、どのようなことが起こるかを説明し、傷病者がこれを理解したかを確認する。あわせて家族、同僚等にも説明し、救急車の要請を躊躇しないよう説明しておく。
- 傷病者の拒否が強固な場合には、対処方法について指導医の助言を求める。傷病者は救急隊よりも専門家である医師の意見を尊重することが一般的であり、聞き入れるようになるかもしれない。また、現場での対応要領について、適切な指示が得られるかもしれない。
- それでも処置や搬送の受け入れを拒否するならば、評価所見、実施した処置内容、処置や搬送を受け入れないことに対してどのように傷病者に説明したか、実際の問答、傷病者の態度等を経時的に詳細に記載する。

　特に態度の様子については、意識状態、人、場所、時間への見当識を記録しておくと、救急隊とのやり取り、説明内容を傷病者が理解できるような状況であったかどうかを客観的に判断する材料となる。

- 拒否欄に署名を求める。その際には本人だけでなく、家族、警察官、バイスタンダーにも目撃者としてのサインを求めるとよい。
- 傷病者が署名を拒否する場合には、家族、警察官、バイスタンダーに傷病者が拒否したことを証明するために署名を依頼する。決して救急隊が代筆署名することがないようする。

② 望ましい対応要領

　適応と判断したにもかかわらず、処置を受けることを拒否する場合には、忍耐強く落ち着いて説得し、事態を解消しなければならない。処置を控えるよりは、むしろ処置をするという認識に立った"過ち"をすべきで、必要な人にまったく処置をしないことは、処置に同意しない、あるいは、はっきりと処置や搬送の拒否を表明した人に対して処置を行った場合よりも、多くの法的な責任を抱えてしまいかねない。

　橋本は、応急処置を実施しなかったことに対する批判・賠償責任と、搬送の対象になると判断した傷病者の意思を損なって応急処置を実施した場合の批判・慰謝料を比較考慮した場合には、前者に対するほうが厳しいと考えられるとしている。

　多くの場合、拒否する傷病者の問題は現場の救急隊の説得力ある手技によって、うまく解決できる。一つの奏功事例を提示する。

ケース　粘り強い説得が功を奏した事例

> 女性が飲食店トイレ内で倒れ、頭部から出血。救急要請。
> 意識レベル1、呼吸24回／分（アルコール臭）、脈拍触知可能。観察等の必要性を説明すると「おまえには関係ないだろう」「放せ」との暴言あり。メインストレッチャーへの収容を試みると、医療機関への搬送を強く拒否。現場へ到着した家族ともに医療機関受診を説得し、了承。傷病者接触から現場出発まで45分要する。医療機関での処置中にCPA。

　このケースでは、意識レベルはJCS1で観察等の必要性についての説明時に、「お前には関係ないだろう」「放せ」との無謀な言動があるが、その意思表示が症状の一環として現れたのか、あるいは精神の健全な状態での搬送、応急処置の受諾に対するものか明確ではない。これを傷病

者の症状・受傷形態等から医療機関受診の必要性を念頭に説得を続け、状況を打破できたのである。

ただし、これを絶対条件とするのではなく、救急業務が行政サービスであることを考慮すると、権力の行使と見まがうような強制搬送はすべきでなく、人の自由意思による自己決定権の尊重という見地から、強制搬送よりも不搬送を選択せざるを得ないとの意見もある。

③ 署名

多くの場合、拒否する傷病者の問題は、現場の救急隊の説得力ある手技によって、うまく解決できる。しかし、拒否があまりに強固で、相当に説得しても状況を打開できない場合には、拒否している傷病者本人や家族に必ず拒否を認めたことについて、公式な様式にサインを求めなければならない。

この様式は、消防本部ごとに予め統一されており、救急隊員が作成する活動記録票と一緒に保管しておく（次頁表　東京消防庁）。拒否されたことのコメントをも記載し、これを将来の照会用にする。なお、救急隊員が傷病者から同意書の署名を頼まれたとしても、これに応じてはいけない。代筆は、文書の申請の真正が働かないし、救急隊員が署名したのでは、そもそも同意書を取る意味がない。

このサインは救急隊の搬送義務の免責を担保するかもしれないが、事後に相手から問題が提起され、社会的問題へと発展する懸念が生じないとも限らない。この場合、組織への影響、その処理、解決に当たる時間と労力は、救急隊員が現場で説得に費やすよりも多くなることを肝に銘じる。処置拒否、搬送拒否に対する最善の解決法は、活動記録票にサインを求めるのではなく、医療機関へ搬送することである。

第7章　傷病者管理

表7－1　不搬送同意書

不搬送（医師未引継ぎ）同意書

傷病者氏名・連絡先等	（フリガナ） 氏　名			生年月日	T S　　　年　　月　　日 H 西暦
	年　齢	確定 推定	歳	性別　男	電話
	住　所				

不搬送（未引継ぎ）理由

□ 救急隊が傷病者を観察しようとしましたが、（傷病者、関係者）が救急隊の（接触・観察）を辞退したため。

□ 救急隊が傷病者を観察した結果、（医療機関への送、医師への引継ぎ）の必要性を認めましたが、（病者・関係者）が辞退したため。

□ 救急隊が傷病音を観察した結果、緊急性がなく自力通院が可能であると認められたため、救急隊員がその旨を説明したところ、（傷病者、関係者）が趣旨をご理解され搬送を辞退したため。

□ 救急現場にいる医師が、自ら傷病者の管理を行うと判断し、救急隊による搬送の必要性を認めないと判断したため

□ 他（　　　）

上記の理由により、救急隊が傷病者を（医療機関に搬送・医師に引継ぎ）しないことについて同意します。

署　名	

救急隊処理欄（注　記載しないでください。）

救急隊名		消防署		救急隊
覚知日時	平成　　　年　　　月　　　日　　　時　　　分			
出動先住所				
同意者	□傷病者本人　　□他（　　　）		署名者	□傷病者本人
署名欄未記人理由	□署名固辞　　□他（　　　）			
備考				

表7-2　東京消防庁の不搬送事案への対応

```
不搬送への対応
1　要点
 (1) 救急隊長は、傷病者を医療機関へ搬送する必要を認め、その旨を傷病者又は保護者に説得し
    たにもかかわらず、搬送することを拒否された場合は、搬送しないことができる。
 (2) 救急隊は、傷病者や家族等関係者の言動に惑わされたり、的確な容態観察を行わないで不搬
    送処理としないよう、傷病者の立場に立った適切な救急活動を行う。
 (3) 種々の問題点を引き起こす場合もあるので、傷病者等への対応や事後処理を確実に行うとと
    もに、現場での事実関係を明確にしておく。
2　基本的事項
 (1) 不搬送とする場合は、傷病者(未成年等で明確な意思表示ができない場合は、保護者、責任
    者等)から明確な搬送拒否の意思表示を確認する。
 (2) 当該傷病者又はその保護者の署名を得ておく。
 (3) 現場での対応要領
    ア　搬送を拒否された場合でも、その間の状況を聴取し、医療機関への搬送を念頭に置いて対
       応する。
    イ　救急隊指導医との連携を密にする。
    ウ　不搬送となった場合は、その理由、経過等を警防本部に報告後、引き揚げる。
3　事案別の対応
 (1) 傷病者又は関係者が搬送を拒否(辞退も含む)
    救急隊到着時に傷病者の症状が回復した場合が多くを占めているが、傷病者等の言動のみで
   不搬送と安易に判断することなく、必要な観察を確実に行ってから判断する。
    ア　搬送拒否があった場合でも、傷病者の置かれた状態に配意し、傷病者及び家族等関係者の
       了解を得て容態観察を行う。
    イ　観察は、搬送拒否があったことから大丈夫であろうという先入観にとらわれることなく、
       確実に実施する。
    ウ　外見上創傷等がない場合でも、頭蓋内損傷や内臓損傷等から症状が悪化することを念頭に
       置き、搬送拒否があったものと安易な判断はしない。
    エ　観察結果から異常が疑われる場合又は発症機序等によっては、時間経過とともに容態悪化
       も考えられるので、医療機関での診療の必要性を説得する。説得したにもかかわらず拒否し
       た場合は、説得した内容、経過等を明確にしておく。
    オ　酩酊や精神疾患の場合は、警察官や家族等関係者と十分に話し合い、救急隊の一方的な判
       断で不搬送としない。
    カ　警察官が立ち会っている場合は、傷病者に与えた指示内容を説明する。また、保護を依頼
       する場合は、エの指示を併せて行う。
 (2) 明らかに死亡している場合
    明らかに死亡している場合、いわゆる社会死の要件を正しく理解し、十分な傷病者観察を実
   施した後に社会死の判断を行う。
    ア　社会死状態と判断した場合以外は、原則として医療機関へ搬送する
    イ　傷病者の観察にあたっては、社会死状態と判断できる症状や死斑等の発現部位を確実に把
       握する。
    ウ　傷病者が社会死の要件を満たし、不搬送と判断した場合は、警察官、関係者等にその状況
       を説明して引き継ぎを行う。
    エ　観察で傷病者の移動を行う場合は、現場保存に十分配慮し、必要最小限に行う。
    オ　傷病者に礼を失しないよう、また、粗雑に扱わないよう注意するとともに、家族への哀悼
       の意を表すようにする
    カ　屋外や公衆の出入り場所では、傷病者を白色ビニールで覆い、人目に触れさせないように
       配意する。
```

第3 治療的コミュニケーション

1 コミュニケーションの基本

(1) 導入

　病院前救護、それは傷病者にとっては、いち早く救いの手を差し伸べる救急隊との出会いでもある。一般的に初対面同士であるが、現場から医療機関へ到着するまでのほんの数十分という人生の刹那の中で、お互いがわかり合える関係を構築することが重要である。しかも、救護を求める人にとっては、傷病の発生がこれからの人生を大きく変える転換期になり、最悪の場合は生命の存続が危うい状態になるかもしれない。

　救護を求める側は、救急隊のプロフェッショナルな技能、社会的な責任・役割に全幅の信頼を寄せて自らの生命を委ねている。求める側と求められ側の思いが一つになって両者の目的が成し遂げられるようになるが、限られた時間の中でスムーズに目的を達成するためには、求められる側の救急隊が主体的にどのように傷病者と関わっていくかが大切であり、人と人とが関わる接点作りの原点がコミュニケーションである。

　コミュニケーションは、書く、話す、ボディランゲージによる単なるシンボルの交換にすぎず、本来簡単でなければならない。しかし、お互いに面と向き合っているときでさえ、その真意を伝えるのに努力を要することがあり、ある意味でコミュニケーションは、積極的な行動とも言える。

　特に危機的状況にある初対面の傷病者とコミュニケーションを確立するのは大変なことで、傷病者を正しく理解するだけでなく、傷病者に救急隊を理解させるためのコミュニケーション技法を学ばなければならない。当然なことであるが、伝える文言の選択、言葉の調子、表情、ボディランゲージに絶えず注意を払い、言葉や態度そのもので相手を傷つけないようにする。

図7－5　コミュニケーションの目的

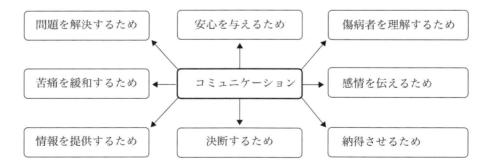

(2) 傷病者へのアプローチ

　傷病者は藁をもすがる思いで救護を求めており、目の前に救急隊が現れたときには自分が救護の対象となり、適正な処置が受けられることで安心するようになる。今の苦しみを救急隊にわかってもらいたい、一刻も早く解放されたいという傷病者の思いがあり、救急隊は相手の表情や態度、言

葉などから、どのような救護が必要かを判断しなければならない。傷病の発生によって心ある人間同士の触れ合いの場が形成され、そこでは人間的に温かく接していく態度とコミュニケーションを中心とした傷病者の理解が必要になる。

　しかし、現場での救急隊と傷病者とは初対面で、言うならば救護を前提にした相互の出会いであるが、危機的状況に陥っている傷病者と短時間のうちに相互性を確立し、相手を理解するのは容易ではない。傷病者が表す恐怖感、孤独感、怒り、抑うつ等の様々な情緒的な反応が、スムーズなコミュニケーションの妨げになるので、傷病者の置かれた立場をよく理解し、状況に応じて対応しなければならない。

(3) 傷病者に接するときの態度

　救急車の要請は、傷病者にとって一生に一度の体験かもしれない。傷病者と救急隊とは現場で相互に作用し合うが、たまにコミュニケーションが十分に取れないケースが生じる。これは傷病の発生が原因で、傷病者が普段の会話のように平静な気持ちでないことや苦痛・不安等の傷病者特性によるものである。これを救急隊が十分に認識していないと、ついつい思いやりのない態度を取りかねず、救急隊の手荒な処置内容や不適切な行動、態度等があると、傷病者の不安、恐怖等がさらに増強される。

　特に慣れから生じる画一的、事務的な対応に陥らないためには、常に相手の立場に立ち、"救急隊と傷病者関係；これを相互作用と称する"を築くようにする。これが、その後の病院前救護活動をスムーズに行なう上で重要なポイントとなる。

ポイント　相互作用

> 　これは相対する両者からの働きかけによって、お互いに影響を与え合うことである。救急の場面では、コミュニケーションを図る、情緒面での交流を図る、観察、応急処置時に接触する、迅速な医療機関選定を行うなど、二者間の働きかけの場面が出来上がる。
> 　救急隊から傷病者等への絶え間ない働きかけ（作用）があり、それに素直に応じる、反対に嫌悪感を示す、否定するなどの反応（反作用）がみられる。物理的な力は、「作用＝反作用」で表される。しかし、救急隊と傷病者の間の精神的な力や感情面の受け取りは、このように単純なものではない。救急隊側からの作用に対する傷病者の反作用との関係は、「作用≠反作用」となりがちで、しかも同じ作用に対して、「反作用＞」あるいは「＞反作用」にもなる。このように傷病者の反応の現われ方は様々である。

　救急隊自身が良かれと思って何気なく示す言動は、傷病者に情緒的な喜びだけでなく、反対に悲しみなどをもたらす。医療機関到着までの限られた時間の中で傷病者のよき聞き手となり、温かな思いやりのある誠実な態度で接することが傷病者の励みになり安心感を与える。この作用を「治療的コミュニケーション」と称する。

　傷病者に接し、単に救急隊の処置に必要な情報を一方的に聞き出すだけでなく、傷病者の思いをうまく表現させると、相手が心を開いてくれる。傷病者と救急隊との新たな信頼関係が出来上がり、傷病者の気分を落ち着かせ、その後の救急隊の対応が容易になる。相手に受け入れられていると感じると、自分が抱えている様々な問題点をあからさまに話し、さらに強い相互作用が働くよう

になる。

(4) コミュニケーションの基本的要素

コミュニケーションは、送り手、メッセージ、受け手、フィードバックからなる。送り手は、最初に意図するメッセージを作り、話す、書く、または理解できる形で両者に共通のシンボルを持つ。これは、相手が理解できる言葉を使用する、紙に言葉を書くなど、メッセージを別の言語に翻訳することを意味する。

受け手は、送り手が伝えたのと同じ意味合いでメッセージを解釈しなければならない。最後には、受け手は送り手にフィードバックをする（メッセージへの反応で受け取った内容の意味を解釈し、どのように受け取ったかを送り手に伝える。）。メッセージが正確に受け取られた受け手の反応によって、両者間のコミュニケーションが成立する。

図7-6　コミュニケーションの成立

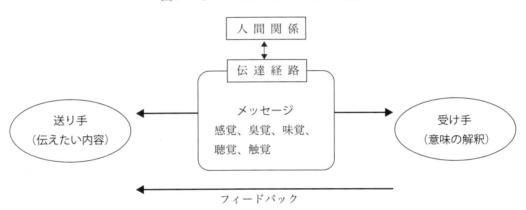

① 相互に理解する

病院前救護の現場に駆け付けた救急隊に、住民の多くの信頼が寄せられる。まずは傷病者を安心させる、助けるために救急隊が来ていることをわからせる、すなわち頼れる存在であることを第一印象で認識させられかどうかが重要である。

傷病者の名前を尋ね、それを適宜呼んでみる、ほんのちょっとした礼儀正しさで、この目的を達成できる。不安や苦しみに対し誠実に対応する。救急隊側からの働きかけで、一旦、信頼関係が確立され、スムーズに意思疎通が図られるようになると、静脈穿刺のような苦痛を伴う処置や困難な医療機関選定のケースでも、救急隊の言動を受け入れてくれるようになる。

効果的なコミュニケーションは、信頼と十分な意思疎通で始まり、意思疎通で終わる。救急隊と傷病者の関わりのベースは、コミュニケーションによる相互関係の確立であり、このことなくして現場での活動は覚束ない。

② プロフェッショナルとして行動する

コミュニケーションが確立する前提には、最初の印象、態度などの人的要因が重要である。出会った最初の数秒間の接触で、傷病者が救急隊をどのように印象づけるかがコミュニケーション成否の分かれ目となる。傷病者はもっぱら見た目、表情や衣類など、外見上の表現を信頼する。傷病者との接触時間は短いが、その出会いを傷病者は非常に長い間覚えているものである。次の

ような基本的な態度が、最初の出会いをプラスに印象付けるのに役立つ。
- 救急隊としての清潔、きちんとした制服
- 清潔、爪、口臭など、人として維持すべき良好な状態
- はつらつとした身のこなし方
- 平静さ、能力、信頼などのプロとしての態度
- 愛護的な表情
- 自信のある（横柄でない）態度

(5) コミュニケーションの崩壊

様々な理由でコミュニケーションがうまくいかないことがある。病院前救護の現場でコミュニケーションに影響する要因として、次のようなものがある。

① コミュニケーションに影響する要因

環境要因
- 交通、群衆、無線、テレビなどの外的障害、空間（公衆の面前、救急車内か）

人的要因
- 個人的な問題、考え事
- 傷病者や状況に対する救急隊の先入観、思いやりの欠如
- 態度（高慢・高圧的、無関心）、外見（服装、髪）
- 質問に対し傷病者の反応を制限すること、プライバシーの欠如
- 知識・技術、用いる言葉（難解な専門用語、荒々しい言葉）

機能障害
- 聴覚障害、言語障害、視覚障害

位置と距離
- お互いに向き合う適正な角度、距離

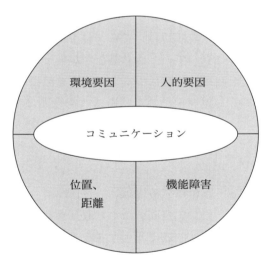

図7-7　コミュニケーションに影響する要因

コミュニケーションの崩壊を防止するためには、これらの要因による影響をできるだけ少なくするよう状況を整える、相互に理解し合う、傷病者を常に意識する、メッセージを正しく表現するなど、配慮すべき点が多くある。

例えば、言語と非言語の不一致でもって、自己紹介もなしにいきなり「どうしましたか」とメッセージを送る。言語メッセージは、困った人に対する気遣いの意味合いを持つが、横になっている傷病者に仁王立ちになって非言語メッセージが発せられると、救急隊をお願いした自分が悪いことをして問い詰められているかのようなメッセージとして伝わりかねない。

② 救急隊側の要因

質問の仕方が悪くて救急隊自身が後で気まずい思いをしたり、誤解を招いて問題を大きくし、取り返しのつかないほどにコミュニケーションのプロセスを壊してしまうことがある。言葉は両

刃の剣で同じ表現でも善意に解釈する人もいるが、反対に不安感が強いと被害妄想的に受け取られかねない。文章と異なり対話は即応的である。「綸言汗のごとし」、一旦口から出た言葉は、取り返しがつかない。傷病者との問答でついはずみで発し、苦言に発達するような事態を避けなければならない。

　一般的には相手の人間性を無視した振る舞い、例えば、現場でのやり取りを上下関係で捉え、自分を弱い立場に置かれたと感じ取った場合には、疎外感や孤独感が募りコミュニケーションが失敗する。

　また、深夜の連続出動等で、またかというような半分興味を失った気持ちや徒労感が先走ると、思い込みや聞き違いにより誤解を生じる。このように、コミュニケーション崩壊の主因が救急隊側にもあることを認識しなければならない。

ケース　乱暴な言葉

　肺がんの母の病状が悪化し、救急車を呼んだ。「かかりつけの病院に電話して下さい。外へ出て待っていて下さい」と指示されたが、家には私1人しかいなかった。病院へ電話したが、早朝のため手間取っている様子だった。その時、外からサイレンが聞こえて、電話を切って表に出ると、救急車が家の一本先の道に止まっていた。「すみません」と近づく私に突然「ダメじゃないか、外へ出ていなくて」と怒鳴り声が飛んできた。

　救急隊員は「こたつは邪魔だ、立てかけろ」。やっと母を救急車のベッドに寝かせ、そばに立っていたら「危ないから座れ」。慌てて座ると「そこはじゃまだ。後へ座れ」。大胆な隊員は、病院につくまで何度も怒鳴り散らした。

　迅速・正確な「搬送」を念頭に行動しているのは理解できる。しかし、動転している家族には、何を言っても当然だと思っているのだろうか。母は3週間後死亡した。いまでも、隊員の荒々しい怒鳴り声を忘れることができない。

③　だめにする言葉

　救急隊員同志のやり取りや会話の中で、何気なく使っている言葉で傷病者等を傷付けることがある。問題を起こす言葉は、横柄な話し方や暴言とは限らない。さらには善意で使った言葉が、不安を持つ傷病者の受け取りによっては、大きなダメージを与える。医療は「言葉で始まり、言葉で終わる」、あるいは「言葉の特効薬」と言われるように、言葉は傷病者の身体機能の回復に大きな影響を及ぼす。

ケース　だめ言葉（ほんの一例）

「うゎー、これはすごい」「これはだめだね」「気のせいだね」「頑張りなさい」「血が止まらない」「液が漏れて、腕が腫れている」「大丈夫です」「たいしたことないです」「首を傾げながら（うーん）」「任せなさい」

ケース　看護師の暴言に涙

　　父が痛風で近所の医師に通っていたときのことだ。診察室に父が一人で入り、付き添いで行った私は待合室で待っていた。すると看護師が来て「ネェ、お宅のおじいちゃん、ぼけているんじゃないの」と薄笑いして言う。
　　毎回、父は尿検査を受けているが、その日、尿を取らずに水道水を入れて持って行ったらしい。「ぼけている」という患者に対する冷たい言葉に、涙が止まらなかった。
　　その父が亡くなって13年。いまでも、あの看護師を思い出すと涙が出る。（ぼけていることは確かだが、面と向かって言われると誰もが悲しい思いになる）

図7－8　不安感を与える言葉

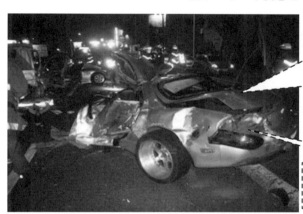

「ああー、足が折れてぐちゃぐちゃになっている。大変だ」「これは、もうダメだ。」

「安心しろ、大丈夫だ。心配することはない」

2　治療的コミュニケーションの実際

　傷病者との意思疎通が図られたならば、緊急性や病歴等についての情報聴取に移る。コミュニケーション技法を駆使して、より良好な相互作用を積極的に構築していく過程でもあり、これにより病院前救護の目的がスムーズに達成できるようになる。
　まずは、相手が納得・理解できるよう傷病者のプライバシーをしっかりと守る。傷病者とのやり取りの際、信頼と相互理解を確立するために、次の方法が役立つ。

（1）アプローチ
　① 傷病者に応じた姿勢を取る
　　できるだけ傷病者に近づき注意を注ぎやすく、かつ話を交わしやすく威圧感を与えない姿勢を取る。横になっている場合には少し前屈みの姿勢を、座っている者に対しては同じように座って、見下ろすのではなく目線を相手と同じ位置にする。
　② 自分の名前や所属隊名を先ず始めに名乗る
　　これは非常に大切である。最初に自分の身を明かすことが相手に対する近づきの証であり、また救急隊から先に相手に敬意を払うことで、救いを待ち侘びていた傷病者に安心感や信頼感を与える。

傷病者側にも不安や警戒心が生じ、さらにはこんな真夜中に救急車を呼んでと気詰まりを感じ緊張している場面もある。このような初対面の状況で、「中央救急隊の田中です。どうしましたか？」と名乗るだけで、雰囲気が随分と和らぐ。救急隊の活動がスムーズに行なえるかどうかは、このような緊張感を解き、両者の信頼関係をいかに早期に成立させるかが鍵となる。

ケース　魔法の言葉

> 数分後、特有のサイレンを鳴らしながら救急車が到着し、隊員の方が「もう大丈夫ですよ。救急車が来ましたからね」と言って駆け込んできた。その声を耳にした途端に「ああ！　助かったア！　この人が何とかしてくれる」と瞬間的に思った。
> すると、不思議なことに、あんなに指が反り返るほど固くこわばり続けていた私の身体が、ふっと緩んだのが自分でわかった。「あれ？　何で？」という気がした。まだ何にも応急処置をしてもらっていないのに、何で少しずつ身体が楽になっていくんだろうと思った。
> ―――あの魔法の一言を！　「もう大丈夫ですよ。救急車が来ましたからね」

③　常に傷病者とのアイコンタクトを維持する

質問聴取の間は絶えずアイコンタクトを維持し、傷病者の目を自然に見つめる。見つめるのは傷病者に関心があり、傷病者の言うことに注意を払い軽く促している証であり、傷病者の自尊心を満足させることにつながる。

やさしく接し、救急隊の持てる救護力のすべてを目の前にいるあなたに傾注するんだ、救急隊は救護の責任があるんだ、身を委ねても安心だと目でもってわからせる。これにより信頼関係が確立され、傷病者の抱えている身体的な問題を聞き出せるようになる。

④　親切で穏やかな表情をする

表情は安心、痛み、恐怖、怒り、悲しみなどの感情を幅広く映し出す。いかなる緊急状態であれ、平静さを保つように努める。傍から見ている傷病者は、救急隊が自信を持って対処してくれるんだと納得する。

⑤　適正なコミュニケーションスタイルを用いる

一般的に落ち着いて安心できるような態度に傷病者は従順に反応するが、時には固くなり、反抗的に応えようと身構える。気を引き締めなければならないときには、毅然たる態度を取る。

活動の終わりには、最後の一言、二言が非常に役に立つ。特に情緒的な事案では、「失礼します、お大事に」と一言かけると、傷病者等により親近感をもたらす。

(2)　話しかけ

①　傷病者を正しく呼ぶ

名前は、迅速に相互の繋がりを確立するための強力な武器となる。「佐藤さん」のように正しく、正規の形で呼び、傷病者の名前を略さないようにする。「健太郎」と子供が紹介されたら、その名前を使い「健ちゃん」とニックネームで呼んでもいいか尋ねる。

ポイント　名前を呼ぶ

> 「人の名前というものは、その人にとっては、この上なく優しく、またもっとも大切なひびきを持つものなのだということを忘れるな、人の名前がいったんわかると、あらゆる機会にその名前で呼びかけなくてはならない」―デール・カーネギ

② 声量を適度にする

　声量にも注意を払い、静かな低いトーンで話す。傷病者が聞きづらい、あるいはコントロールできない場合には、大きな声で話す。高い声が聞きづらい人もいる。話す速さもチェックする。危機的状況にある人は、正常な速さの話をも理解しづらくなるので、ゆっくりと話すぐらいがちょうどよい。

③ プロフェッショナルで、しかも思いやりのある調子で話す

　皮肉、苛立ち、怒り、傷病者に不快感を示す、感情を露わにする話し方を避ける。

④ 何をしようとしているのか、なぜなのかを説明する

　これは、特に痛みのある傷病者の不安を鎮めるのに役立つ。例えば、骨折の固定では、処置中に痛みを与えるかもしれないが、骨折した腕がより楽になることを説明する。

⑤ よく話を聴く

　相手を理解しようとするならば、まずその人の話に耳を傾けるだけでなく、心で"聴く"必要がある。傷病者は自分の苦しみなどの症状を必死になって訴えようとしているので、その人が感じている気持ちを無心になって聴き取る、温かで積極的な態度がなければならない。

　コミュニケーションを崩壊させる原因の一つに、自分の判断を押し付けることがある。緊急の場面では誰もが不安を持つもので、「心配ないから」との励ましの言葉は、相手をありのままに認めず、理解しようとしない救急隊の態度を表すものである。相手の不安な感情を表現させ、少しでも落着かせるためには、まずは救急隊がよき聴き役に回らなければならない。

⑥ 傷病者が理解できるレベル、内容でコミュニケーションを図る

　常にゆっくりと明瞭に話す。老若、視聴覚障害や傷病の発生による心理的な動揺等を背景に救急隊に対する反応は様々なので、相手をよく見極め理解できるように話す。

　高齢者、聴力障害は耳が遠いので、救急隊の話を理解できないなどと一緒くたに思ってはいけない。一般的な傾向をすべてだと判断してしまい、例えば、高齢者や視覚障害者すべてに最初から大きな声で呼びかけることがある。傷病者への問いかけの原則として、徐々に声を大きくするのであり、決めてかかると相手に不快感、恐怖を与えてしまう。

　聴力に障害がある場合には、救急隊が話しているときの唇の動きで、その言葉を理解できるように傷病者に相対し明瞭に話す（読唇術）。また、高齢者等に"あかちゃん言葉"を決して使わない。

⑦ 虚偽でなく事実を告げるようにする

　安易に信頼関係を得ようとして嘘をつくよりも、言いたくないことでも素直に告げるほうがよい。事実と反することを告げると、傷病者の救急隊に対する信頼が壊れ、何よりも救急隊自身が自己嫌悪に陥り、自信をなくしてしまうかもしれない。傷病者はすべてを告げるとは限らないが、救護を求め問題を解決するためには、できるだけ協力したいという意識が強く、一般には救急隊から聞かれたら事実を答えてくれるものである。

第7章　傷病者管理

質問に対して答えられないときには、ありのままを回答する。「妻の症状は、脳卒中ですか？」「医療機関でどのくらい入院するのですか？」との質問に対し、「わたしにはわかりかねます」というのが適正な回答である。

⑧　意見を避ける

例え身体的機能が低下している人でも、自分なりのライフスタイルや価値基準を持っており、それにいきなり他者が深く介入すると信頼関係を損ないかねない。ましてや病院前救護の目的はコミュニケーションを主体とした、相互作用によるスムーズな救護、医療機関搬送であり、意見を戦わせて相手の認識を改めさせるために現場に来ているのではない。言いこめたり、褒めちぎることをせずに、常に傷病者を救護する救急隊の役割をしっかりと認識する。

⑨　自分の話している内容に注意する

多くは他人の話す内容について高い知識を持ち理解できるが、救急場面では会話の一部しか聞かない、あるいは重大な誤解をし、救急隊の言動について、後日、家族等からクレームが寄せられ、非がいずれにあるかを調べる際に水掛論に発展することがある。常に相手がどのように理解しているかを考えながら、話の内容を吟味する。また、傷病者とのやり取りや医療機関との交信内容等が漏れて、周囲に聞き取られることがあるので注意する。

⑩　救急隊の質問に答えるだけの時間的な余裕を与える

危機が迫っていない場合には、傷病者をせかせてはいけない。簡単な質問にも答えるだけの時間が必要である。

⑪　救急隊自身のボディランゲージに注意する

救急隊のジェスチャーを横柄、高圧的、事務的であると感じる場合もあるので、不快感を与えるような態度を取らない。後述する非言語的なコミュニケーションが相手に強いインパクトを与える要因となるので、言語コミュニケーションとの調和を取りながら相手に接する。

(3)　安心感

①　身体に軽く触れる

言語以外のコミュニケーション（非言語的コミュニケーション）の手段として、行動そのものが用いられる。例えば、相手を励ますために手を握るとか、目に物を言わせてにっこりするなどの応急の動作によっても意思が受け手に十分伝わる。特に老人や寝たきりの傷病者には救急隊が腕に軽く触れたり、肩に手をやるなどの思いやりが精神的ケアーとなり心休まるのである。

②　傷病者を安心、リラックスさせるように努める

傷病者にとって、どのような姿勢が一番楽なのか。寒いのか、暑いのか。友達や家族に近くにいて欲しいのかなど。苦痛、不安を抱えている傷病者であり、リラックスできる気遣いをすると会話に集中できる。

ポイント　言葉の薬と毒

「人と与［とも］に言を善くするは布帛［ふはく］よりも暖かに、人を傷付けるの言は矛戟［ぼうげき］よりも深し」
（言葉をきちんと用いれば衣服となって身体を温めてくれるが、言葉が引き金になる傷は

矛よりも深くなる) ― 荀子（中国の思想家）

3　コミュニケーション技法

　傷病者と救急隊の間でコミュニケーションが図られたかにみえても、必要とする情報がすべて提供されるとは限らない。簡単に情報を提供してくれるかもしれないし、ある程度は情報を提供するが、困惑したり、恥ずかしいものを隠すかもしれないし、秘密の情報は、躊躇・抵抗するかもしれない。必要な情報を得るためには、関心のあることを進んで話すように仕向けるのが、プロとしての技量である。

(1)　コミュニケーション技法の種類
① 言語的コミュニケーション技法

　言語的コミュニケーションとは、伝達手段として、話し言葉、書き言葉、手話を用いたメッセージのやり取りである。効果的なコミュニケーションの方法として、次の点に注意する。
- 混乱を避けるために言葉を少なくする。
- できるだけ簡単に表現する。
- 曖昧な表現をしない。
- メッセージをより簡単に理解できるよう例示をする。
- メッセージの重要な点は繰り返す。
- 専門用語は用いない。
- 適切なスピードと区切りで話す。
- 中断時間を長くしたり、急に話題を変えないようにする。

② 非言語的コミュニケーション

　非言語的コミュニケーションは、身振り、独特な癖、姿勢だけでなく、傷病者との関係如何により、救急隊の位置も非言語の一部分となる。

ポイント　非言語的コミュニケーション

> 身体的特徴（体型、毛髪）　身体伝達行動（顔の表情、視線、姿勢、ジェスチャー、手足の動き）　接触行動（握る、なでる、叩く）　近接空間（空間、距離）　物品（服装、髪型、化粧）　環境要素（場所、照明・光、温度）

第7章 傷病者管理

図7－9　メラビアンの法則～聞き手に与える3つの要素の影響力
―言葉は7％しか伝えない―

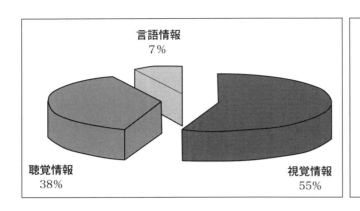

距離

　見知らぬ者同士が最初に取る一般的な距離は、約1～4mで、"快適な"距離は傷病者の腕の長さの2倍で、2者間の距離は、一般的にコミュニケーションの進行度、親密度に応じて縮まる。

　救急隊は、いきなり傷病者との"密接な空間"の約0.5m以下に入ることができる。救急隊は自分にとって必要で直接関わりを持ち、自分のために、これから何をするのかを直感的に理解しているからである。

表7－3　対人関係ゾーン

ゾーン	距　離	特　性
密接な空間	0～1.5フィート （0.5m）	・視覚的に歪んだ像が起こる。 ・呼吸や他人の臭いを評価するために一番よい。
個人距離あるいは "個人空間"	1.5～4フィート （0.5～1m）	・自己の延長として受け入れられる。 ・歪んだ像ではない。 ・体臭は明らかでない。 ・声は中程度で十分である。 ・傷病者評価の多く、特に傷病者インタビューはこの距離で行われる。
社会距離	4～12フィート （1～4m）	・非個人的なビジネス取引で用いられる。 ・感覚的な情報は、個人的な距離より詳細ではない。
公衆距離	12フィート以上 （4m以上）	・他人との非個人的な関係が認められる。 ・声が反映されなければならない。

相対レベル

　傷病者の眼と同じ位置や上、下で違ったメッセージが送られる。同じ位置を維持する場合は、平等であることを示す。上に立ったり高い位置にある場合は、相手の顔を見上げなければならず、権威を与え怖がらせることになる。

　眼線の位置が下がると、この場は自分を中心にして作られ、完全に状況をコントロールさせていることを示すもので、傷病者が高齢者や子供の場合に役立つ。

姿勢

　腕を広げる、手を開く、大きな筋肉をリラックスさせる、うなずくことはオープンスタンスを

表す。オープンスタンスの場合は自信があり、安心しているメッセージを送る。思いやりと相手に注意を払っていることを伝えるためにこの姿勢を用いる。

クローズドスタンス

腕組をする、こぶしを曲げたり指差しをする、頭を否定的に振る、斜に構えた半身の姿勢は、興味がない、不快である、嫌気、恐れ、怒りを示し、傷病者へ否定的なシグナルを送っているものである。

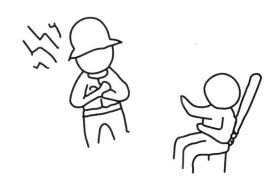

アイコンタクト

アイコンタクトは、効果的なコミュニケーションを行う強力な武器である。傷病者への質問に、できる限り多く用いる。細心の注意を払って処置をする場合も、頻繁に傷病者に目を向けるようにする。同情を示す「安心してください」や、反対に諭す「ここは任せておいて下さい」のいずれの場合でも、アイコンタクトはメッセージを送る一つの方法である。

アイコンタクトは、反対に傷病者が救急隊を見ていることでもあり、場面に応じて手法を上手に使わないと恐怖心をあおってしまう。アイコンタクトが多すぎると心地悪くなり、反対に少なすぎると拒絶感を抱かせる。自分が不快に感じる場合には、少しだけ安心できるように相手の鼻を見て、それから再度、直接アイコンタクトをする。この手法を確立すると、うまく傷病者に対応できる

思いやりのあるタッチ

正しい状況下で、手を握る、肩に手を置く、涙を拭いたりすると、これまで得られなかった情報を提供するようになるかもしれない。経験を重ね傷病者対応に慣れてくると、これらの動作が適正に行える。タッチ法により迅速に信頼と相互関係を確立したり、おとなしくさせることができる。年齢、性、国民的な背景、これまでの経験、傷病者の状況等により効果が異なるが、場面に応じて正しく用いる。

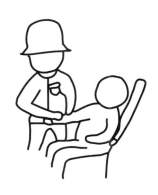

(2) 傷病者への問い方

救急隊の任務は、傷病者の目前に迫った緊急性に関する情報を見つけ出すことである。主訴（119番を要請した理由）を中心に緊急事態を招いた状況を見い出し、傷病者の状態を判断する。指令内容で大まかな緊急性を把握できるが、傷病者に回答を強要してはならず、主訴を傷病者自身の言葉で自由に述べさせることが最も大切である。

例えば、最初の問い方として、「食後に痛みが起きたのですか？」と誘導した形で聞くよりも「いつ痛みが起きたのですか？」と聞いたほうが、相手との会話に閉塞感や行き詰まり感を生じない。初期の段階から「はい」「いいえ」で回答できるような質問は、相手に回答を強要している印象を与えるので避けたほうがよい。

主訴を聴取するときは、これから尋ねようとする質問に関連付けた聞き方をする。主訴が胸痛の場合、現に緊急性のある状況に焦点を合わせ、順序立てて明確な答えを得る必要がある。前後の脈絡のない質問ではなく、過程ごとに順を追ってする。

例えば、胸痛の傷病者が薬を服用しているかどうかを聞き出さなければならないときに、「ニトロを飲んだが胸痛は治まらない」が主訴ならば、さらに質問で「いつ、何回飲んだのか。最初の痛みを『10』とすると、現在はどの程度か」とちゃんと聞く。これにより、さらに多くの回答が得られる。

ポイント　心筋梗塞の疑い時の質問内容

1. 発症時の状況
   - 発症時期
   - 安静又は労作性の別
   - 痛み等の持続時間
2. 主な症状
   - 前胸部、胸骨裏面の痛み
       圧迫感、絞扼感、苦悶感
   - 20分以上の持続痛
   - 放散痛の部位
       肩
       腕
       頸部
       背中
3. 随伴症状
   - 不安
   - 嘔吐・吐き気
   - 呼吸困難
   - チアノーゼ
   - 冷感
4. 既往症
   - 狭心症
   - 糖尿病
   - 高血圧症等
   - ニトログリセリン等の薬剤服用の有無と効果

効果的に話しかけるためには、言葉を明確にできるだけ具体的に伝える。相手が理解できるように説明をするのが目的であり、専門的になるほど傷病者に合わせて医学用語や知識をより平易な表現に置き換え、さらには理解したかどうかを確認するなど、言い方を工夫する。

① 質問の形式

意識がある場合は、原則として本人から、そうでない場合には家族等から聞き取る。救急隊の期待や効果を意図しながら、相手の状況やＴＰＯに応じて質問形式を変える必要がある。

任意回答方式（Open Ended Questions）

最初は、短時間にできるだけ多くの情報を得るようにする。傷病者の反応を制限せず、意外な、かつ重要な事実を表現させるのに役立つ。そのためには、傷病者ができるだけ多くの情報を提供できるような形で質問し、自身の言葉で問題点や不安事を自由に述べてもらう必要がある。

例えば、腹痛の傷病者に対して「はい」「いいえ」で答えさせる。「胸痛は朝に起きたのですか？」の質問ではなく「胸痛はいつ始まったのですか？」のような聞き方をする。

意識がある場合や周囲から聞き出す場合には、比較的、時間的な余裕があるので、知りたい情報を得るだけに留めるのではなく、何を考えて、どう感じているか、できるだけ短時間のうちに情報を多く聞き出すようにする。

次の場面のように、傷病者の様子が大まかではあるが、救急隊の家族に対する問い方ひとつで、迅速に捉えることができる。

救急隊：どうしましたか。
家　族：食事中、10分前ぐらいから気分が悪いと言い出し、しばらく横になっていたが、呼びかけても返事をしなくなった。

オーソドックスで、要領よく聞き出す方法としての「5W1H」は、自由に答える余地があり発展的な質問法である。しかし、「Why」は理由を問うことに集中しがちで問い詰められたような感じになり、不安や苦痛を抱いている場合には、なるべく避けた方がよい。「なぜ救急車を呼んだのですか？」―「俺の勝手だろう」という返事が返ってきかねない。「どのような理由で救急車を呼んだのですか？」と問うと、以後の事情聴取に発展性がもたらされる。

限定回答方式（Closed Ended Questions）

当面の問題がハッキリしたならば、さらに必要な多くの情報を得るために限定回答の質問法を用いる。病院前救護の現場では、非常に細かな病歴を聞き出す必要はなく、ましてや医師が行なう問診のように時間的な余裕があるわけでもない。傷病者の問題の本質が明らかになったら、さらに問題点に焦点を合わせ質問する。

単に「はい」「いいえ」の二者択一を求めるもので、任意回答により状況があらかたつかめ、問題点がより明確にされ、処置の着手を急ぐために焦点を絞らなければならないときに用いる。

救急隊：返事はできませんか。
家　族：いいえ、できません。
救急隊：呼吸はしていますか。
家　族：はい。
救急隊：吐きましたか。
家　族：はい、一回だけありました。
救急隊：吐いた量は、どれだけですか。
家　族：少々です。
救急隊：これまでに何か病気をしたことがありますか
家　族：いいえ

また、出動指令等で「食べ物を喉に詰まらせた模様」との付加内容があり状況が予測できるときには、いきなり上記のような簡単な、しかも一方的なやり取りでもって、応急処置を始めなければならない。具体的な状況把握は処置の合間に、さらに聞き出すようにする。

この限定的な質問はすべてに当てはまるものではなく、あくまでも使用場面を限定する必要がある。比較的、傷病者の容態が落ち着いているときに限定的な質問を多く用いると、高圧的に受け止められ、一方通行的なコミュニケーションに陥る可能性がある。

一般的には、任意回答方式で全体の様子を把握し、その後、限定的な質問法により焦点を絞り、問題点を究明していくという具合に状況に応じて質問の内容を変えていく。

さらにより具体的な方法として、主観的な情報を得るための質問、傷病者の抱える問題点に焦点

を当てた質問へと進んでいくが、これらについては、「第8章現場行動、第2状況評価」を参照のこと。

表7-4　質問形式

	オープンエンドクエスチョン	クローズドエンドクエスチョン
具体例	・どうしましたか？ ・胸の痛みはどうですか？	・意識はありますか？ ・胸は痛くありませんか？
長　所	・多くの情報を得られることがある。 ・自由に答えることで傷病者の情緒的な問題がわかる。 ・好意を持って聞いてくれると受け止められ、相互理解が深まる。	・緊急時にピンポイントで重要な情報が迅速に聞き出せる。 ・問題を特定するときに用いる。 ・問題の全体を捉えるときに、系統立てて質問する（薬を飲みましたか。それで痛みは和らぎましたか）。 ・オープンエンドクエスチョンで聞き出した内容をさらに絞り込んでいく場合に用いる。
短　所	・時間を要する、的が絞れないために緊急の場面では適さない。 ・話があらぬ方向へ進む可能性がある。	・事務的、高圧的と受け止められる。 ・得られる情報が限られてくる。 ・コミュニケーションの確立が図りにくい。

② 留意点
- 誘導尋問を用いない。現在の緊急事案と関係のない方向に行ってしまうかもしれないので、誘導尋問を避ける。
- 一問一答で完全に答えさせる。一回で複数回答を求めるような質問をしたら、どれに答えたらいいかわからなくなり、情報の一部を省略したり、混乱するようになる。
- 傷病者の完全な反応を聞いてから次の質問に移る。質問の趣旨に沿って回答しているかどうかを確認した後に、次の質問に移る。考えをまとめて回答するのに時間がかかることがあり、途中で次の質問をされると混乱してしまう。
- 傷病者が理解できる言語を用いる。一般の人は医学用語を理解できない。例えば、"尿"ではなく"小便"を、"呼吸"ではなく"息"を使ったほうがわかりやすい。専門用語と俗語を使わないよう注意する。子供は言葉通りの意味しか解せず、状況に合わせて話の内容を理解できない。脈を"取る"でなく、代わりに"測る"を用いる。
- 傷病者を観察する。質問中も絶えず観察することが重要で、衣類の乱れ・汚れ、身体などの外見からも傷病者の状態についての指標が得られる。経験豊富な救急隊は、外見から見つけた重要な鍵をもとに、内面的な状況や精神状態を探し出そうとするかもしれない。

　傷病者との相互関係を保っている間、意識レベルと身体の動きを観察する。会話の速さや明瞭さ、思考、注意力、集中力、理解力、人、場所、時間、過去・現在の記憶に対する見当識をチェックする。発汗、ふるえなど自律反応の有無、口、鼻、目の周りのチックのような異常な動きにも注目する。相手がアイコンタクトを避けるのは、恥じらい、退避、混乱、飽き、恐怖、抑うつ等の表れかもしれない。

　傷病者の防御メカニズムを見ると、どのように対処すればよいのか心構えがわかる。居住まい

を正しているならば（髪を整える、衣類を整える）、少し緊張感が取れて安心できたかもしれないし、救急隊の質問から逃れようとしているならば、少し間を置いてから話題に戻るようにする。

4　効果的な聴取とフィードバック

(1)　傾聴すること

お互いの会話の中では、他人が話している間、次に何を言うかを考えているのが一般的で、挙句の果て、待てずに相手の話す内容を中断しようとする。「話すことよりも聞くことのほうが難しい」とも言われる。「聴く」とはよく聞く、いわゆる傾聴は積極的に用いる技術である。

ポイント

- 聴く；注意して聴く、聴き取るといった心的活動である。
- 聞く；人の話や外界の音が聞こえる、耳に入ることで、本人の注意や意識の有無は問わない身体的活動である。

(2)　聴くことでもたらされる利点

- 相手への理解を深めることができる。聞き手は得られた情報で、傷病者の意図・考え、思いがわかる。
- 傷病者に対しても良い影響を及ぼす。相手に「ちゃんと聞いていますよ、安心してください」との意思を表わし、自分に注目している、尊敬を得ているという肯定感を感じ、満足できる。
- 話し手・聞き手の相互関係を築く。

(3)　傾聴の態度

① 集中して聴く

- 答える、反対する、やり返そうと待ち構えるのではなく、理解するために聞く。この態度は非常に大切である。話したいことを自由に話す安心感、話すことを受け入れてもらえる信頼感の中で聴く。
- 理解することは、使用されている言葉の意味を単に知っているというだけでなく、それ以上の意味を持つ。傷病者の声の調子、表情、行動全体に注意を払う。「はい」という了解した旨を表現する言葉ひとつ取ってみても、自律的（喜んで）か他律的（しぶしぶ）かが、声の調子でわかる。
- 何を言おうとしているのか、その糸口を見つける。傷病者と同じ世界をみるようにする。これらを共有し、傷病者の気持ちを受け入れる。
- 自分の見解や意見をすぐには述べないようにする。傷病者とまったく同じ気持ちにはなれないことを理解する。
- 自分の焦りをコントロールする。救急隊が聞きたいことを言うとは限らないので、「手短にお願いします」など、話を折らないよう話す時間を与える。

- ちゃんと興味をもって聞いていることをわからせる。勇気付けられ、コミュニケーションがうまくいくかもしれない。
- さえぎらない。情報を多く得るためにだけ質問する。何かを仕掛けたり、追い詰めたりしない。
- 傷病者と言い争う、討議するのではない。反対を連発して攻撃の弱点を探すのではなく、合意の領域を捜す。
- お互いの議論で答えを見つけるのではなく、傷病者が言った内容を理解できるようにまとめる。

② 話すきっかけを与える
- 傷病者に自分自身のこと、関心、立場、意見を述べさせる。聞き出すのではなく、話したいことをじっくりと聴くというように、話し手に焦点を合わす。話の腰を折らない、話し手が話し終えてから自分の反応を考える。
- 話し手が終わったときに沈黙を解く。話している間は傷病者を見ているという姿勢を取る。重要なことを話しているときには相槌を打つ。気を散らすような身体の動きを避ける。

(4) フィードバックする

① 正しく理解しているかどうかをフィードバックする

　相手が話し終えたならば、彼らのメッセージを正しく理解しているのを確かめるためにフィードバックを行う。フィードバックの手法には、次のようなものがある。
- 沈黙；これまでに話した内容に付け足すことがないか、考えをまとめるための時間を傷病者に与える。
- 内省；理解をしているかどうかをチェックし、話し手を安心させるために、これまでに話した内容を救急隊自身の言葉で繰り返して言う。
- 促進；もっと情報を提供するように話し手を促す。
- 同情；自分が理解したことをボディランゲージで表現すると、傷病者は受け入れられたと感じ、もっと話すようになる。
- 説明；言われた内容が理解できないときには、どういうことか、さらに説明して欲しいと話し手にお願いする。
- 対面；これまでに話した内容で、最も関心のある個所に焦点を合わす。
- 要約；質問、回答内容、状況の解釈を簡単にまとめ、必要ならば詳細を説明できるようにオープンエンドクエスチョンで尋ねる。

② 傷病者にフィードバックを与える際には、次のような言動を避ける
- 誤った確信を与える。例えば、傷病者の不安について、具体的な内容を聞く前に「大丈夫ですよ」との根拠のない保証は、誤った安心感を与えるものである。
- アドバイスをする。119番を要請するのは、救急隊の助けを求めているからである。これをどのようにして伝えるかに注意する。「胸痛があるので病院で診てもらったほうがよい」、これは適切なアドバイスである。「医師に見てもらわないなんて考えられない」というのはアドバイスにならない。
- 距離を取る。傷病者と適切な距離を取ることをまったく考慮に入れず、相互信頼を得ようとして、いきなり近づきすぎたり、反対に離れすぎることがある。距離を適正に取ることの効果を

認識するのは、良い話し手としての証しである。
- 専門用語を用いる。救急隊がしている内容を傷病者が知ることは重要であるが、例えば、「ラインが外れ腕が腫れている」と言うのを傷病者が聞くと恐怖心をあおってしまう。言葉に気を付け傷病者の理解度に合わせて話す。
- 多くを話しすぎる。聞くこともコミュニケーションの一部である。
- 「なぜ」の質問をする。「なぜ時間通りに薬を飲まなかったの？」「なぜもっと早く要請しなかったの？」のような「なぜ？」の質問は、相手を非難・詰問していると受け止められる。このような質問法は、逆の効果を生み出す。

活動中に傷病者の言うことをよく聞いたり、フィードバックが十分にできないかもしれない。やることなすことが多くありすぎて、傷病者の言うことにしっかりと時間を取って耳を傾けられない時間帯が生じる。質問しながらモニターを装着する場合、「無視されているようで耐えがたいのは、よくわかるが、耳を傾けてちゃんと聞いています」と言うと安心する。

5 傷病者への説明要領

① 専門用語を避け、できるだけ平易な言葉を用いる

専門用語を用いて説明すること自体、相手を蔑む態度と言わざるを得ない。例えば「救急救命士の佐藤です」と自分の名前を告げても、「救急隊の佐藤です」と言われたときと、両者にどのような違いがあるか正確に答えられる人は少ないかもしれない。

言葉として認知していても実際にどれだけ理解しているか、その程度に大きな差異の生じる言葉が存在する。専門用語、業界用語など、一般の人が聞き慣れていない言葉については、普段からわかりやすい言い回しをどのようにするかを検討し、訓練等で習熟しておかなければ、切羽詰まった状況の中でとっさに適切な表現を考え付くのは至難の技である。

ポイント　難解な専門用語を使わない

> 説明とは相手に理解させること
> - 「シンパイキノウテイシジョウタイ（心肺機能停止状態）です。トクテイコウイ（特定行為）をしますけど、よろしいですか」
> - 「口の中に固いイタ（喉頭鏡）を入れます」
> - 「クウキ（空気）のトオリミチ（通り道）を作るために口の中にチューブ（気管内チューブ）を入れます」
> - 「シンゾウ（心臓）がケイレン（痙攣）しています。エイディ（AED）で処置をします」
> - 「重症なので高度な処置のできる中央救命救急センターへ搬送しますが、よろしいですか」

② 傷病者の状況を踏まえ、表現を工夫する

突発的に傷病が発生した初期の段階では、傷病者等は救急隊の話を十分に理解できるだけの平静な状況にないかもしれない。これを一方的に話しかけられても内容を理解できないままに聞き返すのは申し訳ないと思い、了解を求められて返事をする可能性がある。このような場合、「救命救急

第7章　傷病者管理

センター」を「重篤な病人を治療する病院」と身近な例に置き換えるなど、表現を工夫する。

6　具体的なコミュニケーション法

コミュニケーションを効果的に行なう技法として、次のようなものがある。

(1) 反復技法の利用

① コミュニケーションを促すために傷病者の喋った特定の文言を疑問形で反復する

> 傷病者：足のケガは直るのに長くかかりますかね？
> 救急隊：早く直って欲しいですね。
> 傷病者：車が乗れないと困るんですよ。

よく救急隊は、傷病者の予後について言及してはいけないということとコミュニケーションの意義をはき違え、聞かれて絶句したり、聞く対象を医師に向けて話題を反らす傾向があるが、これでは相手が知りたがっているプロセスを打ち壊してしまう。

例えば、上記の会話例では傷病者に対し救急隊の応答がないと、その後のコミュニケーションが展開されなくなる。しかし、この技法は明確な返答ができない場合に時として効果的であるが、これを頻繁に繰り返すと、会話としては場繕いのものになってしまうので注意する。

② 感情あるいは印象を復習する

> 救急隊：右腕の痛みは、少しは治まりましたか？
> 傷病者：いくらかは痛みが和らいだような気がしますが―

傷病者との初期の接触段階で、応急処置に必要な内容をすべて聞き出し、以後、無言のまま医療機関へ到着することがないようにする。この場合に相手がどのような感情や印象を抱いているかを思い、それを復唱すると不快な気分を紛らわすことができる。

(2) 決まり文句を故意に使う

ありふれた自動的な質問や応答で、意味ある情報を引き出そうとする意図はなく、その場を取り繕うために行われる。質問の仕方としては、例えば、「気分はどうですか？」「大丈夫ですか？」などのようなものである。

「わかり切ったことを聞くな」と相手に憤りを感じさせるかもしれないが、途切れた会話を再開させるなど、はっきりとした目的のもとに用いるならば有効である。

(3) つなぐコミュニケーション

初対面の緊張した雰囲気の中で、お互いを理解し打ち解け合うまでには時間がかかるが、初期の段階で応急処置や医療機関選定に際し必要な情報を聞き出した後、車内でのコミュニケーションが途切れがちになる。

これは、傷病者が救急隊に対する要求を自らの言葉を用いて表現できないためで、このような場合、次の要領で積極的に相手の気持ちを引き出すようにする。

- 相手の訴えを繰り返して言い直してみる。例えば、「まだ、おなかが痛いんですね？」
- 相手の表現に関連のある質問をしてみる。「お酒はたくさん飲むんですか？」
- 自分の受けた感じを表現し、さらに正確な表現を相手から引き出す。「ずいぶん、痛そうですね？」
- 相手が積極的にコミュニケーションを続けるように、途中で相槌を打ったり、「それで？」「少しは和らいだようですが？」と軽く促す。

7　コミュニケーションに関する特別な問題

　傷病者対応には意外に時間を費やしたり、多様な技巧を凝らすことが必要な場合もあるが、一般的に救急隊の質問に応えてくれる。しかし、精神的な障害、年齢の隔たりによっては、進んで救急隊に話さないことがあるかもしれない。

　まずは、基本的なオープンエンドクエスチョン法を用い、うまくいかない場合には、「はい」「いいえ」で反応を求める直接的な質問をする。事実について詳細が得られない傷病者の場合、話せない、聞けないなどの障害があるかもしれないので、傷病者が質問を理解しているかを確かめる。十分に得られない場合には、いつから話ができなかったかを家族等に質問し、機能障害（疾病）を除外する。

　スムーズなコミュニケーションに結び付けるために、幾分かの技巧を要する小児、高齢者、異文化の人などとのコミュニケーション方法を示す。

(1)　意識のない傷病者

　キャッチボールに例えられるように、コミュニケーションとはお互いの気持ちを投げ合い、それをしっかりと受け止めることである。救急現場での正しいコミュニケーションとは、救急隊の意図が相手に理解され、また反対に相手の気持ちを十分に汲み取ることである。

　病院前救護活動の中でお互いに触れ合う時間は、ほんの数十分間にすぎないかもしれないが、医療機関到着まで間、車内で無言のまま過しているだけでは、信頼関係が生まれない。これを打破するのは救急隊に課せられた役目でもあり、わずかな時間でも話しているうちに新たな情報を得るきっかけとなり、医師へより具体的な情報の提供ができる。情報交換を行なうために共通の認識に立ち、語りかけを積極的に行う。

　しかし、意識障害がある場合には、相手からの反応が得られないとの理由で黙々と処置や活動に専念しているのが一般的ではないだろうか。医療機関で看護師が意識のない患者に対して、絶えず語りかけている光景を見かける。「鈴木さん、これから吸引しますよ、口を大きく開けて下さい、大きく咳をして下さい、苦しくないですか、――――　はい、終わりましたよ、楽に呼吸ができるようになったでしょう」。親は生まれたばかりの何もわからないわが子を抱いたり、なだめたりするが、実はこれが神経系統への刺激となって心身の発達を促進しているという。これと同じように看護師は意識のない患者に対し刺激を与え続け、植物人間化の進行を阻止しているかもしれない。置かれた状況は救急車内と医療機関内では異なってくるが、傷病者への接し方はいささかも変わるものではない。

(2)　高齢者
　①　コミュニケーションから捉えた特性

人は経験の総体であり、これまでの経験の積み重ねで作り上げられた固定観念により、行動、考え方、周囲への反応の仕方に独自性が生まれる。これは年齢が決定的な要素となる。さまざまな経験を多く重ねてきた高齢者ほど、成人と異なりタイプが多岐に渡り、様々なパーソナリティを持ち合わせている。

高齢者の一般特性として、年齢が上がるにつれて身体や精神的な機能が低下するが、これをすべての高齢者に当てはめてはいけない。実年齢で"年寄り"を決定付けるのではなく、実際に傷病者と接してみて、身体機能、精神状態、行動パターンの機能的年齢を見極める。

高いプライドに固執する

実際に救急現場で高齢者を扱っていると、多様な特徴を持ち合わせていることに気付く。自分が他人と違った物の捉え方をしていることを、救急隊が当然に理解して対応するものだと決めかかっているかもしれない。これまでの人生の中で幾多の修羅場を潜り抜け、人生の手本として存在している高齢者の高いプライドを害さないようにする。

ケース　高齢者への言葉

> 職場で呼吸困難になって救急要請し、救急隊に病院へ搬送してもらったが、私より明らかに年下の救急隊員が「どうしたの」「大丈夫」と、子供ぽい言い方をしてきたが、言葉遣いがよくない。
> 年上の者に対する話し方ではない。救急隊は苦しんでいる者にとっては頼みの綱である。そういう言葉遣いはやめてほしい。

聴覚の問題が生じる

加齢の特徴の一つとして聴覚の問題が上げられるが、高齢者のすべてが救急隊の話す内容を聞き取れないのではない。いきなり耳元に大声で話すことを避け、よそよそしい雰囲気を漂わせているのを感じ取ったならば肩に手をやるなど、向き合って普通の大きさで話す。それでも問いかけに対する反応が鈍いと感じ取ったならば、直接「私が何をしゃべっているのかがわかりますか？」と聞こえるかどうかを尋ね、必要ならば耳元で話しかける。

コラム　高齢者の聴力

> 男性では「他人が聞き取れる音量でテレビやラジオを聞き取れない」が総数の約14.5％、女性では「静かな部屋で普通の会話を聞き取るのが困難」が総数の約19.1％、原因として加齢による老人性難聴が主であると考えられる、との高齢者の聴力に関する調査がある。
> （老人保健施設入所者における高齢者の聴力の実態調査　楢村裕美、大阪大学医学部公衆衛生学教室）

言葉の意味に重きを置く

年を取るにつれて言葉はより重要になる。特に高齢者は、話しの内容を理解したり、回答するのに余計、多くの時間がかかる。高齢者にとって会話の中での言葉は、様々な違った意味を持っており、しかも会話のフレーズごとに言葉の意味合いを慎重に捉えようとする傾向が強い。言わ

れた内容を吟味・熟考するので、会話には多くの時間を費やすが、決して会話をせきたてないようにする。

直接的な会話が衰える

多くの高齢者は、一般的にフェイス・トゥ・フェイスによる会話がうまくいかなくなる。これは彼らの経験を通した一般的な習性でもあり、今日の社会で高齢者が孤立し、会話の機会がほとんどないことが一因であると考えられる。傷病者に対する話し方を変えなければならない。

高齢者自らが疾病と関係のない話題を打ち出したり、質問の内容とかけ離れた回答が返ってくることもしばしばである。このような場合、「こういうことではない」と面と向かって否定し、強制的に本題に持ってくるのではなく、救急隊の意図する話題へ回答がしやすいような質問をしながら徐々に修正していく。

コラム　一人暮らし高齢者の会話

東京都内のある区の一人暮らし高齢者を対象にした調査結果では、ひとり暮らし高齢者のうち、10.8〜16.6％が親しい人が1人もいない、あるいは1人以上いてもその人々との対面接触および非対面接触頻度が少ない、いわゆる会って話したり、電話や手紙のやりとりをする機会が日常的にない孤立状態にあるという。
（大都市高齢者の社会的孤立の発現率と基本的特徴、日本福祉大学地域ケア研究推進センター、斉藤雅茂）

反応の鈍化がある

高齢者は、これまでの人生で自らが修羅場を経験したり、また他人の緊急場面にも関わってきており、どうすれば上手く処理できるのか、その対処法を相当わきまえているつもりかもしれない。

生命に重大な影響を及ぼす問題がないと判断したならば、最初は高齢者のペースに合わせて質問と観察をする。身体各部位の受傷部位を確認する際も、成人のように「痛い、あるいは痛くない」の回答が明確でなく、観察が遅々として進まないケースが出てくるが、各部位ごとにある程度の時間をかけて行なわざるを得ない。

② 対応要領

高齢者の多くは、合理的にはっきりと救急隊に病歴等を告げるが、たまに敵愾心を持っている。身なりがだらしない。いらだっているなど、コミュニケーションが非常に難しくなる。このような傷病者に同情しながら適切に対応するためには、忍耐と頑張りが必要である。傷病者にゆっくりと静かに近づき、救急隊の質問に答えられよう十分な時間を与える。傷病による困惑、取り乱しや救急隊の言動に理解を示さない態度にも注意する。

高齢者自身、あまり痛みを感じないことがある。失神、呼吸困難がみられるものの自覚症状として痛みを訴えない高齢者に、特有な症状がはっきりと表出されない場合があるので、観察時には顕在化した症状のみに捉われないようにする。特に、無症候性心筋梗塞を経験している傷病者に特徴的である。高齢者は、呼吸や精神状態にわずかな変化をきたしただけで、実は重大な問題を表しているかもしれない。

現場で配偶者がいるとき、救護の対象は傷病者一人だけでなく、他にもいると思ったほうがよい。何年間もいとおしく愛し合い、連れ添ってきた人が救急車に乗せられるのを見て、もしものことがあったら自分ひとりが残されてしまうという不安や恐怖心が募る。このような場合、情緒的な支援を両者にしなければならない。傷病者の配偶者と話す時間を持ち、何が行われようとしているのか、なぜこのような行動が取られているのかを丁寧に説明する。

(3) 小児傷病者
① 特性

緊急事態に陥った場合、誰もが多かれ少なかれ情緒的な反応過程を経るが、特に子供の多くに恐怖心が生じ、外観的にもはっきりと読み取れる。子供は対外的な経験が浅いだけに、傷病の発生から医療機関到着までの間、救急隊の容姿、処置の内容、救急資器材、取り巻きの数はもとより救急車内など、自分の置かれた環境にびっくりし、恐れおののく。特に恐怖を覚えているときは、おもちゃなどを持たせ、徐々に接触する機会を増やす。自分の好きなものや慣れ親しんだ顔、保護用の毛布があると、幾分か安心し、落ち着くようになる。

状況が重大でないならば接触を急がずに、アイコンタクトを多くし、穏やかなトーンで頻繁に声をかけて反応を待つ。子供に対して頻繁にフィードバックをし、必要ならば意思決定に子供を取り込む。例えば、必要なパルスオキシメータと聴診器を見せて、「どっちがいい？ これにしようか？」など、興味を引かせる工夫をする。

ポイント　子供に対する言葉の選択

> 子供は非常に額面通りなので、言葉の選択が重要であり、どのように言うかをよく考える。
> ・脈拍を"取る"ではなく、"測る"
> ・電極を"装着する"ではなく、"貼る""付ける"
> ・救急車で病院へ"搬送する"ではなく、"行く"

② 対応要領

子供はうそやごまかしを簡単に見破るので、彼らに対して正直でなければならない。そのためには何が起きているのか、なぜこのような処置が行われているかを繰り返し説明する。特に副子を当てたり、包帯を巻くなど、苦痛を与えるのではないかと子供の恐怖心を誘発するような処置を行なう場合には、開始前によく説明する。

一旦、恐怖心を与えるとそれを解くのに時間を要し、また恐怖心を抱かせたままでは、身体の激しい動揺を伴い、肝心な処置すらできなくなる。これは非常に大切で、しばらく我慢すると今よりもっとよくなることを説明する。

時間があるならば、資器材を見せて何をしようとしているのかを説明する。(例えば、「健太郎君、ケガをしているところがグラグラしないようにしてあげるよ、最初に足を動かすよ、少し痛いかな、しばらく我慢して、すぐに良くなるよ。——大丈夫だった？—」)。決して痛くないなどと言ってはいけない。

子供は恥ずかしがりやで、控えめであることも考慮に入れる。見知らぬ救急隊の前で着ているものを脱がされると、とまどい、うろたえてしまう。衣類をめくって損傷部位を観察するとき

は、大人と同様、周囲の目に曝さないようにする。

　彼らに問いかける声の調子も大切で、親しみを込めたものでなければならない。助けるために救急隊がここに来たことを説明すると、子供は安心する。アイコンタクトを維持すると、救急隊が自分を助けに来てくれたことがわかるようになる。気難しい子供に対して病院前救護活動をスムーズに行なうためには、救急隊がなぜそれをしているのかを教えてやり、協力を取り付けるほうが、スムーズに処置を行なう上での近道である。

（4）　日本語の話せない傷病者

　日本語を話せない傷病者との信頼を確立し、観察や処置をスムーズに行なうのは難しい。初対面同士は、まず初めに自分の名を紹介し合うのが万国共通のマナーであるので、ジェスチャーで自分自身を指差して名前を言う。それから傷病者を指すと、傷病者はそれを理解し自分の名前を言ってくれる。

　痛みの部位を触れたり、調べるときは、最初に救急隊が身体の部分を指し、それから苦痛な表情等を表現するなどのジェスチャーを演じると応えてくれる。このような問いかけを繰り返すと、救急隊の意図が徐々に理解され、医療機関搬送に結び付けることができるようになる。

　それぞれの地域での外国人、日本語を話せない人の在留人口、あるいは観光客がどれだけいるかなどの実態調査をもとに、多い順からいくつかを選定し、救急隊が傷病者に話しかける用語、例えば、「名前は？」「病気ですか、ケガですか？」「どこが痛いですか？」などの用語集を国別に作っておくと便利である。

　消防本部でも、この種の取り組みが行われており、救急多言語問診アプリ（各問診画面の項目を日本語が通じない傷病者がタップすると、下段に日本語の翻訳結果が表示される。）や契約した通訳サービス業者を介して対応するなどがある。

　平成29年4月に総務省消防庁では、全国の消防本部へ「救急ボイストラ」の提供を開始した。これは、多言語音声翻訳アプリ「Voice Tra（ボイストラ）」をベースにして、現場で使用頻度が高い会話内容を定型文として登録し、外国語による音声と画面の文字により円滑なコミュニケーションが図れるようにしたものである。

　初期の観察を終え、バイタルサインを安定させた後の病歴聴取が重要である。日本語を話せないとの理由でこれを省略してはいけない。初めに、傷病者が日本語をどれくらい話せるかを確認する。コミュニケーションが不可能ならば、通訳のできる友人等を周囲から探し出す。

　できるだけ、短く、簡単に質問し、難しく、わけのわからないような医学用語を避ける。例えば、日本人さえ理解が難しい"LM（ラリンゲアルマスク）"を単に英語だからといって家族等に話しても、余計に混乱を招くだけであり、"チューブ"で十分に理解される。

　適正な身振りや身体の特異な部分を指し示す視覚的な方法で、質問を補完することも必要である。日本語を話せない人たちが居住、活動している区域で勤務する救急隊は、彼らの言語、特に身体関連の医学的用語、フレーズをできるだけ覚えておく。また、これらの単語の発音を示したカードを所持すると便利である。

第7章 傷病者管理

図7－10 東京消防庁のサンプル

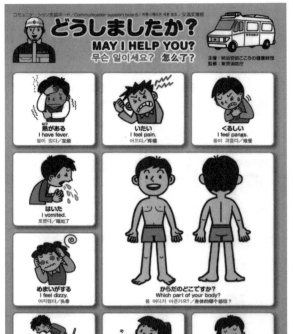
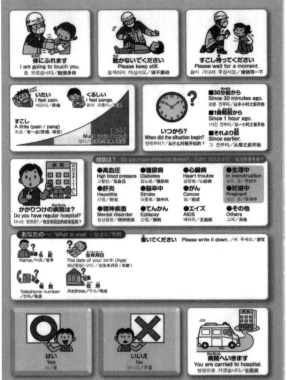

　　　　（表面）　　　　　　　　　　　　　　　（裏面）

第4　危機的状況にある傷病者反応と対応

1　導入

　危機の概念として、重篤な病気やケガによる生命の危機、株価暴落による金融危機、商品の不正表示等により信頼失墜をきたす企業の危機、さらには地震のような自然災害による生命・財産の危機など、生命や組織の名誉・存続に関わる重大事件、事故・災害が一般的には解される。

　本稿では傷病症状の急激な変化や生体機能の激変で、生命の危機を目の当たりにした傷病者が醸し出す様々な反応が、普段の問題解決法ではなかなか難しくなった場合の情緒的な危機的状況を考えてみる。

　前述したように病気やケガの発生に伴う反応特性は、多かれ少なかれ誰もが示し、自らあるいは第三者によって比較的コントロールでき、時間の経過とともに消滅するのが一般的である（問題解決）。

　しかし、不安等の情緒的な反応が余りにも強すぎると、どのように対処すればよいかわからなくなり、救急本来の目的である身体的な傷病への対応に支障をきたす状態を招く。

図7-11 危機の進展段階と介入法

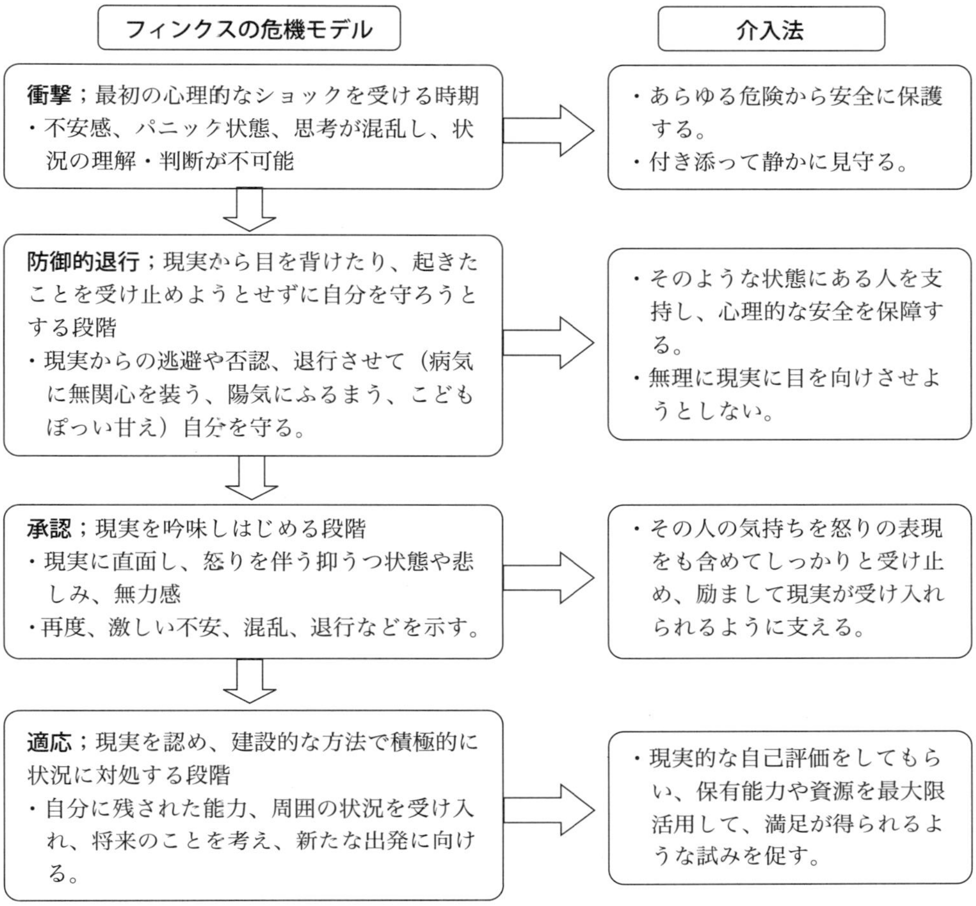

フィンクスの危機モデル

- **衝撃**；最初の心理的なショックを受ける時期
  - 不安感、パニック状態、思考が混乱し、状況の理解・判断が不可能

介入法
- あらゆる危険から安全に保護する。
- 付き添って静かに見守る。

- **防御的退行**；現実から目を背けたり、起きたことを受け止めようとせずに自分を守ろうとする段階
  - 現実からの逃避や否認、退行させて（病気に無関心を装う、陽気にふるまう、こどもっぽい甘え）自分を守る。

- そのような状態にある人を支持し、心理的な安全を保障する。
- 無理に現実に目を向けさせようとしない。

- **承認**；現実を吟味しはじめる段階
  - 現実に直面し、怒りを伴う抑うつ状態や悲しみ、無力感
  - 再度、激しい不安、混乱、退行などを示す。

- その人の気持ちを怒りの表現をも含めてしっかりと受け止め、励まして現実が受け入れられるように支える。

- **適応**；現実を認め、建設的な方法で積極的に状況に対処する段階
  - 自分に残された能力、周囲の状況を受け入れ、将来のことを考え、新たな出発に向ける。

- 現実的な自己評価をしてもらい、保有能力や資源を最大限活用して、満足が得られるような試みを促す。

　フィンクスは、危機の進展を「衝撃の段階」「防御的退行の段階」「承認の段階」「適応の段階」の4段階で表わす。病気やケガの発症当初に現われる傷病者の危機的状況が、第三者によってまったくコントロールされておらず、真っ先に各々の危機への介入を迫られる。

2　救急場面での危機

(1) 危機の発生

　傷病者は、重篤な病気やケガの発生を、これからの人生、運命を左右する転換期とも言える危機的状況が起きたと深刻に捉えるかもしれない。この危機を早期に収束させ傷病者が不適応な状態に陥るのを防ぐためには、第三者によってきちんと救護、管理されなければならない。危機的状況に真っ先に直面するのは、病院前救護に当たる救急隊で、傷病者管理の責任を果たすために、情緒的な反応がどのような状態であるかを理解し、どのように救護するのか、その手技に習熟しなければならない。

　傷病の発生自体がストレサー（ストレスを及ぼす原因）となり恐怖、不安等の情緒的な反応が現れるが、アグレアは、この緊張状態を回復させる過程に、「出来事についての認識」「社会的支援」「対処機制」の要因が存在するとしている。これらのバランスを保つ要因が適切に働くと危機が回避されるが、反対に一つでも欠けると問題が解決されず危機が促進される。

図7-12 ストレスの多い傷病による危機の発生（アグレア「危機療法の理論と実際」を一部改変）

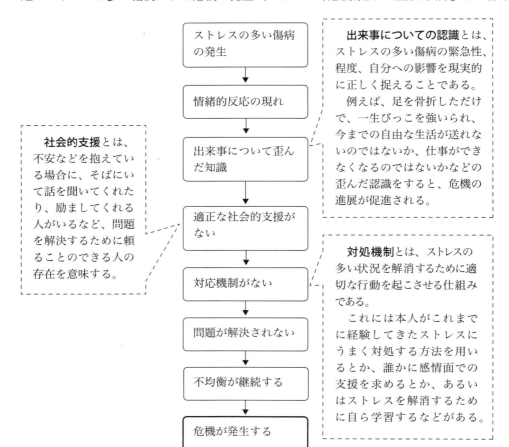

（2） 危機発生の回避に向けた介入要領

　恐怖、不安等の情緒的反応に対応した個別の救護が望ましいが、ここでは、危機発生を回避する基本的な介入要領を述べる。

出来事についての認識

① 傷病者の危機的状況をコントロールするために、救急隊と傷病者との相互作用を確立する。
　　情緒的な反応は、病気やケガをしたすべての人に多かれ少なかれ現れる一局面であり、傷病者は非常に混乱し、自らの身体、情緒的な安定性を確実に脅かしてしまう。ストレスを少なくすると、自分の身に起きたことを正しく認識できる状況が作り上げられ、自分で問題を解決できるようになり、ストレスが和らぎ安心する。

② 事態を一刻も早く収束させようとして一方的に話しかける（Talk）のを避け、お互いに話し合い（Conversation）、言っている内容をよく聞く。病気やケガを歪んで認識している場合には、わかりやすく説明し、心の内にある様々な気持ちを聞いてあげる。

　救急隊がここに来ているのは、困っているあなたを助けるためであることを説明すると、救急隊が自分のために一生懸命問題を解決しようとしているんだということを受け止めるようになる。

社会的支援

① 救急隊は、病気やケガをした人に専門的知識・技術をもって対応する救護のプロフェッショナルであり、傷病者がいかなる情緒的な反応を示していようとも自信を持って行動する。情緒

的反応とその原因となった病気やケガは不可分の関係にあるが、救急隊の本領である信頼される技能を適用すると、傷病者自らが危機をうまく処理できたり、危機が回避されるかもしれない。病院前救護では救急隊が唯一頼りにされているプロフェッショナルなので、持てる知識、技術を発揮して対応する。

② 情緒的な危機があると判断された場合に、傷病者のストレスを解消するには、多くの時間を要し、ましてや救急隊だけで解決できるものでもない。最初に確立しなければならないのは人間的な相互作用で、これは情緒的な危機にある傷病者に対応する際の極めて重要な過程である。迅速に搬送する必要がないと判断したならば、一緒に話したり、聞いたりする時間を取るようにする。

③ プロフェッショナルとしての行動規範のもと、常に冷静に行動する。情緒的な反応を示している傷病者が、「血圧は普段から高いから測らずに、早く病院へ連れて行ってくれ」など、理不尽な言動を取ることもあるが、傷病者に過剰に反応しないようにする。救急搬送を急ぐあまり、問題を安易な方法で解決しようとすると、余計に傷病者のストレスを募らせる結果になりかねない。また、面と向かって「あなたの言っている（行なっている）ことは間違っている」などと否定せずに、受容的な態度で受け止めてやらなければならない。傷病者は、平素と異なり情緒的にもベストの状態でないことをよく肝に銘じておく。

④ 応急処置、医療機関への搬送を含めた救護を実際に行なう。危機への対応は救急隊だけに委ねられたものではないので、時間をかけてじっくりと現場で解決しようなどと思ってはいけない。

危機的状況、そのものの判断が難しく、専門家である医師が介入すると大きく改善する。傷病者をできるだけ落ち着かせて迅速に医療機関に搬送し、専門家の医療処置につなげたほうが危機的状況を適切に抜け出るようになる。

対処機制

① 救急隊を要請する背景は様々で、一般的には自分の身に起きた危機的な状況を認識し、自力では受診行動が取れないために、適切な搬送手段として救急隊を要請する。これは必要な時に最適な行動を取る、極めて合理的な判断である。

② 「まずは病院で診てもらいましょう」と促すと、傷病者自身が実際の行動に移せるかもしれない。このように対処機制で状況をコントロールした上で救護すると、傷病者の状態は劇的に改善する。

傷病者の問題を現場で全面的に解決するのが救急隊の目的ではなく、専門の医師が傷病者の要求や問題を評価できるよう情緒的に支援しながら、迅速に医療機関へ搬送することが最善の危機回避の方法である。あくまでも救急医療体制の中で問題解決の一端を担う役割を認識し、そのなかで傷病者のために何かをしてあげる。緊急の場面では熱心に聴くことが適切な対処法である。

どこか痛くないかを尋ね、観察の結果、たいしたことでない創傷であってもサージカルテープで処置する。手足に付いた汚れを落としてやるなど、仮に傷病者がこのことを危機的状況であると思っているとしたら、傷病者自身に危機的状況をうまく処理させるのに役立つ。

傷病者と一緒の医療機関到着までの極めて短い時間であるが、救急隊が行なう情緒的な支援は非常に重要である。傷病者に関心を持っており、これからどのような救護を行うか、その内容を説明する。

3 突然死への危機介入

(1) 家族の反応

外傷、心筋梗塞、乳幼児突然死症候群（SIDS）、自殺、殺人などの突然死は、今まで自分と一緒になって社会生活を営んでいた人の死だけに、家族に大きなショックを与える。

前述したように恐怖、不安、否定、悲しみ、救急隊に対する敵愾心と怒りなど、救急隊が突然死の現場に出動したときには、家族の反応に注目し適切に対応しなければならない。感情的あるいは身体的な反応は、突然死の後に起こる悲しみの一局面で、何も特別なことではなく誰もが示す正常な反応である。

(2) 救急隊の反応

① 救急隊に起こる感情

救急隊は、突然死の場面で、不快な感情を抑えなければならないなどの苦悩に苛まされたり、家族と同様な不安、悲しみの感情が起きことがある。また、結果的に応急処置が効を奏しなかった場合には、次のような感情が起こる。

・自分自身に対する虚無感、絶望感；なぜ、無脈性VT（心室頻拍）の判読を見落としたんだ。折角のVFなのにAEDが成功しなかった。

・葛藤；家族の希望で近くのかかり付け医へ搬送したが、救急隊としては高次医療機関へ搬送すべきだった。

・罪悪感；あの傷病者には薬剤投与をしたほうがよかった。もっと速く医療機関に到着していたならば。

・傷病者に対する怒り；（車が大破し救出を完了するのに時間がかかり、救命処置になかなか着手できない場合）いくらなんでも、カーブでスピードを出しすぎだよ。

周囲にいる人がきちんと応急手当の講習を受けて、救急隊が到着するまでの間に心肺蘇生やAEDをきちんとすれば、彼は絶対に助かっていたのに。

・悲哀、不快

胴体の離断や脳実質の脱出を目の当たりにして不快を感じる、死亡者や死期の迫っている人に対し悲しみや不安を感じる。

② 自己防禦メカニズム

救急隊は、このような感情や記憶を一刻も早く自分の中から消し去りたいと思っている。しかし、簡単に消し去ることができないと、このような状況を自己へ投影する忌避や否定の形を取る。これは自己防禦メカニズムの一つとして、突然死に対処するために備わっている能力でもあり、まったく正常で一般的に時間とともに消えて終結する。

このような感情は、感受性のある人なら誰もが抱き、特に自分の高度な能力を病気やケガで困っている人を助けるのに役立てたいという責任感、深い慈悲心を持ち合わせている救急隊には、なおさらである。

③ 対応時の心構え

救急隊は、強い慈悲心、責任感を持ち合わせているだけに、悲しみに苛まされて当惑したり、恥じるのではなく、危機介入の事例を経験していくなかで、自分自身の反応を理解する機会を増やし、自分の感情をどのように抑えるか、その術を身に付けるべきである。

さらには自分自身の感情を理解すると、救急隊と同じように不安を抱いている傷病者等の感情をより理解でき、現場で極めて適切に対処できるようになる。人の生命が救急隊に託されている限り、一般の人がめったに経験しない凄惨な場面で適切に対処しなければならない重大な責任を負う。救急隊として出動するからには、持てる能力を発揮し、いかなる場合でも応急処置を施すことを最優先する。

（救急隊へのストレス発生と対応については、「第6章救急隊（救急救命士）の役割と責任、第4 病院前救護におけるストレス」を参照）

（3）突然死への介入の実際
① 家族への対応
基本的な行動要領

死斑、硬直、断頭、腐敗などの決定的な死の徴候が現れている以外は、救急隊は死の判定をできない。決定的な死の徴候を判断する際に、いくらかでも疑いがある場合には、応急処置を実施すべきである。

丁寧な説明

明らかに死んでいる場合には、周囲にいる家族にも注意を払う。身体を起して背中の死斑を確認する際には「救急隊は明らかな死亡の確認をするために、（おじいちゃんの）身体をこっちに向けているのです」など、何をしているのかを家族にわからせる。応急処置を始めた場合には、蘇生の可能性がありそうだなどと、予後についての希望的観測を家族に抱かせないようにする。状況はかなり厳しいが、救急隊にできる応急処置を精一杯、全力を尽くしてやっているのを説明するだけで、相手は十分に納得できるかもしれない。

また、突然の出来事に対し極度の情緒的反応を示している家族が、訓練時の光景のように救急隊の説明をスムーズに理解しているとは言い難い。家族の最大の関心は、傷病者の病態、予後についてであり、最もコントロールの難しい情緒的反応を示している最中に、救急隊の言動をしっかりと受け止められる状況にないかもしれない。救急隊は自らの行動内容を一方的に説明するのではなく、恐怖、悲しみ等の反応を示している相手の理解を得るために、どのように説明すべきかを見極める。

具体的な対応要領

傷病者を一見しただけで、その帰結を予測して家族の前で公言しないよう、きちんと救護に対応する。例えば、胸部に刃物が刺さり大量出血をきたした凄惨性のある絶望的とも思える状況を一見しただけで、「これは助かる見込みがないな」と思わず漏らしかねないが、周囲にいる者は限りなく一縷の望みを託しており、常に彼らの気持ちを推し測った言動に努めなければならない。

傷病者へきちんと対応することが救急隊の本来の役割である。心停止、無呼吸、身体一部の硬直（トイレなどの狭隘な個所で発見された場合）、低体温の傷病者に対して、死亡の判断はできない。明らかに死亡していると判断するには、「心停止」「無呼吸」「瞳孔散大、対光反射なし」「体感が感ぜられない」「死後硬直又は死斑」のすべての項目が認められた場合のみであり、一項目でも欠けた場合には、あくまでも仮死状態として救護活動を積極的に行なわなければならない。観察に際しては、聴診器、血圧計、心電図モニター等の資器材を活用し的確に行なう。

特に、子供の場合、死斑、硬直など、明らかな死の徴候が現れていたとしても、家族の心情に

配意し、医療機関搬送を前提に対処したほうがよいかもしれない。客観的に明らかであっても、当事者である親が子供の死を受け入れるようになるまでには、時間を要する。これを観察の結果でもって、即座に救急隊が現場を引き上げるのは、余りにも無常の念を抱かれかねない（感情的な巻き添えを避けるということと意味合いが異なる）。

また、児童虐待の死亡事例の場合は、身体や創傷の特徴等でもって現場で救急隊が不搬送を即断すると、事後に問題をきたす恐れがある。親の深い悲しみの一番の解決法は、医療機関に搬送し医師に委ねることであることを常に念頭に置く。

② 家族とのコミュニケーション

突然死の危機に遭遇したときは、次の方法で家族とのコミュニケーションを図る。

a．すべての質問に対して正直かつ正確に回答する。

質問に回答できない場合には、事実を隠そうとせずに、「自分にはわからない」などのように正確に告げる。特に家族から死因について聞かれた場合、原因の把握は警察機関の捜査に強い影響を及ぼすので安易に推測して回答しない。

b．傷病者の病歴を聴取するのに、必要以上に手間取らないようにする。

応急処置の着手を優先すべきであり、現病、既往症等の聴取内容や結果は、当座の緊急処置に影響を与えないことが多い。家族が近くにいる場合、死に至った原因や結末、死生観などについての議論を避ける。

癌のような不治の慢性疾患の場合であっても、家族に対し「死は避けられないものです」などと諭すのは、現場での救急隊の役割ではなく、医師に委ねられるべきものである。

c．否定の反応を示している人と議論したり、容認するよう促してはいけない。

否定は、起こったことを容認し受け入れられるようになるための時間を作る"自己防御メカニズム"でもある。自己防御メカニズムとは、無意識のうちに否定・不安や緊張などの不安定な状態から抜け出し、安定させて自分を守ろうとする当人に備わった働きである。

d．家族が同情を求めてくる場合には最大限の敬意を払い、適切に対応する。

例えば家族の誰かが傷病者に付き添っていたいと望む場合には、その願いを聞き入れるようにする。いかなるときでも人格的な態度を維持するとともに自分の感情をコントロールし、最大限の努力で助けるといった態度を示す。

自分の任務を落ち着いて、てきぱきと実施しなければならないが、隊のきびきびした態度が粗野、事務的であるとの印象を与えるので、家族に最大限の関心を示し、好印象を与えるよう努める。

怒りが救急隊に向けられたときには、個人的にそれを受け止め反撃をしてはいけない。明らかに危険な状況に陥った場合には、攻撃を避けるためにその場を一旦離れ、他の応援隊や警察官を要請するなど、待機しながら状況が治まるまでの時間を作る。

4 終末期の状態にある傷病者への危機介入

(1) 情緒的反応の局面

癌や致死的な慢性疾患など、長期療養中で死期が迫っている終末期の状態にある傷病者のもとに要請された現場で、傷病者等が極端な感情的、心理的な反応を示し、その対応に困難をきたすことがある。

また、終末期の傷病者が自分の死を素直に受け入れない場合や、反対に迫っている死期を既に知っていることがある。差し迫る死に対する傷病者本人の情緒的反応には、次の4つの局面があるという（「死ぬ瞬間―死にゆく人々との対話」；キューブラー・ロス）。

① 否定

死を宣告されたときに最初に示す反応で、多くの人が経験する。死の事実を認めようとしない、自分は決して死ぬことはない、あるいは救急隊の言ったことを信じないなどの一般的な反応である。

まずは救急隊との信頼関係を構築するように努め、傷病者等が質問しやすい雰囲気を作ってやる。疑問点に対して誠意をもって説明し、できるだけ不安や否定の感情を表出させてやると気分が幾分か和らぐ。そばに近づき、手を取って脈拍を確認しながら傷病者の話に耳を傾けるようにする。

② 怒り

否定の後に起こるもので、傷病者は戸惑い、そして「何故、このようなことが私に起こったの？」「私が何をしたっていうの？」などと尋ねることがある。死期が迫っている人は、周りの人や自分自身にさえも敵愾心、怒りを抱くが、怒りの感情も当然であると認めてやる。その怒りが決して救急隊に向けられたものではないことを理解する。

③ 抑うつ

状況に対する最も一般的な反応で、外見上にも明らかである。これ以上何にも関心を持たないようになる。例えば、同じ場所にジーッと座ったままで動くのを頑なに拒む。

④ 受容

多くの傷病者は最終的には事実を観念し、状況を受け入れ、できるだけ長く最善の状態を維持しようとする。

一般に、これらの4つの局面は、死の恐怖から死を受け入れるまでの心理過程で上記の順に起こるが、これらの反応が同時に起こることもある。しかし、すべてのケースがスムーズに受容の段階に達するのではない。

また、家族も同じように否定、怒り、抑うつ、受忍の反応を辿るという。家族の反応にも、「何とか助けてください。死にそうだよ！」など、当初は強い敵愾心と過度の要求が起こる。時間の経過とともに、「これはもう避けられないので安らかに死なせてあげて」「これ以上無駄なことはやめよう」という気持ちに変わり、死を受け入れるようになる。

特に情緒的反応の初期の段階では、救急隊の説明をスムーズに理解できるような状況にないが、いずれの段階にあろうとも傷病者の状態や救急隊の処置内容を丁寧に説明し、質問に誠実に答えることが最も効果的な援助となる。

(2) 傷病者の管理

① 看取りの心

前述した受容の段階に至ると、家族のほうから積極的な応急処置や高度な医療機関への搬送を望まないと申し出ることがある。このような傷病者には、痛みができるだけ和らぐよう身体的にリラックスさせ、満足できるようにする。仮に搬送を望まない場合には、現場にかかりつけ医を要請するか、あるいは連絡を取り搬送の可否について医師から指示を仰ぐ（「第6章救急隊（救急救命士）の役割と責任、第5病院前救護の倫理、第2部実践編」を参照）。

② 医療機関への搬送

単に看取りのために医療機関への搬送を希望する場合もあるが、この場合、できるだけかかりつけ医へ搬送したほうが傷病者や家族の不安、負担を少なくできる。医療機関への搬送について家族の判断がつかない場合は、説得してできるだけ医療機関へ搬送すべきであるが、意思に反して搬送はできない。

また、救急隊に医療機関の選定が完全に委ねられている場合には、家族がどのような情緒的反応にあるかを見極めて判断する。例えば、否定、怒りの場合には、家族が十分に状況を認識できないので、できるだけ高次の医療機関へ搬送するのが望ましいかもしれない。

搬送する場合には、医療機関のレベルや当該施設での医療処置の内容を説明した上で、これらに応じた応急処置の内容を合わせて説明する必要がある。家族の一人でも強く搬送を申し出る場合には、この意思を尊重すべきである。高齢者夫婦のみの場合には、配偶者を最後まで傷病者と一緒にいさせるよう医療機関へ同行させる。

③ リビングウイル

傷病者は、LIVINGWILL（生きているうちに発効する遺言書；傷病者が救命を望まないDNR (do not resuscitate) オーダーあるいは生命維持装置によって延命することを書いた法的な書類）がある場合には、リビングウイルを表明する傷病者の願いを尊重すべきである。

しかし、家族の中にDNRのリビングウイルの内容に同意しない人が臨場し、医療機関への搬送を要求する場合には、救急隊へのクレームに発展することがあり、救急隊側の意向として応急処置をしながら搬送する旨を申し出たほうがよい。また、CPAの際に応急処置をせずに医療機関へ搬送する内容の指示書がある場合、当該医師にその旨を伝えて指示を仰ぐ（「第6章救急隊（救急救命士）の役割と責任、4倫理的問題（ジレンマ）の事例検討法」を参照）。

願いを十分に聞き入れるなど、現場での救急隊の気遣いによって死期が迫っている人ばかりでなく、家族をも身体的、精神的に楽にしてあげられ、人生の最終段階を尊厳を持ちながら安らかに過ごせるようになるかもしれない。

特に末期的な状況にある傷病者は、これまで述べたように情緒的に非常に不安定な状態にあるだけでなく、痛みや呼吸困難、全身衰弱などの身体的な苦痛を併せ持つ。両者は不可分の関係にあり、しかも主因の身体的な苦痛によって情緒的な反応が引き起こされる場合が一般的であるだけに、応急処置を遅らせたり、制限したりするなど、早やまった判断をすべきではない。（「第6章救急隊（救急救命士）の役割と責任、第5病院前救護の倫理」を参照）

5 自殺企図への危機介入

（1）現場への出動

自殺企図のすべてが致命的な結果に陥るわけではないが、その動機にかかわらず救急隊の任務は、身体損傷に対して必要な応急処置を施すことである。しかし、そこに至るまでの間、自殺者の抱える特有の問題への対処に困難をきたす場合がある。

特に自殺願望の強い傷病者は、最期の目的を達成するまで「死にたい」という気持ちと、「助けて欲しい、生きたい」という気持ちの間を激しく揺れ動いているという。軽度の場合には、実際に自殺を成功させようとの意図はなく、単なる見せかけで他人の助けを期待しているジェスチャーが多いが、助けを求めるジェスチャーと成し遂げることができなかった自殺企図の区別は明確でな

い。未遂に終わった自殺企図であっても、傷病者自身が深刻に企てていると捉えなければならない。自殺を試みた人は、機を伺って再度行う恐れがあるので、その機会を与えないようにする。

　自殺を企てた傷病者の多くは、アルコール依存や抑うつで苦しむなど、なかなか解決できない重大な精神的な疾患が背景にあるために、自殺願望は完全に消えておらず、落ち着いて見える場合でも再度、試みるケースがある。

　傷病者自身から助けを求める要請があったときに、単なる脅し、ジェスチャーで実際に自殺をしないなどと、勝手に推量すべきでない。自殺企図の現場に着いたならば、数秒足りとも傷病者から目を離したり、一人にしておかない。

(2) 救急隊の対応

　自殺を企てる理由として、愛する人の死、健康問題、事業の失敗、アルコール依存などを背景にした情緒的な問題があり、その手段には、縊頸（首吊り）、列車への飛び込み、高所からの飛び降り、薬物摂取、ガス吸入、刃物等の使用など多様である。

　救護現場に赴く際に最も注意を払わなければならない点は、救急隊自身の安全である。その手段も多様であるだけに、現場に到着した時点での状況把握が困難な場合もあり、特にガス吸入、刃物等の使用による現場では、救急隊自身が受傷する可能性もある。刃物等の使用による現場では、救急隊の無用な挙動が傷病者に脅威を与える恐れがあるので、細心の注意を払いながらすばやく退避する。

　安全に退避できない場合の望ましい行動要領は、傷病者に話しかけ、警察官などの応援が到着するまで会話をつないでおくことである。現場では、警察官が臨場しているかを必ず確認する。

　自殺の危険性の高い人への対応策として「TALKの原則」がある。

ポイント　自殺の危険性の高い人への対応策「TALKの原則」

> **T**ell；心配していることを伝える
> ・救急隊の安全が確立されたならば、お互いのアイコンタクトを保ちながら、迅速にコミュニケーションを確立する。
> ・救急隊自らが動揺することなく、プロとしての態度で落ち着いて話す。
> ・積極的に話しかけるが、これこれについて話してくれとか、話す内容を指示してはいけない。救急隊からの働きかけによって、これまでのすべてを話さなければいけないという強迫された思いになるかもしれない。
> ・同情するのではなく、安心感を与えるようにする。傷病者の信頼が得られると救急隊の言動に納得する。救急隊が救護する意思のある旨を告げ、これからの質問に応えて欲しいことと、身体観察として何が行なわれるのかを説明する。
> ・医療機関へ行くのが傷病者にとってもベストであることを知ってもらう。そのためには、傷病者の協力が欠かせないことを告げる。
>
> **A**sk：希死念慮について素直に尋ねる
> ・これから救急隊が救護したいけど、そうして欲しいのかどうかを聞く。救護するために救急隊がここに来ていることを告げる。
> ・どこが傷付いているのか、どこか痛みがあるかを尋ねる。

Listen：絶望的な気持ちを傾聴する
- 話をちゃんと聞いていることを傷病者にわからせるようにする。
- 傷病者と議論したり、批判をしない。話している内容が間違っている、取っている行動が他人に迷惑をかけているなど否定しないようにする。
- 常にアイコンタクトを保ち、落ち着いた態度を示す。会話を継続すると傷病者がリラックスし、救急隊に信頼を寄せてくれる。
- 傷病者を決して一人にしない。緊急処置を要する身体的な損傷がないならば、できるだけ傷病者と時間を過ごす。

Keep Safe：危ないと感じたら安全を確保し、適切な手段を講じる
- 恐怖を与えたり、力ずくで持っている刃物等を取り上げたり、身体を拘束するような素振りを見せない。
- 傷病者に恐怖心や攻撃性が出てきたならば、観察等の身体接触や医療機関への搬送を無理に行なわない。このような場合には、できるだけ多くの時間をかけて、会話を再度確立させ、医療機関での受診を徐々に促す。事を急ぎすぎると、修復するのにかえって時間を要する。

(3) 自殺企図者の管理

① 薬剤服用

薬剤を飲んでいる場合には、周囲にある薬瓶から薬品名、薬剤数とその残量を調べる。処方薬なのか、市販薬かを把握する。重大な損傷を負っているかもしれないので、心肺蘇生、酸素投与、気道確保等に備える。

② 高所からの飛び降り

高所からの飛び降りでは脊髄損傷の可能性が大きいので、脊柱固定ボードでの移動を常に念頭に置き、疑いのある場合も固定処置等を行う。鎮静剤を服用し高所から飛び降りるなど、傷病者が複数の手段で自殺を試みる場合には、さらに問題が複雑になってくる。例えば意識障害の場合、その原因は頭部受傷あるいは鎮静剤、もしくは両方によるものかもしれない。

③ リストカット

手首を切る傷病者は、正中、尺骨神経をひどく損傷する可能性がある。創傷処置と併せて前腕の動揺防止を図るために副子固定を行う。

(4) 家族への対応

家族には感情的な面からのサポートが必要になり、批判しないようにする。自殺企図は"助けを求める叫び"であると考えられる。家族を安心させ、自責の念にかられないようにしてあげる。

第5　社会死状態への対応

1　基本原則

　救急業務は、現行法で定められた範囲内で応急処置を実施し、医療機関に搬送してもらいたいという傷病者等との合意の形式を取る。これを傷病者等が拒否した場合以外に、次のような社会的に容認される場合に応需の対象外となる。いわゆる社会死状態になった傷病者のもとに、要請されるケースがある。この種の要請は、これまで一緒に日常生活を営んできた傷病者が何の前触れもなく急変をきたし、家族が社会通念上の死を判断できず、当然に医療機関へ搬送されて必要な処置を受けることを期待しているものである。

　救急業務の実施基準

> （死亡者の扱い）
> 第19条　隊員は、傷病者が明らかに死亡している場合又は医師が死亡していると診断した場合は、これを搬送しないものとする。

　救急業務の実施の根底にあるものは、消防法の災害による被害を軽減することである。死後硬直の現われたものや胴体切断等の社会的に死亡していると認められる者を緊急搬送することは、被害を軽減するという消防の目的を達成する趣旨に合致しないので、これを搬送しない旨を規定したものである。これらの状況と救急隊の搬送可否の判断は、生命尊重の立場から競合しあう可能性は少ない。

　しかし、救急隊は死を宣告する権限を持ち合わせておらず、生きている、あるいは救命の可能性がいくらかでもあるならば、現場や医療機関への搬送の間、生命を維持するための最大限の努力をしなければならない。

　死後硬直が始まった場合、首の離断があった場合、身体が火炎で焼き尽くされた場合、あるいは身体の一部が欠損するような激しい頭部損傷の場合には、客観的にみても死が明らかである。このような場合、医療機関へ緊急に搬送しなければならないような差し迫った理由はない。取るべき唯一の行動は、身体を覆って無用な身体移動が行なわれないようにすることである。「表7－2　東京消防庁の不搬送事案への対応、(2) 明らかに死亡している場合」を参照）

ポイント　死亡判断　救急活動時における適正な観察の実施について（平成26年2月24日　消防庁救急企画室長）

> 1　「救急業務において傷病者が明らかに死亡している場合の一般的な判断基準」
>   (1)　意識レベルが、300であること。（痛み刺激に反応しない）
>   (2)　呼吸がまったく感ぜられないこと。
>   (3)　総頸動脈で脈拍がまったく触知できないこと。

(4)　瞳孔の散大が認められ、対光反射がまったくないこと。
　(5)　体温が感ぜられず、冷感が認められること。
　(6)　死後硬直又は死斑が認められること。
　※以上のすべてが該当した場合
 2　「救急業務において傷病者が明らかに死亡している場合の一般的な判断基準」のほか、次の事項に十分留意すること。
　(1)　傷病者の観察にあたっては、「明らかに死亡している」という先入観を持たず、慎重に行うとともに、聴診器、血圧計、心電図等の観察用資器材を活用し、的確な傷病者観察を行うこと。
　(2)　判断に迷う場合は、指示医師に報告し指示・指導・助言を受けること。

2　傷病者対応

　死亡者には、一般的な傷病者を扱う以上に細心の配慮が必要である。家族にとっては数時間前まで一緒に生活を共にした最愛なる身内の死だけに、事務的に社会死状態を判断し、粗雑に扱わないようにする。

　仰臥位になった傷病者を引き起こし背部の死斑を確認した後、急に手を離すと身体が勢いづいて回転しながら元に戻ったり、筋緊張のない四肢を持ち上げて急に離すと、どさっと音を立てて落ち、周囲の家族がびっくりすることがある。また、関節部の硬直を確認するために、無理に手足を引き伸ばすような稚拙・無謀な扱い方を絶対に避ける。床上を引きずりながら傷病者を移動させる様子は、下手をすると丸太や冷凍マグロの取り扱いを重ね合わせてイメージされるので、きちんと布担架などを活用し、生体と同様な扱い方をする。

　背中の死斑を確認する際に外した衣類のボタンも、きちんと元通りにするなど、物を扱っているとの印象を与えないよう細心の注意を払う。観察を終えたならば傷病者を仰臥位にし、両手を体側に添え毛布をかぶせ、きちんと一礼をしてからその場を去るなど、尊厳の念を失しないようにする。

ケース　死亡確認

　深夜、女性運転の車両が中央分離帯に乗り上げ、横転又は反転して停止車両に衝突後、転覆した。

　救急隊は傷病者に対し、「わかるか、わかるか」と呼びかけたが返答がなかったために、頸動脈を探ったが、脈は感じられなかった。医師要請は、救助隊により救出がなされるまでは、事故現場での治療はできないと判断し、医師の要請は行わなかった。

　傷病者のもと顎を持ち上げ、掌を鼻の上に当てたが、呼吸は感じられなかった。救急車内でも肩辺りを叩き、「わかりますか、わかりますか」と呼びかけたが反応はなく、聴診器で両腋及び両胸に当てたが、呼吸音は感じられず、心電図モニターは平坦波形（5、6分間平坦波形であったため反応がない、また、変化がないので心電図の記録紙を取る必要はないと判断した）で、瞳孔散大で反応もなかった。

　救急隊は傷病者の左右側頭部に両手を当てて左右にゆっくり倒したところ、左右の耳は、

> 抵抗がなくストレッチャーベッドに着いた。頸部の異常可動から頸部が不可逆的に損傷したと考え、また、救急車内への搬送までに約20分が経過していることから、蘇生不可能と判断し、人工呼吸と心臓マッサージを行わなかった。救急隊は、傷病者は死亡していると判断した。

3 家族対応

① 不用意な言動を避ける

終末期のように家族がその人の死を予期している場合もあるが、普段通りの生活をしていた者の容態変化に気付くのが遅れて社会死状態に至った場合には、死を受け入れるだけの心の準備ができてなく、悲嘆、驚愕、混乱、呆然、不信など極めて強い情緒的な反応を示す。

話す内容についても十分に配慮する。例えば、顔面創傷の傷病者は、見るに耐えないほどの形相をしているが、このような場合、観察時や家族に社会死状態を説明する前の救急隊同士の会話の中で、「これは完全に死んでいるな」「手の施しようがないな」「搬送の対象にならないな」などの言葉が出かねない。外見だけで搬送や救命の可否等を即断、推測するような、素人的で軽はずみな表現を強く戒める。

尊厳ある人の死を判断するには、いくら慎重になりすぎても他人の咎めを受けるものではなく、死亡判断に対する誤った観念そのものは、自分だけを満足させるにすぎない。死んでいることを受容しかねている家族を悲嘆、混乱など、さらに極度の心理的な反応に追い込みかねない。

また、家族を慰めないといけないという思いが強く現れ、無理に言葉を探し、苦し紛れに「あなたの悲しいお気持ちはよくわかります」と言うと、かえって家族の心情を全然理解してないと受け止められてしまう。

家族に死亡原因、機序をわかるまで説明したり、激しく議論することも避ける。悲しみ、狼狽などの初期の情緒的な反応を示している状況の中で、家族の関心は、もっぱら死亡した者に対して強く、救急隊の言動に傾注する気持ちの余裕を持ち合わせていないのが一般的である。

終末期のように自ら死期を受容している者に対して、家族は温かく悔いを残さないよう、いたわりの気持ちで精一杯尽くしており、段階的に気持ちの整理が行われ、死を受け入れることのほうが多い。反対に、このような段階的な気持の整理がされない状況では、「なぜ病院へ搬送してくれないのか？」など、詰め寄られることがある。このような言動に反応して「お気持ちはわかりますが、でも現行の救急体制では、このような方は搬送の対象にならないのです」と対応すると、「このような方とはなんだ、家族の気持ちなんか全然わかっていない」と反対に凄まれかねない状況を招いてしまう。

② 最後まで家族に寄り添って対応する

家族の気持ち、心情を慮りながら、あくまでも冷静になって説明する以外に対処法はないかもしれないが、いずれにしろ信念を持って対応する。彼らが死を受け入れるようになるまでには、かなり時間がかかるが、社会死状態を確認した後、不搬送の事由を十分に説明せずに現場を引き上げないようにする。

時間的な余裕があるならば、傷病者の状態と救急隊の取る措置について詳細に説明しながら、死を少しでも受け入れられるようにしてあげる。特に子供の死のように、保護者が計り知れないほど

の極度の悲嘆、混乱をきたしているときに、社会死状態を判断して現場を引き上げるには、かなり勇気がいる。その場で保護者の悲しみなどの情緒的な反応を減少させるのは、救急隊の及ぶべくもない技量とかなりの時間を要し、事後に精神的なストレスとして重くのしかかることが予想されるので、できるだけ医療機関へ搬送したほうがよい。子供の死に対する保護者の悲しみへの対応は、専門家である医師に任せたほうが保護者や救急隊にとっても望ましい。

(参考文献)
1) 岡堂哲雄他、危機的患者の心理と看護　中央法規出版
2) 山勢博彰　生命の危機状態にある患者と家族等の心理；emergency nursing 2004、夏季増刊
3) NANCYL. CAROLINE, M. D. LITTLE, EMERGENCY CARE IN THE STREETS、BROWN AND COMPANY, BOSTON／TRONTO
4) 山勢博勢　危機理論と危機介入　救急医学 26、2002　へるす出版
5) 市村篤　救急患者の家族等への対応　救急医学 26、2002　へるす出版
6) 野嶋佐由美他　家族等看護 06　特集　生命の危機状態にある患者の家族等への看護　日本看護協会出版会
7) 岡堂哲雄他　老人患者の心理と看護　中央法規出版
8) 竹内一郎　人は見た目が 9 割　新潮新書
9) 救急業務研究会　新救急接遇要領　東京法令
10) 窪田和弘　救急隊の成長を促すレシピ　近代消防社

第8章　現場行動

第1　基本的な行動要領

　救急現場から医療機関への搬送、さらに配置署所へ戻るまでのそれぞれのフェーズにおける救急隊の行動要領等について述べる。

1　傷病者の移動

　一般生活や社会経済活動に伴い事故発生の要因が潜在するが、自らが危険度の高い活動をする。あるいは火災等の外的な危険要因に遭遇した場合には、さらに事故発生の可能性が高まってくる。救急隊は傷病者を安全に扱うことを念頭に行動しなければならず、いつの時点で傷病者を移動させるか、その判断は傷病者の置かれている状況や傷病者へのアクセス難易度等を考慮に入れて行なう。

　現場での傷病者移動を次の3つに分ける。危険性が目前に迫る、あるいは危険な状況の真っただ中に置かれ、観察や応急処置の着手前に傷病者を緊急に移動する場合を"緊急移動"と称する。傷病者の症状の悪化を防止する、安定化を図るために、とりあえず条件の整った場所へ迅速に移動するような場合を"応急移動"と称する。三番目の移動は、搬送用資器材を用いて現場から救急車へ移動させる場合で、これを"移送"と称する。

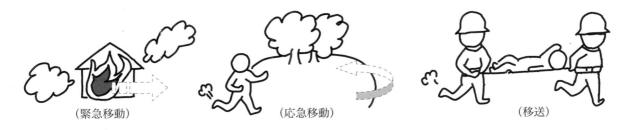

図8-1　傷病者移動

（緊急移動）　　（応急移動）　　（移送）

(1)　緊急移動

　一般的には、傷病者の発生した場所が安全であるならば、そこが観察・応急処置を着手する場になる。生命に関わる一次救命処置を最優先する場面で、現場が不安定で救急隊や傷病者に危険が切迫し、しかも傷病者を緊急に移動させなければならないにもかかわらず、一般的に用いる搬送用資器材の準備をする暇がない場合には、用手等で傷病者の身体を引っ張り出して安全な場所まで移動

させる。

　緊急移動は、次のような場合に行なわれる。

① 現場が既に危険な状況にある、あるいは活動現場に危険要因が存在する切迫した状況下で、完全な防護用装備等を救急隊自身が持ち合わせていない場合には、自身と傷病者を守るために傷病者を迅速に移動させる必要がある。

　例えば、毒性ガスの発生現場に救急隊が真っ先に到着し、後着する救助隊の到着を待つ暇がない、傷病者が重大な生命危機に曝されているなどの状況判断のもと、防毒マスクなど救急隊の保有する資器材を活用して安全な場所まで移動させるような場面がある。

② トイレ等の狭隘な場所や重量物の下敷き等で一次救命処置の実施が困難な場合、一定の活動スペースを確保し、心臓マッサージ等の処置効果を上げるため、傷病者を移動させる。

(2) 応急移動

　一次評価により意識等のバイタルサインが正常範囲で、かつ安定し、重大な損傷もない傷病者に対し、症状に最も適した体位を確保する時間の余裕がある場合に、新たな損傷や症状の悪化を防止する、あるいは、痛みや不安を和らげるために実施するもので、一般的には救急車内に備えてある搬送用資器材を用いて移動する。

① 傷病者の置かれた環境条件が症状発現の最大要因になっており、症状の進行を減らすために傷病者を移動させ、危険要因からの暴露、接触を迅速に断ち、応急処置をするために資器材等が準備されている場所へ傷病者を移動する。例えば、熱射病の傷病者を冷却装置のある部屋へ一時的に移動するような場合である。

② 軽重入り混ざり多くの傷病者が発生し、生命危機のある傷病者に優先して対応しなければならない場面で、軽症者がアクセスや応急処置等に影響を及ぼす場合には、彼らを可及的に移動させるような事態も生じる。

　例えば、電車事故などの多数傷病者発生の現場では、自力で歩行可能な者や救助を要しない者をトリアージの区分に応じて、それぞれのエリアに先に移動させると、救助活動や応急処置等への障害要因が排除され、重症者の対応に専念でき、さらには活動に伴った新たな危害発生の可能性を少なくできる。

(3) ストレッチャー、布担架等による移送

　救急隊が傷病者に容易に接近でき、すぐに観察や応急処置を開始できる場合には、常套の搬送手段であるストレッチャー等を用いることが多い。重大な損傷を負っている、ＣＰＲを必要とする場合で、一般家屋、道路などの発生場所を問わず、傷病者の直近まで搬送用資器材を近づける。数種類の搬送用資器材があり、傷病者の状態を悪化させない方法で移送するためには、傷病者にとって最適の資器材を選択しなければならない。

表8-1 搬送用資器材

資器材	利点	欠点
車輪付きストレッチャー	・傷病者を直に持ち運ばずに移動できる。 ・様々な姿勢、高さ、背もたれ角度に適合する。 ・階段やカーブを安全に走行する。 ・端や側面から持ち上げたり、低くできる。 ・耐久性がある。 ・構造的に簡単である。 ・安楽である。	・平坦でない路面では操作しづらい。 ・持ち上げが必要なときにかなりの重量がある。
ポータブル用ストレッチャー	・軽量である。 ・コンパクトである。 ・補助用として優れている。 ・車輪付きストレッチャーが使えない極めて狭隘な場所で使用できる。 ・簡単に移動できる折りたたみ式のものがある。 ・簡単に積み下ろしができる。 ・収納時に畳める。	・持ち運ばなければならない。
バックボード	・脊椎固定によい。 ・持ち上げ資器材としてよい。 ・軽量で浮く。 ・コンパクトである。 ・CPRボードとして役立つ。 ・構造的に簡単である。 ・端や側面から乗せたり、持ち運びできる。 ・他の資器材と併用できる。	・一般には傷病者とそのままにしておかなければならない。 ・勾配のアップダウンには不安定である。 ・居心地よいものではない。
スクープストレッチャー	・他のストレッチャーが使えないような狭隘場所で使用できる。 ・簡単に抑制ができる。 ・他の資器材と併用できる。	・頭部や身体の突出部に当て物が必要である。 ・外気が冷たいときには、金属製のストレッチャーは傷病者に不快感を与える。 ・脊椎損傷の傷病者には推奨できない。 ・操作にある程度のスペースがいる。
バスケットストレッチャー	・粗い路面を走行するのによい。 ・水難救助用の浮上装置として適している。 ・非常に耐久性がある。 ・端や側面から持ち運びできる。 ・他の資器材と併用できる。	・持ち運ばなければならない。 ・かさが高い。 ・ロープやはしご救助で使用するときには、かなりの訓練が必要である。

2 救出・救助現場における救急隊の活動要領

(1) 救助作業の分類

　　　最も基本的な救出・救助として、破壊・救助器具のような特別な訓練、操作を要しない簡便な資器材を用いた事故車両や一般建物からの傷病者移動がある。救急隊単独で扱う事例の多くは、このカテゴリに含まれる。救急車には、こじ開けたり、梃の役割やガラス等の破壊に用いる「万能斧」

のほかに救命浮環、救命綱が標準的に積載されているのみで、救出・救助事象は救助隊との連携で対応するのが一般的である。

しかし、生命危機を及ぼすような救助現場で、多数の傷病者が発生した場合や交通事情等により救助隊の遅延等がある場合には、救急車に積載されている資器材で対応せざるを得ない。高度な救助資器材の到着遅延は致命的であり、救出・救助場面は多様であるだけに、いつ何時、手持ちの簡便な資器材を使用せざるを得ないような状況にならないとも限らないので、スムーズに扱えるようにする。

多数傷病者発生時の救急隊の任務として、最初にどれだけの傷病者が発生しているかを概数でもよいから短時間のうちに把握する。これは救出・救助作業に多くの時間を費やし、特別な資器材を必要とする場面で、事故の規模に応じた陣容、資器材等のバックアップ体制を最大限に動員するためである。

複雑な救出・救助作業では、次のような優先度がある。

・比較的軽量の落下・転倒物を持ち上げたり、少量の破壊物を除去するだけで簡単に解放される箇所に閉じ込められた傷病者を最初に救出し、安定化を図る。
・より困難な状況で手元にある資器材を使用して、最小限の時間・隊員で対応できる傷病者を次に救出する。
・これは専門の知識・技術を有する救助隊の任務であるが、非常に困難な救出・救助作業で、かなりの時間を要する傷病者（例えば、大きな岩を除去する、傷病者のもとに至るのに梯子等を活用する、大量の破壊物を除去する、金属板の切断をするなど）を救出する。
・死んだ人の身体は最後に救出する。

救出・救助作業の過程においては、傷病者に緊急処置を行なうこと、傷病者や周囲の人達への新たな損傷を防ぐことを主眼とする。

地域の消防体制や事故の推移によっても異なるが、傷病者数に比較して少ない隊員で対処しなければならないような事例も生じる。特に医療と救助が混在するような現場で、明確な指揮体制が確立されずに組織化された装備、資器材が投入されないことが一番大きな問題である。救出・救助作業全体に責任を持ち、さらには応急処置や搬送の優先順位を判断するために、現場全体を統括する指揮体制を早期に確立する。

(2) 状況評価

評価とは効率的に活動を進めるに際して、傷病者を中心にした関連する事実を迅速に集め、それをもとに問題を分析し、どのように対処するかを決めることである。そのためには、事故の規模・形態、傷病者の重症度、事故の発生場所、環境条件と危険性、投入すべき資器材と人的資源、傷病者の数や医療供給体制等の情報を収集し、分析する。

救出・救助過程中に活動環境の変化、傷病者の容態変化等によって、作業の変更を迫られるような新たな問題が生じるかもしれないので、継続して状況評価を行う。活動現場で最も大切なことは、被害を拡大させない、新たな傷病者を発生させないことで、そのためには活動環境に変化をきたすような事故発生の要因を絶えずチェックする。活動環境中に存在する危険要因は数限りないが、例を上げる。

・火災が発生している場合は、目前に迫っている緊急事態から、どのような方法で傷病者を迅速に移動させるか、梯子救出、背負い救出、抱え救出等で緊急に救出した後、救急隊に引き渡すまで

の間、どのような緊急処置を実施するかを判断する。
- 車両の場合、転覆、横転しているのか。不安定な車両の場合は、内部進入する前に安定化を図かるが、救急隊の保有する資器材で対応できるものではなく、高度な救助資器材を有する救助隊による活動を待たなければならない。
- 傷病者が車外に投げ出されていないか、ダッシュボードの下に閉じ込められていないか。
- 傷病者観察の障害になり、事前に除去しなければならない物が車両内にないか。例えば、重量物が車両に覆い被さっていたり、内部構造との間に挟まれていないか。
- 一定空間（居室、乗り物等）で多数の傷病者が発生し、全体の人員把握を行なう場合には、概数や取り残された者がいないかを関係者や軽症者から聞く。
- ガス漏れ、危険物など、傷病者や救急隊に危害を及ぼす危険要因がないか。

(3) 救急隊と傷病者の安全

危険な場所での救出・救助事案への対応を迫られる際には、救急隊や傷病者への二次的危害の防止を最優先に考慮する。

① 救急隊の安全性

ガラスや鋭利な金属が飛散する火災、爆発等の現場で従事する場合には、靴底を鉄板等で補強した安全靴に履き替える。また、防水加工処理、破損等の耐性を有する上下衣を着用する。寒冷環境ではロングの下着を着用し体温の低下を防ぐ。

傷病者との接触の際には、常にラテックスやプラスチックの使い捨て手袋を使用し、伝染性疾患による感染の危険性を最小限にすることは、救助現場でも同じである。

② 傷病者の安全

救出・救助作業に伴ない、新たな事故発生要因が生じることになる。例えば救出道具や資器材との接触や作業に伴う切断破片の飛来等で、傷病者に新たな損傷が及ばないよう厚い防炎毛布等で覆う。傷病者が周囲の活動環境から受ける影響、例えば寒冷、暑さ、救助器具の作動に伴う騒音・振動等、救出・救助作業に伴う傷病者に及ぼす外力を最小限に押さえなければならない。

さらには、傷病者の心理的な面から不安・動揺を防止するため、傷病者の目に触れさせないよう救助資器材を傷病者に接近させる前に作業個所を遮蔽するなどの配慮をする。

③ 現場の安全

救助現場で最も頻繁に発生する危険性は、車両事故等によるガソリン流出である。救出、救助中における引火の警戒は消防隊の任務であるが、先に到着した救急隊は、車のエンジンがオフになっているかを迅速に確認する。

現場で視界が悪いことは重大な問題である。暗がりの中、不十分な照明のもとでの作業は困難をきたす。救急車から離れたところでも、十分な照明を供給できる無影灯や脚付フラッシュライトを配置し、安全な活動に心がける。バイスタンダーなどの動向が現場管理に影響を及ぼす場合には、警察官の統制が必要である。

(4) 傷病者への接近

まずは、傷病者の管理を中心に活動全体を把握する。傷病者への接近法は、車両の位置や状態、車両の損傷、傷病者の位置など、事故の形態によって決まる。現場での危険要因が排除され、傷病者と救急隊の安全性が担保されたならば、速やかに傷病者の生命に危機を及ぼす症状を見極めて対

第8章　現場行動

応する。

　状況評価をもとに、損傷部位や重症度を判断しながら接近する。救出・救助の過程で損傷の性状や重症度がはっきりするに従って、初めに選択した接近法を変更しなければならないこともある。また、危険な環境から傷病者を救出する、ＣＰＲや一次救命処置が実施できる場所に移動するような状況に迫られることもある。

(5)　応急処置の実施（安定化）

　落下物や倒壊物の恐れがないか、事故車両が不安定な状態でないかなど、先に傷病者のいる周囲の環境の安定化を図る。救出・救助作業と並行して救急隊は、次のようなことを実施する。
- できるだけ速やかに傷病者評価と応急処置を実施する。
- 救出・救助活動中も継続して傷病者への応急処置を行う。
- 移動・搬送中も継続して評価を行う

①　応急処置の優先

　対象者がいかなる状況に閉じ込められていようとも、一次救命処置を最優先に実施するが、救出の前後で処置適応の状況が若干異なることがある。作業を開始する際には、最初に一次評価、傷病者のバイタルサインの安定化が不可欠である。気道を確保・維持、出血をコントロールし、頸椎と不安定な骨折を固定する。作業中もバイタルサインをモニターする。

　一般的に傷病者の救出・搬送要領やプロトコールは、手順よく、比較的スムーズな流れで行なわれるが、事故車両などの狭い空間で閉じ込められた傷病者の対応や救出・救助作業と並行して行なう応急処置に対する認識は、疎かになり勝ちである。

　また、救出・救助作業に夢中になりすぎて、最も基本である一次救命処置のABCの着手時期が遅れたり、中断したり、さらには効果が期待できないような処置をしかねない。傷病者の身体表面に付着した毒性物質の除去作業、搬出や応急処置をするのに必要な空間を確保するための障害物除去、挟まれた物からの身体解除作業、車内での脊椎固定処置など、活動現場の特殊性から応急処置を並行する場面も多く、状況が整い次第、速やかに一次救命処置に着手する。

　救急救命士の場合には、救出時や搬送活動の前に気道確保や静脈路確保の必要性を判断する場面も出てくるが、高度な救急救命処置による傷病者管理は非常に難しく、時には不可能なこともある。高度な救急救命処置そのものは傷病者の救命に必要であるが必ずしも十分なものではなく、活動空間や傷病者の身体状況等を十分に考慮に入れ、新たな危害を及ぼさない責務があることを常に心に留めて対処する。

②　損傷の安定化、搬送

　傷病者が救出されたならば、安全な場所へ移動させ、再度バイタルサインを確認し、二次評価を実施し損傷の安定化を図り、搬送の準備をする。救出・移動中に急激に傷病者の状態が変わるので、まずは把握できた優先問題に確実に対処し、さらに傷病者状態の変化を予測し、それに対処するための資器材を万全に整えておく。

　絶えず隊員や傷病者に対する危険性の有無を評価する。迅速に移動し、安定化を図ることが最善の対応である。最初に傷病者にいかに適切に対処できるか、その着手の良し悪しが、潜在的な危険性から回避できるかどうかを決定付けることになりかねない。

　重量物に身体の一部が挟まれたような事故現場では、救出・救助作業をする場所と応急処置の場所が重量物によって分断されることがある。救助隊と救急隊とが協働で活動する際には、居合

わせた隊員全員が救出・救助作業に目を奪われ、応急処置がお座なりになる傾向がある。傷病者管理が最大の目的であるので、重量物の解除作業の進行に合わせ、活動する隊員同士の連携が絶えず取れていなければならない。

3 搬送用資器材への移動、パッケージング

(1) パッケージングの目的

搬送用資器材は、用手等による傷病者の移動距離を最小限にするために、できるだけ傷病者に近づける。現場で応急処置を終えたならば、ストレッチャー上へ適正な体位で傷病者を移動し、毛布で保温し、しっかりと固定する。

これらのすべての過程を"パッケージング"という。パッケージングは傷病者を移動させ、搬送のために用意した資器材と傷病者を一体化する一連の作業をいう。贈答品を例えると、包装紙で折り目正しく中身の原型を保った状態で包み込み、さらに包装紙が解けたり、めくれたりしないようきちんと紐をかけることで贈答品としての価値が生まれる。

適正なパッケージングで傷病者の状態を悪化させないようにするとともに、包み込むことで安心感を与えるだけでなく、体温を維持し、様々の外的環境要因に曝されるのを防ぎ、さらにはプライバシーを保護する。

シーツや毛布が路面を引きずり傍目にも見苦しいので、できるだけ傷病者の身体にフィットさせ、毛布の端部を足部側や両体側に入れ込む。当然にパッケージングの前に創傷や骨折の処置、身体に刺さった創傷物の固定を終え、再度チェックしなければならないが、体動により包帯や副子等が緩んで処置効果が薄れる、あるいは末梢部位の循環状態が悪化したり、さらには四肢に運動、感覚障害を発生させることがあるので、常に確認できるよう損傷部位を覆わないでおく。

(2) 完全な防護措置

胸部、腰部、足部の定位置でしっかりと固定バンド（以下「バンド」という。）をかけ、身体と搬送用資器材を一体化した状態に保つ。傷病者をストレッチャー上に載せバンドで身体固定を終了したら、安全性を確保するためにストレッチャーの側枠を立てるよう習慣付ける。傷病者の体動や曳行中の路面の凸凹でストレッチャーが横転するなどのアクシデントが起きたときには、側枠の防護措置の有無によって傷病者への二次的危害の程度が大きく異なってくる。

(3) 継続観察

傷病者の自発的な体動や救急隊による受動的な移動は、これまで比較的安定していた呼吸・循環、出血、運動・感覚機能等に新たな変化をもたらす要因になりかねない。床面からストレッチャー上に傷病者を移動する、車内に収容する、体位を変えるなど、傷病者の体動を伴う場合は、呼吸数・脈拍数、心電図モニター等に変化が現れていないかを必ずチェックする。

(4) 統制

緊急でない場合、傷病者の移動は手順通りに行なうことで足りる。例えば床面からストレッチャー上への垂直移動やベッドからストレッチャーへの水平移動は、応急処置の継続中であろうがなかろうが、その手法・手順に大きな差異はない。移動前の傷病者の体位を維持した状態でストレッチ

ャー上に移し変えるもので、統制の取れた行動手順によって傷病者に無用な体動をきたすことなく難なくできる。このアプローチは初期の状態を増悪させたり、新たな損傷を及ぼすことも少ない。

現在、かなりの消防本部でポンプ隊との連携体制が取られ、搬送に関わる専門的なマンパワーが集結されるようになり、バイスタンダーを補助者として活用する機会は少なくなったが、活動の内容を知らないバイスタンダーに協力を依頼する場合には、事前に彼らの役割を説明する。

その一つに傷病者の持ち上げ・降ろしや資器材の携行などがある。傷病者の持ち上げを依頼する場合には、救急隊長の合図と個々の動作、姿勢などを説明し、さらには手を当てる位置を誘導して準備させておくなど、万全な態勢を取る。これらの措置が不適切ならば、傷病者に不安感を与えるばかりでなく、救急隊や傷病者、バイスタンダーに新たな損傷を及ぼしかねない。

また、一般的にCPR対象者の持ち上げ要領がマニュアル化されている。まずは足部側に位置した者が万全な持ち上げ姿勢を取った後に、胸骨圧迫実施者は処置を一旦中断してから態勢を取ることになる。統一した態勢が取れないと、胸骨圧迫の中断時間が長くなったり、傷病者がストレッチャーの高さまで持ち上がらないといった事態を招く。傷病者を動かすときには、救急隊長が明確な指示を与え、各自の力を協調させて目的を達成しなければならない。協調して動くことで傷病者を迅速に効果的に移動できる。

(5) ストレッチャー曳行

① バンドの目的

バンドの目的は、いついかなるときでも適正な緊迫度でしっかりと張り、身体の安定を保つことである。呼吸困難の症状等に応じてバンドの締め付け具合を調整するまでの配慮に及ばないかもしれないが、基本的には路面の凸凹等によりストレッチャーが傾いた場合に、身体が極端に横ズレしない程度の緊迫度を維持する必要がある。

また、高低差のある階段を搬送する、段差の縁石を越えるなど、バランスの崩れる恐れがあるときには、傷病者がストレッチャーにしっかりと固定されているかを今一度確認する。

② 全身固定用ボードとの一体化

脊椎損傷の疑いのある傷病者は、まずは全身固定用ボードで、さらにストレッチャーと一体にした状態でしっかりと固定する。固定されている傷病者が嘔吐を催した場合には、身体のバンドを解く暇がなく側臥の状態にするが、傷病者がしっかりと全身用固定ボードと一体になっていなければならない。

③ 傷病に応じた体位

短い時間内の移動でも、基本形の水平位にするのが一般的である。しかし、医療機関到着までそのままの体位で搬送しなければならないというのではなく、傷病者の体位は損傷や疾病の性状によって決まってくる。

呼吸状態に変化をきたしている場合には半坐位を、腹部に異常をきたしている場合には膝屈曲位という具合に、苦痛をいくらかでも和らげるような状態にする。意識がない、あるいは低下している傷病者は、昏睡位にして嘔吐物等が自然に排出できるようにするが、いかなる体位であっても搬送中の傷病者を安全に、確実に確保するためにバンドを使用する。

4 現場から医療機関への搬送

　救急隊による傷病者の搬送は、非常に重要な意味合いを持つ。傷病者のいる現場から目的地である医療施設へ迅速に安全に移動する行為だけでなく、観察や応急処置を継続する、傷病者に関する情報を収集する、傷病者をできるだけ安心させ心地よい場を提供するなどの重要な要素が含まれる。

　医療機関スタッフへ情報を提供することも、搬送の目的を達成するためには欠かせない救急隊の任務の一つであり、無線通信手段等を用いて途上における傷病者の状態を速やかに連絡する。

(1) 救急車への搬入

① 応急処置から医療処置へ

　傷病者管理の最大の目標は、傷病者を安定させて医療機関へ搬送することであり、傷病者に接触してから医師に引き渡すまでの全責任が救急隊に委ねられている。この間、病院前救護のバックアップを担う指令室員やＭＣ医師と相互に連携しながら、傷病者管理に向け全救護力を傾注する。

　我が国でも救急救命士制度の導入後10年目にして、病院前救護体制を充実させるためのメディカルコントロール体制が構築された。これにより医療機関や消防本部等のＭＣ医師が電話、無線等により現場や搬送途上の救急隊員に指示、助言を与える体制が整備され、救急隊の応急処置の質が医療上の観点から強く担保された。

　さらに救急救命士の行なう高度な処置が導入され、病院前救護での質的向上がもたらされた。従来は救急隊の行なう応急処置から医療処置へと段階的な移行の色合いが強かったが、救急救命士が医療関係職種として位置付けられ、救急救命処置が医療処置の枠組み中で、シームレス的に体系付けられようになった。

図8－2　病院前救護の概念

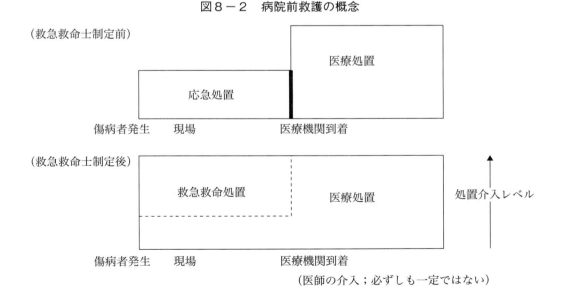

② 予見の対応

　救急車内に搬入したストレッチャーが防振架台上にきちんと収まり、前後の固定個所でロックされたかを確認する。心停止に陥ることが予測される場合には、救急車が出発する前に余裕を持

第8章 現場行動

ってCPRボードのセットや人工呼吸管理用の資器材の用意をする。傷病者の受傷形態や現に呈している症状から進行する最悪の状態を予測し、必要な資器材を予め準備し、積極的な即応体制を整えることは、急激に身体変化をきたした傷病者が悪化の方向に向かうことを前提にした危機管理である。

CPRボードの固い板の上に乗せるのは、傷病者に苦痛を与え必ずしも心地よいものではない。しかし急変時に慌てふためき準備のために応急処置に遅れをきたし、その結果、最悪の事態を招くよりも一時的な不快感のほうがましであるのは言うまでもない。

③ 細かな気配り

救急車への搬入準備の際に施したバンドは、救急車に乗せ終えるまではしっかりと絞めておく。バンドの張り具合は傷病者の安全を確保する本来の目的の下に、循環や呼吸を障害しない、痛みを与えない強さで調整する。

また、展張したバンドの下に当たる毛布や衣類の大きな縒れが身体に苦痛を与える原因となるので、ストレートに延ばしてやる。同時にネクタイ、ズボンベルト、首の回りの衣類を緩め、さらにはバンドのロック金具が損傷部位に位置しないよう細かな気配りも、物言わぬ傷病者に対する最大の配慮である。

④ 移動に伴う症状変化、処置内容のチェック

傷病者を救急車内の架台に載せた直後には、呼吸、循環（遠位の脈拍、皮膚色、手・足指の温度、毛細管充血）、神経学的機能を必ず確認する。安静を保ち、不安を与えないで傷病者を移動することを大前提にした病院前救護活動において、ストレッチャーへの収容、救急車への搬入等に伴い傷病者が他人によって動かされることは、すこぶる不安感を増長する要因になる。

このような救急隊の行為（原因）により、傷病者にもたらされる身体的な変化をきちんと把握することは、わずかな外的要因で症状変化をきたしやすい傷病者を扱っている際の必須の措置であり、症状の増悪や新たな危害の発生を未然に防止することにつながる。

また、移動の際には身体的変化のみならず、施した応急処置の内容に不具合をきたし、処置の効果を減じることがある。気道確保がきちんとされていても、搬送中や車内搬入時のように体動を誘発するような場合には、直後に必ず確認する。

現場で適正に施した包帯も、特に体動が激しい場合には処置部位からずれたり、緩んだりすると処置効果が薄れてしまう。包帯部位が毛布で覆われている場合には、傷病者の容態が悪化したり、ショックに陥るようになるまでは、包帯圧の不足が原因であることになかなか気付かないものである。

ケース　誤挿管

> 男性、市内の自宅マンションの浴槽内で倒れているのをヘルパーに発見され、病院に運ばれたが死亡。医師が調べたところ、気管内チューブが食道に入っていた。担当した救急救命士は、約20分間の搬送中、胸の膨らみや聴診などで計4回、気管にチューブが入っているのを確認したと説明しており、消防局では「病院で担架に移し替える際にチューブが外れ、食道に入った可能性が高い」としている。

⑤ 全員が一体となった行動

望ましい移送態勢は、ストレッチャーを中心に移送に携わる者、応急処置をする者、モニターや酸素ボンベの資器材を搬送する者、全員が救急隊長のもとに統制の取れた行動をすることである。特に心臓マッサージ等の救急救命処置の効果が薄れないよう、処置をする者の歩調に合わせたスピードでストレッチャーを曳行し、併せて心電図モニターや酸素飽和度モニター画面を救急隊長が絶えずチェックできるよう気を配らないといけない。

移送する者の役割分担として、足部側に位置する者は前方の障害物の存在を全員に知らせ、ストレッチャーがスムーズに走行できるよう誘導し、頭部側はストレッチャー推進の原動力として、先頭の状況確認の呼称に合わせて速度を調節する。移送は単に走行スピードを上げるのではなく、途中で障害物に当たって移送が中断する、モニターのアタッチメントが外れ、気道確保を再度実施する事態に陥るなど、不測の事態を招かないような態勢が重要である。救急隊長は現場全体の統制を図るのはもちろん、傷病者の顔色、表情、さらには呼吸状態を観察し、容態急変時には隊員に必要な指示を出さなければいけない。

階段等の狭隘個所やストレッチャーの伸縮、上下運動をきたす移送路では、傷病者に能動的、受動的な動きが生じる。しかも、意識のある場合には不安感が増長されるので、事前に行動内容を説明し、事後には気持ちの変化等を聞き取るとともに、必ず傷病者の顔色、容態変化のチェックを行なう。隊員同士が団子状に固まるような狭隘な階段等では、なかなか統制が取れず移送態勢に乱れを生じがちである。大まかな階段数、踊り場の位置、階段幅を見通して、搬送態勢をチェック、修正するなど、活動方針を全員に徹底する。

ケース　ストレッチャー転落

> 女性が自宅で突然倒れた。救急隊到着時は意識不明。救急隊が傷病者をストレッチャーから救急車内へ収容するため、ストレッチャーの方向変換をしたところ、道路の傾斜などにより、ストレッチャーが約45度傾き、高さ50センチメートル位のところから傷病者を転落させた。
>
> ストレッチャーを方向変換する際の救急隊員の確保が不十分で、しかも傷病者をストレッチャーに乗せた後、固定ベルトを装着していなかった。

(2) 救急車内への搬入直後
① 症状変化の捉え方

傷病者の乗るストレッチャーを架台に固定し、バンド、衣類、包帯等の必要な修正をした後には、血圧、脈拍、呼吸回数等をチェックする。以降、バイタルサインや酸素飽和度のモニター等を数分おきに測定する。

救急車搬入時には、傷病発生から幾分時間が経過し、傷病者も自分の置かれている状況をある程度認識できるようになり、救急隊の言動に対する理解力も比較的高まってくる。救急車に搬入されるまで不安や苛立ち、沈み込んだ気持ちを抱き続けた傷病者は、これまで自分にやさしく言葉をかけ勇気付けてくれた家族や友人と別れるような事態になるかもしれない。このような状況を察知して救急車に搬入した直後には、救急隊側から先にやさしい言葉をかけ安心させることが大切である。

② 同乗者への対応

　家族や友人を救急車に同乗させる場合には、単に指示を出すだけでなく、シートベルトの確認を救急隊員自ら行なう。傷病者を搬入した直後は、酸素、モニターの切り替え、体動後のバイタルサイン変動のチェック、ストレッチャーの背もたれ角度の調整、ベルトの緩み、衣類の修正など、かなりの作業があり、救急隊も狭隘な空間で結構動き回らなければならない。

　このように初期の段階で活動スペースを確保する必要があるので、傷病者室へ家族等を同乗させるタイミングは、これらのチェック、調整を終え、出発万端の態勢が整ってからである。いかなる場合でも医療機関に到着するまでの間、傷病者が安心できるような行程を提供してやり、第三者の存在によって出発に遅れをきたさないようにする。

ケース　同乗者への配慮

> 　呼吸困難を訴える女性の救急要請に基づき出動し、車内収容後、友人と称する男性を同乗させ、かかりつけの大学付属病院に向かった。
> 　医療機関員が到着し、救急員と機関員はストレッチャーを下すため救急車から下車して後方へ移動し、救急員が後部ドアを開放したところ、後部座席に座っていた同乗者が救急車から転落し右肩を受傷した。この時、救急隊長は酸素吸入を車内酸素からデマンドへ切り替えるための操作中で、車両後方から「痛い」という声を聞いた。
> （安全管理意識の欠如）
> １．同乗者に対してシートベルトを装着させていない。
> ２．ドアを開放する場合は、救急車内の隊員と車外の隊員の意思疎通を図り、同乗者に対して「ドアを開けます」「ドアが開きます。足元に注意して降りて下さい」など注意を促すか、徐々に開放するなどの安全に対する配意が必要である。

　また、家族等らの感情・情緒がどのような状態であるかを見極める。救急隊によってコントロールでき、傷病者の管理上、障害にならないかを判断した上で、傷病者室に同乗させるか否かを決定する。傷病者の症状発現・憎悪の原因が家族等にあり、両者が異常に興奮している場合には、できるだけ直接の接触を断ったほうがよいかもしれないが、親族の同乗可否の判断であるだけに慎重を期さなければならない。

　友人や家族の病気やケガによって、怒りや苛立ちなどの複雑な反応を示した人を完全にコントロールすることは、傷病者を管理するよりも多くの時間、労力を費やすので、救急隊の目的が本末転倒な状況になるのだけは避けなければならない。

③　所持品への対応

　バッグ、保険証等、個人的な持ち物を持参させるときには、これらの品目を救急車内に乗せたことを必ず確認する。一旦、救急隊が手にした後に傷病者の胸元に直接置く場合があるが、引き渡し・受け取りの誤認、錯誤はトラブル発生の原因になる。

　本人が所持品を自ら管理できないような場合には、預かり袋の類に入れて傷病者引き継ぎの時に看護師等に渡すとか、事実を客観的に明らかにするためにもできるだけ本人との直接の授受を避けたほうがよい。

ケース　傷病者の物品管理

「男性。動けなくなったもの」との救急要請で出動。救急隊現着時、男性は酩酊していた。氏名等を確認したところ、傷病者が「ポケットに財布があり、この中に運転免許証があるので確認してほしい」と言われた。このため、救急隊員は財布を確認し、その後、運転免許証を財布に収めて傷病者のポケットに返し、医療機関へ搬送した。数日後、傷病者から「財布の中のお金がない」との電話が消防署に入った。

（対処要領）

救急隊員は傷病者の身元確認のため、所持品を調べる行為を慎むべきである。傷病者が自己の所持品を管理できない場合は、家族、警察官、医師、看護師等に所持品の管理を依頼し保管先を明確にする。

また、保管を依頼した相手の氏名等を聴取し、活動記録票に記載する。所持品の管理が依頼できない場合の金品の取り扱いは、特に慎重を期し、透明なビニール袋等に入れるなどして、複数の者で確認する必要がある。

(3) 医療施設への搬送途上

① 傷病者との信頼関係

応急処置を継続しながら搬送するのが救急隊の目的であるが、搬送中の傷病者等に対する精神的な面でのサポートも極めて重要である。救急車内は応急処置をする活動空間だけでなく、屋外において傷病者に安心感を与える居住空間としての意義も大きく、その特性、利便性を最大限に活かすようにする。

何の遮蔽もないただ広い空間で群集の好奇の目に曝される、あるいは冷たく濡れた路面に置かれ何の介助を受けずに待っていた傷病者は、救急隊の到着によって、これらの問題が解消される安全、安楽な救急車内に置かれることになる。

この限定された場を単に応急処置だけでなく、傷病者の不安を解消してやり信頼感を得るために大いに活用する。傷病者はこれからどのような医療機関に搬送され、そこでどのような医療処置を受けるのか不安で一杯である。傷病者が抱いている、これらの不安感を少しでも解消し、スムーズに医療処置の過程に入れるようにしてやるのが救急隊の大きな役目である。

② 信頼関係の持続

傷病者を一旦救急車内に収容したら、限られた空間で傷病者と救急隊の1対1の関係が出来上がることになる。そのなかで両者の距離をいかに縮められるか、これはこれまでの経験等に裏打ちされた救急隊の攴量発揮に大きく左右される。傷病者との間合いの取り方、目線、姿勢等をベースにしながら様々な感情を表した傷病者とコミュニケーションを図ることは非常に難しい。反面、彼らの感情にうまく対応すると、強固な信頼関係が出来上がる。傷病者から一応の情報収集を終え、会話もなく単に医療機関に到着するのを待つのではなく、コミュニケーション技法を駆使し、傷病者との信頼感をさらに高めていく（「第7章傷病者管理、第3治療的コミュニケーション」を参照）。

意識があり車内で特段の応急処置を必要としない場合には、現場で収集できなかった傷病者情報を聴取する。これは活動記録票の記載項目を埋め、医療スタッフに役立つ情報を提供するだけ

でなく、聞き出すことで、一時的にしろ傷病者の不安を軽減するものである。

③ 搬送中の交信

MC体制の中で救急隊と指令室員、医師との交信手段の確保は必須の要件である。傷病者に関する情報を予め共有したり、即応の指示体制を確保することで傷病者管理に対する万全なバックアップが図られ、容態急変時の対応がスムーズにでき、救急隊も安心して医療機関へ搬送できる。

共有すべき傷病者情報としては、次のようなものがある。

- 搬送先の医療機関名
- 傷病者発生時の概要、受傷形態
- 主訴、バイタルサインなどの客観的な観察結果
- 実施している応急処置の内容

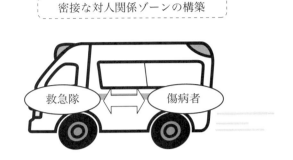
密接な対人関係ゾーンの構築

救急隊は、これらの情報を要領よく端的に伝えなければならない。情報項目の数こそ少ないものの、その後の医療処置や受け入れ準備に必要な第一報として十分に機能する。反対に観察の結果、救急隊が施すべき適正な処置の判断や、その後の対応に苦慮するような場合には、医師側から指示、情報を得ることができる。

例えば、救急隊の活動の拠り所となるマニュアルに記載されていない症例（気道損傷、特定の薬品など）や判読が困難な伝送心電図モニターへの対応について、医師からタイムリーな指示が得られることは、MC体制下での傷病者救護の観点から極めて意義がある。傷病者の容態に悪化の傾向が見られたならば、速やかにMC医師あるいは搬送先医療機関へ連絡する。

5　救急車内の環境

救急車の環境条件は医療機関と大きく異なるが、苦痛や身体的機能の低下をきたした傷病者に対し、できる限り条件の満たされた最良の環境を提供することは、傷病者管理にとって必須の要件である。病院前救護は医療機関到着まで応急処置、保護管理の継続性を有し、その間、傷病者は限定された救急車内に置かれるので、最適な室内環境を作り出してやらなければならない。

ここでは、救急車内を「環境空間」という概念で捉え、心地よさ（居住性）、易感染者を守る療養性（又は医療性）と救急隊側からみた活動性の側面から、その構成要件を述べてみる。

(1)　居住性

静けさ、清潔、温度など居住性のよさは、その人の感覚で捉えられ個人差があるが、救急活動の公共性、公平性の観点から、傷病者の意識の有無にかかわらず、少しでも不快感を減ずるような環境を提供する。

① 換気

呼吸器系に刺激を与えるような寒冷気は、ヒーター装置により適正温度が維持できるが、特に密閉された車内では、身体、血液、ガソリン臭や湿気が滞留しがちである。これは、救護活動終

了後に窓を開ける、ファンを作動することで簡単に解消できる。

② 異臭の排除

人は皮膚、呼気から常に水分を蒸散させており、特に発汗、発熱の傷病者では水分排泄量が多い。これらは衣類や毛布等に吸収され湿気を帯び、他人に湿り気を与え、不快感を起こすとともに、すぐに腐敗し始め異臭となって環境劣化の大きな原因となる。取り扱う傷病者ごとに毛布やシーツを替えるなどの配慮が必要である。

傷病者の状態を整えるための最適な環境作り

活動性
居住性　療養性

③ 清潔の保持

壁やカーテンに呼気、汚物、血液等が染み込み、シミや異臭の原因となる。汚れは視覚的に強く不快感を与えるので、換気を頻繁に行いシミ等の原因を排除するとともに、定期的あるいは使用後には、壁の清拭、カーテンの交換を行なう。清潔なくして、換気の効果を十分に上げることはできない。

また、土足や汚れた靴のままで車内を乗り降りするために、極端な床面の汚れは現場で活動する際には避けられないが、短時間とはいえ身体的機能の低下した者を管理する環境としては、非常に特異的である。汚れは視覚的な不快感だけでなく、特に冬場は暖房対流等により乾燥して埃が舞い上がりやすく、呼吸器系の傷病者に少なからず悪影響を及ぼすことが推測されるので、活動が一段落した段階で速やかに床面の清拭等を実施し清潔を保つ。

④ 振動

走行スピード、悪路などの道路状況による車内の振動は避けられないが、スピードを減じることで少なくなる。車の振動や低周波が及ぼす健康被害や影響については、生理学的機能変化として、心拍数の増大（振動が大きいときにのみ現れ、血圧には影響しない）と過換気（呼吸促迫）の発症が明らかにされており、搬送中の酸素吸入量にも配意を要するかもしれない。

振動は人体の内部臓器へも伝播する。振動により胃や腸などの消化器をコントロールする自律神経の働きが乱れると嘔吐中枢が刺激され、吐き気や嘔吐等の症状が起こる。多くの人が経験しているように、悪路を走ると余計に嘔吐を催しやすく、特に胃内容が充満しているときの走行は注意する。

現在、救急車に担架の防振装置が導入されているが、いずれにしろ過度のスピードが振動発生の第一原因であり、適正な速度と路面状態に応じた運転技術が求められる。

⑤ 騒音

救急車内での騒音は、加速時のエンジン音、凹凸路面の衝撃伝播やサイレン音であり、特に問題となるのは後者である。サイレン音の大きさ自体は、歩行者や相手車両に接近や通過を知らせるために、緊急自動車としての要件を満たす上・下限値が決められている反面、その音が大きいほど車内にいる者に対して、不快感として捉えられる背反的な要素となる。

音の特性を高低2音により繰り返し音を発するソフト音（電子サイレン）仕様となっているが、振動と同じように心疾患者に及ぼす影響や車内の騒音防止対策等の研究を行い、少しでも環境空間を改善していかなければならない。

第8章 現場行動

(2) 活動性
① 密閉性、狭小空間
　　救急車は、傷病者の搬送や救急隊員の活動に便なる規格、構造のものであることと規定されているが、容積自体が限定されることから車内活動で多くの制約を受けざるを得ない。例えば、走行中の中腰になっての処置や移動する不自然さばかりでなく、車内スペース等の制約等から収容時の傷病者・救急隊員の位置関係が常に一定となり、左側臥位の体位時には、観察や応急処置が十分にできなくなる可能性も生じる。
② 処置室としての機能・スペース
　　積載資器材の保管スペースが車内容積を狭小化させ、また救急隊員の車内活動を妨げる一因でもあるが、資器材、救急車、救急隊員が一体となって活動を展開していくためには、救急車の移動中も常に十分な資器材を積載した状態を保つ。
　　また、車内での活動を効果的に行い、活動空間を最大限に確保するためには、資器材を最適数積載、配置し、限定された容積を効率的に活用する。それには備え付けか、ポータブルか、必要最小限の員数か、補充用か、生命維持や使用頻度等、さらには隊員の腕の到達範囲を考慮に入れて配置、保管場所を決める。
　　例えば、気道確保や人工呼吸などの生命に直結した応急処置を行なうために必要なものは、傷病者の頭部側に、また血圧、心臓のモニター器具は水平位になった傷病者の胸部の位置に置き、急変対応を予見して迅速に取り出せ、使用できるように配置、保管する。
　　反対に止血、固定等の創傷用資器材は収容前に活用を終える場合がほとんどであり、車内で活用するにしても時間的な余裕があるので、傷病者から比較的離れた位置に置くなど、傷病者を中心に三次元での配置を考慮に入れる。

(3) 療養性（医療性）
① 消毒、清潔
　　人間に病気をもたらす病原微生物には、食中毒の原因であるブドウ球菌などの細菌、インフルエンザの起因となるウイルス、その他にリケッチアなどがある。病原微生物が痰に存在している場合（感染源）には、経口や咳やくしゃみの飛沫感染経路によって体内に侵入し、感染が成立する。感染を起こした病原微生物の毒力と生体側の感受性、免疫性との相互バランスにより発症の有無が、さらには以後の重症度が左右される。
　　病院前救護に伴う感染の問題としては、救急隊員自らがその危険性に曝される場合と、救急隊員の処置行為に伴って傷病者に危険をもたらす場合がある。例えば、傷病者への感染過程として、資器材表面で増殖した病原微生物や痰、血液、化膿、糞便、尿などの感染源が経口、経皮、飛沫などの感染経路により口腔内や創傷面から侵入する。口腔内の清拭、吸引に用いたり、創傷面に直接当てるものは、一度使用することで当然に感染源が付着するので、その消毒等を怠ると病原微生物の増殖を招く。
　　また、生体側の問題として、内科的疾患や外科的な障害で傷病者が身体的にこれらの感染源の侵襲を受けやすく、感染が容易に成立する。
② 救急車等の消毒
　　救急隊は、感染症の疑いの有無にかかわらず不特定多数の傷病者を搬送するもので、傷病者の安全、衛生を確保しなければならない救急車が有する公共性や救急隊員の健康管理上、車内とそ

の積載品を常に清潔に保つことは必須の条件である。

　救急業務実施基準第22条では、感染症と疑われる者を搬送した場合の所定の措置を、第28条では、定期的あるいは使用後消毒を救急業務実施上の重要な要素として義務付けている。

　第22条では、感染症と疑われる傷病者を搬送した場合には、救急隊自らが消毒を行い、また感染症が医師により確認された場合には、感染症の予防及び感染症の患者に対する医療に関する法律施行規則第14条に従って、医師、保健所等が傷病者搬送に使用した毛布、担架、人工呼吸器等の資器材及び救急車を焼却、蒸気消毒、煮沸消毒、薬物消毒のいずれかの方法で行なうと規定されている。

　第28条は、救急車の公共性あるいは救急隊員、傷病者の健康管理上、救急車とその積載品を常に清潔に保つことを明らかにしたもので、消毒等により感染源を遮断し、傷病者はもとより同乗する家族等の不安を解消するもので、救急業務をする上で極めて重要である。

　資器材の材質、用途は多種多様で、特に感染の危険性（病原微生物増殖の温床となりやすい器材、感染媒体）や用途等に応じて、滅菌、消毒、清潔の程度分けを行い、資器材の保管・管理に当たる。

救急業務実施基準

> （感染症と疑われる者の取扱い）
> **第22条**　隊長は、感染症の予防及び感染症の患者に対する医療に関する法律第6条に規定する1類感染症、2類感染症、新型インフルエンザ等感染症、指定感染症又は新感染症と疑われる傷病者を搬送した場合は、隊員、准隊員、救急自動車及び航空等の汚染に留意し、直ちに所定の消毒を行ない、この旨を消防長に報告するとともに、当該傷病者に対する医師の診断結果を確認し、同法第27条に定める消毒を講ずるものとする。
> （消毒）
> **第28条**　消防長は、次の各号に定めるところにより、救急自動車、航空機及び積載品等の消毒を行なうものとする。
> 　一　定期消毒　月1回
> 　二　使用後消毒　毎使用後
> 2　前項の規定による消毒を効果的に行うため、署所及び航空機基地には、ホルマリンガス消毒器、エチレンオキサイドガス滅菌器等の消毒用資器材を備えるものとする。
> （消毒の標示）
> **第29条**　消防長は、前条第1項第1号による消毒をしたときは、消毒実施年月日、消毒方法、消毒薬品及び施行者名等を消毒実施表に記入し、救急自動車又は航空機の見やすい場所に標示しておくものとする。

感染症の予防及び感染症の傷病者に対する医療に関する法律

> （感染症の病原体に汚染された場所の消毒）
> **第27条**　都道府県知事は、一類感染症、二類感染症、三類感染症、四類感染症又は新型インフルエンザ等感染症の発生を予防し、又はそのまん延を防止するため必要があると認め

第8章 現場行動

> るときは、厚生労働省令で定めるところにより、当該感染症の患者がいる場所又はいた場所、当該感染症により死亡した者の死体がある場所又はあった場所その他当該感染症の病原体に汚染された場所又は汚染された疑いがある場所について、当該患者若しくはその保護者又はその場所の管理をする者若しくはその代理をする者に対し、消毒すべきことを命ずることができる。
> 2 都道府県知事は、前項に規定する命令によっては一類感染症、二類感染症、三類感染症、四類感染症又は新型インフルエンザ等感染症の発生を予防し、又はそのまん延を防止することが困難であると認めるときは、厚生労働省令で定めるところにより、当該感染症の患者がいる場所又はいた場所、当該感染症により死亡した者の死体がある場所又はあった場所その他当該感染症の病原体に汚染された場所又は汚染された疑いがある場所について、市町村に消毒するよう指示し、又は当該都道府県の職員に消毒させることができる。

表8-2 資器材の清潔度区分
消防科学総合センター「消毒及び感染防止研究委員会報告書」（一部抜粋）

資器材＼清潔度	滅菌を要するもの	消毒処理を要するもの	清潔を要するもの
酸素吸入用マスク	○		
開口器	○		
人工呼吸器マスク		○	
加湿器		○	
担架			○
副子			○

6 医療機関への到着

(1) 処置の引き継ぎ

　救急現場や途上から傷病者情報を連絡した医療機関へ到着し、引き渡しの段階に移る。これは平素の傷病者受け入れや臨床実習等でフェイス・トゥ・フェイスの関係（顔の見える関係を意味するが、単に表面的な表現ではなく、強固な協働、信頼関係ができていなければならない。特に傷病者の生命に関わり合いを持つ医療従事者同士がお互いの業務の内容、レベルを把握しており、共通の話題に向けてのディスカッションができ、さらにレベルアップが期待できる相乗作用を生み出す関係として捉えることができる）にある医療スタッフとの間で行なわれるが、トラブルもなくスムーズに行なわれるためには、細心の注意を要する場面でもある。

　引き渡しは傷病者の管理責任の主体が救急隊から医師に入れ替わり、救急隊の行なう応急処置から医療スタッフの行なう医療処置へのステップアップ過程への導入である。繰り返すように、患者に対する決定的な医療処置は、救急隊の観察、応急処置の延長線上で連続しており、スムーズに移行されなければならない。

(2) 情報の伝達

救急隊から事前に報告された傷病者に関する情報をもとに、受け手側の医療機関では適応科の専門スタッフを招集したり、必要な薬剤、検査器材等を手元に準備するなど、すぐに緊急処置が開始できるよう一応の態勢を整える。さらに、その後に送られる容態変化等の情報から陣容の補強、資器材の過不足等の判断を行い、傷病者はまさに緊急処置に向けて万全な即応態勢で迎え入れられるようになる。

事前に救急隊側から提供した情報と医師が初期に傷病者を診たときの内容が食い違い、両者間にトラブルが発生することがある。これは、しっかりと傷病者の症状を捉える救急隊の技量はもとより、情報の伝え方や受け方に原因がある。

例えば、医療機関の処置台に移されるや否や医師によってCPRが着手されるというように、救急隊がCPAの状態を的確に捉えておらず、急遽、医師が慌しくその対応に迫られるような事態もある。救急隊はいつ、どのような内容を伝えたか、漏れがないかを観察カードを使ってチェックする。傷病者を引き継ぐときの救急隊と医師との間の情報内容には、わずかな差異も許されないのであり、情報の共通認識は救急隊の処置がそのまま医療処置に引き継がれていく前提でもある。

(3) 管理責任の移譲

このように少ない限られた情報をもとに、病態を判断して緊急処置に結び付けなければならない医師にとって、的確性を欠くような情報は致命的になりかねない。傷病者の引き渡しは、厳粛な儀式に似たものかもしれない。MC体制下での病院前救護とはいえ、傷病者管理の責任が全面的に医師側に移譲されていくなかで、どのような医療処置が行われるのだろう、それによってこれまでの症状がどのように変化していくのだろうか、自己評価と医師評価の相違はないか、救急隊の処置がそのままスムーズに引き継がれていくのか（気管挿管の誤挿入、静脈路確保の漏れなど）など、救急隊に安堵感と不安感が交錯し、最も緊張する決定的な瞬間なのである。

① 引き継ぎ前

救急隊によって搬送された傷病者であっても、最優先で医師に引き継がれるとは限らない。生命危機がさほど逼迫していない傷病者を扱っているときに、それまでの間、医療施設内でどのように対処すべきかを考えてみる。

特に診察が混雑している時間帯では、救急専用室ならまだしも、外来患者の往来の激しい待合室での待機を余儀なくされることがある。このような場合、他の外来患者の目に曝されないように廊下等の壁際にストレッチャーを寄せて待機することも窮余の策かもしれないが、診察が可能になる直前までは、安全で安静な救急車の中に待機させたほうが傷病者にとっては好ましい。待機させられ診察が回ってくるまで救急車内で抱く不安と、混雑している光景や診察順番の呼び出し拡声や騒音により増長させられる待合室での不安とでは、前者のほうが幾分ましかもしれない。ましてや前者は救急隊によって緩和、解消できる。

また、さほど緊急性を要しない傷病者を救急専用室に搬入できたとしても、医療スタッフの到着を待たなければならない場合もある。このような場合、救急隊のみで医療機関のベッドに乗せ換えるよりも、そのままの状態で救急隊の観察、応急処置を継続したほうが、体動に伴う容態の急変防止・対応、傷病者の不安軽減、容態急変時の専門処置室への移動等の観点からも望ましい。

決して医療機関内のベッドに乗せたままにしておかないようにする。傷病者の管理責任が医師

第8章　現場行動

に完全に渡るまでは、傷病者の状態をチェックし、必要な応急処置等を救急隊の責任において継続しなければならない。指示されてはじめて、傷病者をベッドの上に移動する。

医療スタッフは、院内の患者を扱っている最中かもしれず、救急隊が搬送してきた傷病者を決して蔑ろにしているのではない。地域の救急医療体制の中で重要な責任を十分に認識している彼らの立場をも慮ってやり、自隊で搬入してきた傷病者に是が非でも真っ先に対応して欲しいという苛立ち、衝動を抑えることが、同じ救急医療に従事するスタッフの一員として保持すべき態度である。

② 引き渡し

引き渡しの際には速やかに口頭や書面によって、傷病者情報を5W1Hの要領で端的に伝える。冗長的な表現は、緊急処置に着手しなければならない医療スタッフに対し、病状判断、治療方針の決定を遅らせることになりかねない。

次の情報提供を比較してみる。

医師への引き継ぎ

> （ケース1）
>
> 妻の言によれば、傷病者の山田さんは、5年前から高血圧症で近くの医院へ1回／1月の割で通院していました。今日もいつもどおり6時ごろに起きました。身体の違和感が少しはするものの、近くの公園に散歩へ行き、1時間ほどしてから戻ってきました。それから皆と朝食を取り始め、2、3口箸を動かしたとき、ぐったりと前のめりになり、呼びかけても返事がないとのことでした。
>
> 救急隊は家族の要請ですぐにかかりつけの医院へ電話をしましたが、不在のようでなかなかつながりませんので、指令センターに内科系の病院をお願いし、最も近くの別の病院を選定してもらいました。
>
> 救急隊の観察の結果は、意識レベル20、呼吸15回、脈拍70回、血圧160／100、四肢の麻痺はなく、病院到着まで特に観察内容の変化はみられません。
>
> （ケース2）
>
> 50際の男性。救急隊の観察結果、意識レベル20、呼吸15回、脈拍70回、血圧160／100、四肢の麻痺はなく、病院到着まで特に観察内容の変化なし。家族の談によれば食事中に意識障害、5年前から高血圧症の既往あり。

医師への引き継ぎ（ケース1）は、修飾的で一見丁寧な伝え方に思えるかもしれない。しかし、（ケース2）のように、これだけの内容を伝えるだけで医師は傷病者がどのような状態にあり、どう対応すべきかを迅速に判断できる。

初期の応急処置の内容や搬送中の症状変化は、医師が診断する上で決定的な要素となるので、報告の漏れがないようにする。特にポンプ隊から傷病者引き継ぎが行なわれる現場では、両者の連携の不味さからポンプ隊やバイスタンダーの行なったAEDやCPRの内容が、医療機関での引き渡しの際に医師側に伝わらないという事態を招きかねない。前述したように、院内での医療処置は、現場での応急処置の延長線上にあることを常に認識する。

救急隊から提供される情報は、医師にとって極めて重要である。バイタルサイン、受傷形態等の情報が受傷直後からの変化を含めて経時的に受けられると、どのような病態にあり、現在の進行程度がどれだけで、さらにどのような帰結を辿る可能性があるのかを判断、予測ができ、診断、緊急処置時において、これ以上、有益な情報はない。

表8-3 MIST

Mechanism	原因
	受傷機転
Impaired	症状（身体所見）
Injury	受傷部位
Sign & Stroke Scale	バイタルサイン、脳卒中スケールの評価
Sign	ショック症状、ロードアンドゴーの理由
Treatment／Time	行った処置、既往歴・処方されている薬剤／発症時刻、医療機関までの時間
Treatment	行った処置

上段；意識障害　　下段；重症外傷

ポイント　医師への引き継ぎ

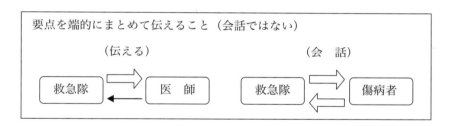

② 引き継ぎ後

各消防本部で救急業務体制が異なり、また、現行法上疑義が生じかねないので、普遍的なものとして推進するわけにはいかないかもしれないが、医療機関側が許容する範囲内で傷病者引き渡し後の緊急処置、初期評価等に積極的に参加すべきである（院内でのon the job training）。受け入れ傷病者の対応方針、要領は、医療スタッフの充実の度合い等によって各医療機関で異なるが、平素の傷病者搬入や臨床実習等を通したフェイス・トゥ・フェイスの関係確立が前提となる。さらに当該医療スタッフ同士の連携要領を十分に習熟した上で、救急隊として介入・連携できるパートについて事前に指導を受けていなければ、実際には難しい。

医療スタッフが傷病者を完全に引き継いだ後、補助のために施設内に留まっていると、救急隊自身にとって有益になる多くを体験できる。例えば救急隊にとって現場での適用が難しい腹部触診、胸部聴診、神経学的検査へ参加すると、観察・判断能力の向上が期待でき、またX線撮影写真の判読をもとに骨折部位や気胸等について詳細な説明を受けると、観察・判断や応急処置の適否についての自己診断が行なえる。

それだけに留まらず、救急隊の応急処置の一つである血圧測定やCPR等を救急隊が分担する

ことで、医師、看護師は限定的な医療処置に総力を結集できるようになり、ひいては救急隊と医療スタッフ間のコミュニケーションや相互理解を促進することにつながる。

たとえ同様な内容の実施が現場で許されてなくても、どのような特定の医療処置が行なわれているかを見聞することで病態理解の助けになり、それが現場での観察・判断能力の向上につながってくる。一方、医師は指導的な立場として、救急隊の観察、処置能力を評価できる絶好の機会ともなる。

7　医療機関引き上げ

救急隊が傷病者の引き渡しを終えると医療機関からの引き上げの段階に移るが、これは思っているほどに単純なものではなく、ましてや形式的に済ませられるものでもない。応急処置の延長線上で、ある時点を捉えて断定的に線引きをするのではなく、柔軟に対処したほうがよい。

傷病者の管理責任が全面的に医師に移譲され、傷病者に対する作用が医療処置へと大きくシフトしていく過程で救急隊の任務は完全に解除されるが、時間の経過とともに救急隊の補助・協力内容が減っていくような有機的な関係が望ましい。比較的、活動件数が少なく時間が許すならば、協力できるような内容が残ってないかを尋ねることも医療スタッフにとっては有難いものである。

傷病者の病態に応じた医療内容を当該搬入医療機関で提供できない場合には、さらに他の医療機関へ搬送する必要が生じるかもしれない。医師は検査等による初期の見立てで陣容、機能的に自らの施設で対応できるか否かの判断をするが、待機の必要性の有無を確認するとともに、引き上げの際には明確に意思表示をする。

また、転院、転送の判断がされたにもかかわらず、新たな搬入先を決められずに、当該医療機関で救急隊が長時間待機させられることがある。新たな医療処置へ向けて傷病者の受け入れ先を一刻も早く確保するために、医療機関と協働で検索に当たることは、信頼関係をさらに促進する意味からも好ましい。

8　活動の終了

特に都市部のように救急出動件数の増加に伴い連続出動の頻度が高くなる救急隊にとって、活動の終了とは新たな出動への態勢作りでもある。いつでも対応できるよう救急車や資器材の整備・補充等、出動への準備を整えて初めて活動が終了する。

この新たな出動に向けた態勢は、収容先の医療機関においてシーツや毛布等の交換をするだけで即座に出来上がることもあるが、応急処置の内容、活用資器材の消毒・補充、車内汚染、感染症など、活動内容によっては、かなりの時間を要するので正規の待機場所である消防署所まで戻らざるを得ない。

（1）　医療機関内で

医療機関内での出動態勢作りは、消防署所に戻るまでの間の出動要請に対応できるようにすることである。一般的に医療機関内での待機は、時間、資器材、空間等が制限されるので、実施した応急処置の内容によっては、十分な救急車の清掃・整頓等をできないが、新たな出動に向けて出来る限りの態勢を整えておく。

ポイント　医療機関待機中の制限項目

> 汚物・血液等による車内の極端な汚染・異臭の排除、床面や資器材の清掃・消毒、資器材の交換・整理、ストレッチャーの整頓等に要する時間的な制限、使用した酸素・非代替性資器材の補充、特に積載数の少ない救急資器材の補充等に関わる資器材の制限、大量の汚物袋の積載や救急衣の汚れ、救急車内の極端な汚れ等に関わるスペースの制限

　特に雨天時には、傷病者搬入に伴い雨水や汚泥が車内に持ち込まれるので、床面をよく拭き取る。また、窓の開放やエアーコンディショナーの換気により嘔吐、尿、便等の臭いを十分に消せないときには、簡便な芳香剤を使用する。

　救急車、資器材の消毒については先に触れたが、特にバックバルブマスク、鼻カニューレ、マギール鉗子等の唾液等に汚染された器具、血液に接触した注射針等は感染の温床になりやすいために、速やかに専用のビニール袋や容器に入れて区別し、感染源、感染経路を完全に遮断しなければならない。

　再使用資器材の汚染がひどい場合には、医療機関のシンクユニットを利用して応急的に洗浄した後、ビニール袋に入れ、署所に戻ってから消毒区分に基づき完全な処理を行う。ストレッチャーの整理は、汚れた毛布やシーツ等の交換、マットレスや枕の清拭をはじめ、ベルトはすぐに展張できるよう余剰部分をマットレスの下に織り込んでおく。新たな出動に備えての準備は、できるだけ迅速に終える。

(2)　待機署所への帰途

　強調すべき点は待機署所まで安全に辿り着くことである。救急車事故そのものの発生頻度の多寡は別にして、医療機関への行程中は、あらゆる注意を払い安全な車両運行に努めるが、帰途に際しては、これらの注意が幾分散漫になり勝ちである。いついかなる時でも、歩行者や対向車に対して防御的な運転を心がけなければならない。

　自隊の管内や受け持ちエリアに戻ってきたときには、新たな出動への可否を含め指令センターに連絡する。ナビゲーションシステムで救急車の所在地を逐次、確認できるが、救急車の位置を確認しバックアップを取ろうとしても、所在が把握できないと、次の出動に備えた貴重な時間が無駄になってしまう。

(3) 待機署所で

　自己配置署所に到着したならば、医療機関での待機中に完備できなかった資器材の補充、救急車の管理をはじめ、活動記録票の作成、自分自身の清潔保持等へ注意を払う。汚れた毛布等をビニール袋に入れ、血液・汚物の付着した注射針等を所定の場所に保管し、一連の救護活動が完結する。

・救急車内部を清拭、消毒する。
・体液と接触した器具は消毒薬で洗浄する。汚れた衣類を交換し、きれいに洗う。血液等が付着している場合には速やかに行なう。
・資器材の交換、補充をする。酸素ボンベの残量確認、交換を行なう。
・救急車の外回りが極端に汚れている場合には洗浄する。
・手洗い等を済ませ、次の出動に備える。

第8章　現場行動

また、特殊な事案を扱った場合には、次の活動に向け搬送中の良かった点を復習し、傷病者管理をさらによくするための改善点や適用方法を検討する時間を設ける。この復習と評価の過程を取ることで、確固とした自信と常にステップアップする技能を持つ救急隊が生まれてくる。

まとめ

> 　移動計画の目的は、移動を終えた後に修正等で傷病者に新たな動き、無用な動きをさせないようにすることである。そのためには、実施に移る前に、これからの先の行動内容をしっかりと見据え、事前に万全な行動手順を決めておかなければならない。
>
> 　例えば、ストレッチャーに乗せてからCPRボードをセットする、ショックパンツを展張する、ストレッチャー背もたれ部の角度修正をすることがないように注意する。傷病者の移動は最小限にし、無用な体動をなくすことが鉄則であり、そのためには事前の準備や各自の任務など、周到な手順を立てることがポイントである。
>
> 　傷病者をストレッチャー上に固定し、保温することは、実践と訓練をとおして完全にマスターしておかなければならないテクニカル手技（効率性の観点から詳細な理論に基づき基本形となる行為）の一つである。救急現場のように多様で、しかも特殊な状況下でも、ベストの状態で確実に手技を適用できるようになる方法は、練習以外にはない。しかし、搬送手法の実際は全体活動の流れの中でやるのみで、単独に訓練項目として取り上げていないのが実情であろう。傷病者の移送を終えた後、テクニカル手技が活動現場の状況に応じて実際にどのように用いられたかを評価する。
>
> 　救出と移送の共通目的は、できるだけ安全にかつスムーズに遂行することである。狭隘な階段、高低差のある塀など様々な現場で救急隊は身体機能に応じた合目的な行動をし、修得した技術を発揮しなければならない。その結果の良否は、必要な処置をどれだけ適正に行えたかであり、救急隊の能力によって決まることが多い。それゆえ、練習により手技の錬度を上げ、身体の機能をスムーズに発揮できるようにすることが重要である。
>
> 　傷病者を安全に医療機関へ渡すまでは、傷病者の移送と搬送は完結したことにはならない。傷病者を動かす際には、どのように移動させるか計画を立てて、各自の任務として何があるかを知らなければならない。さらには予想される行動障害は何か、それをいつの段でどのように排除するのかを事前に検討する。

第2　状況評価

1　出動から傷病者に至るまでの行動要領

（1）概要

現場に到着した救急隊は、隊員数の少ない劣勢な状況での活動を強いられるかもしれないが、最大の活動効果を上げるためには、現場での基本的な行動手順を事前にしっかりと周知しておく。救

急隊の出動から傷病者のもとに至るまでの行動要領は、おおよそ次のような流れを取る。
- 出動指令内容を再確認する。
- 感染等に対する標準予防策を取る。
- 現場の安全性を確認し、二次的危険性の有無を判断する。
- 現場を把握し、応援部隊の必要性を判断する。
- 事故や疾病の発生メカニズムを把握する。
- 傷病者の位置、数を把握する。

　現場に近づき、傷病者の全体像を捉えるために受傷形態や事故の様相等、傷病者を中心に周囲の状況を把握する。疾病や外傷にかかわらず、最初に毒性物質、拡散ガス、電気等、二次的災害を及ぼす危険性を予測し、安全な活動スペースを確保するなど、活動現場の安全性を十分に確保できる態勢を確立する。この前段の行動を確実に終えたなら、身体観察のポイントを踏まえ、傷病者の受傷部位を迅速に把握する段階に移る。
　さらには、傷病者数を確認し必要に応じてトリアージを行なう。現有の救護力が劣勢な場合には、背後にある消防部隊、医師や警察官等を現場に要請し、組織的な活動対応力を補強する策を講じる。これは救急車内から事故現場及び傷病者を視認した時点で、迅速かつ効率的な傷病者救護をどのように組み立てていくかを判断することである。

(2) 出動指令内容の再確認

　出動指令を受信したならば、喧騒な街区であるのか、交通事故が多発する交通量の多い場所なのか、同一症状を呈する傷病者が複数発生している場合には、ガス中毒の可能性がないかなど、その内容に基づき直ちに現場の様相を思い浮かべてみる。このように予測することで、劣勢な陣容でもって積極的に事案に立ち向かう気構えを奮い立たせるのである。
　さらには、観察時のポイントをしっかりと押さえ、携行する資器材、応急処置の内容、警察官や救助隊の応援要請の可否等、現場で取るべき行動パターンをイメージする。通報者はかなり慌てた様子で要領を得ない通報内容でなかったか、また、同一案件に複数の119番通報があったという情報が指令センターからフィードバックされると、事故の規模がかなり大きい、あるいは傷病者が重症ではないかなど、思いを巡らせることができる。
　現場到着までの間、傷病者についてできる限りの情報が得られると、車両からどのような資器材を持って行くのか、どのような応急処置が必要かを考えることができる。現場に到着し速やかに傷病者に関連した情報の収集を開始する。指令内容やバイスタンダーから得られた情報が、必ずしも応急処置等を即断するのに適したものになり得ないのは当然で、傷病者の救護に向け救急隊自らが詳細に、正確に情報収集を開始する。

(3) 口頭指導

　口頭指導とは、傷病者の周囲に居合わせた家族等から、救急要請受信時の電話等を使用して応急手当の指導を行うものである。なお、詳細については、「第2章病院前救護概説、第5指令室員の役割」に譲る。

（4） 現場把握

活動開始の第一ステップは、自らが活動する現場を的確に把握することである。言うまでもなく、事故の起きた現場は、当該事故をもたらした要因となる不確定要素が渦巻いている。傷病者に一刻も早く近づきたい、このはやる気持ちを抑え自制心を持つことが大事である。これからの戦略的な活動を判断する際には、全体の状況をしっかりと捉える気構えが大事で、目前の傷病者に脇目も振らずに一目散に駆け寄らないようにする。

まずは一旦止まり、仁王立ちになって現場全体を概観する。傷病性状を把握し、多数の傷病者に対し、どのような応援隊がどれだけ必要かを判断する。現場把握は救急隊が最初に行うべき重要な任務である。現場はダイナミックで、突然変化する危険性を常に孕んでいる。暴力沙汰のとばちりを受ける、不安定な事故車両の状況が一変するなど、二次的災害につながるような、わずかな危険兆候をも見逃さないようにする。救急隊が災害現場で新たな犠牲者になるようなことは絶対避けなければならない。

このように現場把握は、全体統括要領、具体的な行動要領、傷病者の管理要領等の活動方針を決定するための情報を収集することである。外傷では損傷のメカニズムを明らかにし、加わったエネルギーの程度と重大な損傷の可能性を推測する。内科的な疾患の場合は、現場の様相から傷病者の性状を決める。室内のアルコール臭、高温多湿な環境、同一室内での複数傷病者の存在等は、観察のポイントや洞察力に対する示唆を与えてくれるもので、現場把握の際には、すべての感覚を奮い立たせる。

現場把握の要素には次のものがある。
・標準予防策
・現場の安全性
・すべての傷病者の確認
・損傷メカニズム

① 標準予防策

血液感染、体液感染、空気感染に対する最善の防御は、適正な標準予防策を取り、感染性疾患から救急隊や傷病者等への伝播を防ぐことにある。手袋、マスクなどの個人防護用資器材を用いた基本的な予防策を講じ、症状・病態に応じて、さらに必要な措置を講じる。

傷病者を扱う前後には十分な手洗を行う。これは、傷病者と救急隊間の伝播を防止する最も効果的な方法である。血液、嘔吐物等に接触する可能性がある場合には、ラテックス、ビニール手袋を装着する。複数を扱う場合には、救急隊を介して他の傷病者に菌を伝播させない、交差汚染を防止するために、扱う傷病者ごとに手袋を変え、使用後は感染性廃棄物として専用容器等に処理する。

大量の体液等への暴露の危険性がある場合には、さらに新たな資器材を用いて感染性疾患に対する最大限の予防策を講じる。大量出血、出産、気管挿管のような侵襲性処置、口腔内吸引、資器材等の清掃・消毒、あるいは血液、嘔吐物、粘液が顔面に飛び散るようならば、防護用メガネを装着する。

空気感染の可能性があるときは、傷病者へのマスク装着に配慮する。結核の疑いのある傷病者の管理時には、救急隊員はN95マスク、傷病者にはサージカルマスクを装着する。特に気管挿管、口腔内吸引等の応急処置を行うときには、危険性が高くなる。

② 現場の安全性の確保

現場の安全性とは、救急隊、傷病者、バイスタンダーに対し、安全な活動環境を確保する策を講じることである。救急隊の安全はいかなる場面においても最優先すべきで、危害を被らないようにする。現場で救急隊自身が新たな傷病者になると、即座に手持ちの陣容・資器材を投入せざるを得ず、傷病者への救護力が分散される事態に陥る。現場は常に危険性と背中合わせの状況にあり、危険要因がないか絶えず注意しなければならない。自らが確実に対策を立てるか、他の隊員が適切な対策を講じるまでは行動を控える。

最先着隊として、災害現場での自己の管理能力を過大評価する、あるいは災害現場の危険性を過小評価することがある。一般的に救急隊は安全管理用の高度な資器材を持ち合わせておらず、十分な訓練も受けていないので、危険性を伴うような救助活動を絶対行ってはいけない。個人の勇気ある行動は時として必要であるが、災害活動では英雄よりも安全を最優先する。疑いがある場合には、救急隊や傷病者を危険な目にあわすよりも、安全側に立って"過ち"をしたほうがよい。一見安全に思える現場が予測できない潜在的な要因によって、時に大惨事へと変化する。経験によって、このような状況を迅速に判断できるようになるが、決して自己満足してはいけない。いくら経験を積んだにしても、危険要因のすべてを知り尽くしているわけではないので、安全性が確証できないならば現場へ進入してはいけない。

バイスタンダーの表情から何か読み取れないか、怒っている、おびえている、パニックに陥っていないかなど、傷病者の様相から現場の安全性が評価できるかもしれない。疑わしい場合には、その任務を持つ隊が安全を確認するまで待つ。

現場を評価するためには、全感覚を駆使し直感を頼りにすることも必要である。少しでも危ない予感がするならば思いとどまる。これは動物勘とも言える本能かもしれない。この本能は、これまでの経験知が結集されたものであり、内からの囁きに耳を傾け、聞き入れるのに十分値する。

ケース　現場の安全管理

（軌道内での事故）
大阪府で発生した軌道内事故で救急隊負傷。石垣の上のフェンス（高さ1.1ｍ）を乗り越え、ＪＲの線路内の敷地内に侵入し遊んでいた中学生2人のうちの1人が、下りの列車にはねられ重傷を負った。
負傷した中学生を救助するために線路内に入った消防隊員4名のうち2人が後続列車の特急電車と接触し、1人は死亡、もう1人は重傷を負った。運行を指令する指令員などの救助作業中の安全確保が適切でなかったためである。

犯罪現場では、救急隊に異常な恐怖感が生じる。指令内容から加害、凶器等による自損、家庭内暴力の可能性がある場合には、現場に進入する前に安全が図られているかを確認する。確認できない、あるいは未着手の場合には、**警察官の到着を待つ**。

救急隊がサイレンを鳴らしながら到着すること自体が、不安に陥っている傷病者の状況をさらに悪化させるかもしれない。できるだけサイレン音を減衰し、現場から離れた場所に停止することを考慮する。

図8-3 現場の危険要因

```
        災害現場の潜在的な危険要因
         /              \
化学的・生物的・物理的要因       人的要因
火災、建物の崩壊、交通事故、不安定な路面、   傷病者本人、居合わせた人（家族、
ガラス・金属破片、ガス・オイル漏れ、病原菌、  友人）、群衆などによる加害、暴言
密閉空間、異常気温、落下物、電線、飛来物など
```

救護力が劣勢の場合、バックアップ体制を十分に整えて、常に背後にある組織全体の活動力を結集して対処する。安全に統制された現場管理は、すべての場合において不可欠で、安全であることが確認できたならば、傷病者に近づき、姿勢、位置、顔貌等、全体像をすばやく捉える。

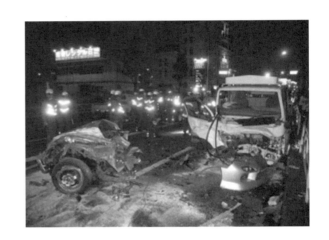

2　傷病者に接してからの行動要領

(1)　傷病者の全体印象の把握

現場に到着したならば、救護の対象となる傷病者の存在を確認し、第一印象から傷病者管理に役立つ情報を得る。傷病者の状態が概ねよいのか、病気なのか、それともケガなのか、危機的状況でないかなど、全体的な外見から素早く印象を捉える。傷病者が救急隊に告げた自身の問題（主訴）、救急隊が気付いた傷病者の周囲状況は、救急隊がまとめ上げる全体的な印象への追加要素となる。

体系的な評価を始める前に、傷病者に接近しながら傷病者の全体像を迅速に把握する。全体的な印象は緊急処置の必要性の是非を判断につながる価値ある情報である。

・全体的な印象をまとめる。
・年齢を推定する。
・性別を判定する。
・外傷か内科的疾患かを決める。
・生命危機を鑑別し、管理する。

(2)　全体印象から生命危機の確認

全体的な印象から明らかな生命危機の状態が確認されたならば、直ちに対処する。明らかな生命危機の状態は、主訴を聴取する、身体の損傷部位を探す、損傷メカニズムから詳細に損傷部位を探すというのではなく、傷病者に近づきながら確認できたならば、次のステップに進む前に速やかに

対処しなければならない。

全体的な印象を把握する間、次のような事案を確認できた場合には、直ちに対処する。
- 血液、嘔吐物、舌、歯芽等による気道障害
- 胸部の明らかな開放創
- 胸壁の奇異な運動（吸気時に下方へ、呼気時に上方への胸部運動）
- 大出血（絶えず流れている、噴出している）

ポイント　全体印象の把握

> 建築現場で男性が高いところから落ちたとの通報内容。現場の安全性を確認し、地上で仰臥位になっている傷病者に近づいてみると、右上腕部の開放創の出血と胸壁の異常な運動が確認された。
>
> 開放創からの出血、胸壁の異常な運動により、傷病者は生命危機の状態にあると判断、隊員はタオル包帯で出血処置を、隊長は手袋をした手を即座に胸部の損傷個所に当てる。圧迫包帯で創処置を終え、さらに胸部の固定処置を実施し、さらに他に損傷がないかを観察しながら、初期評価を続ける。

(3) 傷病者の身体を一直線状に固定

墜落、転倒、自動車事故等で脊椎損傷をきたすような重大な損傷メカニズムの場合、次の処置や評価に移行する前に傷病者の頸椎を固定する。傷病者の頭部を用手により中立直線状に保持すると安定化が図られる。安定化が適正に図られていない場合には、傷病者自身の動きや救急隊に動かされることで、安定していた頸椎損傷が不安定な状態になる可能性が高くなる。

初期評価を実施する前、評価中にも疑いを強く持ち、頸椎を適正に安定化することの重要性を常に認識することは、傷病者管理の基本である。

(4) 事故発生メカニズムの把握

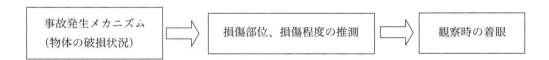

① 着眼点

損傷の原因が何であるか、大事な点は事故の全容を的確に捉え、派手な外見に目を奪われないようにする。事故の発生形態等から、見えないものを見る目を常に持つ。

ある一定の運動形態（例えば、オートバイ事故の場合、衝突地点から損傷物体の存在位置までの軌跡）、あるいは事故規模と損傷の部位、程度には、かなりの相関があるので、事故のメカニズムを把握し、観察時の着眼点をどこに置くか、おおよその検討をする。人体に損傷をきたす事故は多様であるが、これらの事故形態と損傷タイプとは、かなりの相関が出てくる。例えば、自動車事故や墜落では骨折、火事や爆発では熱傷との関連性が特に強くなる。

② 広い視野で

　自動車事故の場合には、車本体やフロントガラスの破損状況、車内の散乱状況、同乗者の受傷状況を把握し、事故の規模・程度を推測する。このような事象の捉え方は非常に重要で、常に事故の全体がどうなっているかを意識する。単眼的に細事に捉われすぎると、重大なことを見過ごしかねない。現場で最も大事なのは、常に先見、予測をしながら行動方針を決めることで、後手に回るほど立て直すのが難しく、その修正に余計労力を要する。

　様々な損傷が事故の状況によって生じる。火災での傷病者には熱傷だけに目が行きがちかもしれないが、煙やガスで肺損傷が生じているかもしれないし、避難の際に骨折をしているかもしれない。事故が身体にどのような作用を及ぼすかを判断し、明らかな損傷はもとより、外見上、見えない損傷をも見落とさないようにする。

表8－4　事故のタイプと予見される損傷

事故のタイプ	予見される損傷
乗り物事故	軟部組織損傷、骨折、脱臼、内部損傷
墜落	骨折、脱臼、内部損傷
火災、爆発	軟部組織損傷、骨折、脱臼、内部損傷
水泳中の事故	内部損傷（溺水）、軟部組織損傷、骨折、脱臼
銃撃	軟部組織損傷、骨折、内部損傷
固形、液体、ガス中毒	内部損傷、軟部組織損傷
動力機械による事故	軟部組織損傷、骨折、脱臼、内部損傷
感電事故	内部損傷（心停止）、軟部組織損傷、骨折、脱臼

　また、自動車単独事故でフロントガラスに亀裂が生じている場合には、頸椎損傷の可能性を強く疑い、頸部の固定処置を優先する。墜落時には骨盤骨折や脊椎損傷の頻度が高くなるので、重点に観察すべき部位、全身固定処置の必要性、必要資器材の選定・集結の判断に結び付ける。

　外傷の場合、外見上明らかな症状が見られなくても、身体内部で生命に危険を及ぼす損傷をきたす可能性があり、これを事故のメカニズムから推測する。例えば、上背部を強打した打撲痕からは、背部にある重要臓器の損傷の可能性を念頭に置いて観察に当たるなど、先見の対応を取る。このように観察は、目の前にある現象だけを捉えるのではなく、常に広い視覚（単眼より複眼、標準レンズより広角レンズ）を持つようにする。

(5)　傷病者の位置、数の把握

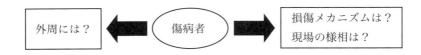

① 傷病者数の把握

　現場状況を把握するときには、最初に発見した傷病者を中心に周辺の検索を行う。事故の巻き添えに会った人や他に同じような症状を持っている人がいないか絶えず振り返る。最も重症を負

った傷病者がどこにいるのか、どのくらいの人が搬送を必要とするかを判断する。

ケース　事故現場の検索

救急隊員、転落車の中、確かめず。次の日、死者発見
　県道から乗用車が河川敷に転落した際、救急隊員3人が現場に出動しながら、車内に人がいるのを確認せずに引き返したことがわかった。運転していた男性は翌日、警察官によって死体で発見された。
　消防署によると、住民からの通報で、救急隊長と2人の隊員が救急車で出動、25メートル下の河川敷に転落した車を発見した。しかし、3人は近くにいた釣り人に、車内に人がいるかどうかなどを尋ね、車は廃棄されたもので車内に人はいないと判断。車には近寄らずに現場を立ち去った。翌日朝、別の通報を受けた県警署員が男性の遺体を収容した。

　損傷のメカニズムや病気の性状は、傷病者の数を決めるのに役立つ。例えば、フロントガラスに網状の衝撃跡が2つあり、さらに車内にチャイルドシート、おもちゃや、絵本等が散乱している場合には、他に傷病者がいないかを探し出す鍵となる。また、一酸化炭素中毒のように拡散する事故発生要因は、建物全体に影響を及ぼすので、ガス拡散の方向を見定め、その場所に傷病者がいないかを確認する。

② 複数の傷病者発生時
　自隊で安全に効率よく管理できないほどに傷病者が多数いた場合、一旦、処置に着手すると応援要請の時機を失しかねない。「前1出動から傷病者に至るまでの行動要領、(1)概要」で述べた行動要領の手順どおりに、早期に必要な応援を求める。現場に進入するにつれ、多くの事実が判明するようになるが、現場で応援を求めるときには、過大評価することが賢明である。
　地域のプロトコールに従って、多数傷病者発生時の行動要領を開始する。大規模災害の初期の段階での先着救急隊は、トリアージと指揮の2つの重要な任務がある。陣容が劣勢であるならば、状況の全体把握、傷病者のトリアージ、指揮担当を分担する。指揮に当たる隊員は、事故の全容を見極め必要な応援を求めるなど、指令室との連絡や後着隊への指示をする。トリアージを担当する者は、できるだけ多くの傷病者のトリアージを行い、搬送の優先順位を決める。
　気道確保のような時間を要さない簡単で重要な一次救命処置だけを行い、一人の傷病者に集中して対応するのを避ける。状況の全体把握をする者は、傷病者数の把握、二次的災害の防止に向けた必要な部隊の種別、隊数などを判断する。

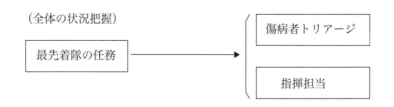

ポイント　現場の確認要領（後着隊が到着するまでの間）

1．傷病者のいる場所から推測して、その他に傷病者がいないか、状況把握の範囲を外周へ

と広げながら調べていく。最も傷病者の集中している箇所や重症者を中心に周囲に複数発生している場合があり、全体数を把握するためには、現場周辺の確認が欠かせない。

2．自動車事故でドアーが開放されている場合、放出時の勢いで事故現場から予想だにしない位置に傷病者がいるような事態が発生することがある。また、ガス事故の場合、ガスの拡散方向に傷病者の発生が拡大するので、最も重症をきたしている傷病者を中心に周辺部へと傷病者発生の有無を確実に調べる。

(6) 疾病の性状

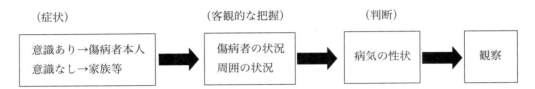

　家族やバイスタンダーから客観的情報を収集し、傷病者自身の訴え・症状から病気の性状を判断する。意識がある場合には、傷病者自身が一番の情報源となる。反応がない、見当識に欠けるなど、何らかの原因で情報が得られない場合には、家族、バイスタンダー等の情報源を信頼する。

　傷病者状態から、応急処置の実施に役立つ事案の重大性や性状などの重要なポイントが得られる。どのような姿勢でいるのか、呼吸苦で喘いでいないか、前屈みでいるのか、近くに薬瓶や薬物の使い残しがないか、室内に酸素タンク、ネブライザー、血糖測定器等の医療処置器具がないかなど。

　例えば、呼吸困難の事案に出動し、到着時にネブライザーを使用しているならば、喘息、気腫、慢性肺疾患のような呼吸器系疾患の病歴を疑う。長身で痩せて胸囲の小さい20歳前後の男性が突然に呼吸困難と胸痛をきたした場合には自然気胸を疑う。午後の時間にパジャマ姿で傷病者がベッドにいたならば、1日中病気で寝込んでいた可能性があるし、そばにあるバケツや容器は、傷病者が嘔吐をしたことを疑わせるのに十分である。

　病気の性状が簡単に明らかにされない場合もある。重度な呼吸困難の傷病者は、呼吸器疾患、心疾患、アレルギー反応、毒性物暴露によって苦しんでいるかもしれない。病気の性状が主訴と非常に異なっていることがある。

(7) 応援隊の要請

　まずは傷病者の救護を最優先に、必要な救護力が何であるかを速やかに判断する。特殊な器具を要する救助隊か、全体の傷病者数から救急隊が不足しているのかを事故の発生形態、様相から判断する。

　ガス中毒のように事故の発生要因が広範囲に渡る場合は、検索の装備を有する隊を、さらに現場で医療処置を要すると判断した場合には医師を要請するなど、背後の体制にある機動力、組織力を常に念頭に置いて総合力を結集する。

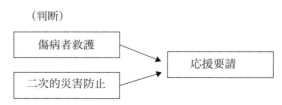

(8) 先着ポンプ隊との連携

応急処置の技能を有する隊員が同乗するポンプ隊が先に現場に到着し、活動を開始する場合がある。到着時の傷病者状況、傷病者の抱える問題点、バイスタンダーの処置内容など、重要な情報を先着隊から得ることができる。特に医師への提供情報として重要な CPR や AED の実施については、入念に聞き取る。

傷病者管理の全責任を救急隊が引き継いだ後は、狭隘搬出路の障害物の除去や応急処置の分担、協働での傷病者搬送など、集結した陣容の能力、労力を最大限に活かし、迅速、効率的な部隊活動につなげていく。

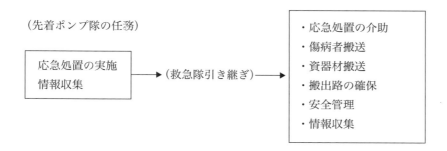

3 傷病者情報

(1) 概要

二次評価の一つとして、傷病者本人、意識のない場合の家族等への質問により、傷病者の身体に関する情報を多く集める。身体に関する強い訴え、現に負っている外傷や疾病、これまでに罹患した疾病に関する情報は、救急隊を要請するに至るまでの身体変化や心理的状況をつぶさに反映しており、傷病者の病歴を総合的に理解する際に役立つ。

把握したこれらの内容から、全容がおぼろげながら明らかにされる。緊急状況の中、しかも短時間で、いかに効率よく問題点を聞き出せるかがポイントになる。傷病者は藁をもすがる思いで救急隊の救護を求めており、救急隊が傷病者の目の前に現れたときには、自分が救護の対象となり、救急隊による適正な処置を受けられることで安心する。

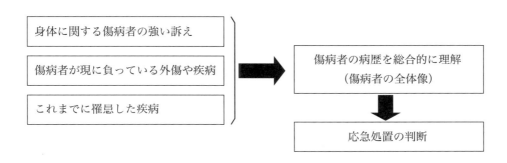

(2) 基本的事項

① 核心に触れた情報

病歴聴取の目的は、緊急に施さなければならない一次救命処置を迅速に判断するために、事前に傷病者の全体像を明らかにするもので、そのためには、手っ取り早く核心に触れた内容を聞き出す。病歴聴取は傷病者だけでなく、家族、付近にいる人に対しても行なう。会話が可能なら

第8章　現場行動

ば、周囲の人よりも本人に質問する。
② 聴取内容が異なる場合
　自殺企図や過換気症候群、加害事故の場合で傷病者が情緒的に異常に興奮している場合には、周囲の者との情報内容がまるきり異なり、意見が対立することがある。救急車内や別の部屋など、お互いを隔離した場所で別々に質問することを考慮に入れる。
③ 聞き漏らさないこと
　病歴聴取や身体観察で様々な情報が得られる。観察を性急に行なうと抜けが生じるので、確実に、しかも系統的に行なう。そのためには、病歴聴取用の質問項目リストや身体観察カードなどのフォーマットを活用し、重要な項目を聞き漏らしたり、抜かしたりしないようにする。
④ 供述内容と観察結果の不一致
　また、保護者等から聞き出した内容と身体観察の結果が一致しない場合もあるので、児童虐待、高齢者虐待、配偶者虐待等の現場では、このような点を念頭に置いて聴取する。自からの不注意で一般的に創傷を負わない箇所にも身体所見が見られ、いついつ転んだなどの保護者等の供述内容が疑わしいことがある。
⑤ 情報の質と量
　どれだけの質・量の情報を集めるか、どのような質問をするかは、傷病者に対する応急処置の内容、緊急度、現場の状況等で異なる。特に病歴聴取は、身体観察の結果や応急処置の内容によって決まってくる。
　例えば、気道閉塞のように緊急処置を要する場合は、十分な身体観察や質問が行なえない、あるいは身体観察や質問聴取を中断せざるを得ない。意識があり会話が可能な傷病者では、身体観察を行ないながら病歴を聴取する方法がよい。身体観察の間は、傷病者との会話は中断すべきではない。このように状況によって質問、応急処置、観察の開始時期が決まってくる（「第3章病院前救護過程」を参照）。

(3) 主訴
① 主訴聴取の意義

　　傷病者自身の訴えが問題解決の突破口
　　　主訴　＞　外観

　主訴は傷病者自身にとって緊急で、かつ切実な訴えであり、最も重要な問題解決への糸口になる。傷病者の問題を外見だけで、簡単に結論付けてはいけない。
　例えば、自動車事故の場面を想定してみよう。フロントガラスが割れて、傷病者の顔面が血に染まっている、救急隊を目の前にした傷病者が最初に「胸が痛い」「呼吸が苦しい」と訴えている。この場合、優先的にハンドルによる胸部強打の可能性に着目すべきで、顔面の出血に注目しすぎると、呼吸困難の誘因になっている胸部観察の着手に遅れをきたしかねない。主訴とは、外観上、見えない部位の問題点を救急隊に提示しているものであり、傷病者の救いを求める切実な訴えに真っ先に応えてやる。
② 収集の方法
　一番の問題を

主訴とは「どうしましたか?」と救急車要請に至った一番の理由を聞く救急隊の質問に対して、傷病者の答える内容である。救急隊が真っ先に得たいと思っている情報である。痛み、不快感、機能異常、以前と違う状態など、傷病者が訴えているもので、どのような救護を求めているのかを最初に聞き取る。

交通事故で路上に男性が出血して倒れているとする。この場合、「自動車に轢かれた」という訴えがあるかもしれない。このように状況が極めて明らかな場合でも、傷病者の生理機能上、何が一番問題なのかを見極めなければならない。脚が変形し痛みを訴えている場合は、脚の損傷が主訴であると判断できる。しかし、外部から明らかな徴候がわからなくても「呼吸が苦しい」と訴えたならば、胸部損傷を疑い、優先して胸部の評価に照準を合わす。観察によって胸壁動揺の可能性が明らかになるかもしれない。

主訴は、助けを求めるために本人自ら訴えるものであるから、傷病者自身の言葉をそのまま素直に聞くという態度で接する。質問する際には、「なぜ、救急車を呼んだのですか?」など、回答に困るような質問は避ける。

主訴をさらに鮮明に

多くの主訴が、痛み、異常機能、正常な状態と違う何らかの身体変化を特徴付けるものである。主訴をもとに、さらに質問を広げると、傷病者の抱える問題がより鮮明に浮かび上がってくる。

傷病者が単に腹痛と答える一般的な表現の場合には、漠然とした捉え方しかできない。さらに質問すると傷病者には頭痛の持病もあり、何日も前から同じ腹痛を訴え続けており、これまでは救急車を要請するまでもなかったものが、今回はこれまでと違って我慢ができずに救急車を要請した可能性があると判断できる。このような場合、「今回、救急車を要請した理由は何ですか?」と要請の本当の理由を絞るための質問をする。

反応がない場合

反応のない傷病者の場合、現場にいる家族等あるいは周囲の状況から主訴を捉える。「何が起きたのですか?」「意識がなくなる前には、どのようなことを訴えていましたか?」などと尋ねる。

主訴の評価

現場把握に伴う主訴は、新たな評価、緊急処置、搬送の優先順位を決めるのに役立つ。悪化する前に、「これまでに経験したことのない頭痛である」と家族等に訴えた後に反応がなくなった傷病者や、胸部に強い衝撃を受けた交通事故による傷病者のように医療機関で緊急処置を必要とする場合には、主訴と全体的な印象、さらには迅速な一次評価を踏まえて搬送の優先度を判断する。情報収集は単に時間の浪費に終わってしまわないよう、最終的には問題点を集約しなければならない。これを現病聴取への足がかりにする。

(4) 現病の状況

病歴聴取は傷病者に接したらすぐに始めるが、その前に周囲の状況を見回して、救急要請内容との関連事象が存在しないか注目する。姿勢、服装、表情、態度、痛み、不快感、恐怖心など、傷病者特性の把握が重要である。

現場で迅速に観察したこれらの内容は、医療機関での治療に欠かせない。医師は直接、現場の傷病者に接触できないので、環境、様相から治療の鍵となる情報を得るには、すべてを救急隊に頼ら

ざるを得ない。内科的疾患や外傷の状況は、主訴の内容をもとに、さらに細かく情報を収集することで明らかになる

① 疾患の場合

傷病者を確認したら、すぐに病歴を聴取する。外見、姿勢はどうか、室内が取り乱されている様子はないか、薬瓶等が散らかっていないかなど、周囲の状況等を確認する。症状や全体の状況を素早く端的に把握するために、次の内容を系統的に質問をする。

a 主訴
- 発症：何をしているときに、問題が起きたのか。
- 誘発要因：問題をさらに良くしているもの、反対に悪くしているものは何か。
- 質：問題や痛みをどのように表現しているか。
- 部位：痛みの放射性は、あるいは関連する痛みがあるか。
- 重症度：どれだけひどい痛みか。
- 時間：何時から起こって、どれくらい続いているのか。

b 随伴症状はあるのか、どのようなものか。
c 過去には、どのような病歴があるのか。
d アレルギーの素因はないか。
e 既往症のある傷病者や在宅療養中の場合、治療薬を所持しているか。服用したのは、いつか、それによって軽減したのか、変わらないのか。
f 慢性疾患か、急性か。
g 薬物乱用の証拠となるような周囲の状況、精神状態、家族の問題を調べる。

胸痛を主訴とする傷病者現病を引き出すための情報内容を示す。

表8-5 胸痛を主訴とする傷病者からの現病の引き出し法

- 部位；胸骨下と左腕にも痛みがある（放散痛）。
- 質；押しつぶされるように痛い。
- 程度；非常に重たい、まるで死ぬような思いがする。
- 頻度；今日で2回目である。
- 発症；2時間前に始まり、今も続いている。2、3日前にひどく痛みがあったが、今回はそれほどでもない。
- 状況；痛みが起きたときには、座ってテレビを見ていた。1時間前に食事を終えたところである。
- 最初の症状との関係；最初の胸痛は激しい運動の後であったが、今度は休憩時に起きた。
- 痛みが増強しているのか、治まっているのか；よくなっているようには思えない。
- 関連症状；嘔吐、めまいがする。おびただしく汗をかいている。
- 症状改善の試み；ニトロ2錠を服用したが、あまり効かない。

病歴聴取の手法を「SAMPLE」「PAIN」のように覚えると傷病者の問題を捉え、適切な手技を思い出すのに役立つ。

ポイント　病歴聴取

SAMPLE	PAIN
Symptoms **A**llergies **M**edications	**P**eriod of pain (How long? What started it?) **A**rea
Previous illnesses **L**ast meal **E**vents prior to emergency	**I**ntensity **N**ullify (what stopped it? Rest? Position? Medications?)

② 外傷の場合

外傷を扱う際には、損傷の原因を把握することが非常に重要である。外傷としての物理的エネルギーの量、方向（受傷メカニズム）によって、損傷部位、受傷の大きさが予測できる。

ポイント　エネルギーの法則

> 物体に加えられたエネルギーの量によって、その物体の損傷の程度が決まる。エネルギーの慣性の法則により、自動車事故で自動車が停止した後にも、その衝撃で身体は移動し続けようとする。
> 力学的な法則によれば、エネルギーは作り出されることもなければ分解されることもなく、単に熱や運動エネルギーとして形を変えるだけで、このエネルギーは、運動物体や対象物の曲げ、破損、変形にすべてが吸収される。例えば、自動車のような運動物体のエネルギーは、突然壁にぶつかった際に、その衝撃エネルギーでもって自動車や壁を変形させる。

最初に事故のタイプが、鈍的か鋭的かを見極める。鈍的損傷は、一般に皮膚の貫通等の損傷をきたさずに、身体内にエネルギーを伝える。鈍的外傷に直面したときには、損傷を引き起こした器物を同定し、打撃のエネルギー、衝撃のスピード量を推測する。

自動車事故の場合、様々な受傷形態がある。車両の外に放り出された傷病者の軌跡をイメージし、衝撃の方向（正面、側面、後方、回転、横転など）を確認する。自動車の内部で衝撃を受けた場合は、最も起こり得る身体損傷の部位を予測できる。

貫通創では組織の裂傷や破損の形で身体にエネルギーが伝達される。胸腔部位では体内外へ出血とエアーリーク、腹部では失血、頭部では神経損傷が重大な影響を及ぼすので、これらを強く予測する。また、どの様な姿勢を取っているか、傷病者と対象物の位置関係、例えば、事故を起こした車両とどれくらい離れているかを把握することは、受傷メカニズムや受傷の程度を推測する上で重要な鍵となる。

第8章 現場行動

図8－4 自動車事故の衝撃方向による損傷

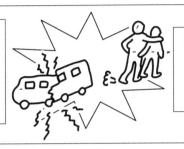

後方からの衝撃
- 最初の力が後頭部に加わるために、損傷は複雑である。
- 車が急激にストップすると身体は前方へ動き、ダッシュボードやハンドルにぶつかり、正面衝撃と同じような損傷を起こす。

横転事故
- シートベルトをしていない場合は、様々な方向へ運動するために、損傷パターンの予測は難しい。

正面衝突
- 心挫傷、肋骨骨折、気胸、胸部圧迫により血管損傷をきたす。

車　内
- 裂傷、骨折、胸腔内大出血、顔面損傷を伴う頸椎損傷を予測できる。
- 膝をダッシュボードに打ちつけたときには、骨盤部の前方脱臼骨折が起こる。
- 横からの衝撃により側胸部にフレイル損傷や気胸を起こすことがある。
- 鎖骨骨折は、腕が内側に引っ張られ、肩甲骨が前方へ押しやられて起こる。
- 下肢では、大腿骨頭が寛骨臼の中へ引っ張られる。

ポイント　米国EMT協議会で作成したプレホスピタル外傷救命（PHTLS）コースでの評価、処置の原則

外傷観察の第一段階は、傷病者に接する前に現場の評価をすることであり、"3S's"からなる。

Safety：危険性の可能性を評価する。ほかにケガ人がいないことを確認する。決して犠牲者にならないようにする。

Scene：損傷のメカニズムは何か。どのような受傷機序が予測されるか。運動エネルギーから判断して、どの程度の損傷が予測されるのか。

Situation：どのくらいの人がケガをしているのか。対処しなければならない特異な状況はなにか（群集、天候、傷病者へのアクセス）。

（5）既往歴（過去の病歴）

現病歴を聴取した後には、これまでにどのような病歴があったかを聞き出し、現在、傷病者が訴えている症状や出現している徴候とどのような関連性があるかをみる。反対に既往症とは関係な

い、まったく別の徴候が出現しているかを調べる。現在抱えている問題と直接関連しているかもしれないので、既往症にも関心を持って聞き出す。
- メジャーな内科的な問題（心臓、呼吸、腎臓など）がないか。糖尿病は？　最近医師の診断を受けてないか。
- 定期的に薬を服用していないか。あるならば、どのような疾患で服用しているのか。傷病者自身が自分の問題点を十分に認識できていないときは、傷病者の状態が薬物の服用の有無によって把握できる。今日は薬を服用したか、いつか。数時間前に薬やアルコールを服用したか、いつか、どれくらいか。
- アレルギーはないか。
- 特異な疾患にかかっていないか。専門治療は。

第3　病院前救護における観察

1　観察とは

（1）意義

① 生命危機の問題を探し出す

　病院前救護では、応急処置を実施する、あるいは医療機関へ迅速に搬送することを前提に医学的見地から、傷病者の身体状態に関する情報を集める。傷病者の正確な病歴聴取や評価がないと、医療機関でに正確な情報をもとにした医療処置が適正に行われなくなる。

　傷病者に接した際に症状、病態を把握し、傷病者が救急隊にどのような助けを求めているか見極めるだけでなく、病院前救護における応急処置が傷病者搬入後の医療処置と継続性を有することから、現場での生の感覚的情報を医師に代わって収集する。救急隊が傷病者に直接向き合い、生命に危機を及ぼしている問題を探し出し、これを改善・修復していく。

② 積極的なアプローチである

　観察は目の前にある対象物と観察結果の意義、解釈が正しく結び付いてこそ、集めたデータ内容に価値が見い出される。目の前にある対象物を漠然と見るのではなく、対象物が発するシグナルをどのように捉えて意義付けるか、そのためには、何を見るか（診る）、何を聞くか（聴く）、どのように触れるかというように観察者が主体的かつ意図的に行う、対象物への積極的なアプローチと正確な把握がなければならない。

　「心ここにあらざれば見えども見えず」、風景などの対象が自然と目に入ってくるときに美しいと考える感覚的な思いと異なり、目を凝らし、耳を傾け、鼻を利かし、手指を敏感にする。まさに五感を駆使した行為であり、応急処置に結び付ける前段としての意図的、積極的なアプローチである。

　観察は、科学的な情報等に基づき客観的な解釈、判断が行なわれるのが最良であるが、個々に対象者が異なり共通の判断尺度を適用できず、また、人を相手にするのが病院前救護の特徴であるだけに、観察者の主観的なものの見方、判断にならざるを得ない。しかし、適正な応急処置に結び付けるためには、観察結果の判断が限りなく客観性を有していなければならない。

(2) 目的

傷病者から聴取した主観的情報を救急隊が得た客観的情報で裏付け、傷病者像をより確実なものにする身体観察は、医学的知識に基づき傷病者の損傷部位を把握したり、身体機能の低下度合いを調べることである。そのためには、生理、解剖学的な見地から、傷病者にとって何が最も重大な問題かを見つけ出すために情報を収集する。

傷病者の観察は、次のような目的で行われる。

① 傷病者に接するときに本人が訴える症状と、救急隊の確認する徴候との一致性を捉え、直に接した傷病者の問題（何が起きたのか、どういう状態にあるのか、差し迫った問題が何であるか）を素早く明らかにし、次のステップである応急処置、行動の決定につなげる。

例えば、症状として本人が左下腿の痛みを訴える。そこには徴候として、変形、腫れ、末梢部位の脈拍欠如、運動機能障害、知覚麻痺などがあり、救急隊が傷病者を目にして初めて確認するものである。さらに現病と関係のありそうな事由へと質問を発展させ、情報の質を高め、問題点に焦点を合わせて解決へと進む。

このように、観察とは本人の訴えだけでなく、救急隊自らが対象を確認し、傷病者像を明らかにしていくものである。病歴聴取や身体観察で得られる情報の価値は、これらがどのように行われたかによって大きく左右される。

② 応急処置の優先度を判断するために、身体機能の障害について感覚的情報を得る。特に傷病者の置かれた環境状況に関する情報は、現場でしか手にできないもので、それを緊急度や重症度の判断に役立て、傷病者の状態に応じた搬送医療機関の選定につなげていく。

③ 臨場できない医師の耳、目、手の感覚器の代用として、医師の診断、治療に役立つ情報を現場で得る。医療機関内にいる医師が簡単には入手できない、医療診断、処置に欠かせない傷病者情報をもたらす。

④ 直接、向き合うことで傷病者の不安感を軽減、除去し、現場で傷病者との信頼関係を確立する。この現場で築き上げられた信頼関係が、さらには傷病者と医師との信頼関係につながり、傷病者がスムーズに診療過程に入るきっかけとなる。

ポイント　観察の目的

- 症状と徴候の一致性を捉え、傷病者の問題を明らかにする。
- 感覚的情報を得る。
- 医師の耳、目、手などの感覚器を代用する。
- 現場で傷病者との間に信頼関係を確立し、これが診療過程へのスムーズな導入となる。

身体観察は、一般的に一次評価と二次評価に分かれる。一次評価は、傷病者に接する初期の段階において生命を脅かす問題点を優先に短時間で探し出すことである（救命処置の探求）。

気道、呼吸、循環、生命に危機を及ぼす出血、重大な胸部損傷を迅速に評価し対応する。それを終えた後には、二次評価として他の損傷や生命に危機を及ぼす問題点を捉える（緊急処置の探求）。

傷病者に関する重大な問題が見つかったならば、次の観察ステップへ進む前に、その問題に対処する。

図8-5 身体観察

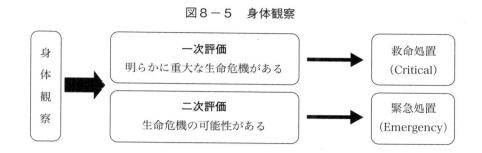

　身体観察の第2段階である二次評価は、頭から爪先までを詳細に行う。身体観察の方法には、視診、触診、打診、聴診の4つがある。これらの情報から傷病者状態を正確に判断するのに必要な情報を選び、適切な行動方針を選定する。特に生命維持に重大な影響を及ぼす呼吸・循環機能、外見上、明らかな損傷部位、さらには目に見えない体内損傷等から緊急処置に結び付く異常の有無を迅速に判断する。

　また、実際に観察して得られた情報と事故の原因、発生機序や傷病者の訴え等との一致性を見い出すことで、傷病者の全体像が鮮明になってくる（主観的情報と客観的情報の統合）。当然に事故によって引き起こされた損傷、症状等の重大性を判断できる能力が救急隊になければ、その後の適切な処置にはつながらない。

（3）　遠隔にある医師の五感としての役割

　救急隊は、医師の感覚器として機能する。医療機関にいる医師は、救急隊が扱っている現場の傷病者を見る、聞く、触ることもできない。医師は適正な治療を決定するため、傷病者への質問と観察で得た救急隊の情報に完全に頼らざるを得ない。

　救急隊を通して症状を理解し、救急隊が身体観察で見つけた徴候がどのようなものであるかを想定しながら、医師は搬送されてくる傷病者像を正確に描こうとする。医療処置の根幹をなす病歴や身体観察から得られた情報を正確に伝達する手技を高めなければならない。

2　観察の基本

（1）　情報収集の原則

①　系統立てて行う

　観察は性急にではなく、一定の形式に基づいて系統立てて行ない、観察漏れを防ぎ、組織化された完全な情報を収集する。系統的に観察すると、傷病者がどのような救護を必要としているか、傷病者像が明らかになる。

　しかし、これは傷病者がいかなる状況にあろうとも、系統立てて段階的にやるということではない。傷病者の状態はいつ急変するかわからず、観察途中で中断し、生命危機の状況を見極めるために、最初に行った一次評価を繰り返して行なう事態にならないとも限らない。

　また、傷病者に関する正確な情報を効率よく収集するためには、傷病者との信頼関係を確立していく上で、必要なコミュニケーション手法を会得しなければならない。傷病者に関する情報を傷病者、救急隊、医師との間のコミュニケーション媒体として十分に機能させるためには、受け手側の主観に左右されないように情報を正確に収集する。

② 科学的に行う

情報収集は、単に質問項目の多い冗長的なものでなく、科学的でなければならない。情報収集を科学的にやるという意味合いを考えてみる。観察によってどのような問題点があるかを把握できる情報が不可欠である。その情報が表面的な事実や反対に断片的な事実しか持ち合わせていないなら、いくら多く収集しても一刻を争う救命処置の場面においては、真の情報とはなり得ない。

例えば、交通事故でケガをした者が受診することなく、帰宅後に頭痛がするために救急車を要請したとする。救急隊は、頭痛、発熱の有無、嘔吐、体温、呼吸、脈拍などの事実だけを捉えて内科的な疾患を予測するのが一般的である。しかし、「数時間前に交通事故で頭部を打撲し、その場ではなんでもないので帰宅した。しばらくしたら片側の上・下肢に麻痺が生じている」という情報をキャッチすれば、頭部外傷による神経学的所見の現れではないかとの推測につながる。

このように科学的な観察ができるようになるには、事実をありのままよく見つめ、収集した様々な事実の底に潜む意味を知ろうとする能動的な働きが必要となる。これが、危機的な状況に陥った傷病者を対象とする救急隊に求められる観察能力である。

(2) 観察の特異性

① 迅速性が求められる

救急現場では、傷病者を医療機関へ迅速に搬送する前提のもとで活動しているために、必要以上に時間をかけることなく限られた時間の中で、的確・迅速に、しかもできるだけ完全に観察等を行わなければならないという相反する面がある。

病歴聴取と身体観察によって得られた情報の価値は、どのように処理するかによって大きく左右される。観察は性急にではなく、体系的でなければならない。系統立っていない矢継ぎ早のアプローチは、抜けとか省略をきたしかねない。複雑で異常な状況下で活動することを常とし、重要な情報を見落とさない方法で観察をする能力を修得する。

② 限られた資器材を用いる

救急隊員及び准救急隊員の行う応急処置等の基準第4条応急処置の原則で示されているように現場での観察は、限定的な資器材を用い、しかも、必ずしも十分とは言えない限られた情報から傷病者像を捉えなければならない点が、医療機関での診断と異なる。

③ 観察を妨げる要因が存在する

対象の全体像、さらに細かな点についての情報収集は、観察者の五感を駆使して行われるが、現場の環境条件は、対象の把握に大きな影響を及ぼす。降雨等の気象的な条件はもちろんのこと、夜間時の不十分な照明、下敷き時の重量物等による遮蔽が大きな活動障害となり、さらに複数の傷病者が発生した場合には、観察力だけでなく救護力が分散する事態を招く。

救急隊員自らに二次的な危険が及ぶ恐れのある場面では、応急処置の前提となる観察が十分に行えず拱手傍観の事態を招くかもしれない。事故の凄惨性や群衆による騒乱などは、救急隊に少なからぬ精神的な動揺を与える。医療機関で行うような条件の整った状況と違って、傷病者観察に支障をきたす様々な問題にうまく対処できなければならない。

ポイント　観察を妨げる要因

- 火災や倒壊建物、狭圧物などの危険な場面
- 悪天候などの過酷な環境
- 非協力的なバイスタンダー
- 子供、高齢者、視聴覚障害者、慢性疾患者、薬物中毒者、アルコール乱用、凶器保持などの特異な傷病者
- 複数の傷病者
- 重度損傷者
- 多発外傷者
- 精神的なストレスを与える凄惨な場面や傷病者の言動

④　限られた情報の中で判断、即決する

　一般的には、病歴聴取や身体観察を前提として応急処置を行うが、この過程を段階的に取れない場合には、限られた少ない情報をもとに迅速、正確に応急処置の内容を判断し、緊急に着手しなければならない。

　例えば、食事中に急に唸り声を上げて意識がなくなったとの情報では、気道閉塞を疑うに十分な身体観察や詳細な状況聴取をする暇もない状況下で、ハイムリック等の緊急処置に着手する。

　反対に意識のある場合には、身体観察をしながら病歴を聴取することが効果的であり、身体観察中にも絶えず傷病者とのコミュニケーションを図る。このように状況によって、病歴や身体観察、処置の手順の優先度が異なってくる（「第３章病院前救護過程」を参照）。

⑤　受傷形態から推測する

　一般的には外見的、客観的に把握できる事案・事象、傷病者の主訴、周囲の受傷形態等、多くの観察情報が応急処置の判断材料になるが、状況によっては情報量の乏しいなかで判断を迫られる。

　例えば、鋭的損傷のように、外見上、明らかな損傷が見当たらないような受傷形態では、観察の優先順位に従って呼吸・循環動態を迅速に捉えるとともに、受傷形態から損傷の可能性のある部位を予測する。受傷等が疑われる場合には、その事実が確実に否定されるまでは、処置をしながら継続的に観察を行う必要がある。

　内科的な問題で特に慢性疾患の場合には、救急要請の本当の原因を突き止める。これまで抱えていた既往症の病状が進行したものか、あるいは新たな問題が発生したのかを見極めて対応する。

⑥　周辺状況から推測する

　傷病者の置かれている周囲の状況からも、応急処置に役立つような情報が得られないかを常に意識する。例えば、密閉された部屋で意識障害を起こした場合に、内科的疾患によるものか、密閉空間の事故として一般的に考えられるガス中毒によるものか、高温・多湿等の条件が備わっている場合には体温調節機能の失調によるものか、単独の転倒によるものか、薬剤服用なのかなど、周囲の状況や環境要因等を把握した上で病態を捉えるようにする。

　また、自動車事故で意識障害をきたしている場合には、フロントガラスの割れ、ハンドルの損

傷を調べ、受傷メカニズムを推測し、損傷の可能性のある部位を重点的に観察する。
⑦ 医師の五感の代用である
　身体観察を実施した結果をもとに、さらに傷病者の救護に関する問題点を集約するために、どのような聴取内容が適切かを判断する。医師が適正に診断するには、救急隊がいかに正確な情報を現場で収集し、提供するかにかかっている。医師の診断、治療に役立つ情報収集を、現場で医師の目、耳、鼻、手の感覚器官に代わって行う。
⑧ 傷病者の立場に立って対応する
　周囲状況、傷病者の状態、傷病者の意思を考慮に入れて観察する。何の説明なしに、いきなり胸部に聴診器を当てたり、心電図モニターの電極を貼ることに対し、傷病者は屈辱感を覚える。この度合いは、老若男女や生命危機の程度によって差があるが、観察の際には相手の立場を十分に尊重する。また、救急車を要請したにもかかわらず搬送を拒む場合もあるので、傷病者の立場に立ち十分な説明をする。

(3) 観察を行なうための条件

① 目的を持つ
　観察は感覚を通して得られた情報から、さらに意図的に何を読み取るかという働きかけであるから、目的がはっきりしてないと傷病者がどのような状況で、何を救急隊に期待しているのかを知ることはできない。はっきりとした目的を持つことが、観察や判断を適切にする基本とも言える。

② 感性、注意力を働かせる
　傷病者がなぜ苦しんでいるのか、何を救急隊に求めているのかを常に意識すると、わずかな変化も見落とさずに確実に読み取ることができる。傷病者の発する態度・表情から、「おや、なぜだろう」と意識して感じ取ろうとする感性が大切である。

③ 知識の裏付けを持つ
　系統的に、しかもできるだけ迅速に観察し情報を収集するためには、裏付けとなる一定レベルの知識を持たなければならない。また、情報から予想を立てて高度な判断をする場合には、知識の広がりや深さを保有していることが条件となる。
　例えば、「呼吸が苦しい」と訴えている傷病者に接したときに、単に呼吸数を観察して高濃度の酸素を投与するのか、あるいはパルスオキシメーター値、皮膚のチアノーゼ色、吸気時の鎖骨上窩・肋間の陥没、胸郭の樽状変形、既往症の聴取等、多面的な情報を収集し、この傷病者は慢性呼吸器疾患の特徴を呈していると判断した上で、低濃度の酸素をまずはじめに投与しよう、パルスオキシメーター値を常に90％以上を維持しよう、呼吸停止に陥る可能性が大きいので、バッグバルブマスクを手元において換気量が低下したときには、補助呼吸、人工呼吸のできる態勢を事前に取る高度な判断とでは、その良否を比較するまでもない。
　このような知識の広がり、深さをもとに高度な判断をなす救急隊と知識の裏付けなしに、単にバイタルサインとしての呼吸数の把握に終わってしまう救急隊との活動能力差は歴然としてくる。

④ 経験を大切にする
　知識、判断と多くの経験が一体となって蓄積されると、一層確固たる能力となる。同じような症状でも原因によっては緊急度が異なる。例えば、顔面熱傷で初めは呼吸困難を訴えてなく救急

搬送を辞退する傷病者でも、時間の経過とともに緊急性が高まってくることを知識、経験としてわかっていると、説得して一刻も早く受診を勧め、しかも医療機関選定に際しては救命救急センターをというように適切な措置が取れる。経験を知識で裏付けし、きちんと行動に結び付けていくことが、単に経験に終わらないプロフェッショナルとしての救急隊である。

ポイント 的確な観察条件

・目的を持つ。
・感性、注意力を働かせる。
・知識の裏付けを持つ。
・経験を大切にする。

(4) 情報収集の手段

救急隊は、Look、Listen、Feel、Smell、(Taste) の五感により、傷病者が訴えている多くの症状・徴候を探し出す。そのための"器具"は、目、耳、鼻と手であり、これらを十分に機能させなければならない。また、それぞれの器具で捉えた情報を統合することで、傷病者の全体像が形成され、情報収集の目的が果たせる。

搬送先の医師は救急隊の扱っている傷病者を直接に診たり、聴いたり、触れることができないので、現場の救急隊でなければ得られないような生の情報（自分だけがわかればいいというものではなく、他人と交換、共有ができるまでに質を高めたもの）を医師に引き渡すようにする。

医療機関において医師が治療方針を立てる場合は、傷病者に関する情報が必要である。傷病者の状態をまだ知らない医師が適切な判断を行うためには、救急隊が現場から提供する情報に完全に依存せざるを得ず、救急隊が探し出した症状・徴候に関する情報から、搬送されてくる傷病者像を膨らませていく。このためには病歴聴取、身体観察の手技やこれらの情報を確実に医師に伝える卓越した技術を有していなければならない。

救急隊が周囲の状況に惑わされ動揺すると、正しい評価や応急処置の優先順位の判断もできないので、修羅場でも冷静になって、これらの"器具"を正しく使えるようにする。例えば、耳を使ってどのような情報を得るか。これは他人には聴けないものを"聴ける"ようになることである。ま

図8-6 傷病者の全体像の形成

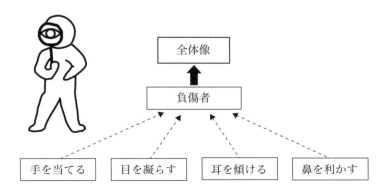

第8章　現場行動

さに耳を研ぎ澄ませて聴くという積極的な態度と、何を、なぜ聴くのか、それをどのように判断するかという専門的な知識に裏付けられてできる。

(5) 実施要領

最終段階では、頭部から足部までの全身を系統立てて注意深く検査をする。外観上、あるいは今までの聞き取り調査の中で明らかにされなかった創傷や変形、痛覚などの神経学的な検査で、傷病者の訴えている問題を発見する手がかりとなる徴候を新たに探し出し、傷病者の訴えとの関連性を捉え、応急処置に結び付ける。

- Look：出血、創傷、異常な胸の動き、骨の変形、分泌物、皮膚の色、表情、体位、呼吸運動時の苦痛感等
- Listen：傷病者の訴え、呼吸異常音、骨折片の軋音、腸雑音等
- Feel：変形、創部の腫れ・固さ・軟らかさ、呼気流、握雪感等
- Smell：呼気あるいは身体からの異常な臭い、失禁、アルコール臭い、糖尿病のアセトン臭等

一般的には、頭、頸部、肩、胸、腹、背、上肢、下肢の順に、チェック漏れがないよう系統立てて行なう。

① 視診

(目的)

- 視診は最も多くの情報を捉えることのできる観察方法である。医師によっても多く用いられており、簡単で非侵襲で傷病者の状態を評価するのに最も有効な器具の一つである。
- 傷病者の臨床状態を直ちに判断するので、最初の印象で病歴のベースができる。傷病者の状態がどのように表現されているかに注目する。（意識がある、横たわっている、正常な呼吸をしている、喘いでいるなど）
- 目を凝らし、注意深く観察すると、神経、筋骨格、呼吸系について多くの情報を得ることができる。

(ポイント)

- 変色、異常な動き、変形がないかを探しながら身体の各部位を注意深く評価する。
- 危機的状況に結び付く徴候を探し出すためには、受傷メカニズム等から最も受傷の可能性のある身体部位や症状を訴えている部位に特に注意を払う。例えば、自動車事故でハンドルが曲がっているならば、胸部打撲を疑い胸壁に異常がないかを探す。

(留意点)

- 視認できる以外のものを探し出そうと目を凝らす。性急にならない。診るため、正確に判断するために心に余裕を持つようにする。特に、視診は傷病者を医療施設に搬送するまで、終わりのない継続過程である。
- 傷病者の自尊心に敬意を払わなければならないが、着衣の上から聴診したり、裁断やめく

りをせずに損傷部位を確認するなど、わずらわしさから形式的にならないようにする。

② 触診
(目的)

- 傷病者評価の際、傷病者の視診と触診を同時に進めることもあるが、一般的には触診は視診の次に行う。触診は情報を収集するために手で探し当てることである。

(ポイント)

- 手、指で組織・構造物の大きさ、形、位置を決める。体温、湿度、運動機能を評価できる。大きさ、腫れ、痙攣、固さ、痛み、感覚、摩擦音を調べることもできる。
- 痛みの部位を触れるときに、傷病者がどのような表情を示すかを観察する。意識がない場合でも、表情や非合目的な運動で痛みに反応するかもしれない。

(留意点)

- 触診は傷病者の身体に侵襲を伴うことがある。相手に親しみを持って手を当てる。
- 手を温かく、爪を短くし、傷病者に不快を与えない、傷付けないように優しくする。

③ 打診
(目的)

- 打診は対象となる物を叩くことによる音波の発生で、これを打音として聴く。
- 音の共鳴あるいは共鳴音の欠落によって、空気、液体が満たされているか、正常な組織であるかどうかを判断する。
- それぞれの音を聴き、その意味を評価する。

(ポイント)

- 打診部位をずらしながら、患部と健部との音を比較する。例えば、胸部は健部の肺が空気と組織に満たされた共鳴音である。
- 気胸、気腫は過共鳴音、血胸では血液貯留の鈍い濁音を聴く。

(留意点)

- 正常の音をしっかりと聞き取れることが重要である。
- 病気、ケガをした傷病者の異常を認識するために、健康な人を相手に打診の練習をする。

④ 聴診
（目的）

- 聴診は、肺、心臓、内臓から発生する音を聴くことである。
- 喘鳴や上気道が不完全に閉塞されたときに、高いピッチの金切り声のような音が直に聴けることもあるが、多くは聴診器が必要である。
- 腸管のグル音、金属音を聴く。

（ポイント）

- 現場の騒音や車の振動音の中で低振幅の心音や肺音を聴くことは難しく、緊急現場では実際的でないことのほうが多い。
- 傷病者を不愉快にさせないために、聴診前に両手で聴診器の端末ピースを温める。

（留意点）

- 一般に他の評価の後に聴診をするが、腹部では、触診、打診の前に聴診をする。
- 他の身体評価器具を使うときに、正常が何かを知らないと異常を探し出すことができないので、肺、心、腸音を規則的に聴診する習慣を付ける。

⑤ 臭い
（目的）

- 情報収集の手段としては汎用的ではないが、他の器具では得ることのできない貴重な情報を収集できる。

（ポイント）

- 特有な臭いで一定の症状・病態を特定できる。
  アルコール臭
  アセトン臭（甘酸っぱい臭いで糖尿病性アシドーシスにみられる）

（6） 傷病者への配慮

- 傷病者は衆人環視下に置かれていることが多く、観察に当たってはプライバシーが守られるよう、身体の一部を露わにされ、困惑と不快の気持ちを持つ傷病者への気遣いが欠かせない。寒冷に曝されないよう、あるいは好奇心の強い周囲の人に凝視されるのを避けるため、傷病者を毛布や大きめのタオル布などで適正に覆ってやる。
- 傷病者に不要な不安、不信、羞恥心などを抱かせないように観察の重要性を事前に説明し、短時間で効率よく終了できるよう協力を求める。
- 他人の前で自分の着ている物を脱がされることは、相互の親密、信頼関係の中で行なわれるのが普通であり、胸を露わにされることは、無抵抗・無防備の状態と同じである。他人によって身体観察が行なわれることに対して非常に不安を感じ、意に反したプライバシーの侵害であるというように嫌悪の目で捉える人がいるかもしれない。
- 身体観察の際、どの部位を一番確実に行なうかは、状況によって異なる。心疾患で苦しんでいるのか、外傷なのか、意識があるのか、生命危機の状態などで身体観察の優先順位が異なる。
- 状況によりアプローチの仕方も異なるが、すべての傷病者に対して一次評価を最初に行う。そこで見つけた問題を処理するのに必要な方法が何であるかを見極める。

（7） 実施上の注意

- 観察は性急、手荒く行うのではなく、一定の形式に基づいて系統立てて行い、漏れを防ぎ、かつ組織化された完全な情報としなければならない。観察カード等を用いたチェックは、重要な箇所の観察漏れをなくす最良の方法である。
- 初期評価の結果、例えば、呼吸停止があるならば、直ちに救命処置と迅速な搬送を行う。このような場合、以後の身体観察を省略する。ただし、予後に重大な影響を及ぼすような頸椎損傷が疑われるときには、省略せずに簡易的な固定処置を行う。
- 何を行っているのか、なぜだかを説明する。観察を通して傷病者を安心させ信頼関係を確立し、よりよい協力関係を作り、傷病者が医療過程へスムーズに入っていけるようにする。
- コミュニケーション技術を修得することは、主訴などの傷病者歴の正確な情報収集や協力関係を確立していく上での基本となる。
- 情報を傷病者、救急隊、医療従事者間のコミュニケーション媒体とするためには、正確に収集するとともに、受け取り側の主観に左右されることがないよう客観性を有するものでなければならない。そのためには、どのような観察項目をどの程度まで行うかといった情報としての質と量を定義付けておく。
- 観察の方法、事実と結果を注意深く記録する。バイタルサインと神経症状の進行は、医師に対して非常に重要な情報となる。

3　評価に基づく傷病者管理

評価とは、これまでに収集した情報を分析し、救護に向けた最適な行動に向けた意思決定をするために、情報を一つにまとめることである。病歴聴取と身体観察の情報から効果的な評価、すなわち主訴や処置に焦点を集約し、可能性の高い症候・病態を推測できる。

第8章　現場行動

(1) パターン認識

最初に病歴を聴取し、身体観察を行い、これらの情報と自らが保持する症候・病態に関する知識とを比べてみる。これは病歴と身体観察が傷病のパターンと一致するかどうかを照合するものである。

本人は左下腿の痛みを訴える。救急隊の観察として、下腿の変形、腫れ、骨折音、末梢部位の脈拍欠損、運動機能障害、知覚麻痺の有無、同様に右下腿の観察内容との比較などがある。さらには、これらの観察内容、事故の概要、受傷機転等の事由へと質問を発展させると、情報の質が高まり、問題解決、すなわち「骨折の疑いあり」との判断が下せるようになる。また、現段階では、生命に危機を及ぼす状況ではないので、梯状副子による固定処置を決定し、実施するという具合に処置計画を開始する。一般に知識が多いほど、正しい評価ができ、良い意思決定、行動へとつながる。

(2) 現場における傷病者全体像の把握と行動計画

パターン認識と学習・経験に基づく直観（経験知）によって傷病者状態、特に緊急度・重症度の高い症候・病態を推測できると、迅速な行動計画が取れる。

ポイント　傷病者が提示するパターン認識

> 次のような重度傷病者に対する評価・管理を優先的にできるようにする。
> 病院外心停止、急性冠症候群、大動脈疾患、脳血管障害、外傷、熱傷、急性中毒、消化管出血、体温異常、特殊感染症、呼吸不全、急性心不全、出血性ショック、意識障害、肝不全、急性腎不全

図8－7　行動計画の過程

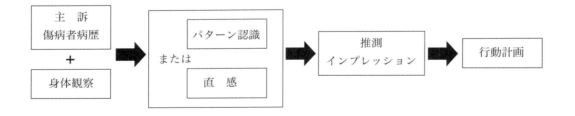

(3) 評価と意思決定に影響を及ぼす因子

多くの要因が評価や意思決定の質に影響を及ぼす。

① 救急隊の態度

救急隊としての応急処置に関する高度な知識・技術は、評価や意思決定の重要な要因となる。まずは、偏った判断・思い込みをしないようにする。同一傷病者の同一症状による頻回の救急要請の場合、現場で十分な主訴聴取や観察をせずに、毎回同じことの繰り返しであると判断し、強い口調で相手を非難することがあるかもしれない。

また、軽症者に対しては、これまでに努力して修得した高度な知識・技術が十分に発揮できな

いなど、高慢ちきさがはっきりとみて取れる態度を取るかもしれない。このようなバイアスのかかった態度は、情報収集の過程を省略しかねず、重要な傷病者情報を見過ごす原因となる（「第3章病院前救護過程、第2クリティカルシンキング」を参照）。

② 傷病者の積極的な協力

薬物中毒、精神障害、頭部損傷、低血糖等による意識障害、アルコールや自殺企図等の攻撃的な傷病者の場合、行動計画を樹立するための評価が難しくなる。傷病者は常に協力的とは限らず、隊員との信頼関係が確立しているか否かによるところが大きい。救急隊を有能なプロフェッショナルとしてみている場合には、十分な病歴聴取や身体観察への協力が得られるものである。

③ 見かけ上の損傷

外見上、損傷が明らかで生命危機を及ぼさない開放性骨折や顔面出血などの派手な損傷に惑わされて、重大な問題に対する評価が十分でないことがある。必要ならば、評価中に滅菌ガーゼ等で創傷部をカバーするなど、とりあえずの対応を行った上で重大な問題に焦点を当てるようにする。

④ 決め付けと視野狭窄

決め付けや視野狭窄は、間違った評価や推測につながる。例えば、単なる酔っ払いと決め付けると、観察を疎かにし、偏った評価につながる可能性がある。また、頻回に救急車を要請する、いわゆる"常習"に対し、いつものことであるとの思い込みや決め付けることも同様である。

また、短絡的な視野狭窄では、経験等に基づいた誤ったフィールドインプレッションンで、現病の一部分にのみ焦点を合わせると、全体像を見失う。このように、拙速な傷病者評価を下すと、不適切な行動計画につながってしまう。

⑤ 環境

現場の混乱、暴力、交通輻輳、群衆、照明、悪天候、騒音などの環境要因は、現場での適切な評価と意思決定に好ましくない影響を与える。最初に隊員の安全を確保し、警察官の協力を求めるなど、活動環境のコントロールを迅速に行うことで適切な評価や処置に専念できる。

ポイント　評価と意思決定に影響を及ぼす因子

- 救急隊の態度
- 傷病者の積極的な協力
- 外見上（見た目）の損傷
- 決め付け、視野狭窄
- 環境

4　外見等の観察

観察は、救急隊が救急車を降りた時点から始まる。現場の安全が確認されたならば、傷病者の姿勢、外見、顔貌等を捉え、さらに気道の開通状態をみる。現場へ近づきながら、傷病者の特性（姿勢、態度など）を、さらに外見上、明らかな事実（出血、意識の有無、表情、失禁など）を迅速に見つけ出す。外見上、顕著な事象に惑わされて、初期評価時に、より緊急度の高い身体変化の把握に遅

第8章　現場行動

れをきたさないようにする。

(1) 近づきながら観察

視認により、特に生命に重大な影響を及ぼす以下の事実がないかを迅速に把握し、一次評価に結び付ける。

- 生命に危機を及ぼすような大出血を確認する。
- 気道閉塞の原因となる嘔吐物等を確認する。
- 姿勢、態度を確認する。
- 顔貌、傷病者の動きで全体像を把握する。

(2) 至近距離での傷病者観察

傷病者の状態を詳細に識別できるようになった時点から、顔色や表情、失禁、関節部位以外での四肢の屈曲等がないかをみる。顔色が黄色、紅潮、チアノーゼ、蒼白でないか、表情として興奮、不安、苦悶、無表情でないか、失禁等による衣類の濡れや臭気、衣類への汚泥の付着等がないかを調べる。

5　一次評価

(1) 一次評価のステップ

一次評価は、すべての応急処置の基本である。目的は、気道、呼吸、循環等、重大な生命危機状態を鑑別し、直ちに修正することである。例えば、移動前に閉塞気道を開通し、大出血をコントロールする。

一次評価では、迅速搬送か、現場での評価と処置を継続するのか、いずれかの優先度を決定する。初期評価には次のステップを含む。

- 必要ならば頸椎を安定する。
- 意識があるかどうかを評価する。
- 気道を評価する。
- 呼吸を評価する。
- 循環を評価する。
- 優先度を決める。

図8-8　評価のステップ

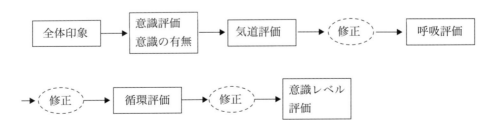

評価の結果を直ちに修正に結び付けることを念頭に置く。救命処置を要しない場合には、一次評価を1分以内に終わらせる。評価を行っている際に傷病者状態が変化したときには、常に評価の一部として初期評価を実施する。

(2) 全体印象を捉える

　全体印象は、傷病者の置かれた環境、損傷メカニズム、疾病の性状、主訴から得られる最初の印象に基づいた直感的な傷病者評価で、全体的に安定した状態か、急を要する不安定な状態かを見極めることで、応急処置や迅速搬送の優先度が判断できる。例えば、火災現場から救出された傷病者に対して気道熱傷を疑う、下腹部痛と性器出血のある妊娠適齢期の傷病者の場合には、流産等による生命危機を疑う。

　傷病者の持つ問題が外傷あるいは内科に起因するものかどうかを判断しなければならないが、容易に判明しないこともある。例えば、独居の高齢者が部屋で倒れている、これを単なる転倒なのか、めまい等の内科的要因が原因なのかを判断する際には、周囲の状況（滑りやすい床面、障害物、アルコール容器等）や傷病者の様相等に注目した慎重なアプローチが必要である。

　現場に至り、視て、聴いて、触れて、嗅いで、五感を駆使してできるだけ多くの情報を探し求める。まさに"環境を探る"のである。

図8－9　全体印象を捉える

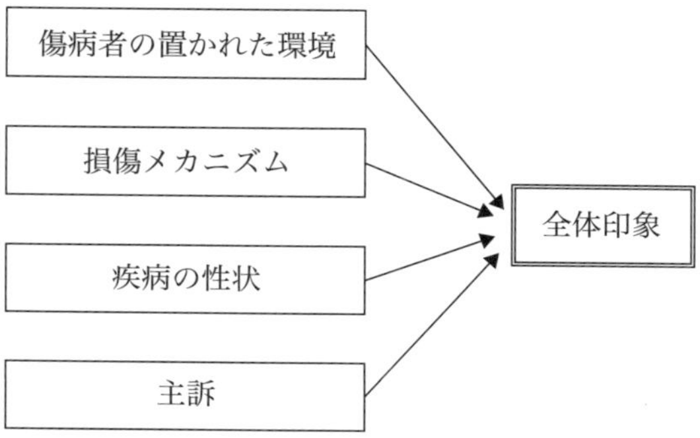

傷病者の置かれた環境 → 全体印象
損傷メカニズム → 全体印象
疾病の性状 → 全体印象
主訴 → 全体印象

ポイント　近づきの証

> 傷病者に意識があるならば、自分の身分を明確にし、信頼関係を打ち立てる。「こんにちは、私は千代田救急隊の田中です。どうしましたか？」と一声を発する。
> これによって救護責任を有する救急隊が自分の近くに存在していることを認識し、傷病者は処置を委ねるか、あるいは拒否するかを判断するだろう。

(3) 意識の有無

　身体観察は、一次評価でもって始まる観察の第一段階である。特別な資器材を必要としない。まずは覚醒しているか、反応があるかを確認する。やさしく傷病者の肩を叩くと同時に「大丈夫ですか」「もしもし」などと呼びかけるなど、簡単な刺激に覚醒するか、反応があるかをみる。反応がなければ、次の手順に移る。

- Airway：気道の開存を確認する。
- Breathing；十分な呼吸を確認する。
- Circulation；拍動を確認する。
- Disability；意識状態、刺激に対する反応を確認する。

　一次評価の目的は、生命を脅かす気道、呼吸、循環状態の緊急度を観察するとともに、重大な出血や重度な胸部損傷の症状をすばやく把握することである。修正しないと生命に危険を及ぼすので、病歴聴取や二次評価よりも優先して行う。

　一次評価の際に探し出した問題点は、次のステップに移る前に直ちに対処する。重大な生命危機に陥った傷病者の呼吸・循環機能の維持・回復は時間との闘いであり、呼吸、循環状態の低下が疑われる場合には、迅速搬送を前提に、10秒〜15秒の短時間で評価を終える。

（4）気道閉塞の有無

意識障害がある場合には、気道が十分に開通しているか、呼吸が十分であるかを最優先で評価する。胸部の呼吸運動の有無や呼・吸気が十分に通過しているかを確認し、一刻も早く元どおりにしてやる。外傷性気胸のような明らかな胸部損傷にも注目する。

ポイント　気道閉塞の評価

- 口と鼻の外見から外傷の有無、嘔吐物、焼け・煤、粘液の付着、鼻翼の広がり等をみる。呼吸に伴う苦痛な表情から判断し、気道に障害を及ぼす原因がないかを調べる。
- 胸郭が十分に上下運動をしているか、また、傷病者の呼気が十分に感じ取れるかを確認する。
- 気道を十分に開通させる。疾病の場合は頭部後屈あご先挙上か頭部後屈・下顎挙上、外傷の場合は、無用な動揺により頸椎を悪化させないよう頭部を用手でしっかりと固定を図りながら、下顎挙上か下顎突き出しを行う。
- 空気の流入、流出の障害となるものが存在していないか、口腔内と上気道を観察する。嘔吐、出血、顔面損傷等の場合、上気道の開通に障害を及ぼす問題を評価する。
- 上気道を閉塞している異物を指で掻き出し、吸引によって取り除く。

（5）呼吸

呼吸運動が停止していないことを呼気の触れや胸部の上下運動で確認できた場合には、さらに、胸壁運動の状態、呼吸パターン、呼吸回数、異常音、呼吸の努力性等、呼吸運動の状態をチェックする。

ポイント　呼吸の評価

① 診る
- 胸壁が十分に運動しているかを観察する。
- 呼吸回数、異常音、努力性に注目する。
- 胸部の損傷がある場合は、胸郭の左右の運動差を比較する。
- 呼吸機能が減弱しているならば、人工呼吸、補助呼吸に即応できる態勢を整える。
- 不完全あるいは完全閉塞をきたしていないかを観察する。呼吸運動に伴う頸部の呼吸補助筋の動きがないか、また肋骨筋や鎖骨上部の牽引がないかを捉える。
- 低酸素の症状を示す皮膚の色と精神状態をみる。重症な低酸素症状をきたしているならば、酸素を投与する。
- 呼吸障害を及ぼす問題を探し出し、迅速にかつ簡易な方法で安定化を図る。開放性、吸気性の胸部外傷がある場合は、3辺テーピングを行う。
- 大きなフレイル片がある場合は、用手的に圧迫して胸壁動揺と疼痛の軽減を行う。さらに厚手のガーゼかタオルを損傷部に当て、その上から幅の広いテープで胸壁の半周を固定する。

- 緊張性気胸は、医療機関での胸腔内穿刺の緊急処置が抜本的な対応であり迅速に搬送する。

② 聴く
- 呼吸量が十分であるか、雑音等が生じていないかを聞き取る。いびき音は、舌根沈下によって生じ、疾病の場合は頭部後屈あご先挙上で、外傷の場合は下顎挙上や経鼻エアウエイで修正する。
- 喘鳴は下気道の収縮、口腔、鼻腔で液体が貯留しているために生じるもので、直ちに吸引処置で修正する。

③ 感じる
- 呼吸の有無を最も確実に確認する方法であり、観察者の頬や手で呼気の動きの有無や浅いか、深いかを捉える。

(6) 循環の状態

呼吸の有無や性状等をチェックし、十分な呼吸機能の維持が確認されたならば、即座に循環状態を把握するために脈拍の有無を確認する。

ポイント　循環の評価

- 呼吸がない場合の脈拍確認は、胸骨圧迫の着手時期を決定するために緊急に循環状態を確認するもので、もっとも確実に、しかも体表から最も触知しやすい総頸動脈や上腕動脈で確認する。
- 脈拍が確認できる場合や意識がある場合には、さらに橈骨動脈や足背動脈で、脈拍数、強弱、不整、左右差などの性状を調べる。
- 循環動態の良否を皮膚の色、湿潤、発汗等の症状から判断する。
- 指爪床で毛細血管の血液充満時間をみる。（2秒以下なら正常）
- 視診によって皮膚が、蒼白、紅潮、ピンク等を呈しているかを調べ、また触診によって冷たさ、温さ、湿潤を感じることで、循環状態の良否を判断する。
- 外出血の部位を探し出し、迅速に止血する。循環状態の悪化している徴候がある場合には、胸部、腹部、大腿部などの内出血を疑わせる事実がないかを観察する。

(7) 意識レベル

一次評価における意識レベルの評価は、生命を脅かす状態を見極める、いわゆる緊急度の評価に役立てるものである。我が国の救急分野で汎用されている3－3－9度方式（JCS;Japan Coma Scale）における桁数、特に3桁に該当するか否かを把握し、次の一次評価のステップである気道評価につなげる。

意識障害は、刺激への反応の仕方によって決める。刺激の種類として、例えば、問いかけに対し、スムーズ、かつ要領を得た回答であるか、または痛みに対する生体防御反応等を調べる方法がある。

① 質問への回答
　　自発的に開眼し、質問に正確な受け答えができるかを調べる。一般に質問事項として使われるのは、日付、自分の名前、生年月日、簡単な足し算、引き算、居場所等に対する回答への明確さ、迅速さである。
② 痛み刺激
　　意識状態が悪く、質問に対して自発的に開眼しない場合には、痛み刺激に対する手足の動き、開眼、表情による拒絶反応をみる。反応として、皮膚をつねったり、骨膜に対する深部反射をみるもので、刺激を与える部位は、上眼窩、爪の基部や胸骨が用いられる。痛み刺激による生体の拒絶反応として、手足で払いのけるような動作や表情変化を捉えなければならないので、刺激を与えるときには全身の反応を観察する。
・無反応、これは生命に直ちに脅威を及ぼすような事態である。脊椎損傷のように四肢麻痺が生じる場合には、反応の評価に注意する。
・初期のレベルを調べる（覚醒、質問や痛みに対する反応、無反応）
・姿勢と四肢の運動を簡単に調べる。

(8) 緊急搬送すべきか否かの判断
　一次的に処置を終了した時点で、現場でさらに傷病者の安定化を図るために時間の猶予が許されるのか、あるいは迅速に搬送すべきかを判断する。特に大出血やショックなどのように医療機関で外科的処置を緊急に行うことで、救命の可能性が非常に高くなるものがあり、この場合、救急隊にとっては時間との勝負となる。循環血液量減少性ショックや産科系大出血、大動脈瘤破裂等、一刻の猶予も許されない事態では迅速に搬送する。
　比較的時間の余裕があり、薬剤投与によって現場で呼吸循環の安定化を図ったほうが望ましい疾患もあるが、我が国の病院前救護体制の現状では、迅速搬送に徹することである。迅速に搬送する方針を決めたならば、早期に車内に収容し、途上、必要な応急処置を実施しながら搬送する（「第2章病院前救護概説、第4救急活動、第6章救急隊（救急救命士）の役割と責任」を参照）。

6　二次評価

　一次評価を終えた後に、頭部、頸部、胸部、腹部、四肢を系統立てて詳細に観察し、傷病者に発生した重大な問題点、例えば重大な出血、呼吸障害を及ぼすような損傷等を探し出すのが二次評価の目的である。
　これは一次評価、生命に危機を及ぼす気道、呼吸、循環障害に対する緊急処置、必要な頸部固定、初期のバイタルサインのチェックを終えた後に行う。頭部から足部までを系統立てて観察し、各部位の腫脹、変形や損傷の有無及びその疑い等を調べる。
　一次評価の結果、比較的時間の猶予がある場合には、損傷部位や症状悪化に伴う傷病者の生命に重大な影響を及ぼす問題点を探し出す。新たに生命に脅威を与える呼吸・循環機能の異常が評価できた場合には、その後の二次評価を省略し、必要な処置を行いながら緊急に搬送する。
　二次評価は、傷病者の状態によって変更せざるを得ない場合も生じてくる。外傷の場合で一次評価の結果、比較的安定していると判断した場合は、即座に搬送するよりも、次のステップである二次評価に着手する。観察が不十分だと重大な徴候を見過ごし、また余りにも時間をかけすぎると重度傷病

者に対する搬送に遅れをきたすことになり、かえって救命チャンスを逸してしまう。

二次評価は数分以内で行い、必要以上に多くの時間を費やすべきではない。二次評価は、系統立てて全身を詳細に観察することで、受傷機序等によってはまったく適応とならない身体部位も出てくる。胸部に損傷を負った傷病者の場合、四肢の運動機能を評価するために時間を費やすべきではなく、適応する医療機関へ迅速に搬送することが、傷病者に対する最大の配慮となる。

(1) 外傷評価

外傷の評価に際しては、痛みを訴えている部位や受傷機序から判断し、受傷の可能性のある部位に注意を払う。頭部、頸部、胸部、腹部、骨盤の損傷部位に応じて特異な症状が見られるとともに、これらの部位は、生命維持としての機能を持ち急激に身体機能の低下をきたす。

受傷後の時間経過に伴って症状が出現したり、急激に身体機能が低下するので、外見上の損傷だけに観察力を奪われることなく、受傷機序等から身体内部の損傷に注意を払う。そのためには、触診で、腹部の板状硬、骨折のクリック音、上・下肢骨折のように対側の運動機能、感覚機能を比較する、あるいは視診で腹部膨隆や下肢骨折の解剖学的形態（脚長差、変形等）など、種々の方法による評価を複合して判断に役立てる。

(2) 疾病評価

特異な疾患に出現する症状、主訴部位や関連症状の出現する部位を重点的に評価する。特異な症状として、浮腫、チアノーゼ、蒼白、痛みや不整脈など、出現する症状は多様で、五感を駆使して捉えるようにする。

7 継続評価

継続評価とは、初期評価の継続、周期的な繰り返しである。傷病者の状態の安定度によって実施間隔が異なり、医療機関搬送中に一定時間ごとに再評価を行い、その結果を記録しておく。再評価の要素として意識状態、気道の開存、呼吸・循環の回数と質、緊急度がある。

これらの要素を再評価し、傷病者の訴えや身体部位の損傷部位を調べる。これまでに介入した応急処置の効果がどうなのか、さらには傷病者の状態がどのように進展、変化しようとしているかを予測する。初期評価に基づき実施した応急処置等に対する反応を評価し、傷病者管理計画をそのまま継続するのか、あるいは変更するのかを決定する。

このように絶えず継続して傷病者を評価し、評価所見を記録することで、再評価要素がどのような傾向にあるかを把握できる。例えば、循環状態で現場でチアノーゼ、低血圧であった傷病者が、救急隊による酸素投与等の介入によって皮膚の色や血圧が変化したとする。このような現場でしか得られない再評価要素の記録や報告は、医療機関内で処置に当たる医師にとっては、非常に貴重なものとなる。

（受傷部位、症状・病態別の具体的な観察、評価要領、処置要領は他書に譲る）

第8章　現場行動

図8-10　傷病者評価の構成要素

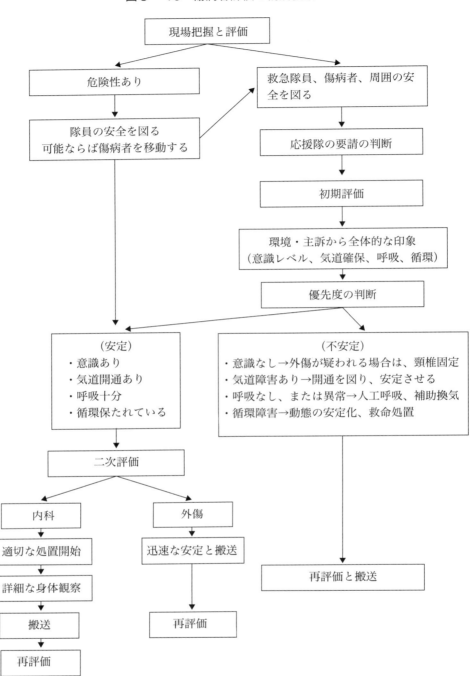

（参考文献）
1) EMERGENCY CARE, third edition. A Prentice-Hall Publishing and Communications Company：19 transport and termination of activities
2) Mosby's PARAMEDIC TEXTBOOK ,Third Edition, Mick J. Sanders
3) 窪田和弘　救急隊の成長を促すレシピ　近代消防社
4) 救急業務研究会　新救急接遇要領　東京法令出版

索　引

アルファベット

C
chain of resource and information　67

E
ＥＢＰ　118

L
load and go　71

M
ＭＣ協議会　82
ＭＩＳＴ　343

P
ＰＡＩＮ　358

R
ＲＩＣＥ　55

S
ＳＡＭＰＬＥ　122, 358
ＳＢＡＲ　124
Sign（徴候）　122
ＳＡＭＰＬＥ　123
stay and stabilize　71
Symptom（症状）　122

T
ＴＡＬＫの原則　317

W
ＷＨＯの保健大憲章　156

かな

あ
アイコンタクト　295
アドバンスディレクティブ（事前指示）　245
暗黙の同意　277

い
医業　35
医師等との連携　87
医師の具体的指示を必要とする救急救命処置　80
医師法　35, 86
移送　323
医の倫理綱領　263
医療
　——過誤　102
　——計画　153
　——行為　38
　——資源の適正配分　253
　——事故　100
　——法　148
インフォームド・コンセント　57, 262

う
後ろ向き研究（retrospective study）　45

え
エホバの証人信者輸血拒否事件　245

お
応急移動　323
応急処置
　——と医師法の枠組み　39
　——の医療的側面　38
　——の基準化　43
　——の捉え方　32
　——を行う場合の条件　35
　——を行う法的根拠　31
応急
　——手当　166
　——の手当　31
オフラインメディカルコントロール　89
オンラインメディカルコントロール　57, 89

か

索引

外傷後ストレス障害　215
科学的
　——根拠　50
　——根拠に基づいた医療（EBM）　93
過失
　——の捉え方　109
　——の認定　110
看護者の倫理綱領　263

き

技術と技能　61
救急医療
　——情報システム　184
　——対策事業実施要綱　183
　——体制　181
　——体制の一元化　184
救急活動記録票　90
救急救命
　——処置　37
　——と応急処置　38
　——の対象者　79
　——の定義　78
　——の範囲　79
　——の範囲等について　39
　——録　90
救急救命士法制定の背景　77
救急業務
　——実施基準　22
　——の対象者　21
　——の定義　146
　　憲法理念と——　147
　　公衆衛生の概念と——　152
　　地方自治と——　147
　　福祉の概念と——　149
救急車
　——の適正利用　22, 177
　——要請過程　155
救急隊員及び准救急隊員の行う応急処置等の基準　31
救急隊
　——機能の独自性　67
　——指導医制度　185
　——の裁量　46
　——の要件　194

救急病院等を定める省令　181
救命の連鎖　165
行旅病人及行旅死亡人取扱法　148
緊急
　——移動　323
　——度判定プロトコール　23
　——避難　31

く

クリティカルシンキング　118
　——過程　128
　——スキル　121
　——の要素　119
クローズドスタンス　295

け

警察官の職務に協力援助した者の災害給付に関する法律　173
傾聴　299
結果回避義務　106
健康管理　203
言語的コミュニケーション　293
原則
　——の特定化　250
　——の比較考量　250
限定回答方式（Closed Ended Questions）　297
現場統括者の責務　200

こ

行為の裁量　46
行為のリフレクション　133
口頭指導　74
公文書　90
高齢者救急業務連絡協議会　162
個人情報の保護　100
コミュニケーション　284
根拠に基づいた技術　58

さ

サーカディアンリズム　205

し

事故の起きやすい病院前救護の特性　102
事故発生の危険要因　103

自己防御メカニズム　314
事故防止　104
死亡判断　319
事務管理　172
終末期療養者　261
重要度スペクトラム　124
守秘義務　99
情緒的反応　314
傷病者
　——の権利　51
　——の搬送及び受入れの実施基準等　185
　——のプライバシー　52
　——を取り巻く環境に対する技術　53
情報管理技術　53
消防組織法　25
消防法　21
職業倫理　219
身体的な健康　204
診療の補助　32

す
睡眠の重要性　205
ストレス　209
　——管理　210
　——デブリーフィング　215
　——の症状　210

せ
説明と同意（インフォームド・コンセント）　278
背部損傷　206
全人的な対応　51

た
対人関係ゾーン　294
対人関係に関する技術　53
代弁者（擁護者）　200
多言語音声翻訳アプリ　307

ち
地域
　——医療支援病院　163
　——完結型医療　186
　——包括ケアシステム　157
　——保健法　148

　——メディカルコントロール（MC）協議会　56
チーム医療　87
注意
　——義務違反　101
　——義務の意義　106
治療的コミュニケーション　285

つ
通信指令室員教育内容　76

て
デブリーファー　216
電話救急医療相談事業　178

と
同意　251, 276
同意のタイプ　277
等尺性運動　204
等張性運動　204
特定行為　79, 82
突然死　313

に
任意回答方式（Open Ended Questions）　296

は
パーフェクト栄養型の食事　203
パッケージング　329
パラメディックの倫理綱領　225
パワーリフト　207
搬送過程における技術　53
搬送義務　25

ひ
非言語的コミュニケーション　292, 293
批判的思考（Critical thinking）　62
秘密義務　249
病院前救護
　——学　9
　——の体系化（領域化）　14
　——過程　62, 115
　——体制　69
　——の技術　48
　——の研究　17

——の展開における技術　53
　　——の独自性・特殊性　11
　　——の理論　10

ふ
フィンクスの危機モデル　309
フェイス・トゥ・フェイス　340
普及業務のスペクトラム　167
防ぎ得る外傷死　256
プレホスピタル外傷救命（PHTLS）コースでの評価、処置の原則　360
プロトコール
　　——の改善　45
　　——の目的　45
プロフェッショナル　196
　　——の成立要件　197
　　——の態度　197
　　——の定義　196
　　——の特性　198

ほ
包括的な応急手当体制作り　171
法的義務と倫理　219
保健医療圏　163
保健師助産師看護師法　32
ボディ・メカニックス　207

ま
前向き研究（prospective study）　45

め
メディカルコントロール　44, 89
メラビアンの法則　294

も
燃え尽き症候群　215

よ
擁護者（advocator）　261
腰痛の予防　205
予見義務　106
予防
　　——救急　166, 173
　　——と応急手当の統合化　167
　　——と内科疾患　176

り
リスボン宣言　51
リビングウイル　316
療養型病院群　163
療養上の世話　32
理論に基づいた病院前救護　17
倫理　217
　　——的問題（ジレンマ）　53, 222, 228
　　——と道徳、法の関連　218
　　——の4原則　232
　　——綱領　224